"博学而笃志，切问而近思"

《论语》

"正其谊不谋其利，明其道不计其功"

《春秋繁露》

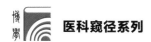
医科窥径系列

上海市高水平地方高校建设项目、上海市中央引导地方科技发展资金
(NO:YDZX20223100003008)资助出版

中西医结合
科研方法概论

主　编　董竞成

副主编　高　振　李　梢　商洪才

復旦大學 出版社

编委会

主 编

董竞成

副主编

高 振 李 梢 商洪才

编 委

（按姓氏笔画排序）

于子凯　中国中医科学院西苑医院

王玉涛　复旦大学

冯 昇　复旦大学

刘保延　中国中医科学院

李 梢　清华大学

张 嵘　北京大学

张天嵩　复旦大学附属静安区中心医院

张淑芹　复旦大学

庞立健　辽宁中医药大学附属医院

秦 倩　复旦大学

高 振　复旦大学附属华山医院

商洪才　北京中医药大学东方医院

董竞成　复旦大学附属华山医院

韩泽广　上海交通大学

韩 梅　北京中医药大学

蒋逸凡　上海交通大学

熊 赟　复旦大学

前　言

　　我们所处的时代就整体而言是以文明多元、文化融合、科技裂变、数智结合等为特点的。就医学而言,同样存在上述特点,比如:当今医学就具有整体医学、精准医学、人文医学、多学科融合、大数据与人工智能、预防和早期干预为主、全球化合作等特点。

　　因此,作为医学教育的重要载体——教材,其编著的指导思想显然应该符合当今时代的要求,即"大医学"应具有的特点。具体而言,一本好的教材首先应具有相对深厚的底蕴,历时性的连贯,共时性的优异,具有相对的系统性和完整性。其所承载的内容应具有尽可能的精度和深度,既具有特殊性又具有普适性,而创新性是前提,因为这些都是激发学生兴趣的基本条件。

　　中西医结合是一种近现代以来具有中国特色的医学实践模式,它经历了西学东渐(1643 年起)、中西汇通(1884 年起)、中西医结合(1955 年起)等几个发展阶段,直至今日以传统医学与现代医学结合为特点的发展新阶段。其实质旨在利用现代文明、现代科技、现代医学的理念、思想、方法和技术,研究和挖掘包括汉民族、少数民族医药在内的中国传统医学所承载的精华,并借此推动人类医学文明的跨越式发展。

　　新中国成立以来,几代党和国家领导人对中医和中西医结合事业的发展都非常重视。毛泽东同志早在 1950 年 8 月第一届全国卫生大会上就提出了"面向工农兵、预防为主、中西医结合"的方针,这是新中国卫生工作的 3 个基本原则;1958 年 10 月 11 日,毛泽东同志对"卫生部党组关于西医学中医离职班情况成绩和经验给中央的报告"做出批示:中国医药学是一个伟大的宝库,应当努力挖掘,加以提高。并预言"中西结合的高级医生中可能出几个高明的理论家"。习近平主席 2021 年 5 月 12 日在河南考察时强调:"我们要发展中医药,注重用现代科学解读中医药学原理,走中西医结合的道路"。此外,他还强调,对于中医药理论和疗效的研究,"既用好现代评价手段,也要充分尊重几千年的经验,说明白、讲清楚中医药的疗效"。这些指示和要求始终是我国医学事业,特别是中西医结合事业发展的指导思想,同样相关教材的编著也应遵循这些指导思想。

　　1973 年,中国科学院院士、复旦大学附属华山医院中西医结合学家沈自尹教授提出辨病与辨证相结合,并认为这是中西医结合初级阶段的基本原则;他主导开展的肾阳虚证研究,科学诠释了异病同治的物质基础,成为运用现代科学技术系统进行中医理论研究的典范。随着我国中西医结合事业的不断推进,中西医结合临床、科研和教学事业正方兴未艾,中西医结合工作者对与本学科发展规律相适应的研究知识的获取更为迫切。针对这种情况,复旦大学中西医结合学科牵头开展《中西医结合科研方法概论》教材的编写工作。

　　《中西医结合科研方法概论》是复旦大学上海医学院地方高水平高校试点建设规划资助教材之一,主要介绍中西医结合可利用的科研思路和方法。教学目的在于使中西医结合专业的学生及致力于中西医结合研究的人员知晓如何在实践中发现临床问题,并将之转化为可以进行研究的科学问题,同时掌握这些可以被中西医结合研究利用的科研方法及其基本程序,开拓学生视野,激发学生对中西医结合未知和待确证领域的探索热情和兴趣。通过本教材的教学,弘扬科学精神、传授科研方法,培养学生在端正科学态度的基础上立足中医药原创思维、充分利用现代科技开展中西医结合临床和基础研究,培养和提升学生的创新意识和能力、科研能力和水平。随着研究型大学和研究型医院的蓬勃发展,中西医结合高等教育对学生的科研素养也愈加重视,中西医结合科研思路与方法的教学中的重要性也愈加得到凸显。

　　本教材秉承由董竞成教授主编的《中国传统医学比较研究》一书所确立的"大中医"理念,解析传统医学所具有的临床经验、原初的基础医学知识、古典哲学、区域性文化、群体性信仰等"五要素",并根据性质将前两者归属于技术层面,将后三者归属于文化层面,根据不同层面提出不同的研究方法。针对技术层面,在分类的基础上确定是否和如何进行研究,此分类方法即将传统医学技术层面的认识分为不自觉领先于现代医学的部分、已和现代医学形成共识的部分、需要重新认识或加以摒弃的部分,俗称"三分法"。无疑,在进行中西医结合科研时应全程贯穿这些理念,以便增强科学性和针对性。

　　本教材着眼于与中西医结合相适应的科学研究方法的呈现,并非医学统计或流行病学方面介绍,针对中西医结合自身特点分 12 章进行介绍,具体如下:中西医结合研究的原则与特点、中医文献研究、系统评价与 Meta 分析、临床研究、中医证候模型研究、中医药物研究、常用基础研究方法、系统生物学研究方法、大尺度组织透明化三维成像技术、数据利用与中西医结合研究、中医文化理论层面的研究、中西医结合名家成才之路。通过本教材的教学,可以使学生熟悉中西医结合研究的方式、内容、特点和不同研究方法的针对性,掌握中西医结合科研的切入点、基本方法,并通过中西医结合学家陈可冀院士、沈自尹院士、韩济生院士的研究历程的学习,使得学生在一个具体方向对中西医结合研究的开展有一个相对完整的认识,并提升学生的中医药文化自信。

　　限于编者水平,书中瑕疵甚至错误之处在所难免,恳请广大教师和学生在使用本教材过程中提出宝贵意见和建议,我们将加以吸收和修订。

董竞成

目　录

导论 / 1

第一章　中西医结合研究的原则与特点 /8
第一节　医学科研设计的基本原则 / 8
第二节　中西医结合临床试验的特点 / 12
第三节　中西医结合研究的特色：证的研究 / 13
思考与练习 / 18

第二章　中医文献研究 /19
第一节　中医临床文献研究概述 / 19
第二节　病证的命名、理论源流和内涵 / 23
第三节　不同中医流派特点的文献研究 / 27
第四节　病证特点及证治规律研究 / 30
第五节　医家学术思想及临证经验研究 / 35
第六节　历代医学典籍研究 / 39
第七节　中医医案研究 / 42
思考与练习 / 45

第三章　系统评价与 Meta 分析 /46
第一节　系统评价与 Meta 分析概述 / 46
第二节　系统评价与 Meta 分析思路 / 48
第三节　固定效应模型和随机效应模型 / 63
第四节　队列研究的 Meta 分析 / 71
第五节　网络 Meta 分析 / 76
第六节　系统评价与 Meta 分析的相关问题 / 84
思考与练习 / 85

第四章　临床研究 /86
第一节　病例报告和病例系列研究 / 86
第二节　队列研究 / 93

第三节　病例-对照研究 / 99

第四节　随机对照试验 / 104

第五节　单病例随机对照试验 / 114

第六节　中医/中西医结合复杂干预研究 / 124

第七节　真实世界中医的临床研究 / 131

思考与练习 / 154

第五章　中医证候模型研究 /155

第一节　中医证候模型的分类及优缺点 / 156

第二节　深化对中医证候模型的分类评价 / 170

第三节　推进中医证候模型研究的广度和深度 / 176

第四节　规范中医证候模型的研究报告 / 177

第五节　中医证候动物模型命名的探讨 / 180

思考与练习 / 183

第六章　中医药物研究 /184

第一节　灿烂悠久的历程 / 184

第二节　研究技术与方法 / 186

第三节　中药新型辅助载体技术 / 191

第四节　中医药网络药理学 / 198

第五节　中药研究范例 / 215

思考与练习 / 222

第七章　常用基础研究方法 /223

第一节　实验动物的分类与选择 / 223

第二节　动物实验过程中常用操作方法 / 227

第三节　细胞培养方法 / 231

第四节　常用分子生物学技术 / 243

第五节　单细胞测序技术 / 253

第六节　类器官技术在肺部疾病研究中的运用 / 255

思考与练习 / 266

第八章　系统生物学研究方法 /267

第一节　系统生物学概述 / 267

第二节　系统生物学的研究方法 / 267

第三节　系统生物学在中医研究中的应用 / 276

思考与练习 / 288

第九章　大尺度组织透明化三维成像技术 /289

第一节　组织透明化技术简介 / 289

第二节　组织透明化技术操作流程 / 299

第三节　中西医结合组织透明化研究思路 / 303

第四节　组织透明化技术的应用前景 / 310

思考与练习 / 316

第十章　数据利用与中西医结合研究 /317

第一节　医学数据分析的稀疏优化方法 / 317

第二节　大数据与人工智能方法 / 321

第三节　数智化临床研究平台设计与建设 / 338

思考与练习 / 343

第十一章　中医文化理论层面的研究 /344

第一节　医学人文学 / 345

第二节　医学人类学 / 353

第三节　发生学 / 362

第四节　知识考古学 / 365

第五节　诠释学 / 367

第六节　认知语言学 / 370

思考与练习 / 371

第十二章　中西医结合名家成才之路 /372

第一节　陈可冀院士：血瘀证与活血化瘀研究的
中西医结合研究历程 / 372

第二节　沈自尹院士：肾本质研究的中西医结合
历程 / 378

第三节　韩济生院士：此生惟愿济众生 / 385

思考与练习 / 393

**附录　中西医结合科研方法术语（按音序
排列） ⋯⋯⋯⋯⋯⋯⋯⋯⋯⋯⋯⋯ 394**

主要参考文献 ⋯⋯⋯⋯⋯⋯⋯⋯⋯⋯⋯ 410

导　论

　　医学是研究人体生命活动、防治疾病、提高生存和生活质量、增进健康、延长寿命的一种知识体系。中国现有传统医学和现代医学两个体系及两者的有机融合即所谓的中西医结合,中西医结合也是医学未来发展的重要方向。医学具有科学性、学术性、技术性和人文性,其科学性、技术性在于基础医学的理论不断完善、发展和实践验证,而其人文性在于对所谓整体医学或者整合医学的认识和塑造。医学的发展与社会的经济结构、文明程度、政治制度、科学技术、哲学思想都有着密切的联系。人类本身及其文明的发展由古及今,医学始终相伴相随,并努力为人类的繁衍生息和进步提供保障。在此漫长的历史过程中,医学自身也同样经历了由被动到主动、由本能到自觉、由粗浅到精深、由稚嫩到成熟的过程。在数千年的历史过程中,医学从近乎本能及富有神学巫术色彩的救治行为到具有理、法、方、药体系的古典医学实践,从零散的个体经验到医学理论的相对成熟及系统化,从经验的医学到实验的医学再到以循证医学(evidence-based medicine,EBM)、精准医学、整合医学为特点的医学科学,从生物医学模式到“生物—心理—社会”的医学模式,从传统的医学模式到数智化医学模式。诊断技术从诸如传统的望、闻、问、切四诊合参到今天 B 超、计算机体层成像(computed tomograph, CT)、正电子发射计算机体层显像仪(positron emission computed tomography, PET/CT)、磁共振成像(magnetic resonance imaging, MRI)、核酸检测、基因检测等综合运用,从以前未有明确分类解析出的医学概念到今天名目繁多的中医、西医、民族医学、现代医学、补充与替代医学、整合医学等概念,人类的医学,以及人类认识和处理健康、疾病、生命等问题的观念、模式、方法等均发生了广泛而深刻的变化,且从未像今天这样丰富多彩。

　　当然,不同文化背景话语体系、哲学思想下形成的医学理论体系对人类及疾病的初步认知有所相似,也有所不同,即便植根中华文化产生的中医药,其“大同”之下亦有“小异”。但现代生命科学技术和数理统计等的飞速发展,或多或少为传统医学科学性和实用性的评判提供了某种程度的坐标参考;多元文化间的交流互鉴,也让今天的传统医学家们更有可能超越传统医学发展过程中形成的种种藩篱,有据取舍。当然,不同传统医学学科间动态比较及研究的目的不是为了分出优劣高下,而是为了融合创新发展。

　　中国传统医学是包括汉族传统医学及藏医、蒙医、维医、傣医等各民族传统医学的“大中医”;大多数传统医学可分为不自觉领先于现代医学的部分、与现代医学达成共识的部分、需要重新评价或摒弃的部分,此即所谓“三分法”的理念;大多数传统医学是由临床经验、原初的基础医学知识、古典哲学、区域性文化、群体性信仰这 5 个核心要素构成，其中临床经验、原初的基础医学知识构成技术层面的内涵，古典哲学、区域性文化、群体信仰构成了文化层面的内涵。传统医学的前述特征提示未来医学宜进行具有中华民族共同体特点的中国传统医学内部的融合、人类命运共同体特点的世界传统医学之间的融合、同属于人类共同医学文明的传统医学与现代医学之间融合，此即所谓"三融合"的理念。这些想法和理念为科学认识和架构人类医学，特别是传统医学、中国传统医学及所谓的中西医结合，提供了新的科学视角、指导思想和方法学的遵循。

当今科学和技术的发展日新月异，以 ChatGPT、新必应、文心一言、讯飞星火、MOSS 为代表的新一轮引领性人工智能信息技术已经呈现出清晰的轮廓。现代科学、技术、文化维度下的医学（一种传统医学和现代医学并驾齐驱的医学业态），如何更好地与时代和科技的发展同频共振、兼容并进地发展，已成为审视和评估当下及未来医学发展的重要尺度，也是重要的研究和实践命题及方法。

在当今时代，中西医结合领域，一是要促进"技术层面"的融会贯通。在确定的疗效和公认的疗法面前，不同医学体系之间，对技术层面的借鉴和吸收趋之若鹜，往往具有自发性，此部分属于传统医学间完全可兼容的部分，故可以通行于不同文明与区域之间而没有任何围墙和隔阂，具有标准化和国际化的潜质。二是促进"文化层面"的求同存异。中国传统文化，包括优秀的各民族传统医学文化，包含丰富的"同""异"的理论和唯物辩证法思想。中国传统医学在成立之初就倡导"求同"的思想，《黄帝内经·素问·阴阳应象大论篇》提出"智者察同，愚者察异。"中国传统医学，从其历史发展和实质内涵看，就是一个大同而小异、相似性大于差异性的统一体，是一个以中（汉）医为主体核心，藏医、蒙医、维医、傣医等其他各民族医学为学派或医派的统一体。三是要促进"技术层面"与"文化层面"即"两个层面"的融合。医学包括现代医学发展的局限，决定了"文化层面"的人文力量依然将在未来医学的发展中占据重要的地位和发挥重要的作用；此外，文化层面内涵的科学或者技术的基因又使其余"技术层面"的部分融合会变得十分自然。未来医学的发展，不管是传统医学还是现代医学，既要在技术层面不断精益求精，也要不断完善其在文化层面的功能和经营，使医学更加契合时代和社会发展的要求，更具有整合性医学的特征，更富于人性的美好。四是要在"技术层面"和"文化层面"的基础上，促进传统医学"技术层面"的内容不断地向"科学层面"提升和发展。从当今时代和"传统医学与现代医学并存"的医学体系而言，传统医学的发展必须正视并处理好与现代科学及现代医学之间的关系。现代医学已是当今人类共同的医学文明，是人类医学认知的现时阶段，与现代科学技术息息关联的现代医学，依然是当今人类共同的主流医学。鉴于此，传统医学的未来，应立足现在的"两个层面"（技术层面和文化层面），既要向更高的技术层面和更好的文化层面提升，也要努力地向第 3 个层面即科学层面转化发展。这些科学的、技术的、文化的，以及医学自身的内涵、特质等，都成为当下和未来医学发展的重要因素，构成了当今的新理念、新发现、新技术、新方法等，切实推动着医学更好地发展。

医学科学研究的对象从群体而言是人类本身，撇开社会学、心理学等的因素，其最大的"公约数"是所谓人属于动物界、脊索动物门、哺乳纲、灵长目、人科、人属、智人种。当然,种族、肤色、文化等的不同,也赋予了若干"变量";从个体而言,由于每个人基因特征等的不同,使得每一个人类有机个体具有或多或少的独特性。从个体医学的角度出发,似乎可以从以下顺序探讨人类个体的生物学独特性:①个体的长相、高矮胖瘦等的独特性;②脏器的结构与功能特点和这些脏器的组织特征;③细胞的结构与功能特点,包括蛋白质水平上的调控模式与代谢通路、基因层面的转录与表达,这里涉及了遗传信息的存储(基因层面)、生物学信号的处理加工(特异性的转录和蛋白质信号的传递),以及各种代谢产物的产生。而人类机体的普适性或者是共性应该可以从上述顺序的相反方向来加以认识,直至超越生物学范畴,同时强调社会学、心理学(部分内涵与外延)的特征。这也就是说人类无论是从宏观层面认识,还是从微观层面认识,都充满了相对无限的认识空间,都充满了极其复杂的概念和关联;既具有生命科学的特征,也具有人文学科的印记,还具有数理化的内涵。

简单统一的符号关系可以表达复杂概念和思维方式,并以一种极简的形式呈现,包括形象思维和抽象思维。形象思维通过具体形象和实物来理解事物,而抽象思维则是超越具体形象,从更一般、更抽象的角度来思考问题,比如在物理学中,物理学家对基本物理概念(质量、力、能量等)及其复杂关系和规律的认识和描述常常是以极简的方程来加以描述,比如爱因斯坦的几个著名的方程式;又比如,第谷的观测数据到开普勒对行星运动定律的描述,到牛顿定律和微分方程。与前述物理学的认识方法相似,假说与辩证是科学哲学中的重要概念,假说是对现象的一种解释,辩证是指对事物矛盾运动的认识,它们都源于通过归纳和演绎构建的认识或者理论,而归纳和演绎的基础则是大量的观察、经验、认识和实验,这当中主要是唯象的认识和所构建的规律。符号、数学、逻辑、统计等构成了所谓的形式科学,成为所有科学领域的基础;而物理、化学、生物学和医学等则构成了所谓的实验自然科学及其在具体领域中的应用形式。另外,理论物理、宇宙形成与发展等知识体系形成了所谓的理论自然科学,这些均习惯称之为"自然科学";文学、教育学、管理学、人类学、群体医学(部分内涵与外延)、群体心理学(部分内涵与外延)等则构成了所谓的实验社会科学;而经济学、社会学、政治学、法学往往被称为社会理论科学;哲学由于处于人类认识和思维方式的顶层,其除了对社会科学有认识和指导性的作用外,对自然科学也具有指导性意义,在人类文明的早期,有些哲学的基本概念本身也是自然科学的核心概念(如客观物质世界构成的一元论和多元论、阴阳学说等),所以完全把哲学理解为社会科学的认识显然不是特别精确,特别是在古典哲学领域。当然,有些具体的学科如心理学,按以前通常的认识,会把它归类为实验社会科学范畴,但时至今日,心理学实验自然科学的特征越来越明显,现代医学认为焦虑、忧郁等心理疾病的发病具有明确的生物学基础,比如神经突触局部的变化、神经递质(如5-羟色胺、多巴胺等)的改变,以及下丘脑-垂体-肾上腺皮质轴等的变化使得它又具备了实验自然科学的特征。因此,面向21世纪的生物学应该是以整合数学、物理学、化学、计算机科学、生物学、工程学等基础学科为特征的生物学新体系,这种生物学新体系应该是在更广更深的范围内观察、认识、研究、分析生命现象,也包括从基因、细胞、器官、组织、个体、种群,多物种共生环境与生态系统甚至人文等不同层面展开对生命现象的观察与研究。

如前所述,物理学中归纳和演绎也是应用十分频繁的研究方法,这当中唯象定律是通过实验归纳物理量之间的相关性,然后用数学符号和运算法则等来描述这种相关性形成认识或理论,并且将这种认识和理论与实验结果反复比较研究;而演绎法则是选择少量命题假说为原理,用精确的数学语言阐述从原理出发来演绎和发展理论,同样这种理论也可以和实验结果进行对比和印证。当然有时归纳法和演绎法是相互涵盖的。推理是科学思维和科学研究的重要思维方法,它包括演绎推理、归纳推理和类比推理,其中演绎推理可以分为:非模态演绎推理、模态演绎推理;归纳推理可分为:完全归纳推理、不完全归纳推理。这当中又以类比推理科学性最低,相较于类比推理,归纳推理往往自下而上,从个体到整体,从个性到共性,通过数据获取结论和认识,强调从足够多的事例中归纳出一般性结论或者普遍性,显然其可信度要高于类比推理,所以在具体实践中应该更多地运用归纳推理与演绎推理,而慎重对待主要借助于类比推理所获得的结论。人类关于具体客观物质的认识和具体事件的内容等形成了数据和认识的基础,然后进一步对这些物质与内容进行描述,包括相互关系和共性特征等,逐渐形成了所谓的信息。人类关于信息和现象等的认识和掌握,有时可以用真实世界之类的方法来加以描述,而人类的智慧是在人类的知识、信息等的基础上加以分析、归纳和总结从而形成的;其衍生了诸多的数理方法、统计工具、统计方法和其他认识和分析的方法,比如 RCT、量子通信、广义相对论 $\left(G_{\mu\nu} + \Lambda g_{\mu\nu} = \dfrac{8\pi G}{c^4} T_{\mu\nu}\right)$ 等,这些成了人类智慧的结晶。结合医学研究,有人认为可以这样分层,即从体外研究到动物研究,然后到观念、评论、意见,以后再到病理报告、病例系列、病例-对照研究、队列研究、随机双面对照研究、系统评价等,而人们认为医学研究除了体内、体外,宏观应延伸到群体乃至于社会、生物学乃至于社会学和哲学,微观除了基因层面以外,研究应该会延伸到基因构成的化学、物理学、数学等的特征和关联。

众所周知,介尺度理论是气象学、物理学和其他相关科学领域中的一个重要概念。它指的是介于微观尺度(如分子、原子)和宏观尺度(如全球气候系统)之间的尺度范围。按照此理论,物质世界和人类自身的结构及其中的逻辑关系表现为多层次结构,每一层次又表现为多尺度的结构,建立每一层次多尺度之间的关系和不同层次之间的关联是现代科学的中心任务,其中每一层次的介尺度结构是实现这一中心任务的关键,因此,多层次、多尺度和介尺度将是一个完整合理的知识体系的显著特征。人类从 DNA、RNA、蛋白质、细胞器、细胞、组织、器官、有机体、群体可以根据其不同尺度分为不同的层面,一般会把细胞以下列为微观层面,从组织开始向上列为宏观层面,当然应该继续可分。如伽利略所言:测一切之可测,并使不可测为可测。

上述介尺度理论在医学领域的应用,也促进了时空理论在医学领域的实践。与介尺度理论相似,时空理论通常与物理学中的相对论和量子力学等相关,但这一理念也可以运用到医学领域,具体涉及如何在时间和空间的维度上理解和分析生物过程和疾病发生、发展。疾病的发展可以在不同的时间空间尺度上进行观察和分析,从分子和细胞级别的快速反应(如秒到分钟级别的信号传导,以及特定蛋白质分子在细胞内空间位置的变化),到组织和器官级别的看似相对缓慢的生理和病理变化(如机体的昼夜节律和器官的衰老)。在医学研究中,时空理论可以帮助人们更好地理解疾病的动态发展过程,例如,通过时空组学技术,研究者可以在不同时间点和组织位置上探究复杂疾病(如癌症)的分子变化机制。这种方法能够揭示肿瘤异质性、发病机制,并绘制疾病随时空变化的图谱,从而推动精准医学的发展。此外,时空聚集分析也被用于研究疾病的时空分布特征,这对于探索病因和疾病防控提供了重要的参考依据。例如,通过分析疾病在特定地区和时间段的聚集趋势,可以帮助公共卫生专家预测疾病暴发并制订有效的预防策略。在更广泛的意义上,时空理论还涉及如何在时间和空间尺度上理解细胞间通讯、微环境功能和相互作用,这对于研究肿瘤转移、组织修复和再生医学等具有重要意义。总之,时空理论为医学研究提供了一个全新的视角,使研究者能够多维度分析和理解生命现象,为疾病的预防、诊断和治疗提供新的思路和方法。

实证方法是科学研究的基础,它提供了一种系统和客观的方法来获取知识,帮助我们理解自然界和人类行为的规律。实证方法是科学研究的基础,其目的是通过客观、可重复的研究过程,获得对现实世界的理解,并为决策制定和问题解决提供可靠的依据。当今,现代科学理论、技术和方法的进步为科学研究持续提供新方法和新技术,比如系统科学的理论和思想催生了代谢组学、蛋白质组学、转录组学、表观遗传组学、基因组学等组学的方法;又比如计算机技术和理论催生了生物信息学、网络药理学等研究方法。而表型组的研究使得人们对生命各个层面的表型有了更加清晰的认识和探索的方法,基因表型的技术和方法,包括全基因组关联研究(genome-wide association studies, GWAS)、成簇规律间隔短回文重复(clustered regulatory interspaced short palindromic repeat, CRISPR)基因编辑、转录组分析(如 RNA 测序)和遗传连锁分析等,可用于研究基因变异与表型特征之间的关系;分子表型的技术和方法,涉及蛋白质组学(如质谱分析和二维凝胶电泳)、代谢组学(如液相色谱-质谱),以及分子互作组学等,可用于分析蛋白质、代谢物和分子相互作用;细胞表型的技术和方法,包括流式细胞术、各类显微镜成像技术(如荧光显微镜和共聚焦显微镜),以及细胞功能测试等,可用于观察和评估细胞的形态、行为和功能;影像表型的技术和方法,涵盖 CT、MRI、PET 和超声影像技术等,可用于获取器官和组织的详细结构与功能图像;功能表型的技术和方法,包括心电图(electrocardiogram,ECG)、血压记录仪、肌电图(electromyogram,EMG)、脑电图(electroencephalogram,EEG)和睡眠监测技术等,可用于评估和记录心脏、血压、肌肉、大脑和睡眠的生理功能及病理变化。

细胞内信号通道和细胞信号传导是细胞内部和细胞之间信息交流的基本途径和方式。细胞信号通道又称为细胞信号传导途径,是细胞内部用于处理、转导及响应细胞外信号的一系列分子机制。这些信号可以来源于细胞外环境,如激素、生长因子、细胞间相互作用等,通过特定的受体接收后,触发一系列的生化事件,传递信息至细胞内部。细胞信号传导涉及信号分子的识别、信号的放大、传递及最终的执行。此过程通常包括以下几个关键步骤:信号识别是细胞表面的受体蛋白质识别并结合特定的信号分子,如激素、生长因子或细胞因子。信号转导是信号从受体传递到细胞内部,通常涉及多个蛋白质的激活和磷酸化。信号响应使细胞内效应器激活,导致细胞行为的改变,如基因表达的调节、代谢的改变或细胞运动。关键的转录因子和蛋白质在信号传导过程中起着至关重要的作用,例如,NF - κB:一种转录因子,参与炎症反应和免疫调节;MAPK/ERK 通路:一系列蛋白质的级联反应,调控细胞增殖和分化。信号通道如 PD - 1/PD - L1 通路在肿瘤免疫逃逸中起着关键作用。而细胞器如线粒体和高尔基体不仅是细胞代谢的重要场所,也参与信号传导。靶向治疗就是针对特定的蛋白质及基因变化进行干预的精准治疗方法,如针对 EGFR 的抑制剂,已经在多种癌症治疗中显示出显著效果。这类治疗通过特异性阻断信号通路来抑制肿瘤生长。而研究细胞信号通路和传导的手段和方法多种多样,蛋白质组学分析,如质谱分析,用于鉴定信号传导过程中的关键蛋白质和磷酸化位点。细胞成像技术,如荧光显微镜和共聚焦显微镜,用于观察信号分子在细胞内的位置和动态。生物化学方法,如免疫沉淀和蛋白质印迹(Western blot),用于检测蛋白质相互作用和磷酸化状态。分子生物学技术,如克隆、基因敲除、基因敲入和 CRISPR - Cas9 基因编辑技术,用于研究特定基因在信号传导中的作用。

　　循证医学是一种基于临床证据并结合临床医师经验和患者群体和个体价值观,以相对科学的方法指导临床研究和决策的医学实践方法。它强调通过系统性地搜集、分析、评价和应用当前最好的临床证据,帮助医师作出最适合患者的治疗决策。循证医学将最新、最好的医学研究证据与医师的临床经验和患者的价值观相结合,以提高医疗实践的质量、效果、效率和安全性。真实世界研究(real-world evidence, RWE)则是一种基于真实世界医疗保健情景中患者数据的研究方法。这些数据包括临床记录、医保数据、电子健康记录、患者报告和其他与患者健康相关的资料。真实世界研究旨在评估医疗产品(如药物、疫苗、医疗器械)在实际临床应用情景中的使用和效果,以及评估医疗服务的交付方式和患者受益的程度。这种研究方法可以提供比基于临床证据的研究方法更广泛、更全面的数据,反映真实世界中医疗实践的复杂性和多样性。循证医学研究和真实世界研究在医学科学研究中均占有重要地位,特别是在临床研究实践中,其关键要素应该是首先提出重要的临床问题或者临床真实情况,检索有关的医学文献(包括期刊检索系统、电子检索系统、数据库检索、传统资料检索等),其次进行严格的文献评价(真实性和质量、重要性、实用性、指导临床实践、促进进一步研究)和临床真实情景的描述,找出最佳证据的同时也进一步明确临床问题和临床实际情况,在此基础上设计进一步的研究方案,包括干预、比较、结果的假设和认定等。研究实施以后所获得的结果如果能够通过进一步的应用和实践检验,其可信度、可靠性将进一步提升。

　　总之,从时代发展和人类医学整体格局而言,现代医学是当今人类共同的主流医学,然而传统医学的重要性和地位同样应该受到重视。传统医学不断融入现代医学将促进人类文明的进步。以现代医学为主构建人类新的医学体系,同样需要传统医学的加持。在医学学科的定性上,医学除了像物理、化学、数学等自然科学一样,遵循着极为严谨的"科学"标准外,又兼具人文科学、社会科学的融摄,特别是含有生命科学的复杂与多样性,故而从学科属性的角度而言,实际上医学并非完全可以"放之四海而皆准"或者"一刀切",这种特殊的属性,也决定了现代医学与传统医学之间,两者彼此不能完全取代对方,且可以形成协同创新、优势互补之势的内在原因,而这可能正是人类医学格局或结构需要重新认识或调整的一个重要原因,是人类医学发展的内生驱动力量。作为当前现存的两大医学学科体系,传统医学和现代医学(以中国的现代医学和传统医学为例)的融合与发展,是一个动态的互动的关系,包括此书所提及的两种医学在科研方法上的融合、统一等。这种关系越来越成为新型的医学关系,反映当前医学动态的发展趋势,也预示着未来医学的发展方向。古老的传统医学融入方兴未艾的现代医学,两者互为补充、协同发展,无疑将促进人类文明的进步。除此之外,物理学、数学、化学、生命科学、天文学等基础骨干学科的发展,会进一步影响现代医学学科的重构和进步,这些学科的前沿性的认识,包括认识宏观与微观的思路和方法,将进一步影响现代医学学科的相关研究与实践。新时代医学的发展越来越依赖大数据和计算机科学等的进步,所谓的"数智医学"会越来越多地渗透到医学的研究与实践中。最后,实证方法、循证医学和真实世界研究的方法等在现阶段医学科学的研究中依然是重要的方法学,除了在现代医学领域的广泛应用以外,传统医学领域也有宽阔的应用空间,当然这些方法学本身也有待进一步修正。

(董竞成)

第 一 章　中西医结合研究的原则与特点

第一节 医学科研设计的基本原则

任何临床研究都包含施加因素、研究对象和效应（或结局）3 个环节。其中，施加因素通常为待研究的因素，在防治措施研究中也称受试因素或处理因素、干预措施；在病因研究中称为暴露因素。研究对象，指由研究目的决定的具有某种特征的个体所组成的群体。在观察性或调查性研究中称为观察对象或调查对象，在试验性研究中又称受试对象，是施加因素所作用的对象。而研究效应则是指施加因素或暴露因素作用于研究对象后所呈现的结局，或是研究对象对施加因素作用所产生的反应。效应或结局的反映形式称为效应指标或结局指标。严格而有效地对上述临床研究三大主要原则进行控制，将在很大程度上减少偏倚所造成的系统误差及偶然性带来的随机误差，提高研究结论的科学性和真实性。为达到此目的，医学科研设计应遵循随机、对照、盲法、重复和均衡的原则。

一、随机原则

随机是指每个试验的参与者有均等的机会被抽取到样本中，并且被分配到不同组别（实验组或对照组）的机会也是均等的。在临床试验中，随机是控制选择偏倚和混杂偏倚的重要方法，是产生高质量结果的保障。随机包括抽样随机、分组随机和顺序随机 3 个方面。随机可以减少抽样误差，提高被抽取样本对其所来源总体的代表性；同时，随机可以均衡实验组和对照组已知和未知的非处理因素，提高组间的可比性。在随机对照试验随机分配研究对象过程中，要注意随机分配的隐匿，使研究者不知道也无法预测将被纳入研究的受试者究竟要被分配至哪一组。

（一）随机抽样方法

1. 单纯随机抽样　按照等概率原则直接从含有 N 个观察单位的总体中抽取 n 个观察单位组成样本。即从总体全部研究对象中，利用随机方法抽取部分个体组成样本。

2. 整群抽样 以现成的群体而非个体为单位进行随机抽样。在整群抽样中,抽到的群体中的所有观察单位,都将作为研究样本。整群抽样要求群间的变异性越小越好。一般情况下,相同样本含量,整群抽样的抽样误差最大。

3. 系统抽样 又称等距抽样,是按照总体单位在总体内的排列顺序,每隔一定间隔抽取一个单位组成样本,进行观察并用来推断总体参数的一种抽样方法。其基本思想是:一容量为 N 的总体,有意识地将总体中各单位按有关标志的某种顺序依次排列,然后按照一定的抽样距离 $k(k=N/n$,n 为样本数)进行等距抽样,第一个样本按照随机原则抽取,而后的样本点则每隔 k 个单位抽取,直到得到一个完整的系统样本。

4. 分层抽样 是根据调查者在对调查对象的性质进行深入分析的基础上,按照与调查目的有关的某种标志将调查总体各单位划分成若干个层,然后再按照随机的原则,从各层中分别抽取一定数目的样本而构成样本总体的一种抽样组织形式。

(二)随机分组方法

1. 简单随机 又称完全随机,是指采用掷硬币、抽签、随机数字表或用计算机产生的随机数字来进行随机化,不加任何限制和干预。操作简单,但可能产生不平衡,如当受试对象为 100 时,每组刚好 50 例的概率仅为 8%。简单随机目前多用于以动物为对象的实验研究。

2. 分层随机 在随机化过程中,选出对研究结果具有重要影响的因素(如性别、年龄、病变程度、初发与复发、疾病亚型、中心等),并按照这些特征将患者分成若干层,在每一层内进行简单随机分组,最后合并成实验组和对照组,可有效控制主要影响因素对研究结果的影响。如"慢性阻塞性肺疾病全球倡议(Global Initiative for Chronic Obstructive Lung Disease, GOLD)"根据患者的急性加重史和症状将患者分为 A、B、E 三组,为研究药物对不同组可能存在的不同效应水平,可在进行临床试验时将患者先分为"A、B、E"3 层,然后在每一层内完成随机分组。

3. 区组随机 又称分段随机,是指将研究对象分成例数相等的若干区组,在每个区组内再进行简单随机分组。一个区组的大小必须是组数的整数倍,区段不宜过长,一般为组数的 2~5 倍。区组随机可保证试验期间进入每组的研究对象数基本相等,且不存在时间趋势,有助于减少季节、疾病流行等因素对预后影响而致的偏倚。

4. 分层区组随机 是区组随机与分层随机联用的一种方法,兼具两者的特点。比如在多中心研究中,按研究中心分层的区组随机较为常见。如在进行慢性阻塞性肺疾病的临床研究中,年龄和前一年度的急性加重次数这 2 个预后因素较为重要。我们可以根据实际情况将每个变量都归结为 2 个值,即年龄<60 岁或≥60 岁;年急性加重次数<2 次或≥2 次。据此可将慢性阻塞性肺疾病患者分为 4 层:①年龄<60 岁且年急性加重次数<2 次;②年龄<60 岁且年急性加重次数≥2 次;③年龄≥60 岁且年急性加重次数<2 次;④年龄≥60 岁且年急性加重次数≥2 次。在试验开始前准备 4 份互相独立的随机数字表,每层 1 个进行随机分组。此时若选择区组长度为 6 则意味着每 6 例入选的患者中均有 3 例进入试验组、3 例进入对照组。

二、对照原则

对照是指在实验中设置的与实验组相互比较的对照组,其目的在于为实验组寻找一个参照物或对比的基础,将处理因素的效应(症状、体征或指标的改变)与其他因素(如疾病的自然进程、观察者或患者的期望、其他治疗措施等非处理因素)造成的效应区分开来。在设立对照时应注意除处理因素外,实验组和对照组的其他条件应尽可能一致。

（一）对照的分类

1. 空白对照　对照组不施加任何处理因素。在动物实验和实验室其他研究中常用,但在临床试验中常涉及伦理问题,且引起两组患者心理上的差异,进而影响结果的可靠性。一般不建议使用。

2. 安慰剂对照　给予对照组安慰剂治疗。安慰剂又称为模拟药物,是指外观(包括形状、大小、质地、色泽、气味、剂型等方面)与受试药物相同或相近,且无药理活性的物质。同时,要做到安慰剂和受试药物的外包装一致。安慰剂对照可消除研究人员和受试者多种因素导致的误差,直接测量试验药物和安慰剂之间在测试条件下的差异。在临床研究中常用于尚无有效药物治疗的疾病。在中医药临床研究中,常有采用在每个受试者都给予现代医学标准基础治疗的基础上,试验组再给予试验药物,对照组再给予安慰剂的设计方法。不同剂型中药安慰剂制作各有特点,如中药汤剂安慰剂制作有单纯辅料法,即使用本身不含有药效活性成分但可以模拟产生中药汤剂外观的物质来制作中药汤剂的安慰剂。大多数情况下这种物质使用的是食物色素、食物添加剂、苦味剂等。但辅料配比标准,某中药汤剂特殊的颜色和气味的深度模拟,目前仍在探索之中。中药汤剂安慰剂的另一种制作方法是辅料加药物稀释法,即根据原药制备方法,在添加相同类型及数量的辅料添加剂的基础上,根据原药的种类和体积,添加 0～20% 的原药,并根据需要合理添加矫色剂、矫味剂、赋形剂等改善中药汤剂模拟剂的外形。该法为中药安慰剂制备方法不成熟情况下的暂时性解决方法之一。

3. 实验对照　除处理因素外,采取与实验组操作条件一致的前提下进行观察的对照。如要观察补肺健脾汤对慢性阻塞性肺疾病肺脾气虚证的影响,实验组早晚服用补肺健脾汤 200 mL,对照组则应于早晚服用等量、同温度的开水 200 mL。在研究中,处理因素是补肺健脾汤,温开水是与处理有关的因素,除外是否含有实验药物,其他条件应基本一致,包括与处理有关的因素"液体的量",这样才能体现补肺健脾汤的作用。

4. 标准对照　指采用目前标准方法、常规方法、标准值或参考值作为对照。常用于评价某种新方法能否代替传统方法。但仅用现有标准值或参考值作对照而不设立平行对照组是不提倡的。

5. 自身对照　指对照和实验在同一受试对象身上进行。如用某药治疗高血压病,可选择一组新发高血压病患者,进行用药前、后血压测量值的比较,从而说明药物降压效果。自身对照不适合于有自愈倾向的疾病。

6. 历史对照　将研究者以往的研究结果或文献中他人的研究结果与本次研究结果

对照。这种对照一般用于考核时间因素带来的变化,如研究我国 1983—2022 年间 12 岁儿童身高的变化;或公认的难治性疾病,如恶性肿瘤。即除外少数受非处理因素影响较小的疾病,一般不宜使用这种对照。

三、盲法原则

盲法是指在临床试验中采取措施使研究者和/或受试者不知道研究分组和处理因素,是临床控制偏倚的一项重要措施。

（一）盲法的分类

1. 单盲　对研究对象设盲,指在实施一个临床研究方案时,只有研究者知道研究对象所施加的处理因素,而研究对象不知道。单盲可以避免来自研究对象主观因素所导致的偏倚,有利于研究人员关注研究对象的健康和安全;缺点是难以避免来自研究人员主观因素引起的偏倚。

2. 双盲　研究对象与医师或观察者均不知道研究对象的分组情况,仅试验设计者或实验设计者指定的人员知道。双盲含义是不知道患者所接受治疗方案的情况下评价治疗效果,可以避免来自研究对象和试验实施者的主观偏倚。缺点是当研究对象出现严重的不良反应或治疗意外时,很难及时停止试验,给予准确处理措施。

3. 三盲　研究对象、观察者与资料分析者均不知道研究对象的分组和处理情况,仅研究者委托的人员掌握着密码编号,直至试验结束、结果统计分析完毕,在撰写统计报告初稿完成后才当众揭秘。一般来说,用盲法评价治疗效果可能比用盲法实施治疗试验更重要,尤其是在评价治疗效果的指标中包含有主观指标时更是如此。

4. 开放实验　与盲法试验相对,是指试验研究对象、试验实施人员、资料分析者都了解分组和干预情况。该方法适用于如比较手术疗法与保守疗法对某些疾病的疗效、评定生活习性(饮食、运动和吸烟等)等对疾病的影响,这些研究无法实施盲法的试验,但其效应评价应有客观评价指标。

四、重复原则

为了使研究结论具有真实性和外推性,要求研究对象具有代表性和一定的数量。重复是指在相同条件下进行多次研究或多次观察,以提高实验结果的可靠性和科学性。重复包括 3 种情况:①整个实验的重复,用来证明实验的可靠性;②用多个受试对象进行重复;③同一个受试对象的重复观察与测量。其中,②和③要求有足够的样本量。正确估算样本量体现了重复原则,可以降低研究中的抽样误差,也是保证研究中组间均衡性的基础。

五、均衡原则

临床研究要对比两组或多组患者之间的药物疗效或干预效果,若各组患者之间在其他方面基本一致,其区别仅在于药物的种类不同或同一种药物的剂量不同或手术的类型不同,则研究结果具有较高的说服力。临床试验均衡原则,即要求同一个试验因素各水平组之间除了所考察的因素取不同水平外,在其他试验因素和一切非试验因素方面都应达到均衡一致。随机化分组的目的在于实现"组间均衡",因而随机化的成功与否也应以"组间均衡"为主要衡量标准。

第二节 中西医结合临床试验的特点

　　虽然中西医治疗疾病的目的无二,但在理论体系、思维方式、疾病信息采集方法和侧重点、处方用药和临床疗效评价指标,尤其是对临床信息的利用方面却不尽相同。①中医学注重整体观念和辨证论治,关注疾病直接症状和体征改善的同时,更加注重改善患者的自身状态和提高生活质量,注重对"人"的评价,即对患者用药后的主观感受及医师对患者的四诊表现进行综合评估;②中医学在临床实践中强调个体化原则,一人一方(组成和/或剂量变化以适应证候),而且首诊和复诊所用药方总有加减。现代医学则更侧重于对"病"的疗效的评价,比如前期的血压指标的定量检测和后期的各项与疾病直接相关的生理病理指标的检测/检查等;同时,现代医学疾病诊断后所依据的病理过程相对稳定,其疗效指标也相对明确,有些疾病甚至在合并症存在的情况下,对原有疾病特定病理和用药的影响也不大。这些不同一定程度上决定了完全按照现代医学的临床试验设计并不能很好地适应中医学证候整体、动态、个体化的特点。甚至在临床疗效指标的选择上也存在争议,因为基于现代医学特点设计的临床试验,在疗效评价指标选择上是按照现代医学的诊断要素确定,其疗效指标的评价方法与此相适应。如果完全与现代医学临床试验设计思想吻合,则中医学临床试验的疗效评价应该为证候的改善或消失、基本脉象的恢复正常与否,这也是历代中医学医案所记载的疗效指标,但在目前的临床试验中却并未得到很好的体现,或者说并未得到医学界的公认。其实,现代医学临床试验设计还有一个前提,即"一种药物针对一种疾病",而这与具有"异病同证""同病异证"诊疗特点的中医学并非完全吻合,因为"证"才是中医学诊治的立足点,而并非现代医学的"病"。

　　据此,开展中医药/中西医结合临床研究通常存在以下几种模式,即现代医学病的中医药/中西医结合临床研究、中医学证或病的中医药/中西医结合临床研究、中西医病证结合的临床研究。在之前的很长一段时间里,中医药/中西医结合临床研究的对象都是现代医学的病或中西医病证结合,而临床疗效的评价则以现代医学关注的临床终点结局指标、患者相关结局指标(如生活质量、患者报告的结局)、实验室检查等为主要的疗效评价指标,中医证候疗效评价指标的重要性则多被忽视或被视为次要。为充分体现中医药治疗疾病以辨证论治为主的特点,原国家食品药品监督管理总局药品评审中心于2018年6月发布了《证候类中药新药临床研究一般考虑》(征求意见稿)、2018年11月发布了《证候类中药新药临床研究技术指导原则》,自此中医证候类药物的研究得到了规范与促进。

第三节 | 中西医结合研究的特色：证的研究

中西医结合的一个关键问题是如何对待现代医学的病与中医学的证及处理两者之间的关系。证是中医辨证论治的起点和核心,古籍关于"证"的内涵认识基本一致,但对其明确的概念和定义却尚未统一,以致相关概念表述有 30 余条。其原因可能与中医学对四诊信息的综合即"证"定义的认识主要是建立在患者宏观表征和医者个体判别基础之上有关,同时受限于中医学所形成的时代,使其部分逻辑内涵与外延在现代科学看来欠清晰,但一直以来,证作为中医学的特有诊断,有效指导了临床用药并取得了较好的疗效,使得证成为中医学和中西医结合研究的特色和重点。早期如当代中医学家任应秋认为:"中医的证候不同于现代医学的症状,中医的证候,完全是施治用药的标准,而现代医学的症状,不过是描写患者的异常状态,殊非诊断、治疗上的关键。"现代中医学家秦伯未也强调:"从疾病过程中抽引出客观的自身规律,务使求得症状和病因的统一。"随着现代科学术语的引入,证候概念也随之发生变化,被赋予了新的含义。如王永炎院士提出中医证候是对四诊信息表达的机体病理生理变化整体反应状态的概括,具有内实外虚、动态时空、多维界面的表现特征。证候概念的定语越来越多,但倾向性也趋向明确,即中医的"证"是一种"状态"。目前,中医临床证候学研究一般包括中医证候(证素)调查、中医证候诊断标准的制定、中医证候与现代医学指标的相关性、中医证候对现代医学治疗手段选择的影响、中西医结合病证治疗模式对证候(病机)的影响 5 个方面。

一、证候(证素)调查

中医认为,病是在致病因素作用下,机体脏腑经络功能失衡,出现气血津液、阴阳失常状态。现代医学认为,疾病是在一定病因作用下,机体内稳态调节紊乱而导致的生命活动障碍,其发生发展的基本机制为神经机制、体液机制、细胞机制、分子机制、基因机制等。现代医学侧重从病因、发病机制和病理生理等方面对疾病进行本质上的判断,中医则倾向于从宏观整体上对机体四诊信息进行抽提升华。由于两者对于疾病(患者)主体的切入点有所不同,加之概念形成的时代不同,导致一个现代医学的疾病可能囊括一个以上的中医病(证)名,如中医古籍记载的白癜风、白驳风、白驳、白癜 4 个病名与现代医学白癜风最相近;同样,一个中医的病(证)名也对应一个或多个现代医学的疾病,如现代医学的痛风、风湿性关节炎、类风湿关节炎、强直性脊柱炎、骨性关节炎等均属于中医痹证范畴。还有一种情况是现代医学的病名与中医学的病(证)名在诊断(主要体现在症状体征)要素上存在少许重叠,但却难以据此判别出两者之间的关系。当然,也有一些是基本上约等于的。中西医学经过各自不同时间段的发展,各自在自身诊断体系下发展形成了与之对应的治疗体系和疗效评价体系。即现代医学体系下研制的药物是基于现代医学对机体的病理生理认识,其主要对应的是现代医学的疾病,主要疗效评价指标也多以机体生理病理状态的客观检测为主;而中医学的方药、针灸、推拿等治疗方法是主要基于中医学对人体脏腑经络、气血津液、阴阳等的认识,其对应的是中医学的病或证候的概念,其疗效评价指标则以"候",即某种病机或状态可被观察到的外在表现改善为主。而在循证医学以患者为本的理念下又不允许医者忽略任何一种可能使患者获益的治疗方法,更别说一种医学。所以,在两种医学并存情况下存在的问题就成为如何用中国传统医学之方治疗现代医学之病或用现代医学药物治疗中医之证,于是衍生出中西医结合模式下的所谓"同病异证"和"异病同证"概念,进一步细化则还有中西医结合"疾病-表型-证型"的模式。如果在治疗一个现代医学的疾病时,置现代医学诊断于不顾,只是依据对患者的望、闻、问、切进行中医辨证分型,在当下来看恐有某种程度的偏颇。所以,对某一现代医学疾病进行中医证候规范化研究意义较大。若不进行针对性的研究,势必影响现代医学病名涵盖下中医辨证论治的疗效;同样,由于中医学个体化治疗的特点,在进行中医证候(证素)调查时,应特别注意方域、季节和体质等的如实记录。

中医证候(证素)调查一般方法和流程如下:①根据文献和专家共识法制定某疾病的中医证候学问卷调查表(调查表中对暴露的定义、测量的指标等要有明确的界定),调查表一般应包括患者的一般信息、现代医学关注信息(症状和体征、生理生化指标、功能指标、影像学检查等)、中医学关注信息(望、闻、问、切四诊信息);②选定调查地点,根据疾病的分布规律和研究目的选定拟进行调查的一个或多个地点;③明确研究对象(现代医学疾病诊断标准、中医学证候诊断标准、纳入标准、排除标准等),计算出所需样本量。样本量大小和代表性直接决定了研究结果的可靠性和外部真实性;④在不能做到全面调查的情况下,则要进行抽样调查,抽样方法一般包括概率抽样(简单随机抽样、系统抽样、分层抽样、整群抽样等)和非概率抽样(偶遇抽样、判断抽样、定额抽样等);⑤实地发放调查问卷,回收后对问卷进行数据库(一般用 Epidata 软件建立数据库,录入时双人,分别独立录入以方便交叉核对)的录入及后续的统计分析;⑥结果分析,结果一般采用描述性分析、频数分析、构成分析、相关分析、主成分分析及因子分析等。由于证候是对疾病一定阶段病理生理本质的概括,其随着病情的发展、患者的积极治疗及调护,呈现出一种动态变化的过程。故而,除外针对病证的一次性调查(得出类似现代医学发病率、罹患率等的数据),还可以根据疾病治疗后的进展情况进行证候特征的多次随访调查,直至证候消失,这样可以相对全面地反映疾病证候的演变情况;还可以对同一证候不同干预后证候改变的特点进行对比,以揭示不同干预的疗效特点。

另外,中医证候(证素)调查还包括基于真实世界研究在调查中的应用,一般来说,此类病例多来源于医院信息系统(hospital information system, HIS),HIS 里的数据是临床一线患者信息的原始记录,包括患者刚入院时和用药后的证候特征改变等,是患者发病过程及治疗过程的真实状况反映,而且由于多年的累积,具有样本量大、患者群覆盖广的特点。原则上,此类调查先要明确患者资料的来源(如医院数量及级别、时间跨度等),患者的疾病诊断(是单一的疾病还是只要第一诊断为所纳入的疾病即可等),在抽样调查的基础上设计规范化调查表以明确要收集的内容。同时要注意数据本身的规范化处理,尤其对于多中心的数据采集,须进行数据结构化处理,如参照国际疾病分类

(international classification of diseases，ICD)名称或相关指南对疾病和证候名称进行标准化处理等。在此基础上描述患者的证候特征分布,该描述可以包括全人群中医证候分布和分层分析,其中分层分析可以根据年龄段、性别、身体质量指数、经济状况等,也可以根据方域特点进行,对比不同方域证候特点的异同。所谓"土地高下、寒温不同,物性刚柔、餐居亦异"(《外台秘要·诸论伤寒八家合一十六首》)。比如有研究发现,我国西南昆明地区地处高原,代谢综合征常见证型有肺虚痰湿、脾虚痰湿、气虚血瘀、痰湿血瘀、脾肺两虚、肾阳亏虚等,甚或夹杂多证;我国东部沿海南通地区代谢综合征常见的证型有气阴两虚、气滞血瘀、脾虚痰湿(热)、气虚血瘀、阴虚火旺等,甚或兼夹多证,提示两地中医证型分布有所不同。但随着人口流动和迁移,由于纳入群体的异质性大,可能导致这种中医证候间的差别程度有逐步减少的趋势,所以在证候调查时要对患者在本地的居住年限等有所界定,以更好地反映当地的真实情况。

二、病证(证候)诊断标准的制定

传统中医学是用"治疗因素"这个特征来对人体状态进行分类,然后用"症状""体征"等特征对区分出来的类进行描述而形成诊断标准,又因为"治疗因素"与"症状、体征"间的一一对应关系并非绝对和唯一,故而在这样的分类体系下,每一类中的各个个体之间在可见特征上可能存在较大差异,甚至完全不同。同时,由于中医证候本身具有复杂性、模糊性及多维性的特点,中药复方具有多组分、多靶点、低亲和力的特点,历代对中医证候的认识皆有改进但似乎仍有不足之处。目前中医证候的诊断标准有国家标准、行业标准、中医院校教材标准、专家经验标准等,并未实现真正融通标准化。然而,中医证候的规范化诊断不仅是当前提升辨证论治科学性(可重复性)的前提,是提升不同地区、不同医家中医辨证论治同质性的前提,也是中医药信息化和国际化的基础,更是中医证候类中药新药研发的必要前提。换言之,中医证候规范化诊断标准是提升传统中医学服务范围和水平的必由之路。特别是随着现代医学疾病诊断的规范化和分类诊断的日益精细化,将现代医学的疾病诊断与中医辨证相结合,是目前中医临床诊疗模式的一种重要模式。故而实现中医证候与现代医学疾病诊断的真正融合,并制定明确统一、科学规范、临床可行的病证结合、疾病-表型-证型结合诊断标准可有效提升中西医结合的广度和深度,也是研究的切入点之一。

中医证候诊断标准是一个多指标联合并有权重主次的判定标准,可分为宏观层面和微观层面,其制定一般包括文献研究(古今中医文献)、临床研究(中医证候调查研究)、专家咨询(如专家共识法)、中医基础理论印证和名老中医点评5个方面。当然,随着中医证候模型研究的深入,有必要将这些研究成果作为基于上述方法制定标准的一个佐证。文献研究、专家咨询、符合中医理论及恰当合理的研究方案设计(包括量表的制定)是开展后续中医证候临床研究工作前期必备的基础性工作。临床研究的一般研究方法是:①明确研究目的,在量表制定的基础上进行大规模、多中心中医证候学调查,获得疾病的症状、体征等无监督数据或有监督的数据,在统计其出现频率、贡献度的基础上提取主要的症状和体征,确定症状和体征的有无及严重程度分级;继而用聚类分析的方法得出证型分类(含各证型典型的症候群)及各类证型的相关程度,再用 Logistic 逐步回归分析进一步筛选证候诊断指标,最后用逐步判别分析进一步补充诊断指标。②确定中医证候诊断指标的主症和次症,可用主成分分析法进一步对诊断指标进行筛选,确定敏感指标。再对确定的敏感指标用因子分析法确定证型诊断的主症和次症。当然也可以借助隐结构分析法等对调查所获得症状、体征进行分析。经过前两步或者隐结构分析,基本构建并从中医理论角度探讨证-症、证-证、证-病之间的非线性关系,从不同角度揭示证候特征,并融入现代医学的各项微观指标、检测指标。③在前两步完成的基础上,用判别分析法验证所得证候诊断标准的性能,然后找名老中医药专家对所获得的中医证候诊断标准进行把关修订。④根据"方证相应"的理论,设计高质量的临床试验,以方测证,对所制定的证候诊断标准进行评估。当然,这里的介绍只是众多方法中的一种,具体可以根据疾病自身的中医特点选择相应数据处理方法。

三、中医证候与现代医学指标的相关性

中医证候是基于中医学理论的一种疾病分类方法,依据是望、闻、问、切收集的宏观四诊信息,辨证依据是四诊信息反映的内在病机,那么中医内在病机是否和现代医学关注的生理、生化、影像、功能等微观指标相关,是否可以借此预测中医病机的变化特点和规律,是否可以以此辅助中医的辨证和评价辨证论治的效果? 这就是中医证候与现代医学指标相关性研究关注的主要问题。比如有针对冠状动脉粥样硬化性心脏病经皮冠状动脉介入治疗术后患者的研究发现,男性、年龄≤65 岁、不稳定型心绞痛患者术后更容易出现气虚血瘀证,血脂异常患者术后更容易出现痰瘀互阻证;ST 段抬高型心肌梗死患者和不稳定型心绞痛患者更容易出现气阴两虚证。提示在后续的中医治疗中可以将此类现代医学指标作为中医辨证论治的有益参考。

除研究现代医学所关注的临床指标与中医证型的关系外,部分研究者还将重点放在生理生化、功能和影像等指标与中医证型关系的研究上,一定程度揭示了中医证候某些方面的特点。有研究发现,类风湿关节炎普遍存在的维生素 D 不足或缺乏与其中医寒热证候有关,热证的维生素 D 水平低于寒证,期望为中医辨证论治提供参考。但这种研究存在的一个问题是,可放难收,即一个证候可以与多个理化指标相关,但却无法说明哪些理化指标或指标的组合是这个证的特异性表现,因为这些指标可能不止和一个证候相关,而且其间关系错综复杂。随着生命科学技术的发展,引入了系统生物学的概念,认为系统生物学(蛋白质组学、代谢组学、基因组学、肠道菌群等)的复杂性、多维性和高通量的数据分析技术与中医证候及方药的复杂性相吻合。如有研究发现,结合珠蛋白前体、α-胰蛋白酶抑制剂轻链、脂肪细胞脂质结合蛋白异构体 3、补体 C4 或纤维蛋白原 γ 链、α-胰蛋白酶抑制剂轻链、未确定名称的蛋白(ID1485)可能是区分高脂血症及动脉粥样硬化痰证和瘀证的标志蛋白质群。但此类研究虽然区别了两种不同证型,却没有实现全覆盖,如一个疾病有 5 种主要证型,目前鲜见有研究通过理化指标检测一次区分 5 个证

型的,即使检测得到了结果,但在数据的统计和分析上依然难以得到临床意义的结论。目前的研究一般定位于二分类变量的研究上,即选择两个相反的证型如阴虚和阳虚、寒证和热证开展对比研究,或者选择一个极为严重的证型和非此证的开展对比研究。

四、中医证候分型指导现代医学临床决策

随着对疾病研究的不断深入,现代医学发现因一种疾病在致病危险因素、临床表现、病理生理学表现、影像学表现、疾病进展、对治疗后的反应及预后方面存在着明显的差异性,即疾病的异质性逐渐引起医学界的关注。中医证型研究在某种程度上就是对疾病异质性的一种分类,那么提倡循证医学的现代医学为何不采纳疾病现成的分类——中医证型,而宁愿耗费大量精力去研究探寻疾病的表型等? 考究其可能原因:①两者出发点略有不同,现代医学之表型是从微观至宏观,一个表型的概念连接起生物学中的 3 个重要因素,即内在决定因素、环境影响因素和外在表现因素;而中医证型则以宏观表现为主,微观揭示未成体系且存在争议;②中医此类研究虽有存在,但起步较晚且亦步亦趋;③更重要的原因是现代医学是在疾病内在病理机制揭示的基础上自觉的,传统医学是在疾病宏观临床表现总结分析的基础上,不自觉地孕育了表型或证型的概念,由于形成于不自觉间,所以证之于中医学具有浑然天成性。

中医证候是基于中医理论的分型方法,是辨证论治的基础,那么在中西医结合治疗中,既然知道了疾病的中医证型,是否能对现代医学治疗手段的选择起到指导作用? 即明确某个现代医学的药物/手术等更适合哪种中医证型,可以在哪方面获益更多。迄今相关研究不多,但已显露出一些趋势。有报道,高血压是维持性血液透析患者最常见的并发症,患病率高达 90%,且血压达标率低。那么,维持性血液透析并发症高血压的发病率是否与中医证候有关? 换句话说,哪些中医证型的患者治疗时应更加注意该并发症的防治? 通过对该类患者中医证候规律的分析,发现湿浊证是透析高血压的高危证候,提示临床上需要更加注意湿浊证透析患者的血压情况。另有研究显示,盐敏感性高血压阳虚水泛证患者肾脏损害程度最严重,提示治疗时应注意肾脏方面药物的选择性应用。研究不同中医证型对疾病预后的影响,或不同中医证型患者接受现代医学干预后疗效有何不同,也是值得关注的科学问题。

五、现代医学参与治疗对中医辨证论治的影响

目前,中西医结合治疗时,现代医药和中药同时服用。但需要注意的是,现代医学对症治疗起效迅速,患者的症状、体征可能很快消失,其内在的生理、病理状态也会发生相应改变,即可能几天后中医辨证论治的有些病证依据消失,或改变了疾病的中医"病机",那么中医此时的治疗究竟起什么作用? 如果单用现代医学治疗对病证有什么影响,治疗前后的中医证候变化规律是什么,到底现代医学的治疗改变了哪些中医"病机",现代医学治疗可以作为中医辨证论治的哪部分功效体现? 这些都是需要今后研究加以揭示的。

如治疗高血压的现代医药包括利尿剂、β受体阻滞剂、钙离子通道阻滞剂、血管紧张素转换酶抑制剂、血管紧张素Ⅱ受体阻滞剂等，而且明确了各类药物的降压机制、降压特点、适应证、不良反应、禁忌证及注意事项等。那么，中药与这些现代医药合用，是否需要斟酌这些现代医药本身的特点？否则，中医如果仍然以"眩晕""头痛"进行辨证，现代医药使血压下降，"眩晕"和"头痛"减轻或消失，但却被误认为是中医治疗"眩晕"和"头痛"正确，进而误导中医辨证论治。所以，这方面研究既是中医精准辨证论治的需要，也是中西医结合提高疗效的切入点。同样，该问题也体现在中医善后治疗现代医学手术等疗法上。如症状性颈动脉狭窄患者支架植入前后中医证型出现变化，由颈动脉支架植入术前的以血瘀证、痰湿证、风证为主，转变为术后1周的气虚证、血瘀证和痰湿证为主。同样，急性脑梗死患者经过超早期血管开通治疗后，中医证候特点由风痰瘀血相兼逐渐变成痰瘀阻络合并气虚；且证候要素的组合由复杂逐渐变得简单。所以，不论手术还是现代医药，对疾病的中医"病机"都会产生不同的影响，那么，与现代医药同期服用的中药是相须、相使，还是相畏、相杀，抑或相恶、相反？上述可望成为细化中西医结合证候研究的切入点。当然，须明确进行证候研究的目的主要是提升辨证论治的水平，提高患者疗效服务（图1-1）。

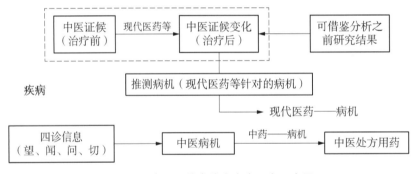

图1-1 中西医结合治疗疾病研究示意图

（高 振 董竞成）

思考与练习

1. 医学设计的基本原则是什么？
2. 如何进行中医证的研究？
3. 随机分组方法有几种形式？各自的特点是什么？

第 二 章　中医文献研究

在我国传统的古典四大学科（农学、医学、天文、算数）中，中医学是传承至今、持续创新发展并在实践中逐步完善的屹立于世界科学之林的唯一传统学科。中医学在几千年的历史发展中，文本记载和民间流传的理论、经验和技术方法汗牛充栋。这些海量的技术方法和理论，虽然大多数被当时和后来的临床实践所证实，但其间也不乏糟粕，需要我们予以辩证扬弃，尤其在技术层面上要秉承"三分法"的理念进行粗整理、细分类、深挖掘。进行中医学文献研究不仅是对中医学历史的回顾与总结，更是积极参与中医临床、科研和教学，为中医学发展提供理论指导、临床借鉴和科研方法、素材乃至思维基础的必要途径。而且，随着现代数据处理技术的不断发展，更加凸显中医学海量文献资源的巨大优势。众所周知，临床疗效是中医学具有旺盛生命力的关键所在，进行中医学文献研究不能仅停留在标点、校勘、考证、注释或翻译层面，还应继续深入拓展，明确中医临床文献研究要紧密围绕和服务于中医临床诊疗，真正把中医临床文献中蕴含的中医科学思维和行之有效的方法、技术、手段与经验，明确、完整、准确地表达出来，并且由临床中医师创造性地转化运用到中医临床诊疗中去。以期提高临床疗效，彰显中医学的特色和优势，这才是中医临床文献研究的生命力所在。在此，可以借鉴循证临床决策过程的步骤：①确定一个可以回答的临床问题；②系统搜寻可以回答上述问题的证据；③严格评价，找出最佳证据；④应用最佳证据，指导临床决策；⑤后效评价循证临床实践的结果。同时要明确，中医文献研究包括但不限于中医古文献研究，现当代名（老）中医及其后人总结其经验的著述也应成为中医文献研究的对象之一，而且往往由于更贴合当下中医药治疗实际，且撰写者本人也健在而应予以特殊关注。当然，"医道，古称仙道也，原为活人"（《万病回春》），"医学不是纯科学，也不是纯艺术，医学是艺术与科学之间一门独特的中间学科"（《医学实践的哲学基础》），在临床、科研和教学中应重视中医学所具有的人文学科属性，这也是中医学研究的重要方向之一。

第一节　中医临床文献研究概述

文献研究是中医药研究的重要内容之一，可提供中医药文化、理论和用药等方面的新认识并拓展新内涵,揭示其潜在的规律和联系,为中医药发展提供必要支撑和发展指导。中医临床文献约略可以分为以下 3 类,①中医临床各科的病、证、方、药记载;②历代医家的医案医话心得体会;③中医临床理论的总结与探索。中医学文献也由古代的以著作为主演变为现代的以期刊为主,同时中医药文献电子化的呈现方式,也赋予了中医临床文献研究新的特点和形式,并使新的方法学引入成为可能。

一、中医临床文献研究的范围和种类

中医临床文献包括古代中医药典籍文献和现代中医药文献两类,其数量巨大,种类庞杂,且随着中医药实践的不断发展,中医药文献的数量与种类也在与日俱增。若以现代科学的眼光看,这些渐次出版的中医药临床研究文献,其方案设计和实施过程逐步规范,整体质量也在不断提升。如由单纯的病案记录发展到设计良好的随机对照临床试验,疗效判定由简单的、笼统的描述发展到针对不同病种的定性和定量相结合的复杂、具体的描述,并以动物实验和体外实验作补充。但也不难发现,在近年来陆续出现的一系列标准、指南、共识乃至报告规范、声明的影响下,中医药文献所具有的"大容量""多学科"特点也正在被逐渐削弱和剥离。历史上,中医古籍不仅包括专门的、完整的医学著作,也包括散见于史书、杂录、方志等的片段记录,还有古代金石器物、书画、碑刻等记载医药卫生知识和医疗行为的一切资料。当然,历代文献也包括小说、杂文、新闻报道,如曹雪芹所著《红楼梦》等,受此影响,现当代出版的现实主义作品也不乏中医药的身影,如路遥所著《平凡的世界》、张炜所著《九月寓言》等,书中都有民间中医药生存状态的记载。狭义的中医临床文献是逐渐从"经方(方书)"中分离出来的临床各科文献。与狭义的中医临床文献相比,《中国国家图书馆分类法》中中医临床文献的含义更加准确,它是在临床各科的基础上增加了中医诊断学、中医治疗学、中草药治疗学、中医外治法、针灸法、中医护理学、医案、医话等内容。中医临床文献研究即是以中医临床文献为对象开展的各项研究的统称。一方面,中医临床文献研究具有继承和发展的双重性质,有利于更好地利用已有成果,让沉睡的文字变为祛病的工具;另一方面,中医临床文献研究对中医临床具有较好的指导意义,中医诊疗标准、指南、共识的制定均离不开中医药文献数据的挖掘和整理。所谓数据挖掘,即从大量的已有文献数据中,提取出潜在的、有价值的知识并尽可能形成系统的认识、技术和方法等,供中医临床参考。总体来说,中医临床文献研究内容包括古代中医药文献的整理研究和现代中医药文献的检索利用两个方面。

二、中医临床文献研究的方法

进行古代医家文献整理研究有校勘、注释、训诂、辑佚、点评,以及丛书、类书的编纂等很多途径。目前,利用现代信息技术与数理统计方法对中医药海量文献进行处理,并对统计结果进行合乎中医药规律的综合分析,已成为现代中医药文献研究的重要方法学。其主要任务包括以下 3 个方面:①强化中医药文献学理论研究,逐步建立与完善中医药临床文献学;②利用中医药临床文献学,指导中医临床文献研究;③利用中医药临床文献研究成果,为中医药临床、教学、科研等提供可靠的学术资料借鉴和参考。目前,中医临床文献研究多集中在疾病的中医病因、病机梳理、中医证治规律探寻、中医养生保健探究、中医学术流派总结、不同朝代医家中医医案医话内涵,以及历代名中医辨证论治规律的研究等方面。由于中医的主要优势在于临床疗效,故而中医证治规律(辨证论治)阐释在目前的中医临床文献研究中占有较大比重,而方法则多采用计量学的研究方法。当然,由于中医学各组成部分文化背景、发展过程、方法及治疗疾病取材的相对一致性,决定了基于中医学(狭义)特点开发的文献处理方法与分析软件,同样适用于中医药内部各组成部分。如有研究采用中医传承辅助平台(TCMISS)揭示了中(藏)医药治疗脾胃病的用药规律及作用,同样,在数据挖掘妇科病单验方文献整理的方法选择上,中(傣)医所采用的数据处理方法与中医学(狭义)也如出一辙。

古代著名医家辨证论治疗效卓著,"疗效卓著"这个结果背后肯定隐藏着导致这一切现象发生的原因,从流程来看不外乎诊断准确、辨证用药精当,药材合乎标准,那么古人是如何做到的呢? 概言之,古代中医经典著作,其组方用药考究,加减有据,而且"古人著方,必为当时抱病者设也"(《局方发挥》)。正如清代医家徐大椿在《医学源流论·方剂古今论》中所言:"昔者圣人之制方也,推药理之本源,识药性之专能,察气味之从逆,审脏腑之好恶,合君臣之配偶,而又探索病源,推求经络,其思远,其义精,味不过三四,而其用变化不穷。"这些为后世研究中医学组方用药规律提供了最直接的临床证据。那么,具体到某种疾病,中医治疗与临床结局之间存在何种关系,其干预方法精当在何处,恰是需要通过文献研究给予解答的。通常情况下,进行研究的目的是回答事物间的因果关系,即要产生一种"果",需要什么"因";施加了某种"因",会产生什么"果"。下面介绍一种可以为建立假设、提供线索服务的穆勒五法,穆勒五法可以得到研究对象之间的因果关系或相关关系。

"穆勒五法"是英国穆勒在《逻辑体系》一书中整理提出的关于确定现象因果联系的 5 种归纳方法,即契合法、差异法、同异并用法、剩余法、共变法(表 2-1),它是从个别事实中概括出一般规律的一种思维方法,本质上是一种不完全归纳法。这 5 种方法是以消除非相干因素为基础,以演绎思想为补充的求因果归纳方法,可作为实验探索的方法论准则,在科学假说的构建与确证中起着重大作用。可以用来研究中医病因与证候、中医方药与证候、中医症状与证候之间的对应关系,如有研究以穆勒五法研究张仲景用方(药)规律,并取得有意义的结果。契合法是通过不同场合的比较,找出其中的相同情况;差异法把在前项中排除不掉的现象看作被研究现象的原因;同异并用法实质上是两次运用契合法,然后在两组契合法之间运用差异法,所以它是契合法和差异法的联合运用,穆勒因而没有把它看作一种独立的方法;穆勒把剩余法看作差异法的一种特殊变形,剩余法的实质还是差异法;共变法没有被看成是一种在任何情况下都可行的方法,当被考查的现象在两组或两组以上的场合中不能消除,而它们之间只有量的变化时,它才被应用。

表 2-1 穆勒五法

分 类	方 法			
契合法 (A 是 a 的原因)	场合 (1) (2) ……	先行现象 A, B, C A, D, E ……	被研究对象 a, b, c a, d, e ……	
差异法 (A 是 a 的原因)	场合 (1) (2) ……	先行现象 A, B, C B, C ……	被研究对象 a, b, c b, c ……	
同异并用法 (A 是 a 的原因)	正面场合 (1) (2) (3) …… 反面场合 (1) (2) (3) ……	先行现象 A, B, C A, D, E A, F, G …… 先行现象 B, C, D D, E, F F, G, H ……	被研究对象 a, b, c a, d, e a, f, g …… 被研究对象 b, c, d(−a) d, e, f(−a) f, g, h(−a) ……	
共变法 (A 是 a 的原因)	场合 (1) (2) (3) ……	先行现象 A1, B, C A2, B, C A3, B, C ……	被研究对象 a1, b, c a2, b, c a3, b, c ……	
剩余法 (A 是 a 的原因)	场合 (1) (2) (3) ……	先行现象 A, B, C B B ……	被研究对象 a, b, c b b ……	

数据挖掘技术的深入发展促进了中医证候规范化、中医证候模型的研究,更促进了中医证治规律研究,有利于中医"方、药、证、病、症、效"之间错综复杂关系的梳理。合适的研究方法选择一直是之前中医研究者关注的热点。当前得益于统计学家、流行病学家等的积极参与,开发出了一系列适合中医诊断、证治规律等数据挖掘的软件,如中国中医科学院中药研究所和中国科学院自动化研究所联合开发的中医传承辅助平台软件、美国雷德塞尔大学的陈超美教授支持开发的 CiteSpace 软件、荷兰莱顿大学范-埃克(Van Eck)和沃特曼(Waltman)开发的 VOSviewer 软件等,可以实现中医药的文献计量分析,

所以目前重要的是要掌握如何寻找好的切入点和研究过程的规范化。

本章所介绍的中医临床文献研究不同于中医医史文献学研究,并不是"运用目录学、版本学、校勘学、文字学、音韵学、训诂学等文献学方法对中医文献资料的整理研究";而主要以中医临床文献的应用为主,即从临床出发,以文献为抓手,从中探寻方法以解决中医临床发展中存在的问题。"又况古人之书,或议证而无方,或存方而略证,或阐脉而遗药,或论药而置脉,神明变化,每纷见杂出于残编剩简中"(清·沈金鳌),故而在此过程中首先要关注的问题是:所选取的古籍版本是否可靠和全面、病(证)名称的古今内涵是否一致、中西医是否可以互通、是否有证候描述及处方名、如何确定处方、方剂名称雷同但无明确组成者其药物及剂量如何确定、地方医学书籍中记载的没有明示的药物其具体种类如何确定。其次,应该关注中医病证的诊断标准如何明确、治疗过程如何体现、疗效指标和水平如何体现等,都需要通过临床文献研究予以确认,并需要现代基础研究及临床研究予以佐证。正因为"药有数名,今古不同"(《本草纲目·凡例》),如"续随子,《纲目》集解下所载不甚明晰,卢氏辨别精详,即土人所谓半枝莲也";当然不仅药物,就连中医证候乃至中医经典的注释亦有古今演变,如"《内经》惟圣医张仲景运用最熟,自隋唐杨氏、王氏,至近世马氏、吴氏,注释几十余家,经旨反为所掩"(《黄帝内经素问集注·凡例增补》),故而此类文献研究的重要性不言而喻,古之谓"一字舛错,动即杀人"(《本草新编·凡例十六则》)。传统中医临床文献的研究方法包括中医病证的命名、理论源流和内涵,不同中医流派特点的文献研究,病证特点及证治规律研究,医家学术思想及临证经验研究,历代医学典籍研究,中医医案研究6个方面内容。系统评价和荟萃(Meta)分析也属于文献研究的内容之一,但由于其研究对象暂不包含传统的中医古籍,故而单列一章予以介绍。

(高　振)

第二节　病证的命名、理论源流和内涵

中医学对疾病的诊断或表述一般分为病、证和症3种概念,三者有一定的层次性,疾病名称的阶段性特点反映了不同时期医家对该病的认识和观点。症是诊病、辨证的基本元素和主要依据,任何一个证都是对一组症状进行总体概括而确立的;证是病的某一方面,仅代表疾病在不同时期主要矛盾的变化;病是反映疾病全过程的本质属性、特征或规律的概念,是由病因、病机、病位、特征症等某一方面或多方面综合后得出的,是多个证总体的具有一定规律的基本矛盾的演变。进行中医学的病名、证候名、症状的规范化研究是进行中医学规范化、标准化研究的前提。中医学疾病的命名有的以症状言,如咳嗽、呕吐、心悸、便秘等;有的以病因言,如伤寒、蛔虫病等;有的以病机言,如肺痿、痹证、悬饮等;有的以疾病性质言,如寒厥、温疟、热痹等;还有就是上述不同方式的综合命名。总体来看,上述命名方式存在病、证乃至症使用方面的混淆,存在一

病多名或多病一名的问题,同时,有些中医病证的定义过于简单,缺少对于该病证的本质特征或内涵与外延的确切而简要的说明,需要进行综合判定、定义归纳。如对五脏绝候之一心绝的描述,"直视摇头,此为心绝"(《伤寒发微论·论伤寒七十二证候》),《华氏中藏经》卷上描述为"面黑,无左寸脉者,心绝也",《注解伤寒论·辨脉法》则认为"阳反独留,形体如烟熏,直视摇头,此心绝也"。当然,"心绝"除了指心气绝而出现的危重脉证,还被描述为中风脱证之一,如《医林绳墨·中风》谓"设若口不能言者,心绝也"。故而首先需要对中医学病、证、症的命名及内涵作出确切的界定,以利于学术体系的贯通性和准确性,也为后续的防治研究提供准确的前提。朱文锋教授将传统中医病证的主要命名依据总结为病因、病理、主症或体征、形象比喻、特殊寓意,以及它们之间的相互组合等。《中医诊断学》(第十版)认为病名是对该疾病全过程的特点与规律所作的概括总结与抽象。而现代医学对疾病的命名,一般包括病因、病位、病性等因素,有的则以综合征或症候群命名,一般不以某一症状命名。因而中医学、现代医学病名比照在层次上存在着差异。同样,由于认识方法的差异,中医学病名多趋于总体化、概念化、分化不够,现代医学病名多趋向具体化、专名化、分化较多,两者很难做到一一对应,大多数病种交叉渗透于中西医多种疾病之中。例如,现代医学的冠状动脉粥样硬化性心脏病,可比照的中医学病名有胸痹、心痹、真心痛、厥心痛、卒心痛、厥心痹等;又如中医学的胃脘痛,可比照的有现代医学的急慢性胃炎、消化道溃疡、胃癌等,其治疗和预后完全不同,需要我们分别进行中西医结合的诊断和治疗,以避免失治、误治。现代医学进入中国并中国化的过程中,必然经历且至今并未完全超越的"格义"阶段,也一定程度导致了上述问题的复杂化。

在中医学漫长的发展历程中,存在着不同的中医学流派和各地不同的语言表述习惯,对同一个内涵的疾病其命名本身也存在着差异,或者同名异病,或者同病异名,因此必须对所研究疾病的概念、范围、内涵等进行界定。比如关于不寐的最早记载见于马王堆汉墓出土的帛书《足臂十一脉灸经》和《阴阳十一脉灸经》,始称不卧、不得卧和不能卧,《黄帝内经》记载为不得卧、卧不安、目不瞑、夜不瞑等,《难经》始将本病称为不寐。《伤寒论》和《金匮要略》以不得眠、不得卧、卧起不安等名称来称谓。又如"麻证之名,各方不同,在京师呼为瘟证,河南呼为䐈疮,山西、陕西呼为糠疮,山东、福建、两广、云贵、四川俱呼为疹子,江南呼为痧疹,浙江呼为瘄子,湖广、江西俱呼为麻证,又呼为艄子,闻人氏呼肤证"(《麻疹全书·四方麻名论》)。即不仅不同医书记载病症名不同,不同方域的称呼亦有别。所以进行疾病的历代文献研究,无法绕过去的就是对这一病名所包含的"历史曾用名""异名""方言名"等问题的阐述,否则势必会遗失大量的诊疗信息和临床经验,不利于该病病因、发病及诊疗特点的整体揭示,甚至发生误治现象。故而,需要对疾病的命名、理论源流和内涵进行研究,而这种研究目前主要包括基于中医病名(包括证候名、症名)的研究和基于现代医学病名的研究两种。此类文献的研究方法包括以下 4 种。

(1)确定所要研究的问题。在全面查新的基础上提出所要研究的疾病或临床疑难问题,前提是要明确所研究问题的现代表述与对应的古文献病名及相关名词术语的关系,因为病名和名词术语有其自身的含义、使用特点和范畴,若不能进行明确的界定,则势必会影响对其准确性的把握,如慢性阻塞性肺疾病与"肺胀""喘病",找准历代文献对相关学术问题的文字表述,探究学术内涵。认真研读上下文,在文本解读的基础上确定古代中医文献记载的病证归属。即实现:①将历代多样的、不规范的医疗术语进行规范化整理,以达到中医诊断术语的统一和规范,以实现古今医学在病名诊断上互通、规范乃至标准化。②将历代医学文献描述转化为可以和现代医学诊断标准条目相对应的范畴,实现中西医学在诊断上的对应,以利于现代医学诊断模式下中医学治疗的规范开展。③对于仅有病名但并无详细诊断过程和诊断要素描述的内容,要慎重对待,不能以现代中医学或现代医学的名词概念来机械对应,可借助知识考古学等方法进行研究后确定。

（2）全面准确收集原始资料,鉴定珍本和善本。①根据研究目的制定原则,以确定研究涉及的文献范围,比如时间跨度、地域范围和医家选择等,在保证准确的前提下,收集的资料越全面,结论相对越客观、准确。②要注意第一手资料的获得与鉴别,"辨章学术,考镜源流"（《校雠通义》）。所谓善本,若按张之洞的"简易法"则为"但看序跋,是本朝校刻,卷尾附有校勘记,而密行细字,写刻精工者,即佳"（《輶轩语·语学》）。

（3）确定文献的纳入和排除标准,取舍有据,综合分析。综合运用古文学、古哲学、古医学、考古学、民俗学、语言学、地理学等知识,最大限度地还原中医古文献本意,并据此来决定取舍,从而上升到研究主体本质的学术内涵研究。如"哕",在先秦至两汉间其义为声徐有节、呃逆及深暗貌,南北朝是"哕"字义衍变之始,至唐朝"哕"既有"呕"义也有"呃逆"义,但至宋金元民间以"哕"为"干呕"义,凡此在文献研究中不得不察。

（4）根据研究目的,确定文献的研究方法。文献源流探讨主要是根据朝代的更迭和文献的嬗变,明辨其传承源流;医家学术思想提炼主要是根据医家著述结合时代背景及其师承渊源等文献资料,对某位医家或某个医学流派的学术思想或特色进行提炼,以考辨其学术源流。具体如图2-1所示。

此部分研究内容主要为中医学医史文献专业研究生所关注。一般情况下,中医学专业研究生选择研究对象时,应该优先选择目前临床上的疑难诊疗问题或者临床疗效不佳的疾病进行研究,辨明病机,明确内涵,准确理解每个中医学病名的确切含义,以便更好地为临床服务,因为只有病名确切才能做到病机明确和可靠治疗。建议确定主题词后,先利用《中华医典》进行初步检索,再结合图书原文进行考证。当然,也有一些研究者事先将某现代医学病名涵盖下的中医病、证、症、治进行综合分析,但凡有涉及,无论理、法、方、药都予以纳入,建立相对完整的中医学数据库,这个数据库除可以进行中医学证-治规律研究外,还可以基于现代医学的诊断进行中医治疗的归类分析研究。每月或每季度定时更新现代中医文献研究,以相对缩小后续研究的检索范围,节省人力、物力。通过梳理,对该部分研究的报告条目提出文章撰写内容建议如表2-2所示。

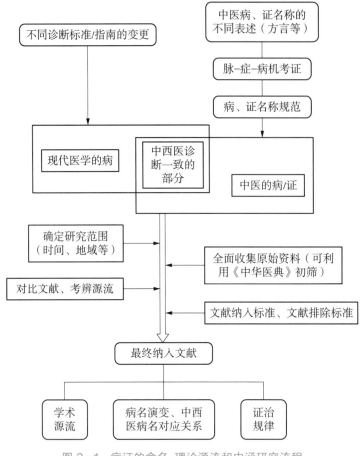

图 2-1 病证的命名、理论源流和内涵研究流程

表 2-2 病证的命名、理论源流和内涵研究报告书写建议

内容	描 述
文题	具体研究病证及研究目的
研究背景	(1) 简要描述选择此病名进行研究的原因及目前研究现状
	(2) 该病是否存在不同的称谓、异名或方言等,注意语义是否存在演变和含义的变化
	(3) 研究现代医学疾病名称对应的中医学病(证)名,则应交代其对应的一个或一组中医病证名、依据和两者相互对应部分的特点,反之亦然
研究方法	(1) 确定检索词:准确界定检索主题词,交代语种的选择
	(2) 检索范围:交代时间范围和空间范围*,尽可能获得选定范围内的文献,并对文献选本进行交代
	(3) 重点检索:详细检索专著专论、该疾病流行时特定年代著作,以及现当代专题研究等
	(4) 纳入和排除的文献均应列出,并交代判别标准
	(5) 对检索到的条文进行质量评价
	(6) 双人背对背评价文本记录与疾病(证候)诊断标准的对应关系

（续表）

内容	描　　　　述
研究结果	（1）学术源流的演变过程（可用图示）
	（2）对中医病（证）名进行命名规律的分类（如根据症状或病机等）
	（3）中医病（证）名与现代医学病名的对应关系（可用表格形式）
	（4）中医证治规律的描述（某一著作、某段时期内著作还是全部著作）
讨论	（1）病名初次出现及后续内涵的演变
	（2）分朝代进行相关著作记载的描述，并探讨变化规律
	（3）对重点著作或重要医家进行单列分析
	（4）根据检索文献明确异名同病的考辨
	（5）根据疾病本身特点对文献的记载进行综合分析，理顺学术源流、病名演变及中西医对应关系
	（6）结合临床和/或现代研究进行比对分析
	（7）评价纳入条文的质量及研究优缺点
结论	（1）概括性结论
	（2）对后续研究的启示与借鉴
其他	研究资助来源与致谢

注：* 由于历史上中医学的传播范围较广，故除我国中医典籍、文献外，还应注意对日本、韩国、越南等海外的中医文献的检索和搜集整理。

（高　振）

第三节 | 不同中医流派特点的文献研究

"医之治病也，一病而治各不同，皆愈何也？岐伯对曰：地势使然也。"（《素问·异法方宜论》）中医学的发展历史源远流长，不仅形成了系统的学术体系，而且一些颇有建树的医家将中医学的基础理论与其所在地域特点及自身体悟融会贯通，并通过师承与私淑的方式进行传承发展，逐渐形成相对稳定并有传承的疾病、药物认识及防病治病思想，这些思想学术特色鲜明。即由于对中医某一方面的研究深入翔实而产生了众多的医学流派，这些流派或对方域的高发、疑难病有较深的认识且疗效显著，或对某一疾病的发病、诊治或药物使用有专门的见解，或对某些理论见解独到。任应秋教授认为："大凡一门科学的发展到了一定的阶段，必然要产生多种认识的方法，以致发展成不同的流派，可以说所有学术文化的进展都是如此。"中医学发展至金元时期，形成了以刘完素为代表研究外感火热病的河间学派，以张元素为代表研究脏腑辨证的易水学派，以李杲为代表研究脾胃内伤学说的补土派，以张子和为代表研究攻邪理论的攻邪派，以朱丹溪为代表主张滋阴的滋阴派等派别，《四库全书总目提要》评价为"医之门户分于金元"。任应秋教授在《中医各家学说》中提出中医医经学派、经方学派、河间学派、易水学派、伤寒学派、温热学派和汇通学派七大中医学派。有调查显示,针对古代中医学术流派的理论研究主要集中在中医学术流派概念内涵、判定标准、发展历史、形成因素、特色优势、海内外影响、传承发展规律、经验教训等领域。传统学术流派主要整理研究了扁鹊学派、寒凉学派、温补学派、伤寒学派、温病学派、河间学派、易水学派、丹溪学派、攻邪学派、中西医汇通学派等。除了传统学术流派外,一些地方性医派、医学流派,如新安医派、孟河医派、吴中医派、钱塘医派、龙砂医派、龙江医派、齐鲁医派、海派中医、岭南医派、绍派伤寒等能突出地域性医学特色和地区流派特色,可通过整合各流派资源,丰富流派建设内容,有效彰显地域流派特色。也有一些地方性医学流派由于代表性医家不足、流动性大、传承挖掘不够等原因,没能在全国产生一定的影响,但由于环境特殊、地域发病特点明显、针对性疗效显著,也不妨碍其自成一家。或许古代囿于交通限制、信息交流不便和一些医家固有的封闭意识,导致了流派纷呈,但今日之科学发展和观念认识足以打破除外地域环境和用药习惯的种种限制。所以今天我们研究流派的目的是中医药的整体发展,丰富中医药"三因制宜"的治则,促进中医药在更高水平上的同质性融合发展。

中医学术流派的形成与发展、争鸣与渗透,是促进中医学术传承发展、临床疗效稳步提高、理论体系不断完善的重要推动力,是中医学术特色的重要体现形式。实践证明,自古争鸣出大家,中医学术的发展需要学术流派。纵观中医学术的发展历程,本身就是一部充分运用学说进行医学科学研究的历史,对研究过程中各种学说的科学论证是中医学理论发展创新的源泉动力和主要途径之一。正如国医大师裘沛然先生所言:"中医学术流派是医学理论产生的土壤和发展的动力,也是医学理论传播及人才培养的摇篮。"另一个不能忽视的问题就是,如果把众多中医流派的学术思想不加分析,不能结合流派产生的背景,而全部作为一个统一的整体加以研究,貌似反映了全貌,实则抹杀了"矛盾"的特殊性问题,没有很好地处理"矛盾的共性和个性的关系",很难促进中医学术的发展。所以有必要将中医学的普遍原则方法与各流派的具体实践结合起来分析,唯有如此才能真正促进中医学术的繁荣创新。近年来,以上所列各个学术流派的学术观点、证治规律、组方用药特色,甚至对某一味药物独特的用药经验等已为目前中医学研究广泛关注,这也是中医学研究应该关注的主要内容之一。

此类文献的研究方法为:①立足临床问题或某中医流派诊疗优势特色,通过查新,确定研究目的。②确定研究对象,即确定研究的是传统学术流派还是地方学术流派中的哪一支,代表医家的哪一方面,比如是理论渊源还是临证用药特色等。③明确研究对象来源,即通过什么途径获得此流派所著的书籍,并确定检索策略和文献的纳入和排除标准,确定最终的纳入文献。当然,在现有文献的基础上,亦需要结合最新的考古等各学科的研究成果,采用二重证据法,以"地下之新材料"补正"地上之材料"。如果是健在的代表性医家,则要明确研究病种及对应的信息采集方法,并明确时间段。④根据研究目的,确定文献等资料的研究方法。确定是进行历时性研究、共时性研究,还是两者的结合。制订信息提取表,提取信息后,输入对应的数据库,然后导出数据,利用现代信息技术与数理统计学方法对其进行处理,最后对统计结果进行合乎中医学规律的合理分析。如医家健在,则应将基于数据的分析结果与医家本人进行充分探讨,在此基础上得出研究结果并推导结论。具体流程如图 2-2 所示。

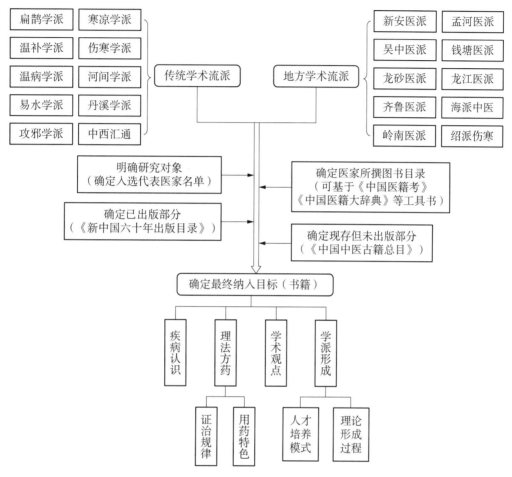

图 2-2　基于不同中医流派特点的文献研究流程

通过梳理,对该部分研究的报告条目提出文章撰写内容建议如表 2-3 所示。

表 2-3　不同中医流派特点的文献研究书写建议

内容	描　述
文题	(1) 中医流派名称或代表性医家姓名
	(2) 流派整体特点研究或某一方面
	1) 若为某一方面研究,应写明病证名称或具体的研究方面
	2) 若为整体研究,则需写明学术思想的主旨词
研究背景	(1) 确定所研究的中医学派,进行该学派特点和传承关系简介
	(2) 交代研究对象(如医家、医书等)并明确研究的科学问题
研究方法	(1) 确定检索词及检索范围:准确界定检索主题词,交代语种的选择;交代时间范围和空间范围,尽可能获得选定范围内的文献,并对文献选本进行交代

内容	描　述
	（2）纳入和排除的文献均应列出，并交代判别标准
	（3）双人背对背评价文本记录与疾病（证候）诊断标准的对应关系
	（4）评估所纳入条文重要诊断信息、详细治疗经过、疗效评价信息缺失的处理
	（5）证-治关系的梳理，确定有方无疗法的处理方法，确定疗效指标描述的含义（如效如桴鼓，到底针对的是哪方面，改善程度如何等）
	（6）确定医家学术思想的提炼及数据统计方法，并提供适合的统计图、表
结果与分析	（1）交代所研究的医家及纳入著作，参考后人的补著、按语、附方等，理顺学术源流关系
	（2）对所检索到的条文进行质量评价
	（3）该中医学派的传承特点
	（4）进行本流派学术思想的梳理
	1）中医经典理论→所研究中医流派
	2）学术概念的厘清
	3）诊断标准的描述及提取
	4）具体病证的病因病机认识
	5）治疗原则、方药及疗效评价
	（5）证治规律
	1）本流派擅长病种描述
	2）证治规律的揭示（根据是否交代临床疗效进行分组统计）
	3）对经典或代表方剂进行专门的描述
	4）与同时代医家的横向比较、现代中医的纵向对照
	5）结合现代医学临床和/或其他研究进行比对分析
	（6）评价纳入条文的质量及研究优缺点
研究结论	（1）概括性结论
	（2）对后续研究的启示与借鉴
其他	研究资助来源与致谢

（高　振　董竞成）

第四节｜病证特点及证治规律研究

　　史学研究一般有两种模式，一是通史研究模式，二是断代史研究模式。在此，不妨将之引入中医学研究中，将某一中医理论或证治规律分为中医学术通史研究模式和中医学术断代史研究模式进行。所谓中医学术通史研究模式，即不分朝代、不以某一时间节点为界，按照固定的研究目的如中医病因学、诊断学、脉学、方剂学、本草学等方面某一具体问题尽可能多地搜集文献，站在中医学术发展全过程的角度来阐释所要研究的问题。所谓中医学术断代史研究模式,即根据中国历史纪年表(表2-4)取特定朝代(或时间段)内某一个或一派或整体医家就中医病因学、诊断学、脉学、方剂学、本草学等方面某一具体问题的阐述展开研究。

表2-4　中国历史纪年简表

朝　　　　代	时　间　段
夏	约公元前 2070—约公元前 1600
商	约公元前 1600—公元前 1046
周	公元前 1046—公元前 221
——西周	公元前 1046—公元前 771
——东周	公元前 770—前 256
——春秋	公元前 770—前 476
——战国	公元前 475—前 221
秦	公元前 221—前 207
汉	公元前 202—公元 220
——西汉	公元前 202—公元 8
——东汉	公元 25—220
三国	公元 220—280
——魏	公元 220—265
——蜀	公元 221—263
——吴	公元 222—280
晋	公元 265—420
——西晋	公元 265—316
——东晋	公元 317—420
十六国	公元 304—439
南北朝	公元 386—589
——北朝	公元 386—581
——南朝	公元 420—589
隋	公元 581—618
唐	公元 618—907
五代十国	公元 907—979
宋	公元 960—1276
——北宋	公元 960—1127
——南宋	公元 1127—1276
辽	公元 916—1125
西夏	公元 1038—1227
金	公元 1115—1234
元	公元 1271—1368
明	公元 1368—1644
清	公元 1644—1911
中华民国	公元 1912—1949
中华人民共和国	1949 年 10 月 1 日成立

资料来源:中华人民共和国中央人民政府中国历史纪年简表。

中医学术断代史研究模式可以对某个朝代最有代表性、最有学术成就和贡献的方面做重点研究,深挖史料、全面分析,可以弥补中医学术通史研究模式中研究内容虽多但不够翔实、重点不突出的问题。同时,可以根据史料记载的当地气候、人文、经济发展水平和区域内外交流等分析辨证论治的特色和规律,并研究气候变化与中药的性、味、剂量及复方组方的特点等。如夏朝时人们的卫生意识得以提升,至少在战国至秦汉时期中医药理论成型,春秋时期五行、阴阳学说出现,秦朝时医书得以保留。至汉代后名医辈出,魏晋时期中医学得以全面发展,唐朝出现了世界最早的医学校,宋朝医学知识得以全面普及。金元时期是我国各地和各民族医学进行广泛交流和融合的重要历史时期,明代中医学获得长足发展,清代开始中医学与现代医学相互交流,但1949年之前中医学事业被严重摧残,直到中华人民共和国成立,中医学重获新生,获得前所未有的发展。

部分朝代特点简单介绍如下。魏晋南北朝是我国历史上一个动荡和分裂的时期,兵连祸结、战乱频繁、政权更迭频频。研究显示,魏晋南北朝时期自然灾害的发生频度与严重性也远远超过前代,这一时期古代疫病的流行呈现出第一个高潮。所以这一时期医家更加注重临床实践,重视临床实效,注重师承家传,推崇医学的经验性、实用性及个性化。至后期医家尤其注重灸法的研究和应用,在传染性疾病、创伤外科及急症方面取得了杰出成就。由于当时特殊的社会现状,为灸法的应用,传染性疾病、创伤性疾病的诊治提供了更多临床实践的机会,积累了更多的经验。金元时期,朝廷大兴融儒、释、道于一炉的"理学",于是理论研究之风兴起,这种潮流也逐渐渗透到中医学研究中,在此风气熏陶下,金元医家敢于质疑,医学流派间学术争鸣,医学理论得以进一步发展,产生了以"金元四大家"为代表的一大批优秀医家,从而推动了医学的进步。明清时期是中医学书籍创作的活跃期,是中医学较为繁荣的时代,这个时代产生的医学著作较为丰富。所以对于中医学专业研究生选题来说,首先要明确所选时段的社会背景和中医学术的发展特点,进而选定研究病种、代表性医家、理论或方药等进行深入研究。既要注意不同年代关于理论和观点研究的传承性和创新性问题,又要对不同时代独具特点的片段性知识进行关注。

此类文献的研究方法为:①确定所研究的朝代时期,结合这个朝代的政治、经济、文化、社会、气候环境、疾病谱等特点,确定研究目标是基础理论、学术内涵、辨证特色,还是用药规律。②在查新的基础上,明确研究目的,确定主题词和关键词。③明确研究对象来源,即通过什么途径获得这些书籍,并确定检索策略及文献的纳入和排除标准,确定最终的纳入对象。④根据研究目的,确定文献等资料的研究方法。是对某疾病开始认知或认知加深形成体系的分析,是对某学说、理论的产生、发展、学术分支等情况进行梳理研究,是对这个时期出现的方剂、本草学著作进行分析,还是对这个时期医家对某病的辨证论治规律进行研究,不同的研究方面选择对应的研究方法。如对某病的证治规律进行研究,那么首先要制订信息提取表,提取信息后,输入对应的数据库,然后导出数据,利用现代信息技术与数理统计学方法对其进行处理,最后对统计结果进行合乎中医学规律的合理分析。特别要指出,在数据收集过程中需要将疗效评价信息进行收集,哪怕只言片语,如欲解、坏病、死、瘥、已、如常等,作为后续亚组分析的依据,即在后续的分析中将研究数据分为有明确疗效的组和未明确记载有明确疗效的组,并进行比对分析。如果对现代医学所命名的疾病进行研究,则可分为辨病治疗和病证结合治疗两种情况进行具体分析。同时,由于古今患者接受中医治疗的方式不同,古代基本只接受中医治疗,而现代则同时接受了中西医不同药物或方法的治疗。故而建议不仅可以根据历史朝代进行分期研究,更要根据中医学的自身发展特点进行分期研究,尤其是现代医学进入中国并得以普及后,现代医学作为中医学最大的"沾染"因素必须予以重点关注和考虑,即分别统计并进行对比分析,这也是现代诊疗模式下的另一种真实世界临床研究。当然,在亚组分析时也要注意疾病方域化特点、四时用药的不同,以及不同患者群体的用药宜忌,如李东垣在其《内外伤辨惑论》一书中专门讨论了"四时用药加减法";许叔微在《伤寒九十论》中对不同年龄用药作出分析,如"大黄乃是快药,然至尊年高,不宜轻用。帝弗从,遂至危笃。"基于《古今图书集成·医部全录》的研究发现,成人平均每方的用药数目高于小儿,且温性药、酸味药明显高于小儿。故对于此类有分类的治疗要单独进行整理和分析。

　　随着各种数理统计方法的引入,中医文献的数据挖掘研究成为热点。所谓数据挖掘,其实质就是对历史上出现的中医学防病治病知识进行整理再利用,在没有明确假设的前提下,对所收集到的文献资料进行数据统计分析,以寻求不同数据之间可能存在的潜在关联,找出被忽略的要素,从而得出隐性、未知信息。其主要内容有关联分析、演变分析、聚类分析、分类分析和异常分析五大类。随着研究数据的不断完善和检索分析技术的发展,目前的研究一般在通过数据挖掘得出结果后,还可以依托中药系统药理学分析平台(TCMSP)、中国台湾地区中医药资料库(TCM Database@Taiwan)、TCMID(Traditional Chinese Medicine Integrated Database)、KTKP 和 KAMPO 等数据库对核心药物进行检索,检索核心药物的化学成分和作用靶点,同时构建其所主治疾病的蛋白互作网络。即使用 GeneCards 数据库筛选所研究疾病靶标基因,借助 STRING 在线数据库获取靶标基因互作关系,采用 DAVID 数据库进行 GO 生物学过程分析和 KEGG 通路功能富集分析,并利用 cytoscape 软件构建 PPI 网络图,将获得的作用靶标输入到 DAVID 数据库并进行相关分析,构建"活性成分-作用靶标-通路"网络,并进行讨论,以期揭示药物治疗病证的可能机制。即在保证所选择的中药复方治疗某病证疗效确切的前提下,在对病证的发病特点进行揭示的基础上研究中药复方的作用成分、起效途径及规律,反过来优化中药复方的组方来源、剂量、制备工艺、质量控制、服用剂量及途径,以更好地服务临床。这里面的每个过程都可以成为研究的切入点和方向。随着研究技术的不断发展,对虽无直接活性,但起到增效、增溶、减毒等辅助作用的效应组分和那些通过肠道菌群代谢后发挥作用成分的研究也成为关注点。

　　当然,在此过程中不可将中药复方中每个药味成分或其途径简单叠加,视为中药复方的物质成分或作用途径,而应考虑复方在煎煮过程中不同种类、不同剂量药物的组合是否会影响彼此间物质成分的溶解析出,不同药物的混合煎煮析出物是否会发生化学反应等,提示需要对中药复方物质基础进行相对独立的分析。这个分析的特点可以归纳为:中药复方中的药效成分既是独立的又是统一的,独立性在于每一种药效成分直接或间接地影响病证的某些节点,统一性在于多种药效成分存在相互协同或拮抗的作用关系,并以整体的形式发挥对病证的调控作用。

具体流程示意如图2-3所示。

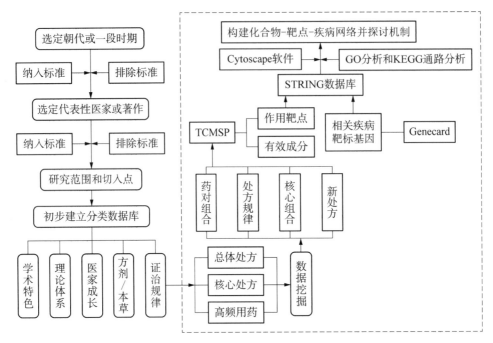

图2-3 对疾病认识及证治规律研究流程示意图

通过梳理,对该部分研究的报告条目提出文章撰写内容建议如表2-5所示。

表2-5 病证特点及证治规律研究书写建议

内容	描 述
文题	(1) 病证的名称
	(2) 确定明确的历史朝代(或时间范围)
	(3) 病证的具体研究问题
研究背景	(1) 交代研究对象(某一疾病或证候),并简单介绍原因
	(2) 交代已有研究的长处或不足,引出本研究的目的和意义
检索策略	(1) 确定检索词:准确界定检索词,交代语种的选择
	(2) 检索范围:交代时间范围和空间范围,尽可能获得选定范围内的文献,并对文献选本进行交代
	(3) 可利用《中华医典》电子丛书进行初步检索,以缩小和明确检索范围
	(4) 纳入和排除的文献均应列出,并交代判别标准
数据处理方法	(1) 核对检索到的条文,排除含有检索词,但和所研究问题无关或明显违反科学常识的条文
	(2) 双人背对背评价文本记录与疾病(证候)诊断标准的对应关系

（续表）

内容	描　　述
	（3）评估所纳入条文重要诊断信息、详细治疗经过、疗效评价信息缺失的处理
	（4）确定有方无药疗法的处理方法，确定疗效指标描述的含义（如效如桴鼓、欲解，到底针对的是哪方面、改善程度如何等）
	（5）确定统计学方法（文献分析、定性分析、经验总结、描述性分析、数据统计分析等），并提供适合的统计图、表
结果与分析	（1）简单描述所选病证的源流（病名沿革及定义、病因、病机、内外疗法等）
	（2）与现代医学疾病的关系（若有必要）
	（3）一般资料（纳入研究的医家、书籍等的介绍）
	（4）证治规律描述
	1）疾病-方药（有/无疗效评价）
	2）证候-方药（有/无疗效评价）
	3）药物的使用频次、性味归经、功效分类等
	4）药物的组方规律
	5）药物使用剂量、炮制方法、服药方法
	6）对经典方剂进行专门的描述
	（5）与同时代医家的横向比较、现代中医的纵向对照
	（6）研究结果的中医理论基础及现代药理学分析
	（7）评价纳入条文的质量
研究结论	（1）概括性结论
	（2）对后续研究的启示与借鉴
其他	研究资助来源与致谢

（高　振）

第五节｜医家学术思想及临证经验研究

　　临证经验丰富的中医师在治疗疾病时，会因为传统惯例和自身知识背景而给别人带来其辨证论治是经过深入分析和巧妙设计的印象，然而，其本人可能既非有意也非无意要造成这种印象。清代黄晟认为："岐黄以下，代有名贤。其间，著书立说以传于世者，千百年来不啻汗牛盈栋矣。然而，意见各别，言论参差。"因此，揭示医家学医和行医过程是一个方面，对于其业已形成的诊疗经验，更需要在中医学自身学术理论的框架下进行基于现代统计学方法和科学技术的整理和挖掘，以更好地促进中医学发展。

一、著名医家学术思想及临证经验研究

　　中医学在几千年的发展历史中，涌现出众多临证水平高超、推动中医理论进步的著

名医家,正如《张氏医通》所谓:"古之圣人如神农、黄帝,首先创制,为功万世,下逮三代,秦汉唐宋金元,莫不代有名医照耀记载。"纵观这些医家的读书(阅读的图书种类及先后)、识药、自学、跟师过程,无不包含着某一方面的规律性,大体反映了中医名家的成才路径。研究发现,不论是通过师带徒、现代医学教育,还是子承父业和自学成才,其共性的规律是非常重视中医经典著作的学习,注重跟师临证、口传心授,注重在临床实践中探索提升,而且也特别重视中国传统文化的学习,并以之为学习中医学的前提。"欲治方术活人者,须先精研六经子史,然后参究《素问》《灵枢》家言"(《伤寒括要·序》)。因为良好的中国传统文化功底是读懂中医典籍,阅读和理解好中医原创思维的前提之一。

本书"历代著名医家"专指中国古代至中华人民共和国成立这段时间的医家。具体名录及其著作可以参考《中医人物词典》《中国科学技术史·人物卷》《中国人名大辞典·历史人物卷》《中医文献辞典》《辞海》等。据 2010 年的论文统计:中国历代共产生中医人才 5 795 人,其中先秦两汉时期 103 人、魏晋南北朝时期 99 人、隋唐五代时期 195 人、宋朝 388 人、辽金元时期 175 人、明朝时期 1 275 人、清朝前中期 2 912 人、近现代 648 人。这些医家对中医学发展作出了重要贡献,是目前研究和发展中医学的巨大财富。《明医杂著·医论》有言:"外感法仲景,内伤法东垣,热病用河间,杂病用丹溪。"《医宗必读·四大家论》将医家特点总结为:"盖尝统而论之,仲景治冬令之严寒故用药多辛温;守真治春夏之温热,故用药多苦寒;东垣以扶脾补气为主,气为阳,主上升,虚者多下陷,故补气药中加升麻、柴胡,升而举之,以象春夏之升;丹溪以补气养血为急,血为阴,主下降,虚者多上逆,故补血药中加黄柏、知母,敛而降之,以象秋冬之降。"近代著名医家岳美中也总结说:"从临床疗效方面总结,治重病大证,要注重选用经方;治脾胃病,李东垣方较好;治温热及小病轻病,叶派时方细密可取。"说明不同的医家或流派在中医诊病方面有着自己的特长与专攻,若要取其精华,那么对医家的系统研究不可或缺。同样,为促进中医学术的发展,有必要理清脉络,"知其然"的同时弄清其"所以然",明白这个理论或方法产生的原因是什么,当时自然和社会背景又是什么,为什么是以这位医家或这个流派为主提出的,其学习经历、知识背景和人生经历又是怎样的,即他们之所以对中医学术发展贡献巨大的内外部因素和内在动力到底是什么。对一个具体的医家进行研究,有利于系统总结该医家某一方面、某一学说或者对某一病认识及证治规律的学术思想,找到演变规律,为后世中医学术思想的形成或中青年中医师的成长提供有益借鉴。该类研究需要将医家个体置于某一学术脉络的发展全过程来考察,强调整体视野下的个体研究,总体规律下的个性化特点。

一般来说,医家的学术思想和临证经验研究应该在充分考虑医家学术特点的基础上,对其学术见解和临床经验进行研究提炼,研究其辨证思维特点,分析挖掘其取得疗效的共性规律和个性化的特点,"看方须要知其立意,取其所长,去其所短"(《医经小学·医之可法为问》),总结其用药规律。诚如《医学传心录·用药传心赋》所说的"用药之妙,如将用兵。兵不在多,独选其能,药不贵繁,惟取其效",这是进行中医学历代医家研究时所首要侧重的。对于基于某一个具体医家的研究,一般包括医家学术思想的研究、医家对病证的独到或深入认识研究、医家治则治法研究、医家用药特点研究、医家对某一具体疾病的证治规律研究、医家对某一单方或单味药的使用研究,以及用药剂量研究 7 个方面,或者将此 7 个方面结合起来进行研究。包括学术思想在内的这 7 个方面都是需要提炼总结的,难点在于创新,在于从共性的理论之中找出个性的东西,在于从看似平常的描述中总结特点,并将之与之前共性的理论对比,佐证或补充这些共性的治则治法。有些医家的学术思想就是身后整理出来的。如清代温病大家叶天士,他当时并没有提出系统的络病理论("久病入络""治络九法"等),只是在识证、论治、处方用药中零散地涉及。叶天士的"久病入络"学说,就是他的学生及后人整理出来的。这也对以医家学术思想为研究对象的中医学专业研究生提出了更高的要求,如何从点滴的语句中发现亮点,进而对该切入点进行相关的检索式编写,获得信息的基础上进行总结、提炼、升华,弥补中国古代科技重经验积累和传承而疏于理论本身的研究、修正与升华不足的问题。

此类文献的研究方法为:①根据不同的专业研究方向,借助《中医大辞典》《中国医学大辞典》等工具书,确定所要研究的医家,继而搜集资料,对其生平、社会背景、学习和从医经历,乃至当时的学术影响范围等进行确认和描述。②在查新的基础上,立足已有研究成果,明确本次研究目的和研究重点。③根据研究目的和重点,明确研究对象来源,确定哪些著作入选,明确通过什么途径获得这些医家的代表性著作,并确定检索策略和文献的纳入及排除标准,确定最终的纳入对象即哪些著作入选。④根据研究目的和重点,确定文献等资料的研究内容和方法。研究内容主要包括医家学术思想、病证认识、治则治法、用药特点、单方/单味药的独特应用经验、证治规律、用药剂量等方面,所选研究方法要与研究内容相对应,如进行医家学术思想探讨时要结合其生平、社会背景、学习和从医经历进行分析。总结证治用药规律时要注意数据库的建立,以及一些分析软件和现代数理统计方法的适时引入和合理应用。

具体流程如图 2-4 所示。

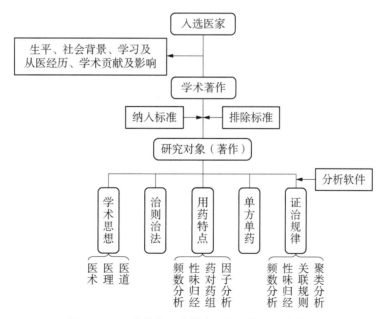

图 2-4 历代著名医家学术思想及临证研究流程

二、名老中医学术经验研究

名老中医是将中医学的基本理论、前人经验与当今临床实践相结合,解决临床疑难问题的典范,代表着当前中医学术和临床发展的最高水平,他们的学术思想和临床经验是中医学术特点、理论特质的集中体现,与浩如烟海的中医古籍文献相比,他们更加鲜活,更具可视性。目前,国家层面有国医大师、全国名中医和岐黄学者的评选,如国医大师王玉川、张灿玾、沈宝藩,全国名中医沈自尹、李灿东、张洪春,岐黄学者董竞成、王振国、李建生等,这为遴选研究对象提供了方便。在名老中医学术经验的传承中,要正确把握医术、医道、医理 3 个不同层次。所谓医术,主要是传承名老中医的临床诊疗经验、独特的技术手法等;所谓医理,主要是传承中医理论知识和名老中医的学术思想;所谓医道,主要是传承名老中医的医德修养和独特的认知方法(如临证思辨特点等)。研究认为,名老中医的临床复方的配伍规律主要体现在 4 个层次,第一层次为临床医师一般以经典复方(包括经方、时方和验方等)为基础进行临床处方;第二层次为在药证或药症关系基础上的药物随症加减处理;第三层次为名老中医的个人用药特点,如对"三因制宜"的认识和把握;第四层次为所处时代其他医学知识的影响。名老中医的临床用药原则和规律研究也是目前中医临床研究较为关注的内容之一。由李振吉教授总结提出的四步研究法可供参考:第一步是由名老中医自己将多年的临证经验及其学术观点用一段理性文字进行概括描述;第二步是由课题组将名老中医提出的理论观点,与历代中医学家的观点和现有的中医理论进行比较研究,发现其创新点;第三步是将名老中医的理论创新点应用于临床,扩大临床试验,验证其理论创新点的科学性和有效性;第四步是运用现代科技手段和方法,对名老中医理论创新点的科学内涵,进行现代科学的阐释与说明。此外,我们认为最高境界应该是创新性地构建现代科学技术、现代医学的新理念和新方法,将之用于阐释名老中医的宝贵经验,并由此达到助力医学科学发展的目的。当然,名老中医学术经验呈现的载体就是由其学术继承人撰写并经其本人审阅定稿的总结性报告、病例报告/病例系列报告等,因为这些报告包含了名老中医在行医过程中的医道和医术,以及两者在具体临床实践中的取舍和结合。目前鲜见就同一个疾病以不同名老中医治疗为分组依据开展的临床研究,但设计良好的现代医学临床研究结果为开展名老中医的临床研究提供了目标值和靶值,即可以通过设计单臂临床试验等方式来为名老中医的临证疗效提供证据。

目前名老中医学术经验传承与挖掘的主要方法有:①某位名老中医的学术思想研究(包括整体的和某一方面的)。②某位名老中医对某病证发病的独特或深入认识,以及治疗某病证的学术经验和/或用药规律研究。③名老中医经验方的临床与实验研究。④名老中医对成方/经方的独特应用经验研究。⑤多位名老中医对同一病证的用药规律研究。⑥名老中医的医案研究。⑦名老中医临证思维研究。⑧以地域或时间为界定的名老中医学术思想研究。⑨将名老中医的治疗方案作为干预因素的临床研究。

通过梳理,对该部分研究的报告条目提出文章撰写内容建议如表2-6所示。

表2-6 医家学术思想及临证经验研究书写建议

内容	描 述
文题	(1) 医家的年代及姓名(或医家群体范围的界定),近现代医家可写荣誉称号
	(2) 医家整体学术思想研究或某一方面研究
	1) 若为某一方面研究,应写明病证名称或具体的研究方面
	2) 若为整体研究,则需写明学术思想的主旨词
研究背景	(1) 对所选医家的生平、著作及学术贡献进行简介
	(2) 交代要解决的科学问题
	1) 医家学术思想
	2) 临证经验
研究方法	(1) 研究对象:确定所要纳入研究的医家著作、相关研究及报道的名录或临证处方、手稿等
	(2) 检索方法:确定检索词和/或关键词及检索步骤
	(3) 确定医家学术思想及临证经验的产生方法,如所采用的文本分析和数据统计方法
	(4) 临证经验重要诊断信息、详细治疗经过、疗效评价信息缺失的处理
	(5) 确定医家学术思想的提炼及数据统计方法,并提供合适的统计图、表
结果与分析	(1) 医家学术思想及临证经验形成的原因、特色与影响
	(2) 具体学术思想及支撑材料,临证经验的描述与数据支撑
	(3) 从理、法、方、药认识4个方面进行分析总结
	1) 如属于综合研究,则分病种进行学术思想及临证经验的阐释
	2) 如针对某一方面的研究,则需要说明选题的原因及具体研究结果
	3) 名老中医如健在,其本人对研究结果的意见及建议
研究结论	(1) 概括性结论
	(2) 对后续研究的启示与借鉴
其他	研究资助来源与致谢

(高 振 庞立健)

第六节 历代医学典籍研究

总体上看,中医学就像一方精美的织锦,大多数历代医家和医学著作则如一道道的经线和纬线编织其间。从《神农本草经》《黄帝内经》《伤寒杂病论》到《本草纲目》《温病条辨》《医学衷中参西录》,中医学经典著作的不断涌现推动着中医学术的进步与发展,也构成了中医学术的根基。据《中国中医古籍总目》收载1949年以前中医书籍即有13 455

种,2010 年有论文初步统计了先秦两汉到近现代的 6 419 部中医学著作,其中先秦两汉时期 39 部、魏晋南北朝时期 92 部、隋唐五代时期 204 部、宋朝 422 部、辽金元时期 224 部、明朝时期 1 174 部、清朝前中期 3 174 部、近现代 1 090 部。大体可分为医经、基础理论、伤寒金匮、诊法、针灸推拿、本草、方书、临证各科、养生、医话医论、医史、综合性著作 12 类。除了《中国中医古籍总目》外,尚可以从历代目录著作、地方志中查找中医药类书籍对其进行补充,历代目录著作如《汉书·艺文志》《隋书·经籍志》《旧唐书·经籍志》《新唐书·艺文志》《宋史·艺文志》《明史·艺文志》《清史稿·艺文志》《四库全书总目》等,地方志所载医籍可参阅《中国分省医籍考》(郭霭春主编)。这些书籍中的古代与近代之分,一般以 1919 年的五四运动为界,在此之前成书者为古代文献,之后成书者则属近代文献。

如研究中医诊断学,则需要明确关于中医诊断的历代文献情况,经过梳理大致有如下几类:①中医经典著作,如《黄帝内经》《难经》《伤寒杂病论》中涉及诊法的部分;②中医经典著作的注疏,如《注解伤寒论》《内经知要》《难经悬解》等;③脉学专著,王叔和《脉经》、滑伯仁《诊家枢要》、李时珍《濒湖脉学》、周学霆《三指禅》、周学海《脉义简摩》和《重订诊家直诀》、陈士铎《脉诀阐微》等;④四诊专著,《医宗金鉴·四诊心法》、曹炳章《辨舌指南》、林之翰《四诊抉微》《古今图书集成医部全录》诊断之部等;⑤散在各家著述及医案、医话的诊断资料,如顾靖远《顾氏医镜》、徐荣斋《重订通俗伤寒论》等。

而在中医治疗学术发展贡献方面,张仲景在《伤寒杂病论》中建立了从单味药到复方、从复方到辨证论治的体系,理论紧密联系实际,初步创立了一个伤寒杂病相结合的理、法、方、药系统。这个系统在中医系统中是一个继往开来的突破。《伤寒论》《金匮要略》虽是划时代之巨著,但随着时代的发展也需要历代医家的不断补充发展。比如在明末清初才开始真正成为一个学科的温病学在理、法、方、药上都开一代新风,有许多新观点、新理论、新方法。历史上,浩如烟海的中医学著作各具特色,或是对某一种或某系统疾病做深入探讨,如《温病条辨》之与温病、《疡医证治准绳》之与骨伤病证、《妇人大全良方》之与妇科病证、《幼幼新书》之与儿科病证;或是对疾病治疗方法进行重点论述,如《石室秘录》;或是对方剂药物做一系统整理论述,如《太平圣惠方》《时方妙用》《本草通玄》等;或是对病证治疗进行阐释,如《辨证录》;或是对某一时期的疾病研究进展进行总结,比如《种杏仙方》即是对某一病证治疗方药的总结。当然,大部分是综合性著作,如《杂症大小合参》《赤水玄珠》,有些奠定了中医学发展的理论和实践基础,有些为中医学的发展和进步提供了良好借鉴,需要我们借助现有的方法技术和统计手段对其进行深入的挖掘分析。具体方法可分为个人体悟、频数分析、回归分析、聚类分析、因子分析、判别分析等。

传统的中医文献研究一般不外整理、校勘、注释、考证、汇集、编纂等,侧重的是文献研究,本节所论述的方法则以直接服务中医临床或中医临床研究为目的,此类文献的研究方法为:①将中医临床问题转化为可以研究的学术问题,初步明确该临床问题在中医学术发展史上研究高潮或有代表性医家及著作产生的时段,重点在此时段内检索相关历史文献。②根据问题的类别确定所要研究的书籍名目,在此要注意在遴选书籍时是专论还是综合性著作。③在通读全书的基础上,了解其学术特色和收录内容,以第一步检索到的相关历史文献作为佐证,并进行网络查新,明确研究目的。④明确研究对象来源,确定某一著作后,要进行一定的版本学考证,选择学界公认的版本,其他版本和疏注等著作作为参考。⑤根据书籍内容和特点,制订研究方案(包括信息提取表),制订纳入标准、排除标准,对所采集的信息进行数据库的录入和核查。并确认利用什么方法来分析和处理这些信息。具体流程如图2-5所示。

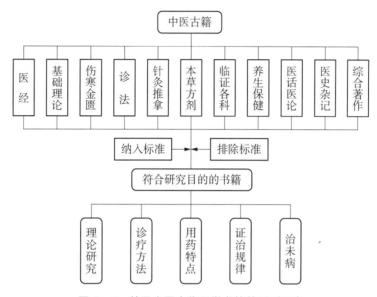

图 2-5　基于中国古代医学书籍的系列研究

通过梳理,对该部分研究的报告条目提出文章撰写内容建议如表2-7所示。

表 2-7　中国古代医学书籍研究书写建议

内容	描述
文题	(1) 所研究医籍的名称或系列书籍范围及时间的界定
	(2) 交代是医籍的整体研究还是某一方面的研究
	1) 若为某一方面研究,应写明病证名称或具体研究的内容
	2) 若为整体研究,则需写明研究内容的主旨词
研究背景	(1) 对所选医籍进行介绍,并可对作者进行简介
	(2) 交代要研究的具体内容及原因
研究方法	(1) 研究对象:确定所要纳入研究的医家著作及版本沿革
	(2) 检索方法:确定检索词和/或关键词及检索步骤
	(3) 文献的梳理及归纳提取方法,纳入、排除标准

（续表）

内容	描　述
	（4）临证经验重要诊断信息、详细治疗经过、疗效评价信息缺失的处理
	（5）确定医书学术思想的提炼及数据统计方法，并提供适合的统计图、表
结果与分析	（1）所纳入的书籍名录及简单介绍
	（2）所要研究学术思想/病证的理论源流及内涵
	（3）与现代医学疾病对应关系的探讨（如有需要）
	（4）具体学术思想及支撑材料，临证经验的描述与数据支撑
	（5）从理、法、方、药认识 4 个方面进行分析总结
	1）如属于综合研究，则分病种进行学术思想及临证经验的阐释
	2）如针对某一方面的研究，则需要说明选题的原因及具体研究结果
研究结论	（1）概括性结论
	（2）对后续研究的启示与借鉴
其他	研究资助来源与致谢

（高　振　庞立健）

第七节 | 中医医案研究

医案，古代称脉案、诊籍，是医家诊治疾病的记录，是中医理、法、方、药综合运用的具体反映形式，直接反映医家辨证论治时的思维活动和随着"证"的变化而变化的个性化的治疗方法。医案是医家将中医思维理论体系落实到具体的临床实践中，以结果来证明中医学理论及方药等疗法的可靠性。医案的内容是中医临证个案的记录，包括初诊和复诊的四诊资料、证候演变、辨证论治、处方用药、护理、医嘱、疗效及预后的记录，是中医理、法、方、药综合运用的整体表述，而不是记录某法、某方、某药临床治疗若干病例的临床观察报告的文本，是中医治疗原生态的文本。其不仅可为中医理论提供实践支撑，成为推动中医理论发展的动力；也可为中医治疗学和历代名中医经验研究提供第一手的经验。医案反映了医家诊疗的具体策略思路及对疾病的认识与把握，以及解决实际病症的方法途径，具有重要的指导价值和实践意义，因此阅览、琢磨并领略中医医案里所蕴含的学术内涵、思路方法是中医临床人才培养的重要手段和途径之一。同时，医案研究是促进中医药学科发展、切实提高临床疗效的重要的智库资源。诚如章太炎所说的"中医之成绩，医案最著"。医案按其形式可分为追忆式、实录式和病历式 3 种。我国第一部富有医案性质的专著是宋代许叔微的《伤寒九十论》，第一部总结历代医案的专著是明代江瓘和及其子江应元、江应宿整理编写的《名医类案》。

由于医案的原生态文本属性,缺乏规范的结构,存在记录个性化、缺乏标准的问题,但也并非无理可循。"就一门而论,当察其病情、病状、脉象各异处,则知病名虽同而源不同矣。此案用何法,彼案另用何法,此法用何方,彼法另用何方,从其错综变化处细心参玩"(《临证指南医案·凡例》),"其古方加减一二味处尤宜理会,其辨证立法处,用朱笔圈出,则了如指掌矣。切勿草草读过,若但得其皮毛,而不得其神髓,终无益也"(《名老中医之路·学无止境 锲而不舍》),提醒研究者不能一味寻求共性的规律,而忽视细节,往往这些细节才更需要进行重点研究。当然,虽然不止一位医家指出:"行医及开首发药,当依经方写出药帖,不可杜撰药名,胡写秘方,受人驳问"(《杂病治例·兰室集·医家十要》),但也不排除极少部分医案由于保密方、代号方等不愿外传的原因,其记录的药方尤其是药味多的复方可能基本都由两部分组成,一部分是确实有效的核心处方,另一部分药物则是"烟幕弹",这是为了保护该方不得已而为之。当然,还有一部分医案存在记录不全的现象,故而医案作者如健在,可将医案研究和名老中医经验的传承和发展研究联合起来进行。

医案的基本研究方法如下:①确定研究目的,并明确检索策略。②根据研究目的的不同,确立拟纳入研究医案的范围和种类。明确是研究某一病的证治规律,还是研究某一医家的学术思想和辨证论治规律,目的的不同决定了研究布局和表达形式的不同。③明确研究对象来源。确定医案的具体来源,并制定纳入和排除标准,不能将所有医案纳入分析,要进行相应的分类,比如有效组和无效组,取有效组进行具体数据分析,而不是全部纳入分析。如果医案本身有关于患者年龄、性别、发病季节乃至方域等的记载,也可以作为研究亚分类的依据。比如"至于妇女之病,年高者但将一妪字,中年者以一氏字,年少用一女字别之"(《临症指南医案·凡例》),这就要结合当时的文献及作者的记录习惯对这些标识的年龄段进行大概的区分,正如唐代王冰所谓"其中简脱文断、义不相接者,搜求经论所有,迁移以补其处。篇目坠缺、指事不明者,量其意趣,加字以昭其义"(《重广补注黄帝内经素问·序》),但要予以说明。④在专家问卷或共识的基础上制订统一规则,对医案尤其是古代医案中存在的共性问题进行规范化处理,如病证名称的地域化表述、剂量及炮制的模糊化语言、疗效评定术语的解读,丸药与水煎剂混用、四时季节及方域的漏记等的佐证和处理等。⑤基于所要研究的医案特点制订数据信息采集表,建立电子数据库的基础上,进行交叉核对,锁定数据库。⑥根据研究目的选择相应的统计学方法进行数据的统计分析,在研究设计中可将数据挖掘的多种方法结合使用,基于数据的、信息化的、量化的研究方法,尽可能多地丰富医案挖掘手段,更多、更可靠地挖掘医案中潜在的规律和不成规律的特色内容。现有的资料也表明,利用中医数据挖掘技术确实挖掘到了很多隐匿于医案中的规律。但要注意的是,在基于医案撰写体悟、规律的时候,如果医家尚在,则必须请当事人进行点评确认,如果是已故医家,则须通过该医家其他著作进行佐证。具体流程如图 2-6 所示。

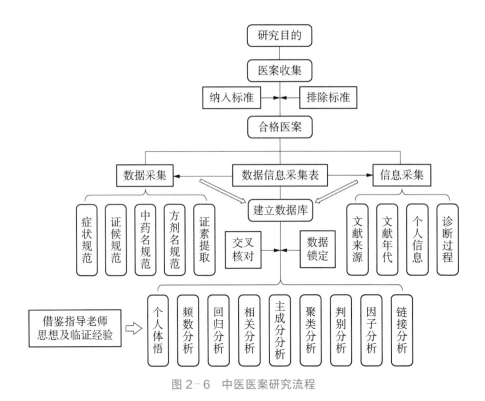

图 2-6 中医医案研究流程

通过梳理,对该部分研究的报告条目提出文章撰写内容建议如表 2-8 所示。

表 2-8 中医医案研究书写建议

内容	描　述
文题	包含"医案研究"及具体研究方向
	1) 如果确定为某医家或某时间段和/或地域范围内医家则应标出
	2) 如为某病证的医案研究,则应该标明中医病证名,建议注明对应的现代医学病名;如为现代医家的医案也可单独写现代医学病名
研究背景	(1) 所针对病证的特点及与现代医学相关疾病的关系
	(2) 医案选择的依据、范围
研究方法	(1) 所研究病证或侧重点的检索与处理(纳入、排除标准)
	1) 纳入标准:有明确的病证诊断、处方描述及疗效的描述
	2) 排除标准:无明确诊断或处方无药物组成且无从考证出处
	(2) 所检索条目的梳理及归纳提取方法
	(3) 医案中重要诊断信息、详细治疗经过、疗效评价信息的提取与处理
	(4) 医案中学术思想的提炼及数据统计方法,并提供合适的统计图、表
结果与分析	(1) 医案的来源及简介
	(2) 病证情况描述
	1) 患者个人资料的记录
	2) 发病特点(发病季节、病因及诱因)

（续表）

内容	描　　述
	3）四诊信息的描述
	4）病证的诊断结果（病、证、症还是其中某几个的组合）
	5）与现代医学相关性疾病的对比分析（若有需要）
	（3）治疗情况描述（干预措施）
	1）治疗原则与方法
	2）中药内服：方剂的名称、组成、剂量、煎煮和服用方法，疗程
	3）针刺：针具、选穴、手法、留针时间、疗程
	4）灸：选穴（或位置）、材料、手法、疗程
	（4）疗效的描述
	（5）随访情况
讨论	（1）明确历代医家诊断或治疗本病例的意义和难点，突出本病案的优势和特点 （2）阐述处方的基本原理 （3）从医案中得到的启示，如治则、治法等
研究结论	（1）概括性结论 （2）对后续研究的启示与借鉴
其他	研究资助来源与致谢

（高　振）

思考与练习

1. 历史上中医典籍浩如烟海，如何充分利用这些资源为当今中医药临床服务？
2. 历代医家的学术思想主要包括哪些方面？如何进行这些方面的学术研究？
3. 古今中医医案的异同点是什么？其研究流程和方法是什么？

第 三 章　系统评价与 Meta 分析

第一节　系统评价与 Meta 分析概述

一、系统评价与 Meta 分析的起源与发展

Cochrane 协作网创始人伊恩·查莫斯（Iain Chalmers）在题为"科学家不进行科学知识的综合是不可原谅的"演讲中提到：在我们生活的世界，几乎所有干预的效果都将被重复检验，我们需要考察大部分证据，而不是孤立地看待任何一个独立的研究。这样的想法是合乎逻辑的，系统评价就源于"科学知识的综合"思想。

20 世纪 90 年代之前，综合来自多个研究结果的工作基本属于述评（narrative review）的范围，也就是特定领域的某个专家阅读同一个主题的研究，综合研究结果，得出一个治疗有效或无效的结论。但述评有一些重要的局限性。第一个局限性就是该法固有的主观性，以及缺乏透明性。不同的述评者可能采用不同的研究纳入标准。在选定的一组研究中，有的述评者可能更信任一个大型研究，有的述评者可能更信任一个高质量的研究，有的述评者可能同等对待不同的研究。有的述评者在作出结论之前可能要求证据的真实性，而有的述评者可能采用更低的标准。因此，有时两个述评者可能会得出完全不同的结论。大多数情况下，述评者不会说明用于合成数据和得出结论的决策过程。第二个局限性在于当信息量很大时，述评将变得没有多大用处。合成的基本思想要求述评者将获取的每个研究结果分配合适的权重，然后综合所有研究的结果。述评者可以在头脑中合成少量研究的数据，当研究数增加时，合成将变得非常困难甚至不可能。而且，研究效应常常是随研究协变量水平的变化而变化的，如患者特征、治疗剂量、研究质量等其他因素的影响。在这些情况下，正确的合成要求研究者能够理解研究效应是如何随这些变量变化的，而述评通常无法说明这些问题。由于上述原因，从 20 世纪 80 年代开始，直到 90 年代，许多领域的研究者从述评转向系统评价和 Meta 分析。

系统评价是针对某一具体的医学科学问题，系统而全面地收集相关研究（包括已经发表和未发表的研究），采用循证医学与流行病学严格评价文献的原则与方法，筛选出符

合质量标准的研究文献,进行定性或定量合成,得出当前最佳的综合结论。尽管系统评价在得出结论时仍具有一定的主观成分,但由于其研究过程明确和决策机制透明,其结论具有较好的客观性和可重复性,克服了传统述评的固有弊端。当系统评价中采用 Meta 分析的方法对资料进行了统计学处理时,称为定量的系统评价,没有进行 Meta 分析的系统评价可以认为是定性的系统评价。本章所介绍的系统评价为定量的系统评价。

系统评价的关键成分是资料的统计合成,即 Meta 分析。Meta 分析一词是英国教育心理学家格拉斯(Glass)于 1976 年提出的,最早用于教育学、心理学研究中同类问题不同研究结果的整合(integrating the finding)。Meta 分析是一种对现有同类问题研究的结果进行合理归纳和定量综合的统计分析方法。与述评者分配权重给每个研究不同,Meta 分析中分配给每个研究的权重是基于预先规定的数学标准。评价者和读者可能对于结果的实际意义仍然有分歧,但标准化的统计分析为这种讨论提供了透明的、客观的和可重复的框架。

Meta 分析在生物医药领域的广泛应用得益于 20 世纪循证医学的发展。1972 年阿奇·科克伦(Archie Cochrane)首次提出循证医学的思想,并将系统评价的方法应用于产科领域,从而开创了 20 世纪临床医学领域内一场翻天覆地的革命,1992 年萨克特(Sackett)等正式提出了循证医学这一全新的临床医学模式,强调临床医师应用当前可得的最佳研究证据进行临床决策。1993 年国际上成立了 Cochrane 协作网(Cochrane collaboration),广泛开展为循证医学的实践提供高质量的系统评价和 Meta 分析相关技术的研究,针对随机临床试验结果进行 Meta 分析的系统评价被认为是干预措施疗效评价最高级别的证据,这就大大促进了该方法的普及、发展和应用。自 20 世纪 90 年代循证医学蓬勃发展以来,Meta 分析在医学领域的应用尤其广泛,覆盖了疾病的病因、诊断、治疗、预防、预后、卫生经济学及医学教育等各个方面。本章首先详细介绍应用最为广泛的评价干预措施疗效的随机对照试验的系统评价,然后简要介绍观察性研究的系统评价。

二、Meta 分析的作用

系统评价区别于传统述评最重要的一个特征就是 Meta 分析,为什么要进行同类研究文献的 Meta 分析? Meta 分析的优势主要有以下几个方面:①增加统计功效。目前大量临床研究常常由于时间、经费、技术条件的限制,纳入研究的样本例数较少,导致检验效能较低,利用 Meta 分析可以增加样本含量,在一定程度上减少随机抽样误差,提高检验效能,从而充分利用现有研究资源。②评估不同文献研究结果的异质性。在医学研究中,对同一问题的不同的研究结果之间经常存在不一致的地方,有的研究结果甚至截然相反,通过探讨这些不一致研究结果的形成原因,可以促进医药研究方法发展和估计可能存在的各种偏倚,对有争议甚至互相矛盾的研究结果进行合理的定量综合,可以得出更为深刻和明确的结论。③增强结论的可靠性和针对性。通过文献质量评价,对纳入研究的偏倚风险进行评估,剔除偏倚风险高和可信度很低的研究后进行敏感性分析,能最大限度减少各种偏倚，提高效应量估计的精度，同时根据影响疾病的预后因素进行适当的亚组分析，还能使研究结果更具有针对性，使结论适用特定的患者群体，指导个体治疗。④Meta 分析有时还能为新的临床研究指明方向。

（韩　梅）

第二节 | 系统评价与 Meta 分析思路

开展系统评价必须遵循一定的方法和步骤，否则系统评价的结论是不可靠的，甚至会产生误导。系统评价一般有 7 个步骤：①提出研究问题，并撰写研究计划；②检索相关文献；③根据研究方案筛选文献；④资料提取；⑤文献的质量评价；⑥资料的统计学处理（Meta 分析）；⑦研究结果的报告。

一、提出研究问题

系统评价与 Meta 分析研究问题的提出应从临床实际需求出发，解决临床上遇到的不确定问题。在确定了临床问题后不应马上开展系统评价研究，而是应当先进行现有证据的检索。根据循证医学证据结构的"5S"模型，即系统（systems），整合有临床实践指南的计算机决策支持系统，可根据个体患者的特征自动链接至当前与该患者具体情况相关的最佳证据，如：clinical evidence、up to date；总结（summaries），循证教科书中关于某一特定健康状况各方面相关的摘要、系统评价或研究的总结；摘要（synopses），循证杂志上单个研究或系统评价的简短描述；综述（syntheses），已有的系统评价；研究（studies），即原始研究。从顶层到基层依次进行检索，了解当前证据现状，判断所提出的问题是否已经有答案，如果未找到确切证据可以再开展新的系统评价研究。当然，即使检索到已发表的同类主题的系统评价，也可以重新开展该主题的系统评价研究，只要我们的研究与已发表的研究在纳入排除标准、检索策略或者统计分析方法等方面有所区别与创新即可。

在确定了系统评价的临床问题方向后还应当确定合适的研究范围，如果研究范围过大，比如中草药治疗慢性乙型肝炎是否有效？可能会面临两个问题：一是可纳入的研究数量太多，工作量太大，难以完成系统评价的工作；另一个问题是，即使解决了工作量大的问题，得出中草药治疗慢性乙型肝炎有效，对临床实践也没有具体的指导作用，因为无法得出究竟是哪些中草药方剂安全有效，哪些无效，此时可以考虑拆分研究内容以缩小研究范围。如果研究范围过小，比如某种药物治疗某一疾病，固定的剂量、频率、疗程及相同的诊断标准、疗效判定标准，虽然具有良好的合并基础，也会对临床实践提出确切的指导，但是可能会面临纳入研究数量太少而无法进行 Meta 分析的问题。因此，在提出临床问题的大方向后，可结合初步的检索来确定具体要解决的临床问题。

提出系统评价的研究问题时,应将临床问题转化成可回答的科学问题。提出研究问题是进行系统评价与 Meta 分析非常关键的一步,也是进行 Meta 分析的起始。可回答的科学问题即根据研究对象(participants，P)、干预措施(interventions，I)、对照措施(comparisons，C)、结局指标(outcome，O)、研究设计类型(study design，S)五大要素构成的结构化问题,就是通常所说的"PICOS"。科学问题确定好以后,将每个要素进行细化即可形成研究的纳入、排除标准。

二、撰写与注册研究方案

研究者可以将即将开展的系统评价与 Meta 分析进行方案注册与发表,通过方案注册可以达到保护知识产权、寻求合作伙伴、获得方法学帮助及申请研究经费的目的。如果研究者做 Cochrane 系统评价,必须先在 Cochrane 图书馆提交研究方案,如果是非Cochrane 系统评价,可以在 PROSPERO 注册平台进行注册。当然不是所有的 Meta 分析都必须要注册,不注册也可以发表,但发表杂志的质量一般不高。

方案撰写主要阐明两方面的内容,①为什么要做这个系统评价,即立题依据;②要怎么做这个系统评价,即研究方法,包括纳入排除标准的制定、检索的来源与方法,数据分析和结果报告的方法,其中根据 PICOS 要素制定纳入排除标准尤为重要。研究对象(P):①疾病诊断是否限定诊断标准;②是否允许共病;③是否限定疾病的病情、病程;④是否有年龄、性别、种族的限制等。干预措施(I):干预措施是标准化的还是允许变化的,是单独使用还是联合使用。对照措施(C):阴性对照、阳性对照还是与干预措施相互对照,如果是 A+B $vs.$ B 的研究,要求 B 药物在组间的用药种类、用法用量一致。结局指标(O):包括主要结局和次要结局的设置,结局指标的选择不应当来源于纳入文献的汇总,而是应当从欲解决的临床问题出发设置主要结局、次要结局、安全性结局甚至经济学结局。研究设计(S):干预措施的疗效评价一般仅纳入随机对照试验进行合并分析。方案撰写的具体报告条目见表 3‑1。

表 3‑1　PRISMA‑P 2015 清单:系统评价和 Meta 分析计划书优先报告条目

章节和主题	条目编号	清单条目
管理信息		
标题		
识别	1a	从标题可以识别报告是系统评价的计划书
更新	1b	从标题可以识别计划书是对之前发表的系统评价进行更新
注册	2	如果已经注册,请提供注册处和注册号
作者		
联系	3a	提供参与计划书的所有作者姓名,所属机构单位,以及邮箱;提供通讯作者的详细通讯地址
贡献	3b	描述计划书中各个作者的贡献,并且明确担保人

（续表）

章节和主题	条目编号	清单条目
修正	4	如果该计划书是对之前已完成或已发表的计划书的修正，请确认并列出修改清单；否则，阐述记录计划书重大修正的计划
支持		
来源	5a	标明资金来源或其他支持
赞助	5b	提供资助者姓名或者赞助商名称
资助者或赞助商的角色	5c	如果资助者，赞助商和/或机构参与计划书中，请描述他们的角色
介绍		
论据	6	在已知的背景下陈述该系统评价的立题依据
目标	7	根据人群、干预、对照和结局（PICO）对系统评价的研究问题进行明确清晰的阐述
方法		
纳入标准	8	明确系统评价纳入研究的特点（比如 PICO、研究设计、试验场所、时间点）及其他研究报告特点（比如发表年代、语种、发表状态）
信息来源	9	描述所有的信息来源（比如电子数据库、联系作者、注册试验或者其他灰色文献），以及计划检索的时间范围
检索策略	10	请起草至少一个数据库的检索策略及相应的限制策略，从而保证检索是可以重复的
研究报告		
数据处理	11a	描述系统评价过程中处理记录和数据的方法
研究选择	11b	描述文献筛选过程（比如两个研究人员独立筛选）以及系统评价中研究筛选的每一个过程（即文献筛查、合格研究及最终纳入定量合成研究）
数据收集	11c	描述数据提取方法（比如预先设计的数据提取表、独立完成、一式两份），以及其他任何从研究者那里获取和确认数据的过程
数据条目	12	列出并定义所有数据变量（比如 PICO 条目、基金来源）及任何计划前进行的数据假定和简化
结局和次序	13	列出并定义所有结局指标，并给出主要结局和其他结局指标的优先次序和相应理由
偏倚风险	14	描述评价单个研究偏倚风险的方法，并说明其在数据分析中的作用
数据分析	15a	描述将对哪些研究数据进行定量分析
	15b	如果数据适用于定量分析，描述合并统计指标，数据分析和合并方法，以及异质性的检验（I^2）
	15c	描述任何其他统计分析方法（比如敏感性分析、亚组分析、Meta 回归）
	15d	如果数据不能进行定量分析，描述计划采用的归纳总结方法
Meta 偏倚	16	明确任何计划前所用的 Meta 偏倚评价方法（比如发表偏倚和选择偏倚）
证据质量分级	17	描述证据质量分级（比如使用 GRADE）

三、文献检索与筛选

在制订研究方案环节就应当确定好信息来源与检索策略，在实际开展系统评价与

Meta 分析时,可以按照规定的数据库和检索策略进行文献检索。首先是信息来源,计算机检索应至少包括以下几个数据库:外文数据库应检索 Cochrane 图书馆试验注册库、疾病相关的专业数据库、Pubmed 和 EMBASE;中文数据库应检索中国知网、维普数据库、万方数据资源系统和中国生物医学文献服务系统。同时,尽可能补充检索其他专业相关的资源,包括人工检索灰色文献(如内部报告、部分未被电子数据库收录的会议论文)、查找相关研究的参考文献清单或与研究作者进行联系等。也可以在 Open grey 数据库及临床试验注册平台如 WHO 临床试验注册平台、美国临床试验数据库和中国临床试验注册中心等数据库进行检索。

其次,制订完善的检索策略。检索策略制订可参考与自己研究问题相关、已发表的 Meta 分析(特别是 Cochrane 系统评价)检索策略,或请教信息检索专业人员,根据 "PICOS"要素,将 Meta 分析问题分解为计算机检索系统可识别的关键词或主题词,利用逻辑运算符组成检索提问式。需要预检索,根据检索结果不断修正完善检索策略。值得注意的是,检索策略应当是全面、高效、可重复的,全面并不是绝对的,只是在评价者能够获取到的范围内尽可能地全面即可。

以小柴胡汤治疗慢性乙型肝炎的系统评价为例,检索策略制订如下:

CNKI 数据库(图 3-1):SU=('乙肝'+'乙型肝炎'+'慢性乙型肝炎'+'慢乙肝'+'HBV') and SU=('小柴胡汤'+'小柴胡汤加减'+'小柴胡汤化裁'+'小柴胡颗粒'+'小柴胡冲剂'+'柴胡疏肝散') and FT=('随机')。在主题中检索疾病和干预措施,全文检索研究类型。

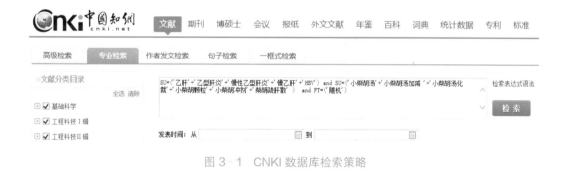

图 3-1 CNKI 数据库检索策略

Pubmed(图 3-2):一般把疾病名称采用 MeSH 检索,干预措施限定到标题或摘要中,研究类型可以在检索结果的左侧边栏进行限定。

Builder

	MeSH Terms ∨	Hepatitis B	⊖
OR ∨	MeSH Terms ∨	Hepatitis B virus	⊖
OR ∨	MeSH Terms ∨	Hepatitis B, Chronic	⊖

Search or <u>Add to history</u>

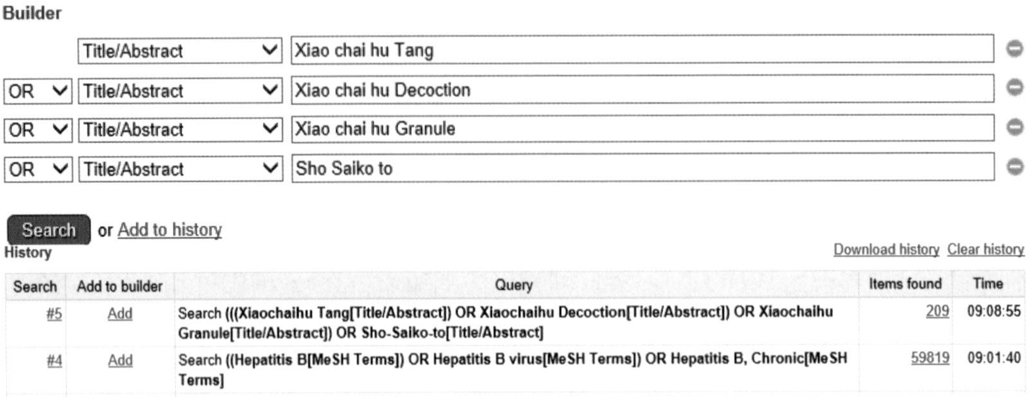

Builder

	Title/Abstract ▾	Xiao chai hu Tang	⊖
OR ▾	Title/Abstract ▾	Xiao chai hu Decoction	⊖
OR ▾	Title/Abstract ▾	Xiao chai hu Granule	⊖
OR ▾	Title/Abstract ▾	Sho Saiko to	⊖

Search or Add to history

History   Download history   Clear history

Search	Add to builder	Query	Items found	Time
#5	Add	Search (((Xiaochaihu Tang[Title/Abstract]) OR Xiaochaihu Decoction[Title/Abstract]) OR Xiaochaihu Granule[Title/Abstract]) OR Sho-Saiko-to[Title/Abstract]	209	09:08:55
#4	Add	Search ((Hepatitis B[MeSH Terms]) OR Hepatitis B virus[MeSH Terms]) OR Hepatitis B, Chronic[MeSH Terms]	59819	09:01:40

将步骤 1(#4)和步骤 2(#5)Add 到检索框中并用 AND 连接进行检索：

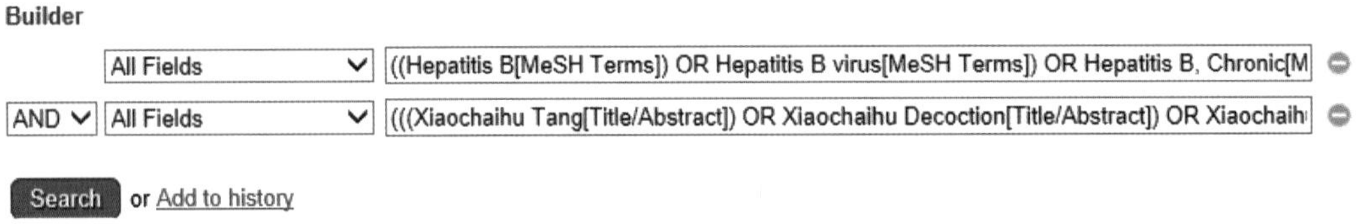

Builder

| | All Fields ▾ | ((Hepatitis B[MeSH Terms]) OR Hepatitis B virus[MeSH Terms]) OR Hepatitis B, Chronic[M | ⊖ |
| AND ▾ | All Fields ▾ | (((Xiaochaihu Tang[Title/Abstract]) OR Xiaochaihu Decoction[Title/Abstract]) OR Xiaochaih | ⊖ |

Search or Add to history

在检索结果的左侧边栏限定研究类型：

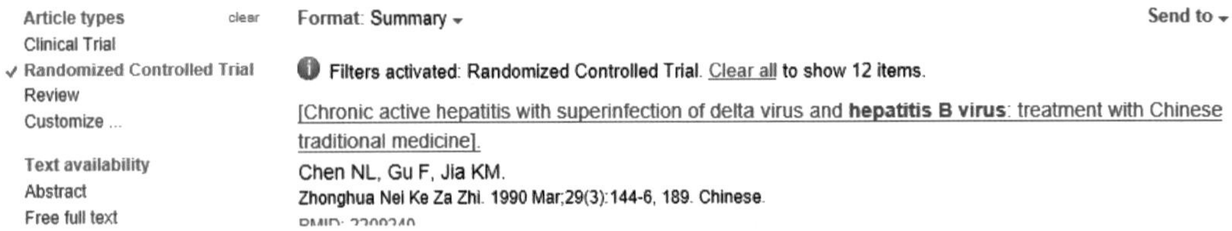

Article types   clear   Format: Summary ▾   Send to ▾

Clinical Trial

✓ Randomized Controlled Trial   ⓘ Filters activated: Randomized Controlled Trial. Clear all to show 12 items.

Review

Customize ...   [Chronic active hepatitis with superinfection of delta virus and **hepatitis B virus**: treatment with Chinese traditional medicine].

Text availability   Chen NL, Gu F, Jia KM.

Abstract   Zhonghua Nei Ke Za Zhi. 1990 Mar;29(3):144-6, 189. Chinese.

Free full text   PMID: 2208240

图 3-2　Pubmed 检索策略

    Meta 分析要求全面纳入所有相关文献，做到无偏倚，凸显了检索策略的重要性，完整准确地报告电子检索策略，有助于读者从可信度和方法学的角度评估系统评价的质量。在此，Cochrane 协作网推荐布兹（Booth）等提出的 STARLITE（Standards for Reporting Literature Searches）声明（表 3-2），可供参考使用。

表 3-2　STARLITE 声明清单

内容	描　　述
S:采样策略	（1）全面性:能够鉴定出与研究主题有关的全部研究
	（2）选择性:能够鉴定出所有相关研究，但只能在规定的范围之内
	（3）目的性:研究来自特定的学科、年份及学术期刊
T:研究类型	（1）充分报告:描述包括了实际的研究类型［如原理（grounded theory）］或研究设计

（续表）

内容	描 述
	（2）部分报告：给出了诸如定性研究的"伞形结构"，但未定义其具体含义
A：获取途径	（1）电子主题检索
	（2）手工检索
	（3）检索纳入研究的参考文献（Citation snowballing）
R：纳入年份	（1）充分报告：给出了起始日期，包括所选择时间段的充分理由
	（2）部分报告：给出了起始日期，但仅包括了可用的数据库而非应该包括的全部数据库
L：限制条件	应用逻辑原理进行功能的限制，但切勿更改主题概念（如人类、英语等）
I：纳入和排除标准	能够显示主题范围的概念上的限制（如地理区位、环境或特定的专业等）
T：采用的检索式	（1）充分展现：以一个或几个数据库为例，给出了主要数据库的检索式
	（2）部分展现：仅给出了检索使用的术语，但无相应的检索语法及运算符
E：电子资源	报告使用的数据库，最佳的检索平台及其供应商对求助的响应

通过检索策略可获取大量的文献，首先要进行初筛，通过阅读文献的题录和摘要，判断该研究与系统评价的问题之间是否相关，初筛标准较简单，通常只包含文献研究类型、研究对象的临床特点和干预措施这 3 个方面。通常使用 NoteExpress 或者 Endnote 软件完成。对于排除的文献，需要给出排除的理由。

其次是全文筛选，对于初筛选出的可能合格的文献进一步获取全文。仔细阅读和评估文献的方法学部分，以确定文献是否符合 Meta 分析的纳入标准，并决定该文献是否纳入。一般需要设计全文筛选表格来协助完成全文筛选。筛选表格按照纳入标准（"PICOS"5 个方面）进行设计。文献筛选流程见图 3-3。

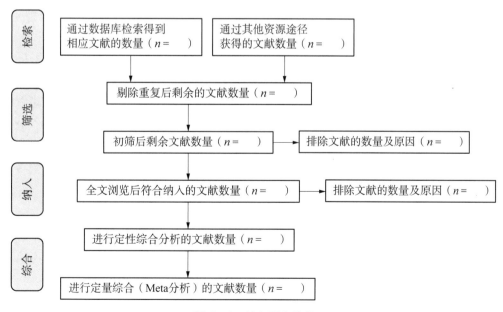

图 3-3 纳入研究流程

四、资料提取

资料提取主要通过设计资料提取表进行全面系统的收集待分析的资料和数据。一般涉及以下七部分信息：①纳入研究的基本信息：纳入研究的编号（如 Han M 2017）、题录、通讯作者和联系方式；②研究方法和可能存在的偏倚：研究的设计类型和研究的风险偏倚评估；③研究对象的特征：年龄、性别、诊断标准、疾病严重程度、种族、社会人口学特征、研究地点等；④干预措施：试验组和对照组的干预细节，以药物为例，应提取药物名称、给药途径、剂量、疗程、频率等；⑤结局指标：按照原始研究报告的指标收集所有有效性结局和安全性结局的指标，以便判断是否有选择性结局报告；⑥研究结果：根据研究方案收集主要结局、次要结局和安全性结局数据，对于二分类变量，收集试验组和对照组各自的总人数和发生目标事件的人数；对于连续性变量，收集试验组和对照组各自的总人数、指标的均值和标准差；⑦其他信息：重要的引文、资助机构、潜在利益冲突、是否获得伦理学委员会的批准、研究设计时是否计算了需要的样本量等。

五、评估纳入研究的偏倚风险

方法学质量高的研究更能保证研究结果的真实性，数据分析中常说的"garbage in garbage out"就提示了（揭示了）高质量研究纳入的重要性，因此需要对纳入的研究进行方法学质量评估，可以根据研究质量的高低分别进行合并，也可只纳入高质量的研究进行 Meta 分析。目前对于随机对照试验的方法学质量评估，普遍采用 Cochrane 协作网于 2008 年公布并于 2011 年修订的"偏倚风险评估 1.0"工具。2016 年 Cochrane 方法学工作组对该工具进行了更新，于 2018 年正式发布"偏倚风险评估 2.0"工具，但是由于 2.0 的版本评价过程复杂，也是以目前应用最广泛的 1.0 版本为基础，因此本章主要介绍"偏倚风险评估 1.0"工具。该工具包括 6 个方面：①随机分配方法；②分配方案隐藏；③对研究对象、治疗方案实施者、研究结果测量者采用盲法；④结果数据的完整性；⑤选择性报告研究结果；⑥其他偏倚来源。针对每一项纳入的研究结果，对上述 6 条作出"是"（低度偏倚）、"否"（高度偏倚）和"不清楚"（缺乏相关信息或偏倚情况不确定）的判断。此评估工具对每一条的判断均有明确标准，减少了主观因素的影响，保证评估结果有更好的可靠性。实施文章质量评估通常由 2 名评估员分别进行评估，出现争议处需要请第 3 位经验丰富的评价员加入集体讨论来确定。评价方法见表 3-3。

表 3-3　Cochrane 协作网风险偏倚评估工具

评价条目	评价内容描述	作者判断
随机序列产生方法	详细描述产生随机分配序列的方法	随机序列产生是否正确
分配方案隐藏	详细描述隐藏随机分配序列的方法	分配方案隐藏是否完善

（续表）

评价条目	评价内容描述	作者判断
盲法（受试者，试验人员）	描述对受试者或试验人员施盲的方法	受试者或试验人员是否知道受试者在哪组
盲法（结局评价者）	描述对结局评价者施盲的方法	结局测量者是否知道受试者的试验分组
不完整结局数据	报告每个主要结局指标的数据完整性，包括失访和退出的数据	结果数据是否完整
选择性报告研究结果	描述选择性报告结果的可能性及情况	研究报告是否提示无选择性报告结果
其他偏倚来源	除以上 5 个方面，是否存在其他引起偏倚的因素	研究是否存在引起高度偏倚风险的其他因素

对于其他偏倚条目，可以考虑通过以下几个方面评估：是否有明确的纳入与排除标准、是否有样本含量估计方法、是否有利益冲突、基线是否可比。

六、资料的统计学处理

1. 效应指标的选择　根据不同的数据类型，如二分类变量、连续性变量，分别选择不同的测量指标。一般来说，二分类数据常选择相对危险度（relative risk，RR）、比值比（odds ratio，OR）、危险差（risk difference，RD）或多减少 1 例不利结果需要治疗的患者数（number needed to treat，NNT）。流行病学上定义相对危险度（RR）是指暴露组事件（这里的事件是有害的事件，如死亡）发生率比非暴露组的事件发生率，当相对危险度大于 1 时，表示风险增加，相反则风险降低，但当相对危险度等于 1 时，表示暴露与事件无关；OR 值的含义与 RR 值相似，OR 更多用于病例-对照研究中，当发病率很低时，OR 可代替 RR 值估计暴露与疾病的关联强度；危险度差值则是暴露组的事件发生率和非暴露组的发生率之差。在随机对照试验中，可以将暴露组和非暴露组理解为试验组与对照组。在效应合并过程中，为了满足正态近似的条件，RR 值和 OR 值一般要取对数后进行效应合并。连续性变量（或称为数值变量）数据常选择加权均数差（weighted mean difference，WMD）和标准均数差（standardized mean difference，SMD）。加权均数差通过加权可消除多个研究间绝对值大小的影响，能真实地反映干预的效应值，标准均数差则是用两均数的差值再除以合并标准差所得的值，在加权均数差的基础上，进一步消除了多个研究测量单位不同的影响，因此当效应值的量纲不一样时，宜选择 SMD 合并统计量。

2. 异质性检验　按统计学原理，只有同质的资料才能进行统计量的合并，反之则不能。因此，在合并统计量之前需要对多个研究结果进行异质性检验，以判断多个研究是否具有同质性。异质性检验（tests for heterogeneity）就是用于检验多个相同研究的统计量是否具有异质性的方法。

Cochrane Handbook 将 Meta 分析的异质性分为临床异质性、方法学异质性和统计学异质性。①临床异质性是指参与者不同、干预措施的差异及研究的终点指标不同所导致的变异。②方法学异质性是指由于试验设计和质量方面的差异引起的,如盲法的应用和分配隐藏的不同,或者由于试验过程中对结局的定义和测量方法的不一致而出现的变异。③统计学异质性是指不同试验中观察到的效应,其变异超过了机遇本身所致的变异,它是研究间临床和方法学上多样性的直接结果。统计学计算异质性以数据为基础,其原理是各研究之间可信区间的重合程度越大,则各研究间存在统计学同质性的可能性越大;相反,可信区间重合程度越小,各研究之间存在统计学异质性的可能性越大。需要说明的是,临床异质性、方法学异质性和统计学异质性三者是相互独立又相互关联的,临床或方法学上的异质不一定在统计学上就有异质性表现,反之亦然。异质性的检验方法通常采用 Cochrane Q 检验或者 I^2 检验。具体检验方法见第三节。对于研究间的异质性,通常采用亚组分析、敏感性分析、Meta 回归及选用随机效应模型来解决。

3. 模型的选择　Meta 分析的统计方法包括固定效应模型(fixed-effect model)和随机效应模型(random-effect model)。①固定效应模型是指在 Meta 分析中,假设研究间所有观察到的变异都是由偶然机会引起的一种合并效应量的计算模型,这些研究假定为测量相同总体的效应。②随机效应模型则是综合考虑研究内变异和研究间变异以估计结果的不确定性(可信区间)的模型。当包括的研究有除偶然机会外的异质性时,随机效应模型将给出比固定效应模型更宽的可信区间。

当异质性来源不能用临床异质性和方法学异质性来解释时,常可用随机效应模型合并效应量。随机效应模型估计合并效应量,实际上是计算多个原始研究效应量的加权平均值。以研究内方差与研究间方差之和的倒数作为权重,相对于固定效应模型而言,随机效应模型中样本量较大的研究给予了较小的权重,而样本量较小的研究则给予了较大的权重,这样可以部分消除异质性的影响,但小样本研究的质量普遍较差,而且受到发表偏倚的影响更大。

4. 亚组分析　亚组分析(subgroup analysis),即根据患者可能影响预后的因素分成不同的亚组,进而分析其结果是否因为这些因素的存在而不同。例如,可根据年龄、性别、病情严重度等进行亚组分析。亚组分析对临床指导个体化处理有重要意义,但因为亚组的样本量常很小,容易因偶然性大而得出错误结果。因此对亚组分析结果要谨慎对待,一般看作假说的产生。只有在后来的高质量研究中得到证明或事先确定拟分析的亚组且样本足够大时,亚组分析的结果才较可靠。亚组数量不要太多,亚组分析容易导致两种危害,可能因为样本量不足出现否认有效处理的"假阴性"结论,也可能因为亚组因素选择不当得出无效甚至是有害的"假阳性"结论,也容易产生一些令人误解的建议。亚组分析应当在方案设计阶段即确定下来,若进行大量的事后亚组分析来解释数据的异质性是数据捕捞。数据捕捞是应该避免的,因为通过分析大量不同的特征通常可能找到明显但错误的异质性解释。

5. 敏感性分析　敏感性分析(sensitivity analysis)是用于评价某个 Meta 分析结果

是否稳定和可靠的分析方法。如果敏感性分析对 Meta 分析的结果没有本质性的改变,其分析结果的可靠性大大增加。如果经敏感性分析导致了不同结论,就意味着对 Meta 分析的结果解释和结论方面必须要谨慎。通常,敏感性分析包括以下几个方面的内容:

(1) 改变研究的纳入标准、研究对象、干预措施。

(2) 纳入或排除某些含糊不清的研究,不管它们是否符合纳入标准。

(3) 使用某些结果不太确定的研究估计值重新分析数据。

(4) 对缺失数据进行合理的估计后重新分析数据。

(5) 使用不同统计方法重新分析数据,如用随机效应模型代替固定效应模型,或用固定效应模型代替随机效应模型。

(6) 排除某些设计不严谨、方法学质量差的研究。

6. Meta 回归　Meta 回归与亚组分析没有实质区别,目的都是识别研究的异质性。Meta 回归中使用单个分类变量作为预测变量时,与亚组分析一样,不同的是,可以允许连续型变量作为预测变量,也可以允许少量的多个变量同时作为预测变量来检验这些变量对效应值是否有影响。可以考虑将对效应值有影响的预测变量作为事后亚组分析的依据,但应谨慎实施。

系统评价作者应尽可能在研究方案中事先确定随后将用于 Meta 回归的研究特征。研究特征的数量不宜太多,而且应当确保每个研究特征都有科学理论的支撑,对于每个特征变量,都应该至少获得 10 个观察结果,即 Meta 分析中至少要有 10 个研究。但是当协变量在研究间分布不均衡时,10 个研究也是不够的。

7. 发表偏倚的测量　发表偏倚一直是 Meta 分析中存在的问题之一。它是指阳性结果的研究容易得到发表的倾向,而阴性结果的研究一般作者不愿投稿或投稿后不容易获得发表。此外,阳性结果的多次重复发表也是造成发表偏倚的原因之一。全面无偏倚的检索和对前瞻性临床试验进行登记注册,是避免发表偏倚的手段。

用于检查 Meta 分析是否存在发表偏倚的方法之一就是采用"倒漏斗"图形(funnel plot)分析的方法。RevMan 软件可自动生成该图形。采用单个研究的治疗效应估计值(X 轴)对应各个研究样本量大小的值(Y 轴)构成的散点图。小样本研究的效应值散布在图形下方,而大的研究将逐渐向上变窄,因而形成状似倒置的漏斗。在没有偏倚存在的情况下,图形呈对称势态。但一个试验的统计效能同时取决于该试验的样本量和受试者关注事件的发生数,因此,标准误逐渐取代研究的样本量运用于 Y 轴来代表研究规模的测量值。当图形不对称时,除了考虑发表偏倚的可能性以外,还要考虑以下几种因素也可导致不对称:小样本、方法学质量低下的研究、机遇的作用、干预的变异性和假的报告等。一般同一个结局能进行 Meta 分析的文献数量在 10 篇及以上才建议使用倒漏斗图进行发表偏倚的测量。

以中药逍遥散联合抗抑郁药与单独使用抗抑郁药治疗抑郁症 HAMD 量表得分情况比较的倒漏斗图(图 3-4)为例,图形呈比较明显的不对称,提示可能存在发表偏倚或者其他上述因素导致的偏倚。

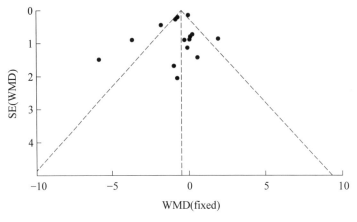

Review: xiaoyao powder for depression (version 01)
Comparison: 04 xiaoyaosan plus antidepressants
versus antidepressants
Outcome: 02 scores of HAMD

图 3-4　倒漏斗图示意图

8. 证据质量的评价 GRADE　　　GRADE 是一个由指南制定者、系统评价作者和临床流行病学家共同参与成立的推荐、评估、发展和评价分级工作组（the grading of recommendations assessment、development and evaluation working group, GRADE），从 2000 年始就致力于制定和传播一套证据质量和推荐意见评级系统。

GRADE 工作组于 2004 年推出的评级系统突破了牛津标准单从研究设计角度考虑证据级别的局限性，它依据未来的研究是否改变我们对目前疗效评价的信心和改变可能性的大小，将证据质量分为高、中、低、极低 4 个等级。

GRADE 分级系统的诞生和发展，使证据质量和推荐强度有了更为科学合理的遵循。它将证据质量和推荐强度分开评级，其对证据质量的判断既要看其研究设计类型，也要考虑研究实施的情况；对于推荐强度，不仅要看其证据质量，成本效应、利弊平衡、患者偏好和价值观等也影响推荐的强度，经过 GRADE 分级的证据，才能够成为制订推荐意见的依据，从而大大促进临床研究的转化应用。目前，包括 WHO 和 Cochrane 协作网在内的 100 多个国际组织、协会和学会都采纳了 GRADE 标准。在指南的制定中证据质量和推荐强度均需考虑，而撰写系统评价过程中，评价者仅需考虑纳入研究的证据质量即可。因此，本章重点介绍 GRADE 分级系统关于证据质量的评价。

系统评价的最后一步是证据总结，即对每一结局的质量分级及效应量估计。GRADE 工作组已开发出一套专门方法来呈现所得证据的质量、与质量评级有关的判断及备选方案对所关注结局的影响。这些方法可以通过 GRADE 证据概要表（evidence profile, EP）和结果总结表（the summary of findings table, SoFs table）来呈现。

证据概要表除了有结果总结表的内容外，还包含了详细的质量评价，即包含了对决定证据质量的每个因素的清晰评价。在 GRADE 方法中，随机对照试验一开始被定为高质量证据，观察性研究一开始被定为低质量证据，如果相关证据具备以下一个或几个特征,则质量等级均可能被降低。这些降级的因素包括偏倚风险、不一致性、间接性、不精确性及发表偏倚(图 3-5)。以下简要介绍随机对照试验的降级因素。

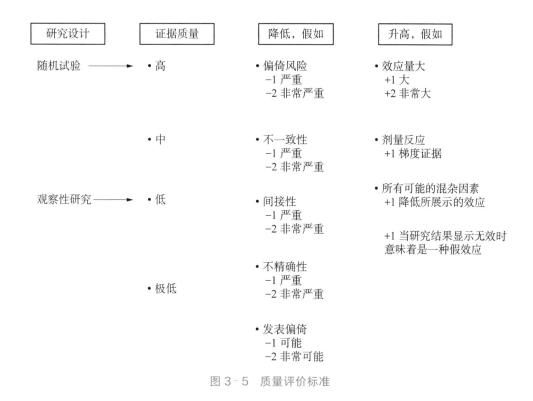

图 3-5 质量评价标准

(1) 局限性(偏倚风险):包括未进行分配隐藏、未实施盲法、未报告失访情况、未恰当考虑意向性治疗原则、基于结果选择性报告结局,以及因明显获益而早期终止试验。

(2) 不一致性:证据本身不会因不同研究结果具有一致性而升级,但可能因不一致而降低质量级别。衡量一致性的标准包括点估计值的相似性、可信区间的重叠程度,以及统计学判定标准包括异质性检验和 I^2。当不一致性很大且无法解释时,因不一致性而降低质量级别是恰当的。

(3) 间接性:直接证据来自直接比较我们关注的干预措施用于我们关注的患者人群,并测量患者重要结局的研究。间接证据可由以下 4 种方式之一产生。①患者可能与我们关注的患者不同。②所检验的干预措施可能与我们关注的干预措施不同。③结果可能有别于最初设定的结局指标——如采用了替代结果的变化反映患者重要结局变化。④第四类间接性与前三类不同,如考虑 A 和 B 两种活性药物的比较。尽管没有 A 药和 B 药直接比较的 RCT,但有 A 药与安慰剂比较和 B 药与安慰剂比较的 RCT。这样的试验提供了 A 药和 B 药效应量的间接比较。其证据级别低于直接比较 A 药和 B 药的证据。

(4) 不精确性:GRADE 判断精确性的主要标准是针对每个结局指标干预组和对照组效果差异的 $95\%CI$。考虑证据质量时,关键是效应量估计值的可信区间是否足够窄。

如果不是,则证据质量降低 1 级(如从高降到中)。如果可信区间很宽,可能要降低 2 级。

（5）发表偏倚:即使最佳证据汇总表纳入的各项研究仅有低发表偏倚风险,发表偏倚仍会极大高估效应值。当所得证据来自小样本研究且多数由厂商资助时,作者应怀疑存在发表偏倚。基于数据检验的方法可用于评价发表偏倚,其中最常用的为漏斗图,但这些方法在纳入研究较少时都有较大局限。发表偏倚可能较常见,样本量与事件数都很小的早期试验结果尤需小心。

结果总结表(表 3-4)包含了对每个结局关于以上 5 个方面的证据质量评价结果,但没有该评价所依托的详细评判信息。证据概要表和结果总结表分别服务于不同的目的并为不同使用对象而设。证据概要表为系统评价作者、结果总结表制作者及那些质疑评价质量的人而准备,有助于结果总结表制作者确保其所作出的判断系统透明,同时允许其他人来检查那些判断,主要服务于指南的制定过程。结果总结表针对的对象更广,包括系统评价及指南的终端用户。它为决策者提供了其所需关键信息的简明总结,对指南而言,提供了推荐意见所基于关键信息的总结。所以系统评价作者主要制作的是结果总结表。

表 3-4　抗生素与安慰剂比较治疗儿童急性中耳炎的结果总结

| 结局指标 | 危险估计值(95% CI) | | | | |
	对照危险* (安慰剂) (每千人)	干预危险 (抗生素) (每千人)	相对效应 RR(95%CI)	受试者人数 (研究数)	证据质量 (GRADE)
24 小时疼痛	367	330(286～382)	0.90(0.78, 1.04)	1 229(5)	++++高
2～7 天疼痛	257	185(159～213)	0.72(0.62, 0.83)	2 791(10)	++++高
听力(从 1 个月异常 鼓室图这一替代 结果推断)	350	311(262～375)	0.89(0.75, 1.07)	927(4)	+++中[#]
听力(从 3 个月异常 鼓室图这一替代 结果推断)	234	227(178～290)	0.97(0.76, 1.24)	808(3)	+++中[#]
呕吐、腹泻或皮疹	113	156(123～199)	1.38(1.09, 1.76)	1 401(5)	+++中[△]

注:患者或人群:急性中耳炎患儿。背景:高、中收入国家。

*对照危险基于各研究对照组的危险中位数。干预危险(及其 95% CI)基于对照组中的对照危险及干预的相对效应(及其 95% CI);

#因结果来自替代指标,为间接结果;

△通常,GRADE 标准会因相对效应的不一致性(此例中不存在)而降低证据级别,而此处的不一致是因绝对效应区间变动过大(介于 1%～56%之间)。下列因素解释了为何决定降低评级:抗生素间存在的可能变异及绝大多数不良事件来源于某单个试验。考虑来源于探讨儿童使用抗生素的其他试验(未开展)的间接证据将可能进一步为该问题提供信息。理想情况下,来自相同年龄及药物剂量的中耳炎试验(未获得)的证据可能提高证据质量。

七、研究结果的报告及解释

研究结果的报告主要参照系统评价和 Meta 分析的报告指南——系统评价和荟萃分析优先报告的条目(The Preferred Reporting Items for Systematic Reviews and Meta-

Analyses，PRISMA)报告。PRISMA 声明于 2009 年首次发表，旨在优化系统评价的报告质量。第一版 PRISMA 声明发表距今已有 10 余年，在这 10 余年间，系统评价的方法学的发展促使 PRISMA 声明需要更新。2021 年 3 月 29 日，由马修·佩吉(Matthew J Page)等众多专家联合在《英国医学杂志》(*British Medical Journal，BMJ*)上发表题为"2020 PRISMA 声明：更新系统评价的报告规范"的指南，指南中指出为了增加 PRISMA 声明的可实施性，2020 版 PRISMA 声明修改了条目的结构和呈现方式，新的指南规范更能适应系统评价在文献检索、文献筛选、文献评价和文献综合等方面的进步和发展。2021 年 4 月 13 日，Equator 协作网(Enhancing the QUAality and Transparency of Health Research，提高医疗卫生研究的质量及透明度，该网站截至 2021 年 12 月 19 日已发布 480 个关于公共卫生、医学研究的报告规范供研究者参考)在线发布 2020 版 PRISMA 声明及报告清单，标志着 2020 版 PRISMA 声明将取代 2009 版 PRISMA 声明指导系统评级的报告。具体的报告清单见表 3‑5、3‑6。

表 3‑5　PRISMA 2020 条目清单

章节/标题	编号	内　　容
标题	1	明确报告该研究为系统评价
摘要		
结构式摘要	2	摘要清单见表 3‑6
前言		
理论基础	3	阐述已知背景下系统评价的理论基础
目的	4	对系统评价的目的或问题进行清晰阐述
方法		
纳入标准	5	明确纳入和排除标准及如何将研究分组以进行合成
信息来源	6	明确所有检索或查询的数据库、注册平台、网站、组织机构、参考文献清单或其他资源，以及每个资料来源最后检索的日期
检索	7	呈现所有数据库、注册平台、网站的全部检索策略，包括所使用的过滤器和限定条件
研究选择	8	明确筛选过程使用的方法，包括筛选的研究人员数量，是否独立筛选。如果适用，应详细说明过程中使用的自动化工具
资料提取	9	明确数据提取使用的方法，包括提取数据的研究人员数量，是否独立提取，任何向原文作者获取或确认资料的过程。如果适用，应详细说明过程中使用的自动化工具
资料条目	10a	列出并定义所有需要获取数据的结局指标。明确是否提取每个研究中与设定结局指标相符(如测量方法、时间点、分析方法)的所有结果。若不是，则应描述收集特定结果的方法
	10b	列出并定义需要获取数据的所有其他变量(如参与者和干预措施的特征、资金来源)。描述针对缺失数据或模糊信息做出的任何假设
单个研究存在的偏倚	11	明确描述用于评价纳入研究偏倚风险的方法，包括使用的评价工具，评价人员数量及评价人员是否独立评价。如果适用，应详细说明过程中使用的自动化工具
合并效应指标	12	说明每个结局数据合成或结果呈现时使用的效应指标(如 RR、MD)

（续表）

章节/标题	编号	内　容
结果综合	13a	描述确定每个数据合成中所纳入研究的方法［如将研究特征制成表格并与每个计划的数据合成组进行比较（条目5）］
	13b	描述数据合并前的预处理，如处理缺失数据、数据转换
	13c	描述用于展示单个研究结果及综合结果图或表的方法
	13d	描述用于结果合成的方法并说明选择相应方法的理由。如果进行了 Meta 分析，应描述用于探索统计学异质性的模型、方法及软件包
	13e	描述探索研究结果间异质性的方法（如亚组分析、Meta 回归分析）
	13f	描述评价合并结果稳定性所开展的敏感性分析
研究偏倚	14	描述用于评价数据合成中缺失结果所致偏倚风险的评估方法（报告偏倚）
一致性评估	15	描述用于评价每个结局证据质量分级的方法
结果		
研究选择	16a	描述检索和筛选过程的结果，从最初检索获取的文献数量到最终纳入研究的数量，最好提供流程图
	16b	列出似乎符合纳入标准但被排除的研究并说明排除原因
研究特征	17	列出每个纳入研究并呈现其特征
研究内部偏倚风险	18	呈现每个纳入研究偏倚风险评估的结果
单个研究结果	19	针对所有结局指标，说明每个研究(a)每组的统计概述（如果可行）和(b)效应量及精度（如置信/可信区间），最好使用结构式表格或图形
结果的综合	20a	对于每个合并结果，说明其特征及研究间的偏倚风险
	20b	呈现所有统计合成的结果。如果开展了 Meta 分析，呈现每个 Meta 分析的合并效应量、精度（如置信/可信区间）及异质性检验结果。如果是不同组的比较，需描述效应方向
	20c	呈现研究间异质性可能来源探索的结果
	20d	呈现敏感性分析的结果，以便评价合并结果的稳定性
研究间风险偏倚	21	呈现每个合成结果中缺失结果所致偏倚风险评估的情况（报告偏倚）
	22	呈现每个结局指标证据质量分级的评估结果
讨论		
证据总结	23a	在其他证据基础上对结果进行解释
局限性	23b	讨论系统评价中纳入的证据的局限性
	23c	讨论研究过程中的局限性
结论	23d	讨论研究结果对实践、政策及未来研究的意义
其他信息		
	24a	提供注册信息，包括注册名、注册号或声明未进行注册
	24b	提供计划书的获取途径或声明无计划书
	24c	描述并解释对注册内容或计划书中信息的任何修改
资金	25	描述系统评价的资金来源及资金支持者在系统评价过程中所起的作用，或声明无资金支持
	26	声明系统评价作者的利益冲突
	27	报告以下哪些信息是公开的，并提供获取途径：数据提取表模板、纳入研究的数据、用于分析的数据

表 3-6　PRISMA 2020 摘要条目清单

项　目	编号	内　容
标题	1	将报告确定为系统综述
目的	2	明确说明综述要解决的主要目标或问题
方法		
合适的标准	3	确定综述的纳入和排除标准
信息来源	4	确定用于检索研究的信息源(如数据库、登记册)及上一次检索研究的日期
偏倚风险	5	在纳入的研究中确定用于评估偏倚风险的方法
结果合成	6	确定用于呈现和综合结果的方法
结果		
纳入研究	7	呈现所纳入的研究和参与者的总数并总结研究的相关特征
结果合成	8	呈现主要结果,最好指出纳入的研究总数及每个研究的参与者。如果进行了 Meta 分析,需报告汇总估算值和置信度/可信区间,对于比较组,请指明结果的方向(即哪个组更受青睐)
讨论		
证据的局限性	9	简要概述综述中所包含证据的局限性(如研究偏倚,不一致和不精确的风险)
解释	10	对结果及其重要含义进行常规解释
其他		
资金	11	确定综述的主要资金来源
注册	12	提供注册名称和注册号

(韩　梅)

第三节　固定效应模型和随机效应模型

Meta 分析常用的方法有倒方差法(inverse variance method)、Mantel-Haenszel 法(M-H 法)、Peto 法、Dersimonian-Laird 法(D-L 法),详见表 3-7。

表 3-7　不同效应量的常用 Meta 分析方法表

资料类型	合并效应量	模型选择	计算方法
计数资料	*OR*	固定效应模型	Peto 法、M-H 法、倒方差法
		随机效应模型*	D-L 法
	RR/RD	固定效应模型	M-H 法、倒方差法
		随机效应模型*	D-L 法
计量资料	*WMD/SMD*	固定效应模型	倒方差法
		随机效应模型*	D-L 法

注:在异质性分析和处理以后,若异质性检验仍出现 $P \leqslant 0.1$ 才考虑使用。

对于计量资料,最常用的方法是倒方差法,对于计数资料,最常用的方法是 M-H 法,各种 Meta 分析方法的主要区别在于赋予研究权重的方法不同,主要包括异质性检验、计算合并的效应量、合并效应量的检验(可信区间或者 Z 检验/卡方检验)3 个步骤。现以倒方差法为例简要介绍 Meta 分析的基本原理。

一、固定效应模型

倒方差法在固定效应模型的效应合并中具有广泛的应用,可用于二分类变量资料和连续性变量。用于二分类变量时,需进行对数转换;对于连续性变量可直接应用。倒方差法原理是以方差的倒数为权重,对各纳入研究的效应进行合并。

【例 1】中药茵栀黄口服液用于治疗新生儿黄疸的研究,经过筛选,有 4 项茵栀黄口服液联合蓝光治疗与蓝光治疗比较,服用方法为 5 mL bid,疗程为 5 天的研究可以合并,具体数据见表 3-8,试用基于倒方差法的 Meta 分析方法比较茵栀黄口服液联合蓝光治疗与蓝光治疗比较痊愈率有无差别?

表 3-8　茵栀黄口服液联合蓝光治疗与蓝光治疗痊愈率比较

研究编号	联合疗法			蓝光治疗		
	样本量 (n_{Ti})	无效 (a_i)	有效 (b_i)	样本量 (n_{Ci})	无效 (c_i)	有效 (d_i)
1	58	34	24	56	39	17
2	30	15	15	30	20	10
3	42	30	12	42	34	8
4	43	8	35	43	17	26

根据表 3-8 数据,使用公式 1、2、3 计算每个研究的 RR_i、$y_i = \ln(RR_i)$、y_i 的方差 v_i、权重 w_i、相对权重 rw_i、w_iy_i、$w_iy_i^2$,结果见表 3-9。

表 3-9　茵栀黄口服液联合蓝光治疗新生儿黄疸痊愈率的 Meta 分析用表

研究编号	RR	y_i	v_i	w_i	rw_i	w_iy_i	$w_iy_i^2$
1	1.36	0.31	0.07	15.29	0.19	4.74	1.47
2	1.50	0.41	0.10	10.00	0.12	4.05	1.64
3	1.50	0.41	0.16	6.22	0.08	2.52	1.02
4	1.35	0.30	0.02	48.73	0.61	14.49	4.31
合计				80.24	1.00	25.80	8.44

其中,第 i 个研究的相对危险为:

$$RR_i = \frac{a_i/n_{Ti}}{c_i/n_{Ci}} = \frac{a_i n_{Ci}}{c_i n_{Ti}} \qquad (式1)$$

$\lg(RR_i)$ 的方差和权重为：

$$Var[\ln(RR_i)] = \frac{1}{a_i} + \frac{1}{c_i} - \frac{1}{n_{Ti}} - \frac{1}{n_{Ci}} \tag{式 2}$$

$$w_i = \frac{1}{Var[\ln(RR_i)]} \tag{式 3}$$

（1）异质性检验：Q 检验。

H_0：4 个研究来自同一总体，即每个研究的总体效应水平相同。

H_1：4 个研究来自不同总体，即各个研究的总体效应水平不全相同。

Q 统计量可通过公式 4 来计算：

$$Q = \sum w_i(y_i - \bar{y}_i)^2 = \sum w_i y_i^2 - \frac{(\sum w_i y_i)^2}{\sum w_i} \sim \chi^2(\nu = k-1) \tag{式 4}$$

式中，$\bar{y}_i$ 为所有研究的平均效应量，Q 值服从自由度为 $k-1$ 的卡方分布。

将表 3-9 的数据代入上式中，$Q = 8.44 - \frac{(25.8)^2}{80.24} = 0.15$，$\chi^2_{0.1, 3} = 6.25$，因此 $P > 0.1$，研究结果同质性良好。可以采用固定效应模型进行数据合并。

Q 检验中的 Q 值会随着自由度的增大而增大，Cochrane 协作网在 2003 年提出了新的评价异质性的指标 I^2。I^2 统计量反映异质性部分在效应量总的变异中所占的比重。I^2 统计量采用公式 5 计算：

$$I^2 = \frac{Q-(k-1)}{Q} \times 100\% = \max\left(0, \frac{Q-\nu}{Q} \times 100\%\right) \tag{式 5}$$

式中，Q 为异质性检验的卡方值，k 为纳入 Meta 分析的研究个数。

本例，将 Q 检验的统计量代入上式中得：$I^2 = \frac{0.14-3}{0.14} \times 100\%$，$I^2$ 为负值。

I^2 的取值范围定义在 0～100% 之间，当 $I^2 = 0$（如果 I^2 为负值，仍设它为 0）时，表明没有观察到异质性；I^2 值越大则异质性越大。*Cochrane Handbook for Systematic Review of interventions 5.0* 及以上版本中依照严值将异质性分为 4 个程度：30%～40%，轻度异质性；40%～60%，中度异质性；50%～90%，较大异质性；75%～100%，很大的异质性。一般情况下，只要 I^2 不大于 50%，其异质性就可以接受。

（2）计算合并效应值：

$$RR = \exp\left(\frac{\sum w_i \ln(RR_i)}{\sum w_i}\right) \quad \text{或者} \quad RR = \exp\left(\sum r w_i y_i\right) \tag{式 6}$$

本例 $RR = \exp\left(\frac{25.80}{80.24}\right) = \exp(0.321\,51) = 1.38$。

或者 $RR = \exp(\sum rw_i y_i) = \exp(0.31 \times 0.19 + \cdots + 0.30 \times 0.61) = \exp(0.3239) = 1.38$。

(3) 对合并的效应值进行检验。

1) 可信区间法：

合并效应值的 $95\% CI$ 为：

$$\exp\left(\ln(RR) \pm \frac{1.96}{\sqrt{\sum w_i}}\right) = (\exp(0.10327), \exp(0.54089)) = (1.11, 1.72)$$

当试验效应指标为 OR 或 RR 时,其值等于 1 时试验效应无效,此时其 95% 的可信区间若包含了 1,等价于 $P > 0.05$,即无统计学意义;若其上下限不包含 1,等价于 $P \leqslant 0.05$,即有统计学意义。

2) z 检验法：

H_0:总体 $RR = 1$; H_1:总体 $RR \neq 1$; $\alpha = 0.05$。

$$\chi^2 = \frac{\left(\sum w_i y_i\right)^2}{\sum w_i} = \frac{(25.80)^2}{80.24} = 8.29$$

以上的 χ^2 值服从自由度为 1 的 χ^2 分布, $\chi^2 = 8.29$,这里 $\chi^2 = z^2$, $z = \sqrt{\chi^2} = 2.88$, z 服从标准正态分布,$P < 0.01$,拒绝 H_0,即认为联合疗法与单用蓝光比较在治疗的痊愈率上有差别,联合疗法治疗痊愈率高。

3 个步骤的计算结果与 RevMan 软件(版本 5.3)计算结果(图 3-6)一致。图中的每个研究 ID 对应的是单个研究的效应值和可信区间,Subtotal 对应的是四项研究合并的结果,RR 及 $95\% CI$ 为 1.38[1.11, 1.72],Heterogeneity 是异质性检验结果,$P = 0.99$, $I^2 = 0\%$, test for overall effect 是 z 检验结果,$z = 2.88$, $P = 0.004$。

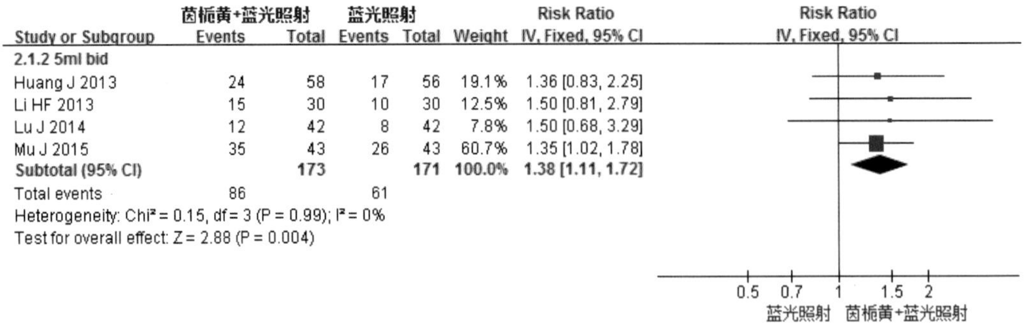

图 3-6 联合蓝光治疗与蓝光治疗痊愈率比较森林图

【例 2】中药茵栀黄口服液用于治疗新生儿黄疸的研究,经过纳入排除标准的筛选,现有 6 项茵栀黄口服液联合现代医药常规治疗与现代医药常规治疗比较,服用方法为 3 mL tid,疗程为 5 天的研究可以合并,具体数据见表 3-10,试用基于倒方差法的 Meta

分析方法比较茵栀黄口服液联合现代医药常规治疗与现代医药常规治疗比较在降低血清胆红素水平指标上有无差别?

表 3-10 茵栀黄口服液联合西医常规治疗与现代医药常规治疗血清胆红素水平

研究编号 i	联合疗法			西医常规治疗		
	样本量 (n_{1i})	血清胆红素 $(\bar{x}_{1i})$	标准差 (s_{1i})	样本量 (n_{1i})	血清胆红素 $(\bar{x}_{2i})$	标准差 (s_{2i})
1	39	74.20	18.60	30	125.60	17.20
2	42	76.70	10.30	42	126.30	12.40
3	55	63.15	21.44	53	112.23	38.41
4	90	79.52	14.23	90	119.42	28.36
5	60	123.90	24.50	60	163.30	26.20
6	86	78.70	17.20	86	123.60	22.60

根据表 3-10 数据,计算每个研究的效应指标 y_i(即每个研究的联合用药组与现代医药常规组血清胆红素的均数差)、y_i 的方差 $s^2_{y_i}$、权重 w_i、相对权重 rw_i、w_iy_i、$w_iy_i^2$,结果见表 3-11。

表 3-11 联合用药组与现代医药常规治疗血清胆红素水平 Meta 分析(固定效应)

研究编号	y_i	$s^2_{y_i}$	w_i	rw_i	w_iy_i	$w_iy_i^2$
1	−51.4	19.12	0.05	0.11	−2.69	138.15
2	−49.6	6.19	0.16	0.33	−8.02	397.64
3	−49.08	35.49	0.03	0.06	−1.38	67.87
4	−39.9	11.19	0.09	0.18	−3.57	142.32
5	−39.4	21.44	0.05	0.10	−1.84	72.39
6	−44.9	9.379	0.11	0.22	−4.79	214.95
合计			0.49	1.00	−22.29	1 033.32

其中 y_i、s_i^2、w_i、rw_i 等计算如下:

$$y_i = \bar{x}_{1i} - \bar{x}_{2i} \qquad (式7)$$

$$s^2_{y_i} = s_i^2\left(\frac{1}{n_{1i}} + \frac{1}{n_{2i}}\right) \qquad (式8)$$

$$s_i^2 = \frac{(n_{1i}-1)s^2_{1i} + (n_{2i}-1)s^2_{2i}}{n_{1i}+n_{2i}-2} \qquad (式9)$$

$$w_i = \frac{1}{s_{y_i}^2} \qquad \text{(式 10)}$$

$$rw_i = \frac{w_i}{\sum w_i} \qquad \text{(式 11)}$$

（1）异质性检验：Q 检验。

H_0：6 个研究来自同一总体，即每个研究的总体效应水平相同。

H_1：6 个研究来自不同总体，即各个研究的总体效应水平不全相同。

将表 3-11 的数据代入公式 4 中，$Q = 1\,033.32 - (-22.28)^2/0.485 = 9.4$，$\chi^2_{0.1,5} = 9.24$，因此 $P < 0.1$；将 Q 统计量代入公式 5 中，$I^2 = \dfrac{9.4 - (6-1)}{9.4} \times 100\% = 47\%$。

研究间存在一定的异质性，由于本研究已经将疗程和用法用量进行了亚组分析且临床同质性良好，因此可以采用固定效应模型忽略不算太大的统计学异质性进行结果合并。一般情况下，在探索了异质性来源之后，I^2 仍然接近 50%，可以同时给出固定效应模型和随机效应模型的结果，随机效应模型计算结果见下文。

（2）计算合并效应值：

$$\hat{y} = \frac{\sum w_i y_i}{\sum w_i} \text{ 或 } \hat{y} = \sum rw_i y_i \qquad \text{(式 12)}$$

本例 $\hat{y} = \dfrac{\sum w_i y_i}{\sum w_i} = \dfrac{-22.28}{0.485} = -45.94$ 或者 $\hat{y} = \sum rw_i y_i = -45.94$

（3）对合并的效应值进行检验：

1）可信区间法：合并效应值的 95% CI 为，

$$\left[\hat{y} \pm \frac{1.96}{\sqrt{\sum w_i}} \right] = \left[-45.94 - \frac{1.96}{\sqrt{0.485}}, -45.94 + \frac{1.96}{\sqrt{0.485}} \right] = (-48.75, -43.12)$$

当试验效应指标为 RD、MD 或 SMD 时，其值等于 0 时试验效应无效，其 95% 的可信区间若包含了 0，等价于 $P > 0.05$，即无统计学意义；若其上下限不包含 0，等价于 $P \leqslant 0.05$，即有统计学意义。

2）z 检验法：

H_0：合并后总体差值 $= 0$；H_1：合并后总体差值 $\neq 0$。$\alpha = 0.05$。

$$\chi^2 = \frac{\left(\sum w_i y_i \right)^2}{\sum w_i} = \frac{(-22.28)^2}{0.485} = 1\,023.94$$

χ^2 值服从自由度为 1 的 χ^2 分布，$\chi^2 = 1\,023.94$，这里 $\chi^2 = z^2$，$z = \sqrt{\chi^2} = 32.0$，z 服从标准正态分布，$P < 0.01$。拒绝 H_0，即认为联合疗法与现代医药常规治疗在降低

血清胆红素水平上有差别,联合疗法治疗后的血清胆红素水平低,疗效好。3 个步骤的计算结果与 RevMan 软件计算结果(图 3 - 7)一致。

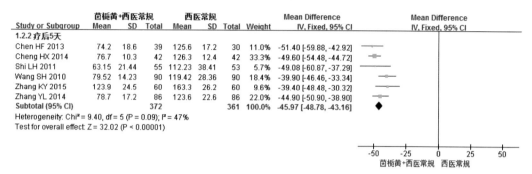

图 3-7 联合疗法与现代医药常规治疗胆红素水平比较森林图(固定效应)

二、随机效应模型

随机效应模型的计算,目前普遍采用 D - L 法,该方法是由德西莫尼安(DerSimonian)和莱尔德(Laird)首先提出,既适用于分类变量,又适用于连续型变量。其核心思想主要是对权重 w_i 进行校正,是以研究内方差和研究间方差之和的倒数作为权重。

假设 k 个研究间存在异质性,设 y_i 为每个研究的真正效应,则 y_1、y_2……y_k 为随机变量,它们服从总体均数为 y,方差为 τ^2 的正态分布。

$$y_i \sim N(y, \tau^2)$$

τ^2 实际上就是研究间的方差,其矩估计为:

$$\tau^2 = \max \left\{ \frac{Q - (k-1)}{\sum w_i - \left(\sum w_i^2\right) / \sum w_i}, 0 \right\} \qquad (式 13)$$

上式中 Q 为异质性检验统计量,则校正的权重计算公式为:

$$w_i' = \frac{1}{S_{y_i}^2 + \tau^2} \qquad (式 14)$$

合并效应量的估计值和标准误为:

$$y_{DL} = \frac{\sum w_i' y_i}{\sum w_i'} \qquad (式 15)$$

$$S_{y_{DL}} = \frac{1}{\sqrt{\sum w_i'}} \qquad (式 16)$$

69

合并效应量的 95% CI 为：

$$y_{DL} \pm \frac{1.96}{\sqrt{\sum w_i'}} \qquad \text{(式17)}$$

【例3】采用随机效应模型对例2进行 Meta 分析。

根据公式13及表3-11计算 $\tau^2 = \dfrac{9.4 - (6-1)}{0.485 - 0.0517/0.485} = 11.63$，根据上述公式整理随机效应模型 Meta 分析用表，见表3-12。

表 3-12　联合用药组与现代医药常规治疗血清胆红素水平 Meta 分析用表（随机效应）

研究编号	y_i	$S_{y_i}^2$	τ^2	$S_{y_i}^2 + \tau^2$	w_i'	rw_i'	$w_i' y_i$
1	-51.4	19.12	11.63	30.75	0.033	0.14	-1.67
2	-49.6	6.19	11.63	17.82	0.056	0.24	-2.78
3	-49.08	35.49	11.63	47.12	0.021	0.09	-1.04
4	-39.9	11.19	11.63	22.82	0.044	0.19	-1.75
5	-39.4	21.44	11.63	33.07	0.030	0.13	-1.19
6	-44.9	9.379	11.63	21.01	0.048	0.21	-2.14
合计					0.232	1.00	-10.57

计算合并效应量为：

$$y_{DL} = \frac{\sum w_i' y_i}{\sum w_i'} = \frac{-10.574}{0.2315} = -45.68$$

合并效应量的 95% CI 为：

$$\left[y_{DL} \pm \frac{1.96}{\sqrt{\sum w_i'}} \right] = \left[-45.68 - \frac{1.96}{\sqrt{0.2315}}, \ -45.68 + \frac{1.96}{\sqrt{0.2315}} \right] = (-49.75, -41.61)$$

z 检验：

H_0：合并后总体差值＝0；H_1：合并后总体差值≠0。$\alpha = 0.05$。

$$\chi^2 = \frac{\left(\sum w_i' y_i \right)^2}{\sum w_i'} = \frac{(-10.574)^2}{0.2315} = 482.98$$

χ^2 值服从自由度为1的 χ^2 分布，$\chi^2 = 482.98$，$\chi^2 = z^2$，$z = \sqrt{\chi^2} = 21.98$，$z$ 服从标准正态分布，$P < 0.01$。拒绝 H_0，采用随机效应模型的疗效也是联合疗法优于现代医药常规治疗。3个步骤的计算结果与 RevMan 软件计算结果（图3-8）一致。

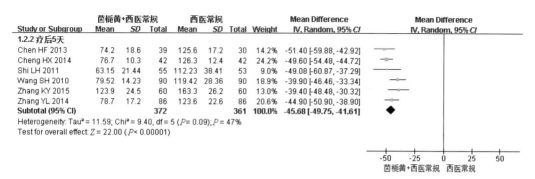

图 3-8 联合疗法与现代医药常规治疗胆红素水平比较(随机效应)

（韩 梅）

第四节 队列研究的 Meta 分析

队列研究(cohort study)又称定群研究,是将特定人群按其是否暴露于某可疑因素或暴露的不同水平分组,追踪观察和比较各组的结局发生率的差异,从而评价暴露因素与结局有无因果关联及关联强度大小的一种观察性研究方法。例如,采用队列研究设计检验剖宫产与儿童注意缺陷多动障碍之间的关系。首先选择在同一时期生产的产妇作为研究对象,根据其分娩方式分为自然分娩组和剖宫产组,随访其子女至 12 岁或诊断为注意缺陷多动障碍为止,记录两组的注意缺陷多动障碍发生率,如果剖宫产组的注意缺陷多动障碍发生率明显高于自然分娩组,则可推测母亲剖宫产可能是引起其子女注意缺陷多动障碍的危险因素。在此过程中,由于不是随机分组,两组间除了剖宫产这一因素之外的其他因素(如产妇年龄、是否有高危因素、家庭人口数、成长环境、父母对孩子的期望和压力等)并不一定能达到组间均衡,这也导致队列研究的统计分析方法及队列研究的 Meta 分析方法与随机对照试验及其 Meta 分析方法并不相同。病例-对照研究的 Meta 分析与队列研究相似,但只能检验暴露因素与结局之间的关联性,并不能检验两者之间的因果关系。因此,在探索暴露因素与结局之间关系的 Meta 分析首选队列研究的 Meta 分析,在没有队列研究可供分析的情况下,可以考虑病例-对照研究的 Meta 分析。针对队列研究 Meta 分析与随机对照试验 Meta 分析的主要差异,本节将从队列研究 Meta 分析效应指标的选择、数据资料提取、质量评价工具、队列研究 Meta 分析的报告规范 4 个方面进行阐述,其中重点阐述数据资料提取这一步骤。

一、队列研究 Meta 分析的效应指标

队列研究的效应指标与随机对照试验的效应指标相似,既可以是连续变量,也可以

是二分类变量,只是队列研究最常用于暴露组与非暴露组结局发生率的比较,因此多采用计数资料的统计分析指标,包括本章第二节已经介绍的 RR、RD,还包括考虑暴露时间长短的指标风险比,以及考虑暴露程度的剂量-反应关系。

1. 风险比　风险比(hazard ratio,HR)常用于随访生存资料分析,也可用于队列研究。在队列研究中,指的是暴露组的风险函数 $h1(t)$/非暴露组的风险函数 $h0(t)$,t 指的是相同的时间点。风险函数指瞬时死亡率、条件死亡率或危险率函数。HR 可以通过 Cox 比例风险模型计算而获得。HR 与 RR 的区别在于,RR 反映的是整个随访过程的疾病结局累积风险(结局确定),而 HR 反映的是每个时间点上的瞬时风险,因此 HR 能够避免选择偏差,可以表示疾病结局出现之前的风险。在实际的队列研究中,往往存在截尾或删失数据(即随访时间内未观察到结局事件的发生,或研究对象在发生结局事件之前失访、搬迁或死亡而无法获得其结局事件)。这种截尾或删失数据如果直接进行删除,就会对结论造成偏倚。而采用 Cox 比例风险模型计算 HR 值,则既考虑了结局事件出现与否,同时又考虑了发生该结局事件所需要的时间,因此能够描述数据的全貌。

2. 剂量-反应关系　剂量-反应关系(dose-response relationship),当暴露因素为等级资料或连续性变量时,随着暴露剂量的增加,其效应也逐步增加。常作为因果推断的参考标准之一。分析思路为列出某暴露因素不同剂量水平的结局发生率,以最低或最高剂量组为参照组,计算其余不同剂量水平的 RR 值及其 $95\%CI$。

二、数据资料提取

随机对照试验的资料提取是按照"PICOS"五大要素进行提取,在队列研究中主要围绕暴露与结局及混杂因素进行资料的提取,包括两个基本部分:研究特征和效应量大小。研究特征一般包括数据资料的提取,一般包括两个基本部分。①第一部分是各个研究的基本情况,一般包括第一作者姓名、发表年代、国家或地区、随访年限、暴露和非暴露的定义、两组性别构成和平均年龄、两组的基线样本量、两组发生预期结局人数、预期结局的定义、控制的混杂因素(多因素分析控制的协变量)等。这部分数据一般不纳入分析(进行探索异质性来源时会使用),但需要显示在研究结果的纳入研究特征表中。②第二部分是各个研究的效应量大小。一般有两种数据类型,即连续性变量(表示为均数±标准差、相关系数、回归系数等)和分类变量[表示为百分比(行×列表资料)、RR 和 HR 等]。本节重点介绍分类资料的数据提取。分类资料结局报告的形式根据是否进行混杂因素的调整分为以下两种。

(1)如果原始研究没有考虑混杂因素的影响,仅做了单因素分析,则提取文献中初始时暴露组与非暴露组的样本量及两组结局事件发生数,通过整理成四格表来估算粗 RR 值及其 $95\% CI$,这种方法与干预性研究的 Meta 分析方法一致,但在观察性研究中由于分组不是随机的,暴露组与非暴露组之间在各个混杂因素上很难达到组间均衡。因此,单因素分析的结果并不完全符合真实世界研究的实际情况,结果的解释应该谨慎。

（2）如果原始研究提供了校正混杂因素的 RR（或 HR）值及其 $95\% CI$，则在资料提取时提取该 RR（或 HR）值及其 $95\% CI$ 上下限的数据，如果采用 STATA 软件或者 R 软件进行 Meta 分析，则不需要对提取的数据进行转换，可以直接合并各研究的 RR 值，如果采用 RevMan 软件进行 Meta 分析，则需根据研究报告的 RR 值及其 $95\% CI$ 进行对数转换获得 $\log(RR)$ 及其标准误。在 RevMan 软件中，一般选择数据类型有两种：二分类变量和连续变量，但对于 $\log(RR)$ 的合并，我们选择的是通用倒方差（generic inverse variation）选项，输入每个研究的 $\log(RR)$ 及其标准误即可进行 RR 值的合并。由于各个研究考虑的混杂因素可能不尽相同，因此用此方法进行的 RR 值合并仍然可能存在异质性，如果各个研究间考虑的混杂因素差异较大，推荐采用随机效应模型进行数据的合并，解释结果时也应当谨慎。

三、队列研究的方法学质量评价工具

队列研究方法学质量评价采用 Cochrane 协作组织推荐的纽卡斯尔—渥太华量表（The Newcastle Ottawa Scale, NOS），队列研究部分包括 3 个维度共 8 个条目，最高可积 9 分，分值越高，方法学质量越高，评价标准详见表 3-13。

表 3-13　队列研究的 NOS 评价标准

评价领域	条　　目	评价标准
研究对象选择	（1）暴露组的代表性	1）真正代表人群中暴露组的特征*
		2）一定程度上代表了人群中暴露组的特征*
		3）选择某类人群如护士、志愿者
		4）未描述暴露组情况
	（2）非暴露组的代表性	1）与暴露组来自同一人群*
		2）来自不同的人群
		3）未描述暴露组的来源情况。
	（3）暴露因素确定	1）固定的档案记录（如外科手术记录）*
		2）采用结构式访谈*
		3）研究对象自己写的报告
		4）未描述
	（4）肯定研究起始时尚无要观察的结局指标	1）肯定*
		2）不肯定
组间可比性	设计和统计分析时考虑暴露组和未暴露组的可比性	1）研究控制了最重要的混杂因素*
		2）研究控制了任何其他的混杂因素*
结果测量	（1）结局指标的评价	1）盲法独立评价*
		2）有档案记录*
		3）自己报告
		4）未描述

（续表）

评价领域	条　目	评价标准
	（2）随访时间足够长	1）是（评价前规定恰当的随访时间）* 2）否
	（3）暴露组和未暴露组随访的完整性	1）随访完整* 2）有少量研究对象失访但不至于引入偏倚（规定失访率或描述）* 3）有失访（规定失访率），未描述 4）未描述

注：* 达到此标准，则此条目积 1 分。

四、队列研究 Meta 分析报告规范

队列研究属于观察性研究中的分析性研究，是流行病学研究的重要组成部分，主要用于检验暴露与疾病之间的因果关联。由于观察性研究很难证明排除了一切偏倚，也不可能完全去除混杂效应，如果观察性研究过程中确实存在相同的系统误差，Meta 分析只会加大这些偏倚，产生统计学上的假象。换言之，如果"原材料"就有缺陷，那么系统综述结论的真实性也会受到损害。因此，观察性研究的 Meta 分析结果应采取科学的态度进行解释，重点应放在检查研究结果异质性的可能来源上。

1997 年 4 月，美国疾病预防控制中心召集临床实践、现场干预、统计学、流行病学、社会科学及生物医学编辑等方面的 27 名专家，讨论并制定了流行病学中观察性研究的 Meta 分析（Meta-analysis of observational studies in epidemiology，MOOSE）的报告规范（表 3 - 14）。

表 3 - 14　观察性研究的 Meta 分析(MOOSE)的推荐报告内容

编号	报　告　条　目
	研究背景
1	定义研究问题
2	陈述研究问题假设
3	确定研究结局
4	确定暴露因素
5	研究设计类型
6	研究人群
	文献检索策略
7	检索人员的资质（如图书管理员和调查员）
8	文献检索策略，包括文献检索的时间范围和使用的关键词
9	尽可能获取所有文献的方式，包括联系文献作者

编号	报 告 条 目
10	检索的数据库和注册库
11	采用的检索软件及其版本号，包括使用的特殊功能（如进行主题词及其下位词的扩展检索）
12	手工检索（如已有文献的参考文献清单）
13	列出纳入和排除的文献及判断标准
14	处理非英语文献的方法
15	处理只有摘要和未发表文献的方法
16	描述与原始研究的通信情况
	研究方法
17	描述检索的文献是否符合待检验的研究假设
18	数据整理和编码的基本原则（如：完善的临床编码规则或仅出于方便原则）
19	数据分类和编码的记录（如多个文献评价者，盲法，以及文献评价者之间的一致性）
20	混杂因素的评估［如入选研究中暴露组（或病例）和非暴露组（或对照）的可比性］
21	评价研究质量，包括对质量评价者采用盲法，对研究结果的可能预测值进行分层分析或者回归分析
22	评价研究异质性
23	详细介绍统计分析模型，以便能重复该研究（如详细描述采用的固定效应模型或者随机效应模型，采用该研究模型分析研究结果的理由，剂量反应关系模型，或者累积 Meta 分析）
24	提供合适的统计图表
	研究结果
25	绘图总结各个研究的效应值和合并分析的效应值
26	列表描述各个纳入研究的特征
27	研究结果的敏感性分析（如亚组分析）
28	研究结果统计学稳健性的指标
	讨论
29	定量地评价偏倚（如发表偏倚）
30	解释排除标准的合理性（如排除非英语文献）
31	评价入选研究的质量
	研究结论
32	导致观察到目前获得的结果的其他可能原因
33	根据研究所得的数据，评价文献涉及的领域，对研究结论进行适当地外推
34	为以后该问题的研究提供指导意见
35	公布研究资助来源

  MOOSE 报告规范自 1997 年制定、2000 年发表以来尚未经过更新，清单中的很多条目并没有与时俱进，因此系统评价作者在参考 MOOSE 报告规范时应同时结合 PRISMA 声明进行系统评级与 Meta 分析的报告撰写。

（韩　梅）

第五节 网络 Meta 分析

在理想情况下,直接比较某一干预措施与对照或阳性药物的随机对照试验是评价治疗效应的金标准,但在实际情况下,许多干预措施缺乏或没有直接比较的证据,可以通过两种途径解决该问题:①开展同时评估多种干预措施利弊的随机对照临床试验,但存在诸多困难,可行性较差;②通过网络 Meta 分析(network meta-analyses, NMA)在一个证据体中同时评估多个干预措施,通过合成直接和间接比较的证据,可以获得证据体中任一对比较的干预措施之间更为精确的相对效应估计,并根据分析结果(如有效性和安全性)进行排序,已受到临床医师、指南制定者、卫生技术机构的欢迎。

一、概述

(一) 网络 Meta 分析的基本概念

关于"network meta-analyses",国内有网络 Meta 分析、网状 Meta 分析等不同译法,体现出了译者侧重点不同。网状 Meta 分析中,"网状"是定语,来限定 Meta 分析;而笔者一直将其译为网络 Meta 分析,强调 Meta 分析的是"(由纳入 Meta 分析的研究构成的)网络",所谓"网络(network)",GRADE 工作组明确定义为"针对某一临床状况可选择性干预的试验集,可就某一特定结局,通过直接和间接比较,计算所有治疗 vs 安慰剂或标准治疗、相互比较的相对效应",与笔者的观点一致。

NMA 是传统 Meta 分析的扩展,又称为混合治疗比较 Meta 分析(MTC meta-analysis)或多处理比较 Meta 分析(multiple treatments meta-analysis, MTM),这些词经常被互换来使用。目前并不能很好地区分这 3 个术语,同时在术语使用上也存在着困难,3 种术语都分别有着自身不同的解释和含义。以一篇 Chu 等研究者观察抗菌药物预防人类免疫缺陷病毒(human immunodeficiency virus, HIV)感染者出现鸟胞内复合体分枝杆菌(Mycobacterium avium complex, MAC)事件的系统评价为例,该系统评价共纳入 5 个研究,含有 4 种干预药物,分别为利福布丁(Rifabutin)、阿奇霉素(Azithromycin)、克拉霉素(Clarithromycin)、安慰剂(Placebo),形成如图 3-9 所示的 NMA 证据比较图。可以发现,"利福平 vs. 安慰剂""克拉霉素 vs. 安慰剂""阿奇霉素 vs. 安慰剂""利福布丁 vs. 克拉霉素"等之间有直接比较的证据,图 3-9 中以实线表示,但"克拉霉素 vs. 阿奇霉素"之间无直接比较的证据,但可以通过网络 Meta 分析来计算出间接比较的证据,如可以通过公共比较组如干预措施安慰剂作为中间媒介,间接计算所

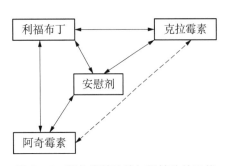

图 3-9 药物直接比较与间接比较网络

得阿奇霉素与克拉霉素在疗效方面是否存在"真正"的差异,称为间接干预比较(indirect treatment comparison, ITC),也称为校正间接比较(adjusted indirect comparison, AIC)等;MTC 是对间接比较的一种扩展,可对直接比较和间接比较进行合并,并同时分析多种干预措施相互比较的疗效;多处理 Meta 分析强调是对 2 种以上干预措施进行比较的Meta 分析;如果对两个以上的 RCT 连接两个以上干预措施进行分析,通过对纳入多重不同的配对比较,从而获得不同干预措施相互比较的"效果"统称为 NMA。

众多 NMA 软件可以将网络证据可视化,绘制网络结构图,提供更多的信息。网络结构图可以展示各个干预措施的研究数量和纳入的患者数量、干预措施之间的比较关系。网状图由结点和连线组成,每一个结点代表一种干预措施,其大小代表干预措施纳入的患者数量;结点之间的连线表示纳入分析的研究中两种干预措施进行了直接比较,其粗细代表直接比较的干预措施的研究数量。

(二) 网络 Meta 分析的实施过程

作为新一代证据合成产生工具,NMA 与经典"头对头"直接比较 Meta 分析相比,更为复杂,主要的步骤有:定义研究问题和干预措施网络结构(基于"PICOS"原则)、数据收集(包括文献检索、研究筛选、数据提取等)、数据分析(定性合成、定量合成)、呈现结果(相对效应估计、疗效排序等)、解释结果等。

二、网络 Meta 分析的基本假设

NMA 有同质性、相似性、一致性前提假设,如图 3-10 所示。在 NMA 中,评价这些假设对确保结果的有效性和可靠性非常重要,只有同时满足这些假设,才能保证合并结果的准确性。

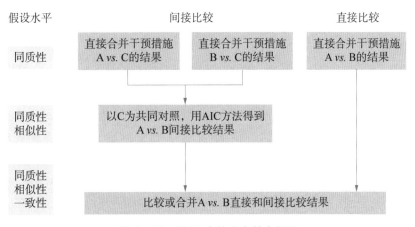

图 3-10 NMA 中的 3 个基本假设

(一) 同质性

同质性是经典 Meta 分析中的前提假设,即同一种直接比较(如,两种不同干预之间"头对头"的直接比较)证据,在不同研究之间具有相似的临床特点和方法学特点,不同研

究的效应估计值在统计学上没有系统性差异。临床特点或方法学特点是指那些可能影响效应估计值的因素(潜在的效应修饰因子)。在 NMA 中,同质性检验与选择固定效应模型和随机效应模型有关。随机效应模型是对反映配对比较间异质性方差估计假设,如假设所有不同配对比较间异质性相同或不同。

(二) 相似性

相似性又称可传递性,指在间接比较中,如以 C 作为桥梁,通过 A *vs.* C 以及 B *vs.* C 的效应值来估计 A *vs.* B 的效应值,重要的临床特点和方法学特点在 A *vs.* C 的证据和在 B *vs.* C 的证据中的分布相似,因此,有临床相似性和方法学相似性之别。相似性目前尚无明确方法来检验,但在进行 NMA 之间,一定要评估用于比较的干预措施之间纳入研究的基本特征,如患者的种族、平均年龄、性别分布、疾病严重程度,因为这些特征往往是效应修饰因子,在不同干预措施比较的研究间一定要相似,即分布要均衡,因此有学者提出,用可传递性来命名这个假设可能更合适。

(三) 一致性

一致性假设是 NMA 最重要的假设,只有网络中不同比较的干预效应符合一致性假设(即来自直接证据和间接证据是等价的)才实施 NMA。如果某种比较(如 A *vs.* B)既有直接证据(如 A *vs.* B)又有间接证据(如 A *vs.* C 和 B *vs.* C),那么就可以比较直接证据和间接证据之间的差异大小。如果两者没有系统性差异,那么则认为符合一致性假设,可以对这两类证据进行合并。如果出现不一致性,则提示直接比较和间接比较证据在某些临床特征上可能存在不同,和/或两种证据存在方法学上的差异,此时需探讨出现不一致性的可能原因并考虑是否应对这两种证据进行合并。

NMA 中同质性假设和一致性假设是两个非常重要的假设。基于同质性假设衍生出固定效应模型(fixed effects model)和随机效应模型(random effects model),基于一致性假设衍生出一致性模型(consistency model)和不一致性模型(inconsistency model),这些不同的模型体现在结构模型中,在实际应用中,可以结合数据特点、模型特点及拟合数据的不同模型拟合优度来选择。

在直接配对比较 Meta 分析中,除非系统评价员确信纳入 Meta 分析的所有研究在临床特征、方法学特征等方面相似,一般选择随机效应,因为随机效应模型可以计算研究间异质性,并能获得针对合并效应量点估计更为保守的可信或置信区间;如果系统评价员相信现存的研究所使用的方案、数据收集方法、测量结局定义、受试者等各方面相似,因此所有研究的真实相对干预效应相同,或者不是聚焦依赖于现在的研究产生新的发现,则也可选择固定效应模型,但要注意固定效应的应用前提很难切合实际。但随机效应估算研究间异质性,需要充足的数据,如果数据较少(如研究稀疏,或事件发生数稀少等)估算的研究间异质性不可靠,可以选择固定效应模型。

三、网络 Meta 分析的基本原理

假设 NMA 中共含有 S 个研究,T 个干预措施,N 个直接配对比较,干预措施 k 相

对于干预措施 c（其中 k，$c = 1, 2, \cdots, T$）的相对效应为 μ_{ck}，实际上并不需要计算所有 μ_{ck}，只需要估计部分基本参数即可，基本参数 $\mu_t(t = 1, 2, \cdots, T-1)$ 表示 $(T-1)$ 个相互独立的合并干预效应。简单方法，通过选择 T 个干预措施中某一个为参照（如 A），则每个 μ_t 代表干预措施 t 相对于 $A(t = 1, 2, \cdots, T; t \neq A)$，所以 $\mu_t \equiv \mu_{At}$，NMA 需要估计所有 $\mu_t S$，因此，所有其他比较（功能参数）的合并效应则可以通过一致性等式 $\mu_{ck} = \mu_{Ak} - \mu_{Ac} = \mu_k - \mu_c$ 获得。

四、网络 Meta 分析的核心统计模型及建模策略

NMA 中，简单的网络结构为由 A、B、C 3 个干预措施构成的星形结构，假设有"A *vs.* C"和"B *vs.* C"直接比较的证据，则可以通过校正间接比较（adjusted indirect comparison，AIC）方法按 NMA 一致性等式获得"A *vs.* B"的证据，即是最初用 NMA 统计分析的 Bucher 法。后来逐渐发展起来并在当前最为流行的 NMA 数据统计分析模型如层次模型、多元 Meta 分析模型、Meta 回归模型、两步策略线性模型等都是基于 NMA 基本原理中一致性等式，最小化需要待估计的参数数量，虽然模型各异，实质上是等效的，基本上是广义线性模型的拓展，没有优劣之分。在实际中，应根据软件实现模型的能力及研究者专业知识和技能来选择的相应的模型。

广义线性模型由内尔德（Nelder）和韦德伯恩（Wedderburn）于 1972 年定义，是传统线性模型的延伸，一般包括线性部分（linear component）、随机部分（random component）、连接函数（link function）3 个部分。GLM 是 NMA 中的核心统计模型，是目前众多贝叶斯 NMA 的基础。该模型由 Lu 与 Ades、Dias、Salanti、Chaimani 等提出并不断完善，建模灵活、易于扩展，应用广泛，可以通过不同的连接函数拟合服从二项分布、正态分布、泊松分布等指数分布的数据，具体如表 3-15 所示。英国国家健康与临床研究所（National Institute for Health and Clinical Excellence，NICE）决策支持机构（Decision Support Unit，DSU））制作的技术支持文档（Technical Support Documents，TSDs）中提供了层次模型针对不同数据类型的贝叶斯 NMA 代码，有兴趣者可以从 DSU 官网上下载学习。

表 3-15　GLM 中常见指数分布族及联接函数

分布	联接函数	联接函数表达式	对应的模型
正态分布	恒等函数	$\eta = \mu$	多元线性回归模型
二项分布	Logit 函数	$\eta = \ln[\pi/((1-\pi))]$	Logistic 回归模型
二项分布	Probit 函数	$\eta = \Phi^{-1}(\pi)$	Probit 回归模型
泊松分布	对数函数	$\eta = \ln(\lambda)$	泊松回归模型

如以二分类数据为例，假设有 $N(i = 1, 2, \cdots, N)$ 个研究，每个研究有 $k(k = 1,$

$2, \cdots, K$) 个干预措施(臂),第 i 个研究中的干预措施组合为 D_i(即前文所谓的设计),第 i 个研究第 k 个臂中感兴趣的参数为 η_{ik},该参数可由不同度量模型(measurement model)用来描述数据,对于二类数据,以 p_{ik} 表示第 i 个研究第 k 个干预措施组事件发生概率,总人数 n_{ik},发生的事件人数为 r_{ik},r_{ik} 服从二项分布: $r_{ik} \sim Binomial(p_{ik}, n_{ik})$,而概率 $p_{ik} = \dfrac{\exp(\eta_{ik})}{1 + \exp(\eta_{ik})}$。

该模型有两种建模策略。第一种为 Ades、Salanti、Dias 等提出的基于对比(contrast-based, CB)模型,指定每个研究中的臂 b_i 作为基线参照,则有 $\eta_{ik} = \mu_{ib_i} + \delta_{ib_ik}(k \in D_i)$。式中,$\mu_{ib_i}$ 称为研究截距,是固定效应,针对二分类数据表示第 i 个研究中臂 b_i 的发生事件(戒烟数据中戒烟成功)比数的自然对数。δ_{ib_ik} 表示第 i 个研究中臂 k($k \in D_i$)相对于 b_i 比较的特定比较效应,相应为比数比的自然对数(lnOR),当 $k = b_i$ 时,$\delta_{ib_ik} = 0$;若 $k \neq b_i$,则随机效应模型为 $\delta_{ib_ik} \sim N(\mu_{b_ik}, \sigma_{b_ik}^2) = N(\mu_{1k} - \mu_{1b_i}, \sigma_{b_ik}^2)$,模型中 μ_{1k} 关键参数,表示如果以干预措施 1 为参照干预,对于 $k > 1$(表示在 1 之后)的臂 k 与 1 比较的平均干预效应,显然 $\mu_{11} = 0$。若为固定效应模型,则有 $\sigma_{b_ik}^2 = 0$,$\delta_{ib_ik} = \mu_{b_ik} = \mu_k - \mu_{b_i}$。

研究间异质性(方差)σ_{kc}^2 有几种不同的假定,如研究间同方差(σ^2)或异方差结构(σ_{kc}^2),要注意的是,当纳入的研究为多臂研究时,各个臂之间效应存在相关性,必须指定效应值的方差—协方差矩阵。设第 i 个研究的随机效应的估计向量为 δ_i,假设其服从多元正态分布,简单处理,假设研究间同方差为 σ^2,则有:

$$\boldsymbol{\delta}_i = \begin{pmatrix} \delta_{i12} \\ \vdots \\ \delta_{i1a_i} \end{pmatrix} \sim N_{a_i-1} \left(\begin{pmatrix} \mu_{t_{i1}, t_{i2}} \\ \vdots \\ \mu_{t_{i1}, t_{ia_i}} \end{pmatrix}, \begin{pmatrix} \sigma^2 & \sigma^2/2 & \cdots & \sigma^2/2 \\ \sigma^2/2 & \sigma^2 & \cdots & \sigma^2/2 \\ \vdots & \vdots & \ddots & \vdots \\ \sigma^2/2 & \sigma^2/2 & \cdots & \sigma^2 \end{pmatrix} \right)$$

式中,$a_i(a_i = 2, 3\cdots)$ 表示第 i 研究的臂的数,$\mu_{t_{i1}t_{ik}} = \mu_{1t_{ik}} - \mu_{1t_{i1}}$;由 δ_i 的方差—协方差矩阵可知,对于任意两个臂之间的协方差为 $\sigma^2/2$。根据多元正态分布的条件分布公式可得每一个 $\delta_{i,1k}$ 条件分布为:

$$\delta_{i1k} \left| \begin{pmatrix} \delta_{i12} \\ \vdots \\ \delta_{i1(k-1)} \end{pmatrix} \right. \sim N\left((\mu_{1t_{ik}} - \mu_{1t_{i1}}) + \frac{1}{k}\sum_{j=1}^{k-1}[\delta_{i1j} - (\mu_{1t_{ij}} - \mu_{1t_{i1}})], \frac{k}{2(k-1)}\sigma^2 \right)$$

第二种为 Hong、Hawkins 等提出的基于臂(arm-based, AB)建模策略。仍假设有 $N(i = 1, 2, \cdots, N)$ 个研究,每个研究有 $k(k = 1, 2, \cdots, K)$ 个干预措施(臂),第 i 个研究中臂的总数为 K,$s[k]$ 表示研究中臂 k,$t[k]$ 表示该臂施加给患者的干预措施,d_t 表示干预措施 t 相对于参照干预($t = 1$)的干预效应,显然有 $d_1 = 0$,臂 k 事件发生数与未发生数的比值对数为 η_k,$\mu_{s[k]}$ 表示参照干预的研究特定测量结果,根据异质性假设不同可以分为固定效应模型和随机效应模型:①假定不同随机效应方差发生在个体干预措施水平则为具有干预措施特定方差随机效应模型(random treatment effects with treatment-specific variance)，$\eta_k = \mu_{s[k]} + \delta_{s[ki], t[k]}$，式中 $\delta_{s[k], t[k]} \sim N\left(d_{t[k]}, \frac{\sigma_{t[k]}^2}{2}\right)$；②假定所有比较间随机效应方差相同，则为共方差随机干预效应模型（random treatment effects with common variance），$\eta_k = \mu_{s[k]} + \delta_{s[ki], t[k]}$，式中 $\delta_{s[k], t[k]} \sim N\left(d_{t[k]}, \frac{\sigma^2}{2}\right)$；③如果研究间无异质性，则为固定效应模型 $\eta_k = \mu_{s[k]} + d_{t[k]}$。

虽然这两种建模策略一直存在争议，且从理论上讲 AB 建模策略可能破坏了随机化，但似乎并非实质问题，因为一些研究表明，AB 和 CB 建模策略均适用于 NMA 数据建模分析，两者获得的结果基本上相等。

五、网络 Meta 分析的分析策略

贝叶斯统计学与经典统计学是统计学两个主要学派，两者对概率的定义有所区别，而 NMA 也主要有贝叶斯和频率学两大分析策略。

（一）贝叶斯分析框架

贝叶斯统计综合了未知参数的总体信息、样本信息及先验信息，根据贝叶斯定理，获得未知参数的后验分布，进而对未知参数进行统计推断，因其灵活性强，广泛应用于科学研究中。贝叶斯 NMA 全面考虑了参数的不确定性，可以用直接概率来描述这些参数（例如，一种干预措施优于另一种干预措施的概率）。贝叶斯 NMA 中主要采用 MCMC 和集成嵌套拉普拉斯近似（integrated nested Laplace approximations, INLA）两种算法。

在使用 MCMC 算法进行贝叶斯网络 Meta 分析时，要注意以下 3 点。

（1）对模型中的参数合理指定先验分布非常重要。先验分布可以允许利用先验信息确定，但在先验信息或知识缺乏的情况下，常用的处理方法：对绝对或相对效应测量（位置参数）选择指定无信息或模糊正态先验分布；根据测量结局类型，对研究间异质性标准差 τ（尺度参数）指定为弱信息通常是均匀先验分布。在 NMA 文献中，无论是固定效应模型还是随机效应模型，对所有研究中每个干预效应（如 μ_{ib}）和基本参数（如假定以 A 为参照，d_{AB}，d_{AC}，…）通常指定的先验分布为正态分布 Normal（0，10^m），其中 m 取值范围一般为 3～5。对于随机效应模型中，研究间异质性标准差 τ 的先验分布指定没有直接的原则可供参考，一般指定为弱信息先验如均匀分布 uniform（0，m），其中 m 取值范围为 2～10，或者指定为无信息先验 $\frac{1}{\tau^2} \sim Gamma$（0.001，0.001）；若配对比较的研究稀疏，则 τ 的先验分布可以指定半正态分布 HN(0.5) 或 HN(1)。一项研究表明，对于 τ 给定不同的先验分布可能会产生显著不同的结果，特别是在研究稀疏的情况下尤为明显。建议在进行贝叶斯 NMA 时，为 τ 选择不同的先验，来评价结果的敏感性。

（2）评价和比较固定和随机效应模型的拟合优度可以用来帮助 NMA 时的模型选择。偏差信息准则（deviance information criterion, DIC）是贝叶斯统计中常用的模型比较和评估模型拟合度的方法，公式为：$DIC = p_D + \bar{D}$，式中，p_D 又称为参数的有效数量，

用于测量模型复杂程度,$\bar{D}$ 用于测量模型的拟合优度,由偏差 $D(\theta)$ 度量。DIC 值越小说明模型越好,一般认为不同模型的 DIC 的差值在 3 个或以上单位即为重要差异。

(3) 如果在后验分布中使用马尔科夫蒙特卡洛链模拟,则判断检验马尔科夫链收敛十分重要;需要指出的是,与 MCMC 算法相比,INLA 算法费时短且不需要收敛性诊断。尤其要注意的是,贝叶斯模型因其复杂性和指定先验分布潜在的主观性,可能会影响研究的结果。

(二) 频率学分析框架

频率学分析框架广泛应用于经典 Meta 分析中,但近年来涌现出的 Meta 回归及多元 Meta 分析等 NMA 模型和方法等,均可由频率学分析框架实现,且具有计算速度快、不需要为参数指定先验、可避免蒙特卡洛误差分析、可由 Stata、R、SAS 等通用软件轻松实现等优点,也得到了广泛应用。在 NMA 中,频率学分析方法的估计和推断常是基于最大似然(maximum likelihood)等算法。频率学分析框架是观察数据在假设参数值的样本分布下的概率,得到的参数估计比贝叶斯方法更间接。

因为 NMA 许多技术及相关统计软件,最初建立和开发时均基于贝叶斯方法,当前大多数 NMA 文献都是采用贝叶斯分析框架;同时,相对于频率学方法,贝叶斯方法在处理复杂或稀疏数据时更有价值。因此,在 NMA 的数据分析时,建议首选贝叶斯方法,以频率学方法作为敏感性分析,但对于非统计学专业研究者而言可能会存在不少困难。

六、网络 Meta 分析的统计软件

NMA 的软件或程序大体可以分为 3 类:①贝叶斯统计分析软件,如 WinBUGS、OpenBUGS、JAGS、Stan 等,可以实现贝叶斯 NMA。②通用分析软件,如 Stata、R、SAS 等,既可以实现贝叶斯 NMA,也可以实现频率学 NMA。③NMA 专用分析包或程序,如 ADDIS、GeMTC、ITC、某些 Excel 插件如 NetmetaXL 和 MetaXL 等。决定进行 NMA 后,需要根据数据类型、效应量、证据类型等情况确定合适的统计模型和分析框架,然后再选择合适的计算软件,具体如表 3-16 所示。

表 3-16　网络 Meta 分析模型及常用实现软件

模型或方法	软　　件	扩展包或命令
Bucher 法 (逐步策略)	R 软件 Stata 软件 WinBUGS、OpenBUGS	meta 包、metafor 包、rmeta 包 indirect 命令 /
Meta 回归模型	R 软件 Stata 软件 WinBUGS、OpenBUGS	nlme 包、metafor 包 metareg 命令 /

（续表）

模型或方法	软　　件	扩展包或命令
多元 Meta 分析模型	R 软件	mvmeta 包、metafor 包、nmaINLA 包
	Stata 软件	mvmeta 命令、network 组命令
	WinBUGS、OpenBUGS	/
基于图形原理（图论）法	R 软件	netmeta 包
层次模型	WinBUGS、OpenBUGS	/
	ADDIS/GeMTC	/
	R 软件	gemtc 包、pcnetmeta 包、bnma 包
	SAS 软件	genmod 程序、glimmix 程序、MCMC 程序
两步法线性模型	WinBUGS、OpenBUGS	/
	Stata 软件	mvmeta 命令
	SAS 软件	mixed 程序

根据建模数据、软件功能特点及易用性等方面考虑，建议 WinBUGS、Stata、R 3 个主要 NMA 软件两两配合使用或三者联用。

（1）WinBUGS 是 NMA 中最为常用的软件包，但对于初学者而言，学习和理解其模型代码是一个挑战，而且该软件在熟练操作、数据注释和绘图制图等方面的功能有所欠缺。建议使用 JAGS，它是一个采用 MCMC 算法拟合贝叶斯层次模型的程序，与 BUGS 语言同源，但与 OpenBUGS 和 WinBUGS 有些小差异，并可由其他软件如 R 调用。

（2）Stata 软件的 mvmeta 命令和 network 组命令均可拟合多元 Meta 分析模型，其中 mvmeta 功能强大，但在数据预处理、模型参数设置、结果图示化等方面，需要一定的数学及统计学技能，初学者不易掌握；network 组命令提供了数据准备、数据分析、绘制相关图形、干预措施效果排序等功能，特别是最新版本可通过调用 mvmeta 命令或 WinBUGS 软件等实现频率学及贝叶斯 NMA，分别拟合，操作方便，建议使用 network 组命令。这两个命令均可在联网情况下，在 Stata 命令输入窗口键入命令：net from http://www. homepages. ucl. ac. uk/~rmjwiww/stata/，按提示完成安装，具体使用方法，可以阅读相关文献。

（3）R 软件除了通过调用 WinBUGS（如 R2WinBUGS）、OpenBUGS 软件（R2OpenBUGS、Brugs、rbugs）、JAGS 软件（如 R2jags、rjags、runjags）、Stan 软件（如 rstan）进行 NMA 的扩展包外，还有 gemtc、pcnetmeta、bnma、netmeta 等几个 NMA 专用包。gemtc 包基于层次模型、采用对比似然建模策略，是 R 软件最早应用 NMA 的包之一。pcnetmeta 包是基于臂建模策略，通过调用 JAGS 软件，可以对二分类数据、连续型数据、计数数据等不同数据类型进行 NMA，如针对二分类数据，可以计算绝对风险（absolute risk，AR）、RD、lnOR、lnRR、OR、RR 等效应量，指定 Probit 连接函数建模。bnma 包拟合是 Dias 提出的层次模型，基于对比策略建模，通过调用 JAGS 软件进行 NMA，但不需要用户编写 JAGS 代码和设定初始值等，使用方便。

七、结语

Meta 分析可以定量、科学地合成研究结果,已在许多科学领域取得革命性的成果,用来建立基于证据的实践、解决相互矛盾的研究结果。NMA 是基于 Meta 分析原理扩展而建立的,可以在一个分析中评估多个干预措施,它通过合成直接和间接比较的证据,可以获得任一配对干预措施比较的相对效应,并根据测量结局(如有效性和安全性)进行排序。

NMA 作为一种新技术和方法发展迅速,在实施时会面临更多的挑战,建议如下:①必须注意要满足同质性、相似性(可传递性)、一致性 3 个假设。特别是,NMA 获得信息是基于一致性假设成立之上,如果直接证据和间接证据不一致,会影响 NMA 结果的正确性,因此在实施任何 NMA 时,必须要评估网络结构的一致性问题,虽然目前涌现出不少整体和局域性不一致性检验的方法,然而判断不一致性的效能都比较低,当提供直接和间接证据的研究子集中效应调节因子明显不同时,网络不一致性的可能性会增加。②目前常用的 NMA 数据统计分析模型主要有层次模型、多元 Meta 分析模型、Meta 回归模型、两步策略线性模型等,虽然模型各异,实质上是等效的,基本是广义线性模型的拓展,没有优劣之分,都可以在贝叶斯框架和频率学框架下实现,由相关统计学软件拟合,研究者可以根据自己的技能和偏好选择使用,一般建议首先选用贝叶斯方法,但对于非统计学专业研究者而言还是存在不少困难。③纳入 NMA 研究的试验方法学特征和临床特征等效应调节因子会影响干预效应的大小,有必要进行网络 Meta 回归分析或敏感性分析以考查 NMA 结果的可靠性。④NMA 允许多个不同干预措施进行比较,并根据合并结果进行排序,但聚焦于概率排序第一的方法可能会存在潜在的误导性,一个排名第一的干预措施也可能会有排名最后的较高概率,其获益与其他干预措施相比,可能仅有很小的临床价值。⑤结果呈现不如经典 Meta 分析简单直接,如森林图在 NMA 中用处不大,一般要以网络结构图显示干预措施之间比较的关系,以排名表格形式呈现不同干预措施两两比较的相对效应量,以校正比较漏斗图诊断小样本研究效应等。

总之,NMA 在多个干预措施的有效性和安全性等进行比较方面,是具有广阔前景的技术和方法,但研究者在应用时也必须注意其不足之处,我们期待更多更为成熟的方法出现。

(张天嵩)

第六节 │ 系统评价与 Meta 分析的相关问题

Meta 分析在本质上是一种观察性研究,其研究文献中的数据已经形成,Meta 分析只能对已形成的研究结果进行统计合并,它不能排除原始研究中存在的偏倚,因此在效应合并和结果解释时要慎重,为了提高系统评价结果的真实性,在进行系统评价与 Meta 分析时需注意以下几个问题。

(1)全面、系统地收集与 Meta 分析课题相关的文献,这是完成一份高质量的系统评价与 Meta 分析报告的基础。如果漏检了重要文献就可能直接影响分析结果的可靠性和真实性。因此,在制订检索策略时最好有专业信息检索人员参与。

(2)制定明确的文献纳入和排除标准,标准既不能过宽也不能过严,标准过严,可以保证各研究间的较好的同质性,但可纳入分析的文献不多,这就限制了通过 Meta 分析来增加统计学功效的目的;标准过宽,又会出现合并的结果没有意义,会出现类似"合并苹果、橙和柠檬"现象。选题依据还是要根据待解决的临床问题进行选择。

(3)要对纳入研究的文献质量进行评价,低质量的研究文献纳入 Meta 分析,直接影响研究的真实性和可靠性。因此其结果解释要慎重,否则会误导,必要时要做敏感性分析。

(4)根据各研究间异质性程度,选择合适的统计分析模型。统计学检验发现异质性时,首先要对异质性来源进行深入的分析(包括临床异质性和方法学异质性),随机效应模型是针对异质性资料的统计处理方法,它不能代替导致异质性原因的分析。

(韩 梅)

思考与练习

1. 系统评价的基本步骤是什么?
2. 制定纳入排除标准应当考虑哪些要素?
3. 对合并的统计量进行假设检验的方法有哪些?
4. 随机效应模型与固定效应模型的区别是什么?
5. 异质性的来源有哪些? 如果研究间存在异质性应如何解决?
6. 队列研究 Meta 分析在资料提取时应注意什么?

第四章

临床研究

目前至少形成了如下 3 种中医药科研方向,即探寻中医药本源状态的回顾性科学研究、基于随机对照试验和真实世界研究等方法的中医药现实状态科学研究,以及在系统生物学、网络药理学、分子对接、人工智能等现代科技加持下的前瞻性科学研究。三者相互嵌合,共同推动了中医药学术在新时代的高质量发展。

临床是中医学、中西医结合医学大显身手的舞台,疗效则是其赖以生存的基石,离开了临床就失去了中医学、中西医结合医学作为医学学科的主要优势,但目前临床研究及基于此所产生的高级别临床证据却是它们的软肋,其原因主要在于相对缺乏与中医药学、中西医结合医学临床特点高度适应的临床研究方法;同时研究者对现代临床试验研究工具接纳与正确应用的能力不足也是原因之一,故而亟须建立与中医药学、中西医结合医学特点相适应的,并与已经由现代医学所验证的研究工具相结合的中医药、中西医结合科研方法学体系。

第一节 | 病例报告和病例系列研究

一、定义及分类

病例报告(case report)是医学研究中的一种常见形式,是单个或几个病例在疾病表现、发病机制、诊断和治疗等方面的详细描述性记录,对象可以是新发疾病、罕见疾病、疑难疾病等,也可以是某些已知疾病的特殊临床表现、特殊临床转归,诊断技术的新发现、治疗尝试、药物不良反应、特殊经验和教训等,其目的是引起医学界的注意,从而为发现新的疾病、常见病的特殊类型和某些干预的潜在不良反应提供线索和客观证据。广义的病例报告包括两种类型:①单个病例报告,或称个案报告(report of single case);②病例系列研究(case series study),是无对照的观察性研究,涉及对多个患者同一种干预、疾病或结局的描述。前瞻性病例系列研究是指在没有设置对照组的情况下,前瞻性地给予一定数量患者同一种(类)干预措施,比较治疗前后临床疗效的一种观察性研究方法。根据研究目的,病例报告又可分为 3 类:教育性病例报告、诊断性病例报告和治疗性病例报告；根据时间不同，病例报告又可分为回顾性病例报告、前瞻性病例报告。

二、特点

病例报告作为最早期的医学传播形式之一，也是产生最早的医学证据之一。回顾性病例报告由于治疗实施前未进行文献回顾和制订治疗计划，其虽能反映医师的治疗水平，但可能由于施治时未能采取最佳结局指标而导致病例报告的可信度降低。而前瞻性病例报告由于有了事先的文献研究，制订了治疗方案和结局评价指标，可以给予患者既定的治疗方案治疗和进行治疗前、中、后期的结局指标评价。病例报告没有对照而导致结果解释时无法排除非研究因素的干扰，而在发表时，又因为阴性结果的不能发表而导致发表偏倚，导致高估观察结果即夸大疗效等，在循证医学分级中证据级别不高。而且由于病例报告不能对暴露（危险因素）与疾病之间的因果关系进行定量评估，导致结果直接推广的可能性较低。根据牛津大学循证医学中心的证据等级和传统医学证据分级建议，名老中医经验（医案）属于"未经批判性评估的专家意见"和"未经系统验证的专家观点和临床经验，以及没有长期在临床上广泛运用的病例报告"，属于循证医学的Ⅳ级或Ⅴ级，即低级别的证据。当然病例系列研究也有高证据等级的设计，即全或无病例系列研究。"全"是指在没有采用此种治疗方法之前，"全部"患者都会发生某不良结局（如死亡），而采用此种治疗方法后，一些患者生存下来；"无"是指在使用此种治疗方法之前，一些患者因病而死亡，而使用此种治疗方法之后，无一患者因该病而死亡。全或无病例系列研究成果属于Ⅰc证据。

尽管病例报告在循证医学中的证据级别不高，但却有着特殊的临床价值，可收集和记录临床特征、发病机制、诊疗与预后等第一手资料。同时，可用于观察临床对照试验排除的患病人群，用于观察特殊疾病、并发症和不良反应。病例报告可为后续研究提供重要的研究线索和客观证据，而且研究花费低廉，容易进行，故仍然是一种受到临床医师普遍欢迎的形式。循证病例报告是一种特殊的病例报告，它不一定报道新的发现，但注重展现解决问题的循证实践过程，为临床问题的解决提供基于最新和最可靠知识的措施或方案。另外，近年来"最佳病例系列"（best case series，BCS）也成为国外用来评估补充替代医学的一种高质量的研究方法，它在中医领域的运用主要为挑选出接受中医药治疗后获得最佳收益的病例，严谨且记录完整、准确的病例数据信息，帮助临床医师和卫生决策者客观地判断中医药的疗效。因此对于讲究个体化治疗的中医学来说，每一个细节都可能体现着辨证论治的特色，有些细节可能连医家本人都没有注意，但积累得多了就有可能发现其中的奥妙。

三、应用

病例报告的发表可以为医学科研工作者建立疾病（异常表现）与可能风险因素的因果（关联）假说提供重要依据与线索，是临床医学与流行病学的一个重要连接点。比如帕金森病的发现和治疗研究就是从病例报告开始的。阿尔茨海默病、马方综合征等的发现也都始于病例报告。而当病例系列报告的例数足够大时，研究者可以对其进行统计分析，并进一步建立科研假设。尽管病例报告本身不能验证这些假设，但却是收集与记录疾病特征、分布频率、危险因素、治疗与预后等第一手资料的研究手段，并且可以为病因机制和治疗方法的研究提供重要帮助，为开展前瞻性研究提供依据，引发一系列深入研究。如张亭栋教授等1973年发表的病例系列报告"'癌灵注射液'治疗6例白血病初步临床观察"，启发了后来一系列的基础研究和临床试验，让医学界广泛接受了三氧化二砷对急性早幼粒细胞白血病的治疗作用。当然，病例报告也是系统综述等二次文献利用研究的资料来源。

中医医案承载着中医专家的临床经验，是中医临证经验传承的主要途径之一，反映了医家临床辨证、立法、处方用药的临床经验和思维过程。中医医案有个案和类案之分，其报告形式类似于现代医学的病例报告/病例系列。医案在中医学的传承与发展中有着不可替代的作用和地位，从宋代第一部医案专著《伤寒九十论》至《临证指南医案》，再到近现代医家的医学著作，医案作为中医理论和实践的主要载体之一沿用至今。历代中医医家的学术思想除了少数用专著论述外，绝大多数是通过医案反映出他们独特的学术思想和理论见解，这些医案从各方面丰富了中医学的理论体系，也培养了中医人才。章太炎认为："中医之成绩，医案最著。欲求前人之经验心得，医案最有线索可寻，循此钻研，事半功倍。"清代医家周学海甚至提出："宋以后医书，唯医案最好看，不似注释古书之多穿凿也。"当代名中医姜春华教授更有现身说法："我学习每家医案都能收到或多或少的养料，如王孟英的养阴疗法，薛立斋的平淡疗法，吴鞠通的用药剧重，在临床中各有用处。"目前，中医学术期刊所发表的个案报告仍以回顾性治疗性病例报告最多，如以中医治疗或辅助治疗疑难病、罕少见病、多种病证伴发的复杂疾病及合并症为主，还涉及中医治疗失误或中药不良反应的反思、中医治疗新发传染病、中医经典方剂与理论的应用等。中医学历来重视个体化治疗，强调因人、因时、因地三因制宜，若医案报告能详细、准确地记录诊疗过程中的具体信息，则能更好地反映疾病情况，更有利于在国际上对中医药理念的传播与推广。

四、设计要点

我国清代医家喻嘉言在其中医医案专著《寓意草》中提出了一系列关于中医医案记录的建议，可以看作我国古代对于医案报告的设计与观察记录要点，具体如下："某年、某月、某地。某人年纪若干，形之肥瘦、长短若何？色之黑白、枯润若何？声之清浊、长短若何？人之形志苦乐若何？病始何日？初服何药？次后再服何药？某药稍效，某药不效？时下昼夜孰重？寒热孰多？饮食、喜恶多寡，二便滑涩有无？脉之三部九候，何候独异？二十四脉中何脉独见？何脉兼见？其症或内伤，或外感，或兼内外，或不内外，依经断为何病？其标本先后何在？汗、吐、下、和、寒、温、补、泻何施？其药宜用七方中何方？十剂中何剂？五气中何气？五味中何味？以何汤名为加减和合？其效验定于何时？"当然，古代中医学的诊疗特点决定了古代中医医案记录的基本内容是基于望、闻、问、切的四诊信息。

一般来说，一个良好的病例报告应该回答如下 6 个基本问题，谁、什么、为什么、什么时候、在哪里，那又如何？其设计的关键要素包括研究对象（participant，P）、干预（intervention，I）和结局（outcome，O），相比随机对照试验少了对照（comparison，C）。据此，病例报告研究首先应制订清晰的研究假设、目的、目标，并应重点关注如下内容。①研究人群：性别、年龄、职业、民族，疾病名称及诊断日期；②评价指标：与疾病诊断、病情轻重及其他与疗效评价有关的中医学、现代医学所涉及的相关指标记录，记录时点为治疗前、治疗中和治疗后，也可以根据相关特定指标的变化确定观测记录时点；③干预措施：有无现代医学治疗（药物及剂量）及时间，中医药开始治疗时间，是否中医药单独治疗及时间；④不良反应：治疗过程中任何等级的不良反应；⑤患者签署知情同意书，同意对其完整病例资料进行分析并发表相关文章。其中，病例报告要求对病例个体进行病情的详细描述，而病例系列研究则把所有病例当作一个总体，进行总体特征的描述。病例系列研究还需要考虑患者是否来自多个研究中心、患者的病情是否一致（明确合理的纳入和排除标准）、患者是否连续性纳入等问题。

病例报告的基本框架包括提出临床问题，进行病例治疗和结局测量记录。循证病例报告的实施过程即循证临床决策过程，包括 5 个基本步骤：①确定一个需要回答的临床问题；②系统检索可以回答上述问题的证据；③严格评价，找出最佳证据；④应用最佳证据，指导临床决策；⑤后效应评价循证临床实践的结果。其中，临床问题的提出应基于临床实际凝练出具体的、可以回答的临床问题，进行检索和获取证据时应制订明确的检索策略，对证据进行严格的质量评价及适用性评价是分析的重点和撰写文章的主体内容。

五、中医病例报告研究的特点

在中西医结合的范式下，如何汲取现代医学和现代科技之精华，又保持中医学传统之特色，促进中医临床的发展，是中医现代医案研究面临的新课题。当然，医学现象总是单个发生、只能被个别临床医师"偶然"遇上。但这个"偶然"遇上需要具备如下条件：首先，要具备善于发现特殊、罕见病例或判断是否有药物不良反应的能力。古语所谓知常达变，这也就要求我们必须具备相当的理论基础和临床经验，而且必须将心思放在所诊治的每一个病例上，留出时间思考。其次，要善于记录、总结，找出偶然性背后的必然性，这就需要去查资料、咨询更有经验的专家，并反复思考、观察、比对。

中医病例报告基本以治疗性病例报告为主，目的多是提供针对某种疾病，不同医家独特的诊疗方法或心得。对于中医病例系列研究，可从以下方面考虑开展相关研究：①基于中医复方的医案研究，可能存在同一个方子治疗不同疾病的医案存在，这时就要在分析方子治疗特点的基础上，着重阐释这些不同疾病是否存在共同的病机，是否属于异病同治范畴。②对于基于病证的医案研究，可能存在同一种疾病使用不同处方治疗，这时就要在不同处方基础上，分析同一病证的发病特点有何不同，为什么使用了不同的方子,到底选方用药的依据在哪儿,是否属于同病异治范畴。③对于罕见病或疑难病的医案研究,要注意汇集不同医家的经验,在撰写医案时要查新,对多个类似医案进行对比研究,找出异同,同时查询其他临床的和非临床的证据予以佐证。

六、报告规范

有研究评价了中国科学引文数据库(Chinese Science Citation Database, CSCD)收录的 7 本儿科期刊 2010—2016 年发表的病例报告,发现约 1/3 的病例报告存在严重的信息缺陷,尤其是在背景、时间轴、治疗干预的细节及相关文献的复习等方面。同样,有研究基于加拿大卫生经济研究所制定的病例系列方法学质量评价清单评价了 2019 年 12 月至 2020 年 4 月间发表的中医药治疗新型冠状病毒感染病例系列报告 ($n \geqslant 10$),发现这些病例系列报告方法学质量总体偏低。那么,如何写好一篇病例报告,是需要我们关注的主要问题。一般说来,病例报告的主要内容可分为两个部分,即临床资料和讨论。临床资料要求有完整的原始记录、充分的诊断依据和最后诊断;但应明确,描述应该以异常资料为主,正常情况可一笔带过。对病史、诊断、鉴别诊断和治疗方法、结果等,要保证真实性。必要时附辅助检查结果及图片等。讨论部分应结合病例撰写,讨论内容要与病例紧密联系,一般可围绕所报道的病例进行必要的说明,阐明作者的观点或提出新的看法等。讨论要有精辟独到的见解,并注意结合已有的报道,并以其他证据来佐证。

有研究发现,中医病例报告文献数量逐年递增,对临床和教学大有裨益,但也存在病例报告质量偏低(基于 CARE 工具)的问题,由于缺少与中医药临床非常贴合的报告规范,也是惯性使然,部分中医病例报告的设计依然遵循中医古典医籍模式,导致部分内容未能得到很好的体现。2013 年"病例报告的报告规范(CARE)"的制定在一定程度上提升了病例报告的质量,随后 CARE 小组发布了"2016 CARE 信息清单更新版"(表 4 - 1),旨在提高病例报告撰写的完整性与科学性。尽管中医医案历史悠久、对中医学术发展意义重大,但是长久以来中医医案撰写优劣只与医案作者的学识水平、写作功底有关,尚无公认的标准和模板,甚至还存在一些不规范的地方,凡此不仅不利于中医临床疗效的规范表达,也在一定程度上影响了中医学的认可度。1958 年秦伯未提出"尚未达到中西医合流的过渡时期,总结报告之外还应该重视中医的习惯……"至 2009 年有专家提出了中医临床个案发表与过程规范的建议,提出中医病例报告要体现可溯源性、发表过程规范化与客观化,并提出了 10 个方面的建议。2016 年国内专家发表了"基于共识的中医药个案报道建议(CARC)"(表 4 - 2),一定程度上规范了中医病例报告的撰写与发表。故而在进行病例报告或病例系列研究时,应该熟练掌握并合理利用以下报告条目,在课题设计之初即明确要采集的相关信息内容,以免因信息缺失而导致后续论文撰写不规范,或者数据不足以支撑结果乃至影响结论的推导,甚至由于信息缺失太多而返工。

表 4 - 1　CARE 信息清单——2016:病例报告写作须知

主题	项目编号	清单项目描述
标题	1	词语"病例报告"应与本案例中最受关注的内容同列于标题中
关键词	2	4～7 个关键词——包括关键词"病例报告"
摘要	3a	背景:本病例报告为医学文献增加了什么新的内容
	3b	病例小结:主诉、诊断、干预、结局
	3c	结论:从本病例中主要"获取"了什么经验
引言	4	当前的医疗标准及本病例的贡献——列出参考文献(1～2 段文字)
时间表	5	将本病例报告中的信息按时间轴列成表或图
患者信息	6a	对病例的人口统计学信息及其他患者和当事人的信息予以隐私保护
	6b	主诉——促使患者本次就诊的主要症状
	6c	相关既往史,包括既往的干预措施和结局
	6d	过去的相关干预措施及结果
临床发现	7	相关的体检发现
诊断评估	8a	评估内容,包括调查、实验室检查、影像学检查等
	8b	诊断推理,包括考虑到其他诊断及存在的困难
	8c	考虑提供与评估、诊断和干预相关的图或表
	8d	提供预后特征(如适用)
干预	9a	干预类型,例如推荐的生活方式、治疗、药物疗法、手术等
	9b	干预管理,例如剂量、强度、持续时间
	9c	记录干预的变化,以及相应的解释说明
	9d	其他同时实施的干预
随访和结局	10a	临床医师的评估(如合适的话,增加患者或当事人对结局的评价)
	10b	重要的随访诊断评估结果
	10c	对干预依从性和耐受性进行评估,包括不良反应
讨论	11a	对作者在处理本病例时的优势和局限性进行讨论
	11b	详细指出如何将本病例报告告知临床实践或临床实践指南
	11c	基于本病例报告,如何提出一个可检验的假设
	11d	结论及其推理依据
患者观点	12	患者或当事人对此次医疗过程的评价(如适用)
知情同意书	13	绝大多数期刊要求提供病例报告中的患者的知情同意书
其他信息	14	致谢部分;竞争性利益;如果需要,提供伦理委员会的证明

表 4 - 2　基于共识的中医药个案报道建议

主题	项目编号	清单项目描述
文题	1a	词语"病例报告"或相近词汇如"病案""病例研究"应列于文题中
	1b	病例/患者的数量在病例系列报告中应该予以说明

主题	项目编号	清单项目描述
摘要	2	简洁描述所纳入病例报告的特征,可以按照结构式摘要形式写上讨论或者评论(患者主要症状,分型和中医辨证,治疗,结局评估,治疗后结局指标,本病例的亮点和特色)
关键词	3	3～5个关键词:包括"病例报告",疾病名称,中医辨证,补救治疗措施
英文概述	4	题目,摘要,关键词的英语表述
引言	5a	选择报告这个病例的原因
	5b	从患者或者其监护人处获得的信息
患者信息	6a	列出患者的名称(使用姓氏代替"患者"一词或代表住院号/门诊号),性别,年龄,就诊日期,以及与案例相关的二十四节气
	6b	建议报告患者的身高、体质量、婚姻状况、职业、其他信息(医院名称、住院/门诊病例),谁治疗和报告了病例
临床信息	7	描述主诉,现病史,中医症状和体征,舌象,脉象特点。其他可选信息包括既往史、过敏史、个人生活史、家族/遗传史等
诊断评估	8a	病例的中医诊断 ● 报告中医辨证分型,诊断标准(基本原理)并列出参考文献
	8b	用于常规医学诊断的病例 ● 报告现代医学检查结果及诊断 ● 诊断标准(基本原理)并列出相关参考文献 ● 如适用,报告现代医学的鉴别诊断
	8c	经中西医结合诊断的病例 ● 同时报告8a和8b的内容
治疗	9a	中医治疗原则
	9b	中药干预 ● 中成药必须报商品名、剂量、给药方法和疗程,并报生产厂家名称和批号。如适用,建议报告质量控制标准 ● 自行配制的中药制剂,必须报告其组成、每味药剂量、生产工艺(如煎煮方法)、剂量、给药方法、疗程,如适用,还要报告栽培地点、配制方法和质量控制标准
	9c	针刺干预 ● 必须报告使用的穴位(或位置,如果没有标准名称)的名称(单/双侧)、操作程序(如插入角度、刺激)、留针时间和治疗疗程(频率)。建议报告所选穴位的原理、针型(规格、材料、生产厂家)和针刺深度(基于指定的测量单位或特定的组织水平) ● 对于电针,还应报告设备的型号、刺激强度、频率和波形
	9d	艾灸干预 ● 必须报告使用的穴位(单/双侧)的名称(或位置,如果没有标准名称)、使用的材料、灸法步骤和技术、疗程(频率)。建议报告所选穴位的原理依据、所用材料的质量、艾灸单元的数量 ● 对于电艾灸,还应报告仪器的型号,以及刺激强度和频率
	9e	对于包括上述干预措施的综合治疗,请分别参照9b、9c和9d
	9f	对于不包括上述干预措施的综合治疗,需要详细报告治疗过程、疗程和持续时间

（续表）

主题	项目编号	清单项目描述
	9g	必须报告每个干预的预防措施
结局评估	10	如果适用则用公认的金标准,或使用有详细说明的自己设计的标准
随访	11a	在治疗期间,改变治疗措施的依据不足
	11b	随访日期及结果,如果适用
建议和措施	12	对饮食、情绪、起居等方面提出建议和措施
讨论/评论	13	明确诊断或治疗本病例的意义和难点,突出优势和特点,阐述处方的基本原理,以及从这个案例中得到的启示
致谢	14	致谢对本病例研究有贡献的人
参考文献	15	与本病例相关的文献报道(对参考文献不作具体数量要求)
图/表	16	与本病例有关的图和表(对数量不作具体要求)

（高　振　董竞成）

第二节 | 队列研究

一、定义及分类

队列研究(cohort study)是指选择一个尚未发生所要研究结局的人群,根据是否暴露于某研究因素(或接受某种治疗)而将其分为暴露组(治疗组,也可根据暴露程度如低、中、高剂量再分组)和非暴露组(对照组),随访观察适当长的一段时间,比较两组之间某种结局(如病因研究中的发病率、死亡率,疾病治疗研究中的死亡、复发、转移等)的差异,从而判断暴露该因素与结局之间有无关联及关联大小的一种观察性研究方法。简单来说,队列研究就是指在研究开始时即确定一组特定的研究对象(泛指共同暴露于某一因素或者具有某种共同特征的一组人群),然后通过一段时间的随访观察结局。队列研究使用的是"由因到果"的纵向前瞻性研究方法。

依据研究对象进入队列及终止观察的时间不同,队列研究可以分为前瞻性队列研究、历史性队列研究和双向性队列研究3种类型(图4-1)。

1. 历史性队列研究　也称回顾性队列研究,即根据过去某个时期对可疑危险因素的暴露情况分组,以回顾方式从现在追溯到过去若干年某病发生或死亡的情况,从而分析某因素与疾病的关系。历史性队列研究与病例-对照研究均属于回顾性研究,区别在于历史性队列研究为由因查果,是依据危险因素分组;而病例-对照研究则是由果查因,是依据某病的有无分组。在中医药中,历史性队列研究可根据过去一段时间某病患者是否接受中医药治疗而将之分为中医药治疗组和非中医药治疗组,分析比较两组患者基线资料、临床指标、实验室指标等的异同。

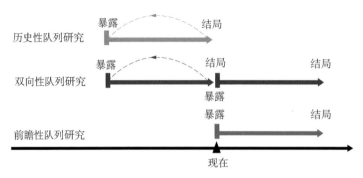

图 4 - 1 队列研究设计示意图

2. 前瞻性队列研究 即根据对可疑危险因素刻下情况分组,在开始平行随访观察一段时间后,分析某因素与疾病的关系。在中医学中,可将中医药治疗看作一种暴露,在研究开始时,根据每个研究对象是否接受中医药治疗进行分组,此时治疗效果还未显现,需要经过一个或几个疗程后,收集每个病例临床指标/实验室指标的改变情况。也可以观察中药减毒增效的作用,如观察化疗后肿瘤患者不良反应的发生率。

3. 双向性队列研究 在历史队列研究之后,继续进行前瞻性队列研究。该方法可用于暴露因素作用后可能会既有短期结局又有长期结局的情况;也可用于那些研究起始之时暴露已经发生,但结局尚未出现的情况。

二、特点

队列研究在病因与疾病预后研究中有重要的应用价值,此外还可应用于疾病的诊治和预后研究。特点:①有对照组,可用于比较分析,属于分析性流行病学的研究方法;②暴露与否是人群中自然存在的,不受研究者干预,属于观察法;③研究对象暴露在结局发生之前,属于由"因"到"果"的研究,根据是否暴露于某因素分组,随访观察结局。

主要优点:①可直接计算暴露于某危险因素的发病率及相对危险度、归因危险度等指标,一般可证实因果关系;②可了解疾病的自然史,还可以研究同一暴露因素引起的多种结局;③对于前瞻性队列研究,偏倚相对较少,结果较可靠,可提高变量测量的完整性和准确性;④适用于恶性疾病和罕见暴露的研究。

缺点:①费时长,样本量往往较大,需要较大的投入,易发生失访偏倚等;②不适合发病率很低的疾病;③容易发生选择性偏移;④对于历史性队列研究,通常存在数据质量欠佳或不全的情况。

三、应用

1. 检验病因假设及研究疾病的自然史 深入检验某个或某些病因假设,一般一次研究只检验一种暴露与一种疾病的因果关联,也可同时检验一种暴露与多种结局间的关联。

同时,队列研究还可以观察人群暴露于某因素后,疾病的发生、发展直至结局的全过程。

2. 疗效评价 自 20 世纪 80 年代开始,有国外研究者将队列研究用于评价治疗措施的疗效,即把治疗措施(注意:队列研究可用于评价治疗措施的疗效,但不能直接称之为干预措施,因为干预措施是指人为分组的,而非自然暴露的。队列研究作为一种观察性研究,参与者和医师依据自身的选择性偏好左右了参与者最终的暴露归属)作为一种暴露因素,通过收集资料及随访评价该暴露因素与结局之间的关系,称为定群研究,该研究属于真实世界研究,是常用的比较效果研究类型之一。

3. 队列研究在中医药疗效评价中的应用 其注重临床实际中患者的诊疗过程,更能体现中医药复杂干预、个体化辨证论治的诊疗特点,具有较强的外部真实性。由于参与者队列迁移的存在,使得定义中医药暴露的工作成为研究方案制订阶段需要重点解决的问题。暴露是指研究对象曾经接触过某些因素,或具备某些特征,或处于某种状态,这些因素、特征或状态即为暴露因素;当然,暴露因素可以是危险因素,也可以是保护因素;可以是比较宏观或抽象的因素,如中西医结合治疗与单纯现代医学治疗;也可以是微观或具体的因素,如中药葛根注射剂。当然,也可以根据时间对中医药暴露进行层级划分,如对于每年连续服用中药 6 个月以上或累计服用 7 个月及以上,定义为高暴露;对于每年连续服用中药 2～5 个月或累计 3～6 个月,定义为中暴露;对于连续服用中药 15～60 天或累计 1～2 个月定义为低暴露;而将无暴露定义为每年连续服用中药不足 15 天或累计不足 30 天。可通过对大样本观察对象的长期观察,比较不同暴露水平的组间发病率、病死率等指标的差别。

进行中医药相关的队列研究,可选择一个尚未出现疗效结果的人群,根据有无使用中医治疗将其分为暴露组(中医治疗组)和非暴露组(未使用中医治疗组),治疗一个或多个疗程后,比较结局事件(如病死率)或治愈率的差异。之所以可以计算这些结局指标,与队列研究可以计算发病率是分不开的。当然,与连续性结局变量相比,二分类结局变量采用队列设计效率较高,风险(新发研究结局人数/具有发病风险的总人数)、比值(发生研究结局人数/未发生某种结局的人数)、率(发生研究结局人数/具有风险的总人数)是针对随访一段时间的研究对象的二分类结局频率的估计指标。

在此过程中,必须明确中医药疗效队列研究的观察性研究属性,不能由研究者干预受试者的入组情况,而且起始暴露在研究开始时需要即刻确定下来,这个暴露的决定方式主要有 3 种,即患者自主选择,医患协商,以及随机选择。3 种方案均可接受,但需按上述顺序依次执行,仅能客观观察评价中医药干预的有无及剂量与结局事件之间的关系。

四、设计要点

几个注意点:①队列研究的所有研究对象(无论暴露组或非暴露组)都必须有出现研究结局的风险;②在研究之初就要给予暴露因素明确无歧义的定义,这个定义不仅要区分暴露的"有或无",最好能根据暴露程度进行定量分级;③应保证非暴露组除外暴露因素,在其他各个重要特征上均应与暴露组相似;④必须事先给予结局清楚、特异和可测评的定义;⑤采取措施保证失访最小化。

1. 基本步骤 目标人群(靶人群)确定之后,设计的主要步骤:按照研究目的与条件,选择符合设计要求的合格对象(全部人群或部分抽样人群),根据其处于暴露因素与否和暴露剂量分组,并随访观察结局的发生情况(图4-2)。暴露因素应尽可能采用国内外统一的标准,明确暴露的方式、程度和时间。而研究结局是指随访中将出现的预期结果,也就是研究者希望追踪观察的事件。研究队列应该至少包括一个暴露组和一个对照组,比如,比较某中药联合现代医药治疗和单纯现代医药治疗的疗效差异,设定接受中药治疗组为暴露组,而未接受中药治疗的则为对照组。当然,对于前瞻性队列研究,设计时应该尽可能采取客观、量化的指标收集资料,或者对资料进行盲法收集。队列研究不仅要收集与暴露有关的资料,还要收集与结局有关的资料。队列研究中暴露因素与研究结局之间的关联强度一般用相对危险度(relative risk, RR)表示。

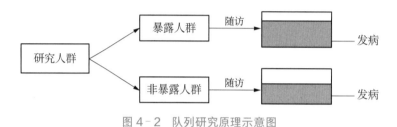

图4-2 队列研究原理示意图

注:阴影部分代表暴露者,无阴影部分代表非暴露者

2. 样本量计算 队列研究样本量计算时,需要了解以下参数:①p_0:非暴露组的发病率或死亡率估计值,常用一般人群的数据代替;②p_1:暴露组的发病率或死亡率估计值,暴露组与非暴露组的差值为$d = p_1 - p_0$;③显著性水平α一般取0.05;④检验效能$(1-\beta)$,一般取0.8或0.9。样本量计算公式如式1所示,其中Z_α:α的标准正态离差;Z_β:β的标准正态离差,$\bar{p} = (p_1 + p_0)/2$。

样本量计算方面,以病因研究为例,利用到的公式如下:

$$n = \frac{[Z_\alpha \times \sqrt{2 \times \bar{p}(1-\bar{p})} + Z_\beta \times \sqrt{p_1 \times (1-p_1) + p_0 \times (1-p_0)}]^2}{(p_1 - p_0)^2} \quad (1)$$

n为暴露组和非暴露组各需的病例数,考虑失访等因素,实际病例数在此基础上增加10%~15%。

3. 资料分析 队列研究资料归纳表如表4-3所示。

表4-3 队列研究资料归纳

组别	发病人数	未发病人数	合计	发病率
暴露组	a	b	$a+b(n_1)$	$p_1 = a/n_1$
非暴露组	c	d	$c+d(n_0)$	$P_0 = c/n_0$
合计	$a+c(m_1)$	$b+d(m_0)$	$a+b+c+d(N)$	$P = m_1/N$

（1）反映结局发生的指标：①累计发病率（CI）：该指标适用于固定队列，进出队列的研究对象相对平衡，可用固定的人口数作为分母。累计发病率等于观察期内发病数（D）除以随访时开始的人数（N），$CI=D/N$；②发病密度（ID）：是一定时期内的平均发病率，其等于观察期内发病数（D）除以随访人年（PY），$ID=D/PY$；③标准化死亡比（SMR）：当暴露人数较少，或无法获得死亡率资料时，可用SMR，是指研究人群中观察的死亡数（O）与以标准人口死亡率计算的预期死亡数（E）之比，$SMR=O/E$。

（2）反映结局与暴露因素关联程度的指标：

1）相对危险度（RR）：暴露于某因素的发病率（或死亡率）p_1与非暴露组于某因素的发病率（或死亡率）P_0之比，$RR=p_1/p_0$。RR表示暴露组人群相对于非暴露组人群发病危险性的大小。根据RR值与1的关系来判定暴露因素与疾病的关系，即$RR>1$表示暴露因素是疾病的危险因素，$RR<1$表示暴露因素是疾病的保护因素，$RR=1$表示暴露与疾病无关。①RR为0.9～1.0或1.0～1.1时，说明暴露因素与疾病无关联；②RR为0.7～0.8或1.2～1.4时，说明暴露因素与疾病有弱的关联；③RR为0.4～0.6或1.5～2.9，说明暴露因素与疾病有中等程度的关联；④RR为0.1～0.3或3.0～9.9，说明暴露因素与疾病有强的关联；⑤$RR<0.1$或>10，说明暴露因素与疾病关联很强。

2）归因危险度（AR）：表示暴露组发病率与非暴露组发病率之间的差值，即用暴露组发病率减去非暴露组发病率所得数值。说明暴露组的发病率中有多少是因为暴露的因素而致病的。$AR=p_1-p_0$另一种表现方法是归因危险度百分比（ARP）。其计算方法是用暴露组的发病率减去非暴露组的发病率，用所得结果除以暴露组的发病率，然后乘以100%，表示暴露组的发病率中有多少是因为暴露因素而致病的。$ARP=\left[\dfrac{p_1-p_0}{p_1}\right]\times100\%$。

3）人群归因危险度（PAR）：指在整个人群中，暴露危险因素所引起的发病率增高的部分，又称病因学成数，$PAR=P-p_0$。也可以用人群归因危险度比例（$PARP$），表示整个人群中，暴露危险因素可导致多少比例的疾病发生，$PARP=\left[\dfrac{P-p_0}{p_1}\right]\times100\%$。$P$表示整个人群中该疾病的发病率。

五、报告规范

队列研究属于观察性研究，在进行论文撰写时要按照观察性研究报告规范（Strengthening the Reporting of Observational Studies in Epidemiology, STROBE）来进行论文撰写（表4-4）。

表4-4 STROBE声明——观察性研究报告中应当纳入的清单条目

项目与主题	条目号	细目清单
题目和摘要	1	① 在题目或摘要中用常用术语表明研究常用设计 ② 在摘要中对所完成的工作和获得的结果作一个简要的总结

（续表）

项目与主题	条目号	细目清单
前言		
背景和合理性	2	解释研究的科学背景和依据
研究目标	3	阐明具体研究目标，包括任何预先确定的假设
方法		
研究设计	4	尽早描述研究设计的关键要素
研究现场	5	描述研究现场，包括具体场所和相关时间（研究对象征集、暴露、随访和数据收集时间）
研究对象	6	① 队列研究：描述研究对象的入选标准、来源和方法，描述随访方法； 病例-对照研究：描述病例和对照的入选标准、来源和方法，描述选择病例和对照的原理； 横断面研究描述研究对象的入选标准、来源和方法 ② 队列研究：配对研究需描述配对标准、暴露与非暴露数量； 病例-对照研究：配对研究需描述配对标准和与每个病例匹配的对照
研究变量	7	明确界定结局指标、暴露因素、预测指标、潜在混杂因素及效应修饰因子，如有可能应给出诊断标准
资料来源与评估	8*	描述每一研究变量的数据来源和详细的测定、评估方法（如有多组，应描述各组之间评估方法的可比性）
偏倚	9	描述潜在的偏倚及消除方法
样本量	10	描述样本量的确定方法
定量指标	11	解释定量指标的分析方法，如有可能应描述如何选择分组及其原因
统计学方法	12	① 描述所用统计学方法，包括控制混杂因素的方法 ② 描述亚组分析和交互作用所用方法 ③ 描述缺失值的处理方法 ④ 队列研究：如有可能，应解释失访资料的处理方法； 病例-对照研究：如有可能，应解释病例和对照的匹配方法； 横断面研究：如有可能，应描述根据抽样策略确定的方法 ⑤ 描述敏感性分析方法
结果		
研究对象	13*	① 报告各阶段研究对象的数量，包括征集者、接受检验者、检验合格者、纳入研究者、完成随访者和进行分析者的数量 ② 描述各阶段研究对象退出的原因 ③ 可考虑使用流程图
描述性资料	14*	① 描述研究对象的特征（如人口学、临床和社会特征），以及暴露因素和潜在混杂因素的信息 ② 描述各相关变量有缺失值的研究对象数量 ③ 队列研究：描述随访时间（如平均随访时间、总随访时间）

（续表）

项目与主题	条目号	细目清单
结局资料	15*	队列研究:报告发生结局事件的数量或根据时间总结发生结局事件的数量; 病例-对照研究:报告各暴露类别的数量或暴露的综合指标; 横断面研究:报告结局事件的数量或总结暴露的测量结果
主要结果	16	① 给出未校正和校正混杂因素的关联强度估计值、精确度(如95% CI)。阐明哪些混杂因素被校正及其原因 ② 对连续性变量分组时报告分组界值(切分点) ③ 如果有关联,可将有意义时期内的相对危险度转换成绝对危险度
其他分析	17	报告其他分析结果,如亚组和交互作用分析、敏感度分析
讨论		
重要结果	18	概括与研究假设有关的重要结果
局限性	19	结合潜在偏倚和误差的来源,讨论研究的局限性及潜在偏倚的方向和大小
解释	20	结合研究目的、局限性、多因素分析、类似研究的结果和其他相关证据,客观、全面地解释结果
可推广性	21	讨论研究结果的普适性及可推广性(外推有效性)
其他信息		
资助	22	给出研究的资金来源和资助机构在本研究中的作用,如果适用,提供其在本文前序研究中起的作用

注:* 在病例-对照研究中,分别给出病例和对照的相关信息,如果适用,在队列研究和横断面研究中分别给出暴露和非暴露组的相关信息。

（高　振　庞立健）

第三节 | 病例-对照研究

一、定义及分类

病例-对照研究(case-control study)又称回顾性调查研究,是探求患有某种疾病(或发生了某种结局)的病例组与未患该疾病(或未发生某种结局)的对照组之间对危险因素的暴露情况差异,通过询问或复查病例档案等方式,获得既往暴露因素与疾病之间联系的"由果及因"的研究(图4-3)。如果两组在研究因素之间存在差异,则推论该因素与疾病存在统计关联。在评估各种偏倚影响的基础上,推断因素与疾病的关系。简言之,病例-对照研究即回顾性地寻找所选取的一组患病人群和一组未患病人群暴露于预测变量的差异,从而解释病例组与对照组患病差异的原因。主要用于探索疾病的危险因素与病因。

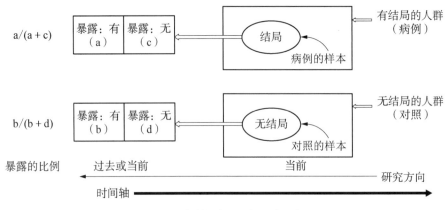

图 4-3 病例-对照研究设计示意图

病例-对照研究可有如下两种分类:①按照对照的选择方法可以分为非配比研究和配比研究。非配比研究是强调病例组与对照组间的比较,即只要求在设计规定的病例和对照人群中分别抽取一定量的研究对象,一般对照人群应≥病例人数,此外无任何其他限制性规定。配比则要求对照在某些因素或特征上与病例保持一致,目的是对两组进行比较时排除匹配因素的干扰。匹配可分为成组匹配和个体匹配:成组匹配是指匹配的因素所占的比例在对照组与病例组之间一致;而以病例和对照的个体为单位进行的匹配叫个体匹配,但对照的倍数一般不能大于4。配比研究的条件或变量应该是与疾病无直接关系的因素,常用的配比变量有年龄、性别、文化水平等。②按研究目的分,可分为探索性研究和验证性研究。探索性研究,即无明显的预先假设,而广泛地收集危险因素,经分析发现与疾病可能相关的一种或几种因素;验证性研究,即根据已有的研究结果提示进一步检验一个或几个病因假说。

二、特点

与按照暴露与否来分组的队列研究不同,病例-对照研究是按照结局来分组的。病例-对照研究具有以下特点:①属于回顾性调查研究,病例与对照的疾病情况和暴露因素均不受研究者人为影响,在研究开始之前即客观存在。②属于分析性流行病学研究,设有与病例组进行比较分析的对照组,对照组应同样来自产生病例的人群,且可以代表产生病例的人群。③是由果及因的研究,研究开始时研究对象的结局已经确定,然后回顾性调查两组的暴露情况。④可以探讨一种疾病与多种结局的关系,但不能验证因果关系,只能推测暴露与疾病是否关联。主要优点:①可以同时研究一种疾病与多种因素的联系;②适合研究罕见结局,往往是研究罕见病病因的唯一选择。主要缺点:①不适合于研究人群中暴露比例很低的因素;②不能测定暴露组和非暴露组疾病的发生率;③容易产生偏倚,包括选择偏倚(如入院率偏倚、检出症候偏倚、非同期对照偏倚、不接受测量偏倚等)、信息偏倚(如回忆偏倚、家庭信息偏倚等)和混杂偏倚;④回顾性研究的信息真实性难以保证,如果病例和对照的不准确程度相似,暴露或疾病的错误分类同研究分组无关,即各组间不存在差异,所产生的问题被称为暴露的非差异性错分(nondifferential misclassification),这种错分将导致研究结果难以发现关联。而且,由于疾病诊断的原因,病例组会更加努力回忆过去的线索而导致其忆起和/或报告其暴露的不准确程度不同于对照组,暴露或疾病的错误分类同研究分组有关,即在各比较组间存在差异,这种暴露的差异性错分(differential misclassification),对研究的关联会产生无法预测的效应。

三、应用

病例-对照研究是病因探索的重要手段,可用于如下研究:①病例-对照研究可以广泛探索疾病的可疑危险因素,从多方面探讨疾病病因,为进一步的前瞻性研究提供线索;②用于罕见疾病或疾病暴发调查的病因探索;③用于药物上市后评价、疫苗效果评价、管理革新效果评价和卫生服务效果评价等多个方面。

四、设计要点

如何选择病例和对照,是病例-对照研究的关键,总的原则是所调查的病例足以代表总体中该病的病例,对照足以代表产生病例的总体。以下几个关键点需要注意:①明确定义病例的诊断标准(含中医辨证分型标准)、纳入标准;②病例组与对照组应来源于同一人群,而且对照的选择应该独立于所研究的暴露因素;③研究数据采集者应该不知道研究对象是病例还是对照,采用同一种方法搜集暴露状态的信息;④加强对混杂因素的处理。

1. 基本步骤 ①提出病因假设:明确所研究疾病的诊断标准、纳入标准等,以便区分病例和对照,然后根据疾病分布的研究或现况调查得到的结果,提出该疾病的病因假设;②确定研究类型:根据研究目的是广泛探索疾病的危险因子还是验证研究,选择配比研究、非配比研究等设计类型;③确定病例的来源:病例要有明确且公认的现代医学疾病诊断标准和中医辨证分型标准。病例来源有两种,其一是从医院患者中选择,即从某一所或几所医院选择某时间段内就诊或住院的诊断为某种疾病的全部患者,若选择其中的一部分作为样本用于研究,则应交代这个样本的选择方法,此即以医院为基础的病例-对照研究;其二是从特定人群中选择病例,即以符合某一明确规定的人群在某时期内的全部病例,或当病例数过多时以其中的一个随机样本作为研究对象,即以人群为基础的病例-对照研究。病例最好选择新发疾病的患者,而非所有的新老患者;④确定对照的来源:病例-对照研究中的对照必须代表那些可能会出现该研究疾病的人群,应该从病例的源人群中抽取,可来自已知或未知人群。已知人群是在一段观察期内的一个明确群体,但病例的来源人群通常是未知的。如果病例来自未知人群,那么对照的选择有邻居对照、医院对照、朋友或伙伴对照、亲属对照等方式。通常只设立一个对照。

2. 样本量计算　样本量确定,若病例组和对照组人数相等但不匹配,以及成组匹配时样本量计算:

$$n = \frac{(Z_\alpha \sqrt{2\bar{p}\bar{q}} + Z_\beta \sqrt{p_0 q_0 + p_1 q_1})^2}{(p_1 - p_0)^2}$$

其中,n 为病例组的样本量;α 为犯第一类错误的概率,β 为犯第二类错误的概率;Z_α 和 Z_β 分别为 α 和 β 值对应的标准正态分布分位数;p_0 和 p_1 分别为所研究因素在对照组和病例组的估计暴露率;若 p_0 和 p_1 不全为已知,则可用 $p_1 = (OR \times p_0)/(1 - p_0 + OR \times p_0)$ 估计;$q_0 = 1 - p_0$, $q_1 = 1 - p_1$;$\bar{p} = (p_0 + p_1)/2$, $\bar{q} = (q_0 + q_1)/2$。$1 : R$ 匹配时样本量的估算:

$$n = \frac{(Z_\alpha \sqrt{(1 + 1/R)\bar{p}\bar{q}} + Z_\beta \sqrt{p_1 q_1 + p_0 q_0/R})^2}{(p_1 - p_0)^2}$$

其中,n 为病例组的样本量,$n \times R$ 为对照组的样本量。

3. 资料收集与整理　病例-对照研究并非按照因素的暴露和无暴露抽取观察人群,故不能计算发病率和死亡率,也就无法计算 RR。当发病率或死亡率很低时,优势比(OR)可作为 RR 的近似估计来表示疾病与暴露的关系。OR 指病例组中暴露的比例是对照组中暴露比例的倍数。同样可以根据 OR 值与 1 的关系来判定暴露因素导致人群患病的可能性:$OR > 1$ 表示暴露因素是罹患该疾病的危险因素;$OR < 1$ 表示暴露因素是该疾病的保护因素;$OR = 1$ 表示暴露与疾病无关。成组病例-对照研究资料的格式如表 4-5 所示,1:1 匹配病例-对照研究资料的格式如表 4-6 所示。

表 4-5　成组病例-对照研究资料的格式

组别	暴露	非暴露	合计
病例组	a	b	n_1
对照组	c	d	n_0
合计	m_1	m_0	N

注:$OR = (a/b)/(c/d) = ad/bc$。

表 4-6　1:1 匹配病例-对照研究资料的格式

病例组	对照组		合计
	暴露	非暴露	
暴露	a	b	$a+b$
非暴露	c	d	$c+d$
合计	$a+c$	$b+d$	n

注:$OR = (a/c)/(a/b) = b/c$。

五、中医病例-对照研究的特点

单纯使用病例-对照研究进行中医临床疗效评价的研究不似随机对照试验这类高级别循证医学证据数量多,但中医病例-对照研究可以研究中药或其他中医手段作为一个暴露因素与疾病结局的关系,也可以将中医药作为一个整体以研究这个暴露因素与疾病结局的关系。比如,要想知道中医药对慢性阻塞性肺疾病稳定期患者是否发生急性加重的影响,则可以把患者是否出现急性加重作为分组依据,再观察各组有无使用中医药(暴露因素),初步得出中医药治疗与慢性阻塞性肺疾病急性加重之间的关系。当然,病例-对照研究还可以探索中医药各组成要素之间的交互作用,以及每个独立要素与结局的关系。

六、报告规范

病例-对照研究属于观察性研究,在进行论文撰写时,要按照观察性研究报告规范(STROBE)声明清单来进行论文撰写("STROBE 声明"参见本章第二节"队列研究"表4-4)。

七、病例-对照研究的衍生类型——巢式病例-对照研究

(一) 定义与分类

巢式病例-对照研究(nested case-control study)又称套叠式病例-对照研究或队列内病例-对照研究,是将传统的病例-对照研究"套嵌"于已有的队列中的一种研究方法,即在对一个事先确定好的队列进行随访观察的基础上,利用新发现的病例和队列中的非病例所进行的病例-对照研究。当因为检测费的昂贵而不适合对队列中所有受试者实施检测时使用该方法,仅对基线时存储了标本的受试者进行测量,在临床随访的病例队列中,易于开展此类研究。如果随访有变化或不完全,或者关注的暴露因素随时间而发生改变,那么在建立队列时对病例组和对照组完成的单次测量将是不够的。需要将随访时间也作为匹配条件加以考虑,即从风险集中选择对照,针对每个病例,将对照定义为那些在队列中经过相同长度的随访时间后仍然没有成为病例的研究对象,即为发病密度巢式病例-对照研究(incidence-density nested case-control study)。

巢式病例-对照研究也有如下两种分类,其一是按照对照的选择方法分类,可分为匹配巢式病例-对照研究和不匹配巢式病例-对照研究,与病例-对照研究的非配比研究和配比研究分类一致。其二是按照队列确定的时间分类,可分为前瞻性巢式病例-对照研究和回顾性巢式病例-对照研究。其中,前瞻性巢式病例-对照研究的设计类型是在研究开始时根据一定的选择条件选择某一人群作为队列,然后前瞻性地随访一定时间以确定病例组和对照组,从现在到将来;而回顾性巢式病例-对照研究的研究方向则是从过去到

现在,即根据研究开始之前的一段特定时间的情况选择某一人群(有完整信息且保存有对应的生物标本)作为研究队列,根据现在出现的结局指标确定病例组和对照组。

(二)设计要点

其设计原理是首先根据一定条件确定某一人群为研究队列,收集队列中每个成员的有关资料信息和生物标本,在随访结束时确定队列中所有发生结局的个体(新发病例,对于慢性疾病或发病时间难以确定的疾病可将初次确诊的日期作为发病日期来确定新发病例)并全部挑选出来作为病例组,从队列中没有发生结局的研究对象(对照)中进行随机抽样作为对照组,然后分别抽出病例组和对照组的相关资料及生物标本进行检查、整理,最后按照病例-对照研究(主要是匹配病例-对照研究)的分析方法进行资料的统计分析和推断。

巢式病例-对照研究属于观察性研究,很难将干预措施细化到具体中药和用法,可以根据中医药的干预强度划分暴露水平,如将只接受中医药治疗定义为极高暴露,将在现代医学治疗基础上在中医医院接受长期连续中医辨证论治综合治疗(包括中药内服和外敷、针灸、推拿等)定义为高暴露,将现代医学治疗基础上接受长期中成药治疗定义为较高暴露,将现代医学治疗基础上给予短期或间断的中成药治疗定义为弱暴露,将只采用现代医学治疗定义为无暴露,当然,还可以将在现代医学治疗的基础上给予短期中药汤剂治疗定义为较弱暴露,以介于较高暴露和弱暴露之间。

其实施步骤如下:①确定本次研究的目的(所要分析的疾病、暴露、协变量等);②确定研究队列,如选择罹患某病并接受中医治疗的人群;③确定一个观察期限,根据病证特征和中医药治疗特点等确定;④确定队列后,即开始收集队列内每个成员的基础资料、相关暴露资料、协变量资料及生物标本(对于回顾性巢式病例-对照研究,则可选择那些已经保留这些资料和生物标本的个体进入队列);⑤随访并确定病例组,中医药治疗组可选择那些出现了结局指标的患者作为"病例组";⑥确定对照,对照确定的方法有从队列中未发病(未出现结局指标)的人中随机抽取,和在每个病例(结局指标)确定时立即在该队列中选择一定数量的尚未发展成该病病例的人,可按照年龄、性别等与该病进行匹配。

(高　振　董竞成)

第四节 | 随机对照试验

一、随机对照试验概述

(一)随机对照试验的定义

随机对照试验(randomized controlled trial,RCT)是一种对医疗卫生服务中的某种疗法或药物的效果进行检测的手段,广泛应用于医学研究。它首先将受试者随机分配到具有不同干预措施的不同比较组中,然后通过适当时间的随访观察比较组之间重要临床结局发生频率的差异,以定量估计不同措施的作用或效果的差别。除对照和随机分组外,随机对照试验通常还会采用分组隐匿、安慰剂、盲法、提高依从性和随访率、使用维持原随机分组分析等控制偏倚的措施。随机对照试验是目前在人群中最后验证医学干预措施效果存在与否及其大小的最严谨、最可靠的科学方法。

随机对照试验的优势在于,研究者用随机的方式,将研究对象分成两组或多组,随机分组形成的比较组之间的背景因素可达到均衡分布,具有可比性,完美解决了观察性研究中的混杂问题。随机对照试验在设计的科学性上相较于观察性研究是一次飞跃式的提高,是最严格的流行病学研究设计类型,也是评估医疗干预措施有效性的最严谨的研究类型。

（二）历史上的随机对照试验

1061 年,在我国古代,开展了一项朴素的对照试验。宋代《本草图经》中记载了鉴别人参的方法,原文如下:"相传欲试上党人参者,当使二人同走,一与人参含之,一不与,度走三五里许,其不含人参者,必大喘,含者气息自如者,其人参乃真也。"选择两人作对比,一人口中含人参,另一人不含人参,步行三、五里路,不含人参者大喘,口含人参者呼吸自如,从而判断后者为口服上党人参产生的作用。

1943 年,第一个大规模、多中心、临床对照试验发表于《柳叶刀》杂志。在英国医学研究委员会（Medical Research Council，MRC）的支持下开展了全国范围内的一项多中心临床对照试验,为了验证棒曲霉素是否具有抗感冒作用。不同中心的试验方案是一致的,研究结果提示棒曲霉素并不能缓解由感冒造成的痛苦与负担。

20 世纪中叶,英国 MRC 牵头开展了一项国内的多中心、随机对照临床试验,旨在验证链霉素是否对肺结核有效。该试验研究对象为经细菌学检查确诊的急性进展性双侧肺结核患者共 107 例,随机分为 2 组,采用随机数字表产生随机序列号进行随机分配,并通过密闭信封保存随机序列号。试验组 55 例接受链霉素治疗加卧床休养的方案,对照组 52 例只卧床休养。研究结果提示:随访 6 个月后,链霉素组病死率低于卧床休息组;链霉素组患者临床症状、影像学检查改善率及结核杆菌阴转率均高于卧床休息组。本试验结果证明链霉素治疗结核病有效。本研究对试验设计方法进行了详细描述,对临床试验方法的发展起到了关键性作用,被认为是第一个随机双盲对照临床试验。

1982 年,陈可冀院士牵头开展了中国中医药及中西医结合领域第一个多中心随机对照试验:对 112 例冠心病心绞痛患者采取随机双盲分组,分阶段交叉对照临床观察口服精制冠心片的疗效。治疗药物为精制冠心片和安慰剂（成分为淀粉）,两者外形与剂量相同,用法为每次 6 片,1 日 3 次,4 周为一疗程。甲组第一疗程服精制冠心片,第二疗程换安慰剂,乙组相反。观察期间停用其他抗心绞痛药,只允许疼痛发作时含服硝酸甘油片或速效中药。治疗前及第一、二疗程结束时均检查心电图、肝功能及血、尿常规。首先确定两组有可比性后,进行疗效评定。该研究发表在《中华心血管病杂志》上,这是我国中医药及中西医结合领域的第一篇多中心随机对照试验临床研究报告,开创了中医药及中西医结合 RCT 研究先河。

二、随机对照试验设计要点

（一）设计的类型

1. 平行组设计　平行组设计是最常用的临床试验设计类型,可为试验药设置一个或多个对照组,试验药也可设多个剂量组。对照组可分为阳性或阴性对照。阳性对照一般采用所选适应证当前公认的有效药物,阴性对照一般采用安慰剂,但必须符合伦理学要求。试验药预设一个或多个剂量组取决于试验的目的。

2. 交叉设计　交叉设计是按事先设计好的试验次序,在各个时期对受试者逐一实施各种处理,以比较各处理间的差异。交叉设计是将自身比较和组间比较设计思路综合应用的一种设计方法,它可以较好地控制个体间的差异,以减少受试者人数。

最简单的交叉设计是 2 种药物 2 个阶段的形式,又称 2×2 交叉设计,对每个受试者安排 2 个试验阶段,分别接受 A、B 2 种试验用药物,而第一阶段接受何种试验用药物是随机确定的,第二阶段必须接受与第一阶段不同的另一种试验用药物。因此,每个受试者接受的药物可能是先 A 后 B(AB 顺序),也可能是先 B 后 A(BA 顺序),故这种试验又简记为 AB/BA 交叉试验。两阶段交叉试验中,每个受试者需经历如下几个试验过程,即准备阶段、第一试验阶段、洗脱期和第二试验阶段。每个试验阶段的用药对后一阶段的延滞作用称为延滞效应。前个试验阶段后需安排足够长的洗脱期或有效的洗脱手段,以消除其延滞效应。采用交叉设计时应考虑延滞效应对试验数据分析评价的影响。

2×2 交叉设计难以区分延滞效应与时期-药物的交互作用。如需进一步分析和评价延滞效应,则可考虑采用 2 个处理多个阶段的交叉设计(例如: 2×4 的 ABBA/BAAB 交叉设计)。多种药物多个阶段的交叉设计也是经常用到的,例如: 3×3 交叉设计,即 3 种处理(A、B、C)、3 个阶段、6 种顺序(ABC/BCA/CAB/ACB/CBA/BAC)的交叉设计。由于每个受试者接受了所有处理组的治疗,提供了多个处理的效应,因此交叉试验中应尽量避免受试者的失访。

3. 析因设计　析因设计是通过试验用药物剂量的不同组合,对两个或多个试验用药物同时进行评价,不仅可检验每个试验用药物各剂量间的差异,而且可以检验各试验用药物间是否存在交互作用,或探索两种药物不同剂量的适当组合,常用于复方研究。析因设计时需考虑两种药物高剂量组合可能带来的毒性反应和副作用。如果试验的样本量是基于检验主效应的目的而计算的,关于交互作用的假设检验,其检验效能往往是不足的。

4. 单病例随机对照试验设计　单病例随机对照试验是对传统随机对照试验方法的一种革新,以单个病例自身作为对照、双盲、随机、多次交叉的试验。通过观察患者对干预措施的反应,来评价某种药物与安慰剂或另一种药物比较的疗效,优选对于单个患者更好的治疗措施以患者自身作为对照。根据疾病特点设置进行三轮或三轮以上试验,每轮试验分为试验期和对照期,通过随机方法安排试验期和对照期顺序,其顺序由第三方研究人员随机分配,保证受试者、研究者及结果测量者对分配情况均不知情。其间可有一段时间洗脱期,以消除前一次干预措施残余的影响。

5. 实用性随机对照试验设计　实用性随机对照试验(pragmatic randomized controlled trial, pRCT)逐渐被视为真实世界研究的重要构成,并日益成为医疗卫生领域关注的热点证据之一。实用性随机对照试验,又称为实效性随机对照试验,是在真实临床医疗环境下,采用随机、对照的方式,比较不同干预措施的治疗结果(包括实际效果、安全性、成本等)的研究。pRCT 是真实世界研究中的重要设计,它与其他 RCT 试验的重要区别在于:在临床医疗实际环境条件下,将相关医疗干预措施用于具有代表性的患者群体,采用对利益相关者(如临床医师、患者、医疗决策者、医疗保险机构等)有重要意义的结局指标进行评估。研究结果更加贴合临床医疗实际,可更好地为医疗决策提供科学依据,帮助决策者做出最佳干预措施的选择。

中西医从某种角度而言分属两种不同的理论体系,临床研究方案有时应该根据不同的理论体系特点与不同的现实需求制定,不能完全同一而论。中医临床研究的方案设计有时应体现出中医的整体观念和辨证论治思想,在疗效评价上应选择与患者健康受益相关的总体疗效评价,包括症状的改善、生活质量的提高及远期终点事件发生率的降低。pRCT 一般选择临床常规治疗方案或空白对照作为对照组的干预措施,以评价干预措施在实际临床医疗环境中的总体疗效,更关注的是实际临床医疗过程中复杂干预得到的总的健康受益,而非特异性疗效,可为中医药治疗这种复杂干预的临床研究提供借鉴。

(二) 随机化技术

1. 随机化的定义　阿特曼(Altman)对随机化定义为:"通过随机分配,我们让每个患者通常以均等的机会,接受试验中的每种治疗方法,但是到底给某位哪种疗法是无法预测的。"随机化的目的是使各种影响因素(包括已知和未知的因素)在处理组间的分布趋于相似。随机化与盲法相结合,可有效避免处理分组的可预测性,控制对受试者分组的选择偏倚。其优势在于:①可尽量避免受试者的选择偏倚,所谓偏倚,是指临床试验设计、管理、实施、分析等任何一个方面出现系统性的倾向,使得对治疗作用或安全性评价的结果估计偏离真值,干扰了临床试验结果的正确性。②只有合乎随机原则的数据才能正确应用数理统计的各种分析方法。

2. 随机化的意义　随机化分组使得参与试验的每位入组受试者都有同等机会被分配到某一治疗组中,不受研究者和受试者的主观意愿的影响,较好保证除研究因素以外的其他已知和未知的因素的影响,使得各因素在组间分布均衡,从而避免试验组与对照组间的系统差异。故随机化的意义可以理解为该方法能较理想地帮助研究者比较两组或多组治疗方法间的差异,因为这些组间的基线特征可比,例如患者年龄分布、性别比例、疾病严重程度的分布,以及已知与未知因素均衡。由此可见随机化是临床试验必要的设计原则,它可以避免选择偏倚,尤其大大减少未知因素对试验结果的影响,确保基于随机分组原理的统计方法得出的结论的正确性。

3. 常见的随机化方法　简单随机化(simple randomization):也称为完全随机化,指以个体为单位将研究对象按照设定的比例(如 1∶1、1∶2,或不加限制)分配到不同的组中。随机化后,可以使得不同研究组间的基线水平可比。

区组随机化（block randomization）：如果已知研究对象在某些特征上更趋向于一致，可以将研究对象按照这些特征先分区组，然后在区组内部进行随机化，这样可以保证随机化后的组间基线水平更加可比。

分层随机化（stratified randomization）：分层随机化时，首先要根据研究对象进入试验时某些重要的临床特征或危险因素分层（如年龄、性别、病情、疾病分期等）。然后在每一层内进行简单随机分组。最后分别合并为试验组和对照组。

分层区组随机化（stratified blocked randomization）：是目前国内外临床试验中应用最多最广泛的随机分组方法，它将分层、区组和简单随机化结合在一起，兼具了三者的优点。如果受试者的入组时间较长，区组随机化是临床试验所必需的，这样有助于减少季节、疾病流行等客观因素对疗效评价的影响，也可减少因方案修订（如入选标准的修订）所造成的组间受试者的差异。我国临床科研项目中几乎都采用多中心临床试验方法，即多个单位的研究者合作，按照同一个试验方案同时进行研究。而多中心临床试验采用的随机化方法主要是分层区组随机法。其中分层的优势是，有助于保持层内的均衡性，试验目的和影响试验结果的因素是决定分层的主要依据。在多中心临床试验中，中心常常是一个分层因素。当某些因素如不同性别对疗效有影响时，也应将其作为分层因素考虑。若临床试验分层因素不止 1 个时，建议如果研究的样本量过少，适当减少分层因素，否则分层后各个层次的受试者数更少，使得试验难以实施，后期统计方法难以恰当选择。

（三）对照组的设置

临床试验中设立对照，并保持试验组和对照组的均衡性，是排除混杂因素的重要手段，也是临床试验设计的第二大原则。

根据 ICH E10 指南定义的对照组为"从同样的目标人群中选择出的试验组，且作为同一试验中的一部分和试验药物一样按照定义好的治疗方式进行治疗"。故将受试者分配到对照组的方法是将同类目标人群进行随机化分类，或者选择与试验治疗的目标受试者相独立的对照人群。

临床研究中无对照的试验很少有价值，是因为不能获得明确的有效性结果及很难对药物安全性进行恰当解释。临床试验中往往产生多种偏倚和变异，这些因素将会影响统计的准确性和可靠性及临床决策。从统计角度看待无对照试验，它不能提供一个无偏倚的、可靠的临床和统计推断。因此，随机对照试验中对照组的选择是一个关键性部分，是否正确选择对照组直接影响试验药的有效性和安全性评价。

通过试验组与对照组的比较，可以将受试者因试验药物所导致的生命体征改变的结果与诸如疾病的自然进程、转归等因素导致的结果区分开来，从而科学地区分是否服用试验药物会出现什么不同结果。从临床研究实施的角度来看对照组，通常要求试验组和对照组在临床试验中是同步进行的，即两组处于相同的时间和空间中进行，这样才能保证临床试验质量和结果具有说服力。

（四）盲法

由于对随机化分组信息的知晓，研究者可能选择性入组受试者或选择性地确定分析人群等，受试者可能受到主观因素的影响，由此带来临床试验的偏倚。盲法使得临床试验中的各方人员对随机化处理分组的不可预知，从而可以控制临床试验中因"知晓随机化分组信息"而产生的偏倚。

根据设盲程度的不同，临床试验分为双盲（double blind）临床试验、单盲（single blind）临床试验和非盲即开放（open label）临床试验。在双盲临床试验中，受试者、研究者（对受试者进行筛选的人员、终点评价人员及对方案依从性评价人员）、与临床有关的申办方人员对处理分组均应处于盲态。单盲临床试验中，仅受试者或研究者一方对处理分组处于盲态。开放性临床试验中，所有人员都可能知道处理分组信息。临床试验的设盲程度，应综合考虑药物的应用领域、评价指标和可行性，应尽可能采用双盲试验。当双盲难度大、可行性较差时，可考虑单盲临床试验，甚至开放性研究。

双盲临床试验，要求试验药和对照药（包括安慰剂）在外观（剂型、形状、颜色、气味）上的一致性；如果试验药与对照药在用药方式上有差异，还需要做到试验组与对照组在药物使用上的一致性。若双盲实施起来有相当的困难或根本不可行时（例如，手术治疗与药物治疗的对比研究；药物在剂型、外观或用法上存在较大差异；中药组方不同导致气味上的差异等），可以采用单盲或开放性临床试验，其理由必须在方案中详细说明，而且尤为重要的是这种信息的知晓不得影响受试者分配入组的随机性，方案中还须有控制偏倚的具体措施，例如采用客观的主要指标，或采用中央随机化系统管理受试者的入组，或参与疗效与安全性评价的研究者在试验过程中尽量处于盲态等。

无论是双盲还是单盲临床试验，盲态的执行（随机化分配表的产生、保存及释放）应该有标准操作程序进行规范，且在方案中明确规定破盲人员的范围。即使是开放性临床试验，研究相关人员也应尽可能保持盲态。

三、随机对照试验统计要点

（一）样本量估计

临床试验中所需的样本量应具有足够大的统计学检验把握度，以确保对所提出的问题给出一个可靠的回答，同时也应综合考虑监管部门对样本量的最低要求。样本的大小通常以试验的主要疗效指标来确定，一般来说，在样本量的确定中，应该说明设计的类型、主要疗效指标的明确定义（如在降压药的临床试验中应明确说明主要指标是从基线到终点的血压改变值，或试验终点的血压达标率）、临床上认为有意义的差值、检验统计量、检验假设中的原假设和备择假设、Ⅰ类和Ⅱ类错误率，以及处理脱落和方案违背的比例等。

样本量的具体计算方法及计算过程中所需用到的主要指标的统计参数（如均值、方差、事件发生率、疗效差值等）的估计值应在临床试验方案中列出，同时需要明确这些估计值的来源依据。在确证性临床试验中，一般只有一个主要疗效指标，参数的确定主要依据已发表的资料或探索性试验的结果来估算，其中所预期疗效差值还应大于或等于在医学实践中被认为是具有临床意义的差异。计划中的试验应与前期试验或文献中的试验具有一致的试验设计和目标人群。如果不完全一致，需对相应统计量的估值进行调整。Ⅰ类错误概率一般设定为双侧 0.05，在非劣效试验中，Ⅰ类错误概率一般设定为单侧 0.025。此外，如果试验设计中存在多重性的问题时，应考虑对Ⅰ类错误概率进行必要的控制，以保证试验的总体Ⅰ类错误概率不超过预设值。Ⅱ类错误概率一般情况下设定为不大于 0.2，在探索性试验中可适当放宽。

（二）统计分析数据集

用于统计分析的数据集事先需要明确定义，并在盲态审核时确认每位受试者所属的分析集。一般情况下，临床试验的分析数据集包括全分析集（full analysis set, FAS）、符合方案集（per protocol set, PPS）和安全集（safety set, SS）。根据不同的研究目的，需要在统计分析计划中明确描述这 3 个数据集的定义，同时明确对违背方案、脱落、缺失数据的处理方法。在定义分析数据集时，需遵循以下 2 个原则：①使偏倚减到最小；②控制Ⅰ类错误率的增加。

意向性治疗的原则（intention to treat principle, ITT），是指主要分析应包括所有随机化的受试者，这种保持初始的随机化的做法对于防止偏倚是有益的，并且为统计学检验提供了可靠的基础，这一基于所有随机化受试者的分析集通常被称为 ITT 分析集。

理论上遵循 ITT 原则需要对所有随机化受试者的研究结局进行完整的随访，但实际中这种理想很难实现，因而也常采用全分析集来描述尽可能完整且尽可能接近于包括所有随机化的受试者的分析集。

符合方案集，是全分析集的一个子集，这些受试者对方案更具依从性。纳入符合方案集的受试者一般具有以下特征：①完成事先设定的试验药物的最小暴露量：方案中应规定受试者服用药物的依从性达到多少为治疗的最小量；②试验中主要指标的数据均可以获得；③未对试验方案有重大的违背。受试者的排除标准需要在方案中明确，对于每一位从全分析集或符合方案集中排除的受试者，都应该在盲态审核时阐明理由，并在揭盲之前以文件形式写明。

安全集应在方案中对其明确定义，通常应包括所有随机化后至少接受一次治疗且有安全性评价的受试者。

对于确证性试验，宜同时采用全分析集和符合方案集进行统计分析。当两种数据集的分析结论一致时，可以增强试验结果的可信度。当不一致时，应对其差异进行讨论和解释。如果符合方案集被排除的受试者比例太大，则将影响整个试验的有效性。

（三）缺失值的处理

缺失值是临床试验中的一个潜在的偏倚来源，在临床试验中，数据缺失是难以避免的问题。在试验的计划、执行过程中应有必要的措施尽量避免缺失值的发生。缺失值的存在有可能导致试验结果无法解释，因此，为了减少偏倚，应在分析和报告中正确处理缺失数据。对于缺失值的处理方法，特别是主要疗效指标的缺失值，应事先在方案中根据以往的经验或既有相似试验的处理方法进行规定。

缺失机制可分为完全随机缺失（missing completely at random, MCAR）、随机缺失（missing at random, MAR）和非随机缺失（missing not at random, MNAR）。由于缺失机制无法通过已有数据进行判断，并且不同的处理方法可能会产生截然不同的结果，应当认识到任何缺失数据处理方法本身可能是潜在的偏倚来源。对完全随机缺失、随机缺失数据的处理目前有末次观测值结转(last observation carried forward, LOCF)、基线观测值结转(baseline observation carried forward, BOCF)、均值填补等多种不同方法,各方法的简要解释如下。

(1) 末次观测值结转,即采用缺失值之前最近一次的观察数据来结转缺失值。这种方法简单、容易理解、易于操作,但是它的应用是建立在两个假设基础上的:所有缺失的数据都是完全随机缺失的;患者最后一次观察值到试验结束时的终点值是保持不变的。这两个假设在临床试验实际中很难达到,由此带来的后果是偏倚。

(2) 基线观测值结转,即用基线水平值来结转缺失值。常见于一些慢性疼痛试验中,若患者退出试验,则可以假设他的疼痛会恢复到基线水平,因此就用基线值来替代缺失值。基线观测值结转是一种比较保守的分析方法。

(3) 均值填补法,即用同一个变量的其他受试者的均值来填补缺失值。采用这种方法,保持了各个时间点所有受试者的总体均数,但是在重复测量数据的临床研究中,没有考虑到受试者的缺失值与其他时间点测量之间的关系,稀释了各个时间点测量之间的联系。

四、随机对照试验报告规范

临床研究方案是临床研究设计、实施、报告和评价的基础。因此,在临床研究中,良好的研究报告标准和试验方案也是试验成功的关键因素之一。规范的临床研究设计、实施和报告是获得国际公认的高质量临床证据的前提。根据循证医学理念,研究者应做好顶层设计,开展大规模、严格的随机对照试验。在报告方面,应该以一种标准化的方式与世界对话。临床试验发表也有国际通用的规范 CONSORT 可帮助研究者提高临床试验报告的清晰度、完整性和透明度。随机对照试验报告规范条目见表4-7。

表4-7 随机对照试验报告规范

条目(共22条)		定义及说明
标题和摘要	1	以结构式摘要报告目的、对象和方法、治疗、主要结果和结论
前言	2	简要介绍研究的背景、科学意义和立论依据
方法		
对象	3	诊断标准、纳入/排除标准、研究场所、资料收集的来源
治疗措施	4	试验治疗和对照治疗的详细用药方案、疗程及依从性
试验目的	5	特定的目的和假设
评价的结局	6	主要及次要结局的名称、测量方法和时段
样本量	7	说明样本量估算的依据
随机分配的方法	8	具体说明用什么方法进行随机分配

（续表）

条目(共22条)		定义及说明
分配方案的隐藏	9	说明随机分配方案的执行过程,有无做到治疗方案的隐藏
实施	10	说明随机分配方案的制作者、试验对象的纳入和分组执行者
盲法	11	说明受试对象、治疗实施者、结局评估者是否对其设盲
统计学方法	12	用于结局资料组间比较的分析方法
结果		
受试对象流程图	13	以示意图表示受试对象纳入试验各阶段的数目和流失情况
对象纳入的期间	14	说明从纳入第一例到最后一例的时间段及随访情况
基线资料	15	各组纳入病例的基线人口学和临床特征(通常列表比较)
纳入分析的例数	16	说明各组纳入分析的例数和退出/失访例数,意向性治疗分析
结局和效应大小	17	报告每一主要及次要结局,给出原始数据及分析结果
亚组或校正分析	18	对事先说明的亚组和校正因素进行附加的资料分析
不良事件	19	报告各组的不良事件、副作用或药物不良反应
讨论		
对结果的解释	20	结合研究的目的或假设、可能存在的偏倚,对结果进行解释
结果的推广应用性	21	试验结果对实际应用的意义和价值
概括证据	22	根据当前其他研究所获得的证据,对该试验结果进行概括

在中医临床研究领域,由于中医学辨证论治等理念和针刺等特殊疗法与现代医学有所不同,若照搬现代医学临床研究报告规范,则很难套用于中医药的临床研究。因此,在中外学者的共同努力下,制定了针对中医药临床研究的报告规范,如中医方剂临床试验、扩展版针刺临床试验干预措施、中医药干预性试验方案及中医病案等系列报告标准,体现了中医药研究特色。目前国际公认的中医药临床研究的报告规范有:2013年发表的个案报告规范CARE、2017年发表的中药复方随机对照试验报告规范、2021年发表的中医药单病例随机对照试验报告规范(CENT for TCM)。

五、随机对照试验研究实例

社区获得性肺炎(community-acquired pneumonia, CAP)是一个重要的公共卫生问题,是全球主要的传染性死亡原因。尽管接受了抗生素治疗,重症社区获得性肺炎(severe community-acquired pneumonia, SCAP)死亡率仍很高,12%～36%入住ICU的患者在短时间内死亡。除了死亡率高,SCAP重症患者的机械通气时间更长,ICU和住院时间也更长。

对SCAP患者,指南中建议使用抗生素,然而,社区感染的细菌耐药率正在上升,并且由于SCAP患者病情复杂,这些患者经常出现药物毒性。因此,还需要非抗生素的辅助治疗。最近的研究表明,中医药在治疗SCAP方面具有可喜的结果,这表明,作为补充和替代疗法,中医药可能成为治疗 SCAP 的新疗法。

1. 研究假设与研究目的　血必净已被批准用于治疗重症患者的严重感染(败血症)。前期临床试验表明,血必净的使用与重症肺炎患者的死亡率显著降低和住院时间缩短相关,且效果优于安慰剂,但这些试验规模太小,证据薄弱。本研究的研究目的:开展大规模、多中心、盲法、随机临床试验,通过与安慰剂比较,来证实血必净注射液治疗 SCAP 的疗效和安全性。

2. 随机化方法与盲法设计　试验的随机化将在独立的数据中心使用中央随机化系统完成,研究人员和药物管理员拥有登录中央随机化系统的独立权限。研究者负责筛选受试者,获得知情同意,将患者信息输入系统,中央随机化系统将为该参与者分配一个识别码和一个唯一的随机数,患者的分组分配是隐藏的。研究人员随机分配受试者后,药物管理员将登录系统以获取具有随机编号的患者组,然后将研究药物分配给护士。护士在一个单独的房间准备研究药物,药房检查两组的棕褐色输液袋和输液器,以确保外观相同。在研究过程中,研究人员和药物管理人员的工作相对独立,双方都签署了保密协议,禁止任何团体相关信息的泄露。

3. 干预及对照的选择　治疗组常规用药加血必净注射液(规格 10 mL/支,包装 10 支/容器)。对照组(安慰剂)组接受常规药物加 0.9%氯化钠注射液。安慰剂的剂量和注射速度与血必净注射液相同(200 mL,每日 2 次)。

4. 样本量估算　以往的研究表明,对照组的肺炎严重程度指数(pneumonia severity index, PSI)风险等级的改善为 70%。假设治疗组的改善比对照组高 10%,样本量按参数 $\alpha=0.05$(双侧检验)和 $\beta=0.2$ 计算。使用 PASS 11 软件,计算出每组应招募 291 名患者。考虑到不超过 15%的脱落率,该研究需要 710 名参与者。

5. 研究结果　在 33 个中心的 710 名参与者中,334 人被分配到血必净组,341 人被分配到安慰剂组。PSI 风险评级的改善发生在 203 名(60.78%)接受血必净的参与者和 158 名(46.33%)接受安慰剂的参与者中。血必净组患者的 PSI 风险评分显著提高[组间差异(95% CI),14.4%(6.9%~21.8%);$P>0.001$]。血必净组 28 天死亡率(15.87%)显著低于对照组(24.63%)[组间差异 8.8%(2.4%~15.2%);$P=0.006$]。血必净组患者的机械通气时间(11 $vs.$ 16.5 d;$P=0.012$)和 ICU 停留时间(12 $vs.$ 16 d;$P=0.004$)显著缩短。

6. 结论　本研究是第一个使用较为严格且广为接受的方法学方案比较血必净与安慰剂治疗 SCAP 患者的双盲安慰剂对照试验。上述结果表明,在前瞻性确定的 SCAP 患者群体中,血必净组的 PSI 评分显著改善,28 天生存率显著提升。

(商洪才)

第五节 | 单病例随机对照试验

一、单病例随机对照试验概述

(一)单病例随机对照试验的定义

单病例随机对照试验,英文名称有 randomized controlled trial(RCT)in individual patient, single case experiment,N-of-1 trial,N-of-1 RCT 和 N-of-1 study 等,其中以 N-of-1 trial 最为常用,是针对单个患者或者一系列的单个患者所设计,设置多轮试验期与对照期交替的前瞻性临床随机交叉对照试验。它是目前被认为的唯一能够以最科学的试验方法切实地为每个患者谋取最大化利益的一种临床试验的研究方法,在循证医学的证据级别中被认定为最高级别。

20 世纪 80 年代,加拿大麦克马斯特(McMaster)大学盖亚特(Guyatt)团队提出了单病例随机对照试验,并多次应用于临床诊疗与药物研发的实践中。这种试验设计是以个体患者自身为研究对象,设置多轮试验期与对照期交替的对比研究。完整的单病例随机对照试验通常需要 3 轮或 3 轮以上的对照交叉,如果有特殊原因,2 轮或 2 轮以上的对照试验也能够被认可。

试验中的每轮交叉研究中都设有一个试验期(被研究的干预措施)和一个对照期(对照的干预措施或安慰剂)。同时,每轮两期的顺序必须是由不参与治疗方案确定和给药的第三方人员随机分配,以保证对患者、治疗方案确定者和结局数据记录者实施盲法;严格执行随机分配的顺序。在试验期或者对照期之后,设置洗脱期来消除治疗残余效果的影响,并详细、真实地记录治疗结局指标(症状、体征、检验、问卷等)数据,通过综合统计分析对结局指标进行评价,指导个体患者的诊疗策略的制订、护理及治疗。

(二)单病例随机对照试验的应用条件

单病例随机对照试验应用需要符合一系列标准,包括:①慢性疾病,病情相对稳定;②治疗方案能够快速起效;③在治疗药物有效的情况下,患者能够长期坚持服用;④每个病例的治疗方案由研究者判断决定;⑤患者积极配合,愿意参加试验;⑥干预和对照过程至少 3 轮,直到患者或医师认为某种治疗方案有确切的效果(对其效果的评价,最重要的是以患者主要症候群的动态变化值为依据,可由研究者和患者共同确定疗效指标,可用症状缓解、体征改善或有关实验室指标等,指标可以是定量的或者定性的,易于观察、记录和分析)。

盖亚特于 1988 年提出了单病例随机对照试验的实施指南,指南提出合理实施单病例随机对照试验之前需要回答的 4 个方面的问题,只有当这些问题的答案均为"是"的时候才可以进行单病例随机对照试验。具体指南条目见表 4 - 8。

表 4-8 单病例随机对照试验的指南条目

项 目	条 目
(1) 试验是否适用于这个患者	① 干预措施的有效性是否存疑
	② 如果干预措施有效,是否能长期使用
	③ 患者是否积极配合试验的设计与实施
(2) 试验对该患者是否可行	① 干预措施是否快速起效
	② 干预措施是否停药后作用快速消失
	③ 合理疗程是否切实可行
	④ 预定的结局指标是否能够测量
	⑤ 是否建立了终止试验的标准
	⑥ 是否需要一个非盲的磨合期
(3) 试验能否在研究人员所处的临床场所实施	① 是否有药剂师的帮助
	② 是否有分析数据的策略
(4) 试验是否符合伦理	

(三) 单病例随机对照试验的特点

单病例随机对照试验设计针对单一的试验对象,特别适用于确定某种干预措施对个体差异性较大的慢性疾病、罕见病及家族遗传病等的疗效评价研究,也可以用于新药研发的早期评价和后效评价,能在异质人群中发现对某药物治疗敏感的特殊人群亚组。单病例随机对照试验能够从多种药物中,选择对单个患者"最有效"的药物或选择某种药物的"最适"剂量。

鉴于大样本随机对照试验的最终结果可能不适用于单个或特殊患者,单病例试验的优点在于:应用最少的样本量,短时间内从多种治疗中选出最有效者,患者从试验中可直接获益,试验易行,易被患者接受,失访率低,从而减少伦理学的争议;这一方法能够改善对患者治疗的时长,对时间进行合理的管理,节省费用;使用该设计所得的研究结果也是属于最高等级的证据;另外,每一个病例都相当于一个完整的试验,研究目的、效应指标类似的单病例随机对照试验研究结果可以从统计意义上进行合并,通过循证医学的方法作系统评价,得出更普遍的结论,结论的外推性强。

单病例随机对照试验也有一定的局限性:单病例随机对照试验对疾病和药物有较为严格的要求,部分疾病和治疗方法(尤其是外科治疗方法)不适于使用该设计;患者病情的自然变化、治疗指标的趋中现象都会影响结果的可比性。除此之外,单病例随机对照试验统计分析方法不统一,并且缺少单病例随机对照试验实施指南,不利于单病例随机对照试验的推广和使用。尽管单病例随机对照试验的结果具有借鉴意义,但在类推到其他患者时仍需谨慎考虑。

二、单病例随机对照试验的设计

(一) 设计流程

单病例随机对照试验必须遵循一定的方法和步骤,才能产出高质量的结果,形成高等级的证据。单病例随机对照试验的流程一般分为 8 步：①针对临床问题选题；②确定受试者和干预措施；③制备试验药物和安慰剂（或对照药物）；④确定试验的轮数、期数、每期天数及洗脱时间；⑤确定观察指标或结局判定指标；⑥记录试验原始数据；⑦对数据进行处理和评价；⑧确定最佳干预措施。完整的试验通常需要 3 轮或 3 轮以上的交叉对照，如果有特殊原因，2 轮或 2 轮以上的对照也能够被认可。试验设计流程如图 4 - 4 所示。

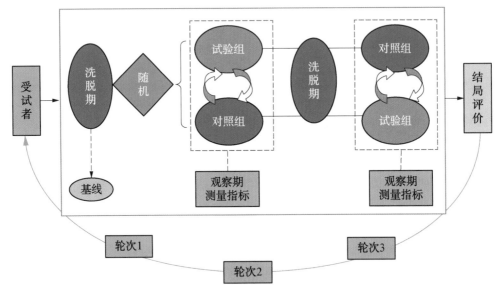

图 4 - 4　单病例随机对照试验流程图

引自：王辉，翟静波，陈静，等. 单病例随机对照试验的设计和实施要点[J]. 中国循证医学杂志，2017，17(3)：364 - 368.

（二）设计要点

1. 确定受试者　首先受试者要有积极参与的意愿。如果试验的目的仅仅是给某个患者个体选择更好的治疗，严格意义上不属于科研的范围，其疾病特点满足单病例随机对照试验的要求（非自限性疾病、病情较为稳定），则没有年龄、性别或伴发疾病等的严格限制；如果单病例随机对照试验的目的主要是科研，例如某些罕见疾病的系列单病例随机对照试验，某一疾病人群的特殊亚群的治疗特点等，则应当参考平行组随机对照试验的纳入、排除、剔除、脱落等标准，使同一系列的单病例随机对照试验患者尽可能同质，通过 Meta 分析等统计学处理，总结出某一特定人群的规律。

2. 确定干预措施　单病例随机对照试验的干预措施包括药物与非药物、行为治疗等（包括生活方式、行为）。单病例随机对照试验的干预措施通常可以量身定制，以满足个体患者的特殊需求，例如药物剂量的选择、中药的辨证施治等。试验药物应满足进入体内能迅速起效，停药后可快速得到清除。若药物证明有效，患者应能长期服用。

3. 盲法选择　根据不同的试验条件及干预措施,设盲程度可分为单盲、双盲或非盲(详见第一章"随机对照试验"内容)。其级别越高,试验的客观性也越高。

尽管在单病例随机对照试验中,患者和临床医师主要对于治疗的总体净疗效(特异性＋非特异性效应)感兴趣,使得盲法的地位不如平行组随机对照试验那样重要。但专家们仍然认为,应当尽可能在单病例随机对照试验中采用盲法。对于大多数非药物治疗(行为、生活方式等)方法,如饮食或生活方式的变化,难以采用盲法。

药房与药剂师在保障盲法的实施中起着重要的作用。要求试验药物和安慰剂(或对照药物)在外观、气味、颜色、味道和包装上应完全一致,以保证盲法的实施,减少偏倚,确保试验的科学性。中药的辨证施治者应当与治疗实施者分开(由不同的试验者分别进行)。

4. 随机化方法　随机化是单病例随机对照试验的重要原则之一,主要将同一患者的数轮交叉试验进行区组随机化(取区组数为2)。可以在统计软件如 SPSS 上进行操作。以3轮为例,一般可以得到"XYYXXY"或"YXXYXY"等方案,即可应用。如果由于轮次较少造成两组在时间趋势上很不均衡,例如初始随机化方案为"XYXYXY",可稍作平衡,修改为"XYYXXY"。目的是尽量减少时间趋势对试验结果的影响。

5. 确定试验的轮数、期数、每期天数及洗脱时间　一般将一种干预措施持续的时间称作一个观察期,每一轮试验包括一个治疗观察期和对照观察期,两者的顺序通过随机决定。若药物在体内消除较慢,在每一干预措施之间应安排一段洗脱期,来消除药物重叠作用对结果产生的影响。

6. 确定观察指标或结局判定指标　充分尊重患者的选择,一般由患者和研究者共同确定疗效指标,可选用主观症状,也可选用客观指标,如体征、实验室检查等。指标可以是定性指标(如有或无,阳性或阴性,有效或无效),也可为定量指标,并且应易于观察、记录和分析。

7. 确定最佳干预措施　试验终止的指征是试验人员和患者均能明显看出两种治疗的差异。因此,应就试验结果与患者进行讨论,患者结合自身感受决定是否继续治疗,以及由试验者确定或调整具体的剂量、服用方法和治疗时间等。

三、单病例随机对照试验统计要点

(一) 样本量估计

如果单病例随机对照试验的目的仅仅是给某个患者个体选择更好的治疗,严格意义上不属于科研的范围,其样本量为1。

如果单病例随机对照试验的目的主要是科研,例如某些罕见疾病的一系列单病例随机对照试验,某一疾病人群的特殊亚群的治疗特点等,则应当参考有关计算公式,计算出样本量。

首先,根据单病例随机对照试验应用条件建立模型假设,假设 n 个患者将在 k 次周期中随机分配给 A 干预和 B 干预,即在 k 个周期内,患者将随机接受 A 或 B 干预中的一个。假设所研究疾病的病情是稳定的,可通过设置洗脱期消除残留效应。另外,测量指标为连续型变量。对于每个患者每个周期的数据,A 干预和 B 干预的效果可以互减,得到治疗效应差值 d。

$$d_{ij} = \zeta_i + \varepsilon_{ij}$$

其中,$i = 1 \cdots n$,$n \geqslant 2$,$j = 1 \cdots k$,$k \geqslant 2$,i 表示患者,j 表示周期;$\zeta_i \sim N(\gamma, \psi^2)$,$\varepsilon_{ij} \sim N(0, 2\sigma^2)$,$\zeta_i$ 是第 i 个患者的治疗效应差,其服从均值为 γ,方差为 ψ^2 的正态分布,方差代表不同患者之间的治疗效应的变异程度。ε_{ij} 代表随机效应,不同患者不同周期的随机效应互相独立,服从均值为 0,方差为 $2\sigma^2$ 的正态分布,其表示同一个患者不同周期的治疗效果的变异程度。根据患者之间的治疗效应是否完全一样可分为固定效应模型的样本量估计和随机效应模型样本量估计。

1. 固定效应模型的样本量估计　若所有患者治疗效应完全一样,即 $\Psi = 0$,那么患者间不存在治疗差异。当 $\Psi = 0$ 时,Ψ^2 可以从方差分量中去除,因此第 i 个患者治疗效应差的方差为 $2\sigma^2/nk$,所有患者的方差为 $2\sigma^2/k$。此时,单病例随机对照的样本量与交叉设计的样本量计算过程类似,而当 $k = 2$ 时就等同于 2×2 交叉设计。

2017 年,Senn 提出非中心 t 分布和非中心参数理论,其检验功效的近似计算公式为:

$$1 - \beta = 1 - Probt\{t_{2/a}, n(k-1), \sqrt{n}[\Delta/(\sqrt{2}\sigma/\sqrt{k})]\}$$

其中,α 为 I 类错误,β 为 II 类错误,$1 - \beta$ 为检验效能,Δ 为两种处理效应的均数差。此公式中的自由度为 $k(n-1)$,而实际的自由度是 $kn-1$,此时会低估样本量,因此需在前述样本量的基础上,依次增加 1 例患者,不断迭代至达到功效为止。

2. 随机效应模型的样本量估计　若所有患者治疗效应不完全一样,即 $\psi \neq 0$,那么患者间存在治疗差异。此时,在计算样本量时需要同时考虑同一个患者不同周期的治疗效果的变异 σ 和不同患者之间的治疗效应的变异 ψ。基于 Zucker 在 1997 年和 2010 年提出理论,此时所有患者治疗效应差的方差为 $(\psi^2 + 2\sigma^2)/k$,则其标准差为 $\sqrt{(\psi^2 + 2\sigma^2)/k}$。在计算出所有患者治疗效应差方差条件下,采用 1993 年 O'Brien 和 Muller 提出的单样本 t 检验的样本量估计公式,其基于非中心 t 分布和非中心参数理论,检验功效的计算公式为:

$$1 - \beta = 1 - Probt[t_{2/a}, n-1, \sqrt{n}(\Delta/\sigma_1)]$$

其中,σ_1 不同于上述的 σ,σ_1 为所有患者治疗效应差的标准差,对应的自由度为 $(n-1)$。

固定效应模型与随机效应模型的前提条件不一样,固定模型要求所有患者之间的治疗效应一样,不存在患者间的治疗差异,该条件一般在实际的单病例随机对照试验中很难满足。不同患者对治疗的灵敏度不同,因此不同患者对相同的治疗往往表现出不同的反应,因此随机模型的样本量估计更符合实际情况。

(二)贝叶斯模型

贝叶斯单病例随机对照试验是近年来在单病例随机对照试验研究领域流行的研究设计。这种设计遵从单病例随机对照试验设计的基本要求,但采用分层贝叶斯模型进行统计分析。一般情况下,研究者会同时开展多个单病例随机对照试验,这些试验采用相同的试验方案,称为系列单病例随机对照试验(series of N-of-1 trials)。贝叶斯单病例随机对照试验指的就是采用贝叶斯模型进行统计分析的系列单病例随机对照试验。

分层贝叶斯模型属于分层模型的一种。这种模型可以通过合并多个单病例随机对照试验数据同步获得群体和个体疗效估计及可信区间,同时,还可获得效应值大于或小于某一设定值的概率。对于临床医师和患者而言,这种概率更容易理解,也更有利于作出临床决策。在系列单病例随机对照试验中,由于患者的治疗效果不佳、依从性等原因,不同患者的治疗轮次数可能不同,从而导致缺失值的产生。贝叶斯统计分析模型对缺失值具有一定的容忍度,在一定程度上避免了剔除缺失病例的问题。

先验信息、样本信息和后验信息是贝叶斯模型的 3 个重要信息。先验信息来源于既往研究。样本信息来源于现有数据,贝叶斯模型利用样本信息更新先验信息,从而获得更加可靠的后验信息。

在分层贝叶斯模型中,分层的数量可以是两层或者多层。由于系列单病例随机对照试验的数据具有分层结构的特点,因此分层贝叶斯模型可用于单病例随机对照试验的数据分析。贝叶斯单病例随机对照试验中的贝叶斯分析就是指采用分层贝叶斯模型对系列单病例随机对照试验的数据进行合并分析。

早在 20 年前,贝叶斯模型就已被用于单病例随机对照试验的合并分析,但这种方法并未被广泛应用。获取有效的先验信息是构建贝叶斯模型的一个难点,先验信息与后验信息密切相关。先验信息估计的不准确可能造成后验信息的偏差甚至错误。信息过于广泛或者缺乏均不利于获取有效先验信息。贝叶斯单病例随机对照试验属于一种新颖的设计类型,尚处于小规模应用的阶段,有许多问题仍待完善。尽管如此,由于贝叶斯模型可以提供较为丰富的后验信息,贝叶斯单病例随机对照试验有望成为今后单病例随机对照试验的主要类型。

四、单病例随机对照试验报告规范

除了单病例随机对照试验证据本身的质量外,单病例随机对照试验的报告规范也会影响单病例随机对照试验的实施。加拿大渥太华大学大卫(David)和阿尔伯特大学苏尼塔(Sunita)在 2011 年提出制作单病例随机对照试验报告规范的构想,并联合全球多个国家的众多学科专家开展相关研究,制定针对单病例随机对照试验的报告规范(CENT)。CENT 声明包括 7 个部分的内容:题目和摘要、引言、试验方法、随机方法、结果、讨论和其他信息,在实施单病例随机对照试验过程中,应严格遵守单病例随机对照试验的规范报告清单中 26 项 42 个条目,在保证试验顺利实施的情况下确保试验的质量。

CENT 声明有利于规范单病例随机对照试验的设计和实施,将会加快单病例随机对照试验的应用和推广,推进个体化临床研究的发展。

中医学经过了两千多年的发展和传承,形成了一种较为独特且具有自身综合理论特点的相对独立的医学体系,其核心理念是整体观和辨证论治。在中医临床实践中,中医医师较多根据中医证候来确定适当的治疗方法,而中医证候又是通过患者个体的症状、体征及体质等来进行辨识和诊断的。同一疾病的患者可能有不同的中医证候,因而会接受不同中医处方的个体化干预,这导致同一疾病的不同证候患者在中医临床研究中的疗效评价存在差异,同时也增加了临床研究结果评估的难度。因此,体现中医个体化诊疗特点的科学临床研究方法至关重要。单病例随机对照试验类似于中医临床实践中对患者进行的多重交叉治疗原则,是一种适合中医临床研究的试验方法。

近年来,有越来越多的评价中医药干预措施的单病例随机对照试验发表,或正在进行中。然而,已发表试验的报告质量并不理想。2015 年,为了提高单病例随机对照试验的报告质量,制定了单病例随机对照试验报告标准(CONSORT extension for reporting N-of-1 trials, CENT 2015)。但是,CENT 声明中的报告条目并不完全适用于中医药单病例试验的报告,因其未考虑到中医药的相对独特性。

为了弥补这一差距,基于相关报告指南制定了中医药单病例随机对照试验报告规范(CONSORT extension for reporting N-of-1 trials for traditional Chinese medicine,中医药 CENT),针对中医药临床试验的研究者提供相应的指导。报告规范内容见表 4-9。

表 4-9 中医药 CENT 清单

章节/主题	CENT 声明		中医药 CENT 清单	
	条目	描述	条目	描述
标题、摘要和关键词				
	1a	题目中确认是"N-of-1"试验或"系列 N-of-1"试验	1a	题目中确认是中医药"N-of-1"试验或系列中医药"N-of-1"试验
	1b	结构化摘要概述试验设计、方法、结果和结论	1b	同 CENT 声明 1b
			1c	定义合适的关键词,包括"中医药"和"(系列)单病例随机对照试验"
前言				
背景	2a1	科学背景和原理的解释	2a1	同 CENT 声明 2a1
	2a2	使用"单病例随机对照"的原因	2a2	解释应用单病例随机对照设计的必要性和原理
目的	2b	具体试验目的或假设	2b	同 CENT 声明 2b

（续表）

章节/主题	CENT 声明		中医药 CENT 清单	
	条目	描述	条目	描述
方法				
试验设计	3a	描述试验设计,计划实施的周期数,每个周期的时间(如果合适,应该包括磨合期和洗脱期); 系列单病例随机对照:是否每一个参与者实施单病例随机对照,以及如何实施,并解释系列设计	3a	同CENT 声明 3a
	3b	试验开始后对试验方法所作的重要改变(如受试者的纳入标准),并说明原因	3b	同CENT 声明 3b
受试者	4a	诊断或疾病,诊断标准,合并症,同时给予的治疗; 系列单病例随机对照:受试者纳入标准	4a	疾病的西医诊断和中医证候; 系列单病例随机对照:受试者纳入和排除标准,明确说明诊断和辨证标准,给出详细解释及参考文献
	4b	数据收集的场所和地点	4b	同CENT 声明 4b
	4c	试验是否代表一个研究。若是,是否获得伦理机构的批准	4c	同CENT 声明 4c
干预措施	5	详细描述每个周期干预措施的细节,包括何时、如何实施,以使试验能够被重复	5	详细描述每个周期干预措施(治疗、对照措施)的细节,详述中医药干预措施类型,包括中药复方、针刺
结局指标	6a1	完整定义预设定的主、次要结局指标,包括测量时间、方法	6a1	主、次要结局指标,包括中医证候相关结局指标
	6a2	结局指标测量工具及其性质(效度和信度)	6a2	同CENT 声明 6a2
	6b	试验开始后结局指标是否有任何更改,说明原因	6b	同CENT 声明 6b
样本量	7a	如何确定样本量	7a	同CENT 声明 7a
	7b	必要时,解释期中分析和试验中止原则	7b	同CENT 声明 7b
随机化				
序列产生	8a	治疗周期的顺序是否随机及其原理,随机序列的产生方法	8a	同CENT 声明 8a
	8b	随机方法的类型,限定细节(个体配对、区组),如适用	8b	同CENT 声明 8b
	8c	完整设定的周期序列	8c	同CENT 声明 8c

（续表）

章节/主题	CENT 声明		中医药 CENT 清单	
	条目	描述	条目	描述
分配隐藏机制	9	随机分配机制（个体按序编码的密闭信封），干预措施分配前隐藏序列的步骤	9	同CENT 声明9
实施	10	谁产生随机分配序列，谁招募受试者，谁给受试者分配干预措施	10	同CENT 声明10
盲法	11a	若实施盲法，分配干预措施后的设盲对象（如受试者、医师、照护者、结局评价者），盲法如何实施	11a	分配中医药干预措施后的设盲对象（如受试者、医师、照护者、结局评价者），若干预措施不能够被设盲，说明原因
	11b	描述干预措施的相似性，如适用	11b	描述中医药干预措施的相似性，包括安慰剂
统计方法	12a	总结数据、比较各组主、次要结局指标的统计方法	12a	同CENT 声明12a
	12b	系列单病例随机对照：个体试验数据的定量合并分析方法，包括亚组分析、校正分析及如何评估受试者间的异质性	12b	系列单病例随机对照：个体试验数据的定量合并分析方法，包括亚组分析（异质性评价）、贝叶斯分析、校正分析
	12c	期后效应、阶段效应、内部相关性统计方法	12c	同CENT 声明12c
结果				
受试者流程（推荐流程图）	13a1	完成的周期数和序列，任何不同于原试验方案的改变及原因	13a	同CENT 声明13a1
	13a2	系列单病例随机对照：纳入和接受分配的受试者数量，主要结局指标分析的受试者数量	13b	同CENT 声明13a2
	13b	系列单病例随机对照：治疗分配后受试者的退出和排除，说明原因；说明发生在哪个周期，如适用	13c	同CENT 声明13b
招募受试者	14a	招募期、随访期	14a	同CENT 声明14a
	14b	是否有试验周期提前中止，和/或试验提前停止，说明原因	14b	同CENT 声明14b
基线数据	15	表格显示受试者的基线人口学、临床特征信息	15	同CENT 声明15
纳入分析数量	16	每种干预措施纳入分析的周期数量；系列单病例随机对照：如果进行定量合并分析，说明合并分析的试验数量	16	同CENT 声明16

（续表）

章节/主题	CENT 声明		中医药 CENT 清单	
	条目	描述	条目	描述
结局指标和估计值	17a1	每个试验周期的主、次要结局指标结果，建议显示数据图	17a1	同CENT声明17a1
	17a2	每个主、次要结局指标的效应估计值及其精度（如95% CI）； 系列单病例随机对照：若进行定量合并分析，计算合并后主、次要结局指标的效应值及其精度	17a2	同CENT声明17a2
	17b	对于二分类数据指标，建议给出相对效应值和绝对效应值	17b	同CENT声明17b
辅助分析	18	其他分析结果，期后效应、阶段效应、内部相关性分析； 系列单病例随机对照：亚组分析和敏感性分析	18	同CENT声明18
危害	19	每种干预措施出现的所有危害或非预期效应	19	同CENT声明19
讨论				
局限性	20	试验局限性，潜在偏倚和不精确的来源；报告多种分析结果，如适用	20	同CENT声明20
推广性	21	试验结果的推广性（外部有效性、适用性）	21	试验结果是否适用于其他患者，说明原因
解释	22	与试验结果一致的解释，权衡试验结果的利弊，考虑其他相关证据	22	同CENT声明22
其他信息				
注册	23	临床试验注册机构和注册号	23	同CENT声明23
方案	24	哪里可获取完整的试验方案，如适用	24	同CENT声明24
资助	25	资助和其他支持（如提供药品）的来源，资助者所起的作用	25	同CENT声明25

注：表中右列展示了在 CENT 2015 报告清单基础上修订或添加的中医药 CENT 报告条目。

五、单病例随机对照试验研究实例

1. 研究背景　胃癌已成为全球第二大癌症死亡原因。化疗是胃癌的主要治疗方法，疗效一般。据报道，中医药可以缓解化疗引起的不良反应，但尚未开展临床试验进行测试，需要科学证据来制订策略。单病例（N-of-1）试验可能是一个适合中医的研究设计,因为它很好地代表了中医的个体化治疗理念。

2. 研究目的　获取设计一个系列试验所需要的必要信息。

3. 研究方法　使用单病例随机对照试验,采用创建随机数字、信封隐藏分配方法、三方盲法、患者自身交叉对照、试验组与对照组药物对比的方法。纳入接受过胃切除术的患者。每位患者均接受标准化疗 3 周,疗程 3 天(试验组:含黄芪菟丝子汤剂/安慰剂:不含黄芪菟丝子汤剂)。每次试验持续最多 30 周或最少 20 周。如果症状发生改变和发展,患者可以选择提前停止治疗期,在洗脱后等待另一个治疗期或撤回试验。工作人员和参与者对随机分组不知情。所有统计分析均采用 SAS 进行。通过汇总单个 N-of-1 结果,对影响进行总体估计。所有完整周期的结果被结合在一起,产生试验汤剂周期和安慰剂周期之间整体差异的后验概率。每个测试的 P 值小于 0.05 被认为具有统计学意义。

4. 研究结果　2014 年 8 月至 2015 年 3 月,共纳入 6 名参与者。干预组与对照组相比,共有 16 个周期(2.28,95%CI:1.24～5.47),$P < 0.0001$。试验报告后的生活质量(QoL)评分略高于试验前,$t = 3.87$,$P = 0.01$。两名参与者报告称,服用试验汤剂后症状有所改善。

5. 本研究结论　单病例随机对照试验是一种潜在的试验方法,有助于更明智、更个性化的决策,更加接近中医临床实践,并且具有良好的依从性。这是首个测试中药汤剂对胃癌缓解治疗的有效性的单病例随机对照试验,有待进一步完善。这项可行性研究的结果将有助于为后续的系列试验开发更多的实用性设计。

(商洪才)

第六节　中医/中西医结合复杂干预研究

当前,临床医师或决策者需要努力应对复杂挑战,如对患者健康与心理关怀、降低生活方式风险、处理共患疾病、使用电子健康技术等,均需要复杂干预(complex interventions)来处理这些挑战。在我国,联合使用中医药和现代医药也非常普遍,复杂干预是当前中医/中西医结合临床诊疗的主要模式。事实上,在现实世界中所有干预都有可能是复杂的。在国外,复杂干预研究广泛应用于与健康相关的社会健康保健服务、公共卫生实践、经济与社会政策等诸多领域,相关的研究理论和框架均值得关注和借鉴。

一、复杂干预

复杂干预作为重要的医学术语,如何定义和界定尚未形成统一的认识,本节主要介绍以下 3 种定义。

复杂干预最早由英国医学研究委员会(MRC)提出并对其进行详细定义,后经不断更新,最新的观点认为:干预是否"复杂"由干预本身特性决定:例如,多组分构成(可以相互独立或相互依赖),行为目标范围,干预提供者和接受者所需要专业知识和技能,目标人群、地点及水平,允许干预或干预组分灵活使用的程度等。

美国卫生保健研究与质量管理处(Agency for Healthcare Research and Quality,AHRQ)认为:复杂干预一般具有干预复杂性(如多组分构成)和通路复杂性(如多因果途径、反馈循环、协同作用和/或中间因素和效应调节因素)这2个共同特征;还可能具有人群复杂性(如目标人群、群组或组织的多样性)、实施复杂性(如干预需要多个利益方的博弈)、场景复杂性(如不同环境)等特征。

由"世界中医药学会联合会临床疗效评价专业委员会"颁布的《中医复杂干预临床研究指南》中认为:复杂干预一般可以分为两种类型,①一类干预措施是单一的,但影响因素众多,且对结局产生影响,可称为复杂性干预(complex intervention);②另一类是多种相关干预措施联合使用,共同对结局起作用,可称为复合性干预(compound or combination intervention)。符合两种情况者,均可称为复杂干预,并进一步将两者加以扩展延伸,可将复杂干预定义为"多维矩阵式的干预要素的立体组合"。

二、复杂干预研究

复杂干预研究可以根据已存在的知识和未来对这些知识添加更多的证据,可以用于研究效力(efficacy)、效果(effectiveness)、理论基础,和/或系统观等问题。

研究视角或问题,效力研究是指干预在试验或理想场景中产生的预期效果到达何种程度;效果研究是指干预在真实世界场景中产生的预期效果到达何种程度;理论基础是指干预在什么环境起什么作用,如何起作用;系统观是指系统和干预如何相互适应。例如,通过复杂干预研究帮助研究者回答以下问题:

在这个地点能否重复某个试验已发现的干预效果?

这种干预经济效益如何(干预是否合算)?

需要做什么重要的事情将会一起改善健康状况?

在缺乏来自随机对照试验证据,且不可能实施随机对照试验的情况下,当前已有什么样的证据是最佳选择? 如何评价?

不同的地点和环境如何影响干预效应?

三、复杂干预研究的理论模型

随着复杂干预研究方法学日益受到关注,相关方法学在建立和实证方面也得到发展,当前主流的几种理论模型,①由 MRC 提出的复杂干预建立和评价框架;②由里滕鲍(Ritenbaugh)等提出的整体系统研究(whole systems research, WSR)模式,主要指导复杂的补充和替代医学系统开展研究而建立;③由挪威国家补充和替代医学中心(Norwegian National Research Center in Complementary and Alternavtive Medinine,

NAFKAM)提出的 NAFKAM 模式;④由美国国家补充和替代医学中心（National Center for Complementary and Alternavtive Medinine, NCCAM)提出的 NCCAM 模式。除此以外,还有众多研究者针对复杂干预提出很多主张和建议,共同促进了复杂干预研究方法学的发展。在 2016 年,由胡镜清和刘保延两位教授作为主要起草人,以世界中医药学会联合会临床疗效评价专业委员会名义颁布了《中医复杂干预临床研究指南》,是专为指导中医复杂干预研究而制定的。

本节主要简要介绍 MRC 框架,这是因为这一框架首先建立,而且经过 3 次更新,具有比较强的指导意义。MRC 在 2000 年构建的框架采用药物试验分期方式将复杂干预的方式分为理论假说、干预要素筛选与模型构建、探索性试验、证实性试验和推广应用 5 个期,并详细制定了每个期的内容和规范要求,对推广复杂干预研究起了一定的作用;但也有一些研究者对其中部分内容产生疑问并提出了相关建议。因此在 2006 年 MRC 又组织专家对框架进行修订,并于 2008 年颁布,针对复杂干预的分期做了重要修改,并针对关键问题、研究实例、应用领域等问题进行扩展。这两个版本的框架得到持续、广泛的应用,而且在研究程序的特定领域伴随产生了一系列更为详细的指南。但鉴于一些重要的概念、方法和理论发生改变,英国国家卫生研究院（National Institute of Health Research, NIHR)和 MRC 又委托专家进行第 3 次修订,并于 2021 年颁布,重新对复杂干预分期和核心要素做了规定,如图 4-5 所示。

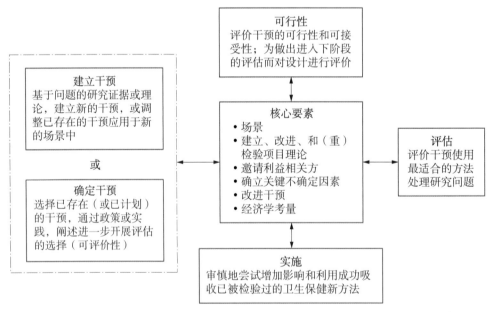

图 4-5　复杂干预分期和核心要素

复杂干预建立和评价框架将复杂干预分为干预建立或确立（development or identification of the intervention)、可行性（feasibility)、评价（evaluation)和实施（implementation)4 个阶段,基于关于干预关键的不确定性因素考虑,研究方案可以从任何一个期开始,如果不确定性没有消除,自动退回或进入某一重复时期尤为合适。每个期均有场景(context)、项目理论(programme theory)、利益相关方(stakeholders)、不确定因素(uncertainties)、干预改进(refine intervention)、经济学考量(economic considerations)等核心要素构成。其中,场景是指干预构思、建立、评估和实施的任何环境特点。项目理论用来描述干预达到什么样的可预期效果和在什么条件下达到效果,项目理论在 4 个阶段中都应该进行测试和改进,并用来指导确定不确定性和研究问题。利益相关方是指经手干预或政策的靶人群,包括干预或政策的建立者、提供者,可以泛指涉及针对个人或行业等利益受影响者——包括患者、公众人员、职业相关者等。不确定因素是指确认已存在的关键不确定因素,作为最重要的发现给出目前所知是什么、计划原理是什么,确立研究团队和利益相关方等,这些判断可以为研究问题框架提供信息,反过来也影响到研究视角的选择。改进是指程序的微调,或修改原先已建立初步版本(原型)中的干预。经济学考量是指确定对那些受疾病影响的人群和组织来说,干预的相对资源和测量结果。

四、中医/中西医结合复杂干预研究框架的构建与评估

中医/中西医结合治疗目的和手段的多样性体现了中医药学对疾病的多维度干预的特点。复杂干预是贯穿于整个中医临床医疗活动,并且是在疾病的治疗、预防、康复、护理过程中的一种客观现象,这些复杂的药物干预与非药物干预的活性成分和技术,以及它们之间的相互关系,在很大程度上影响着患者病情的发展或结局;同时中医一直强调因人、因时、因地制宜,辨证论治则强调干预的个体化和动态调整,表明中医药的治疗受组织和实施行动方法的影响(如患者类型、时间、地点及设施),均体现了复杂干预的特点。因此,在开展中医/中西医结合研究时,可以考虑采用复杂干预设计框架。本节主要基于 NIHR 和 MRC 于 2021 年制定的复杂干预建立和评估框架指南,结合中医/中西医结合研究特点,探讨中医/中西医结合复杂干预研究的设计要点。

(一) 建立复杂干预

1. 项目开发流程　确定拟要解决的问题和研究目的,研究问题可来源于临床及文献,研究目的可以围绕效力、效果、基础理论、系统观等 4 个方面的研究视角来开展。主要注意事项:评价研究问题是否需要优先解决。考虑问题的哪些方面需要改变,为什么需要改变。咨询是否真的需要一个新的干预,如果新的干预潜在有效,要证明开发费用合理。确定当前的干预能达到或达不到什么效果。确定建立复杂干预研究能否获得足够的资源/资金。撰写方案详细阐明建立复杂干预研究的过程。

2. 考虑利益相关方　确定复杂干预建立过程中涉及的利益相关方,主要包括干预的提供者、使用者和干预中获益者,如干预设计专家、医护、目标人群、患者、照料者、决策者、服务或干预供应商等。为了募集到那些最有可能成为干预受益者的患者,应当针对研究对象制订适合的标准。确立每一利益相关方共事的途径,从协商到共同品产出,确立不同时间、不同利益相关方可能相关的不同途径。在开展中医复杂干预研究前,利益

相关方可以通过团队创意会议等方式,对拟研究的问题进行初步探讨和澄清,讨论理解针对干预的研究问题和想法等。

3. 建立研究团队 建立团队是研究不可缺少的过程。团队成员必须由具备不同专业专长、能够处理相关问题的个体组成,包括但不限于中医药学、中西医结合医学、公共卫生、初级保健、流行病学、社会学和心理学、统计学等方面的专家。

4. 回顾研究证据 在开展复杂干预研究之前,要充分查阅当前有无明确的临床证据,特别要注意来自高质量系统评价的证据。如有,则仔细评价该系统评价的内容和质量,评估其和研究问题是否相关、可信,是否适时、最新等,如果符合上述条件,则可以用来作为指导确定最终的研究问题,帮助设计新的研究方案等。如无相关系统评价,可能需要自己来制作一个和研究问题相关的系统评价。

5. 利用已存理论 确立当前已存在的理论或理论框架,将为建立复杂干预提供信息,如行为改变和实施理论等。

6. 建立项目理论 项目理论要明确地阐述中医复杂干预期望达到什么样效果,以及在什么条件下达到期望效果;明确阐述关键干预组分及其之间如何交互,干预机制、环境特点,干预机制与环境特点之间如何相互影响。研究者应当花时间建立项目理论,项目理论有助于利益相关方提高对复杂干预的共同理解,有助于确定不确定因素及研究问题。

在研究涉及利益相关者之前就应基于来自相关领域的证据及理论而制定,并在连续的阶段中不断加以完善。初始项目理论的建立没有固定模式,可以多个方法联合使用,例如,可以通过开展相关领域的文献回顾寻找已经发展出来的理论作为初始项目理论;也可以通过利益相关方讨论和头脑风暴,因为他们对复杂干预项目有着不同的视角,对于其作用机制也有不同的看法,通过交流,可以充分讨论复杂干预的原理、怎样达到效果等,研究者可以利用并整合这些不同观点,构建初始项目理论。此外,还可进行专家咨询,听取专家如何构建项目理论的建议。项目理论可以采用包括逻辑模型(logic model)在内的一系列模型来构建。

7. 考虑场景 在建立中医复杂干预时,要考虑到复杂干预可能会高度受到场景的影响,这即是中医治法强调因地制宜的原因,如新型冠状病毒肺炎,针对的是同一种病毒,但因各地气候、人群体质不同,全国各省的诊疗方案还是存在差异。在开展中医复杂干预研究时,随场景不同,可能需要对复杂干预进行调整。场景需要从动态和多维度来理解,要考虑的关键维度主要包括族群和个体,物理空间或地理位置,组织、社会、文化、政治等方面,以及中医复杂干预的影响因素,如政府组织、卫生保健服务政策、公共卫生经济学情况等。

在中医复杂干预研究开始时,就应考虑到干预推动者和阻碍者之间的博弈,注意到未来建立的复杂干预能否真正地在真实世界中使用。

8. 设计和优化复杂干预模型 在复杂干预实施和评估之前,需要相关的设计来建立模型。"建立"是指从最初概念到可行性、小规模试验和评价等干预设计和规划的研究全过程。中医复杂干预设计在构思干预的内容、计划、方式、实现等时就应考虑。早期版本或雏形设计建立之后,可以进行数次改进和优化。每次优化可以评价可接受性、可行性等,反复进行,直到不确定性因素被消除。

在建模时,要充分考虑到复杂干预可能包括某一主题复杂性的许多维度,特别是要充分考虑干预的"复杂性"。

(1) 干预措施的复杂性。要对复杂干预措施进行充分考虑,如,①组成复杂干预措施的具体干预数量和顺序;②核心或必需干预措施、可选干预措施,复杂干预措施成分独立或是相互产生作用的程度;③复杂干预措施的使用强度;④复杂干预措施的使用频次;⑤复杂干预措施的可被重复性,有何理论依据;⑥说明复杂干预措施的理论基础,复杂干预措施是如何起作用的;⑦实施复杂干预措施的激励措施;⑧基于建立的项目理论,能够区分复杂干预措施中增加和去除的干预措施;⑨经济学考量:如复杂干预措施的成本等。

(2) 人群复杂性。详细考虑研究对象的相关特征,如,①复杂干预措施的靶标是个人、群体还是医疗体系等;②参与复杂干预所需技能和教育水平;③参与复杂干预对象的医疗和社会风险状况;④参与复杂干预对象的行为;⑤参与复杂干预对象的人口学特征,如年龄、性别、种族等;⑥其他重要的人口学特征和文化因素。

(3) 实施复杂性。清楚定义采用、实施或整合的策略,这些策略不同于复杂干预措施,主要包括证据、经济激励措施、定期报告研究结果、提示、补充训练或生理环境变化等。

(4) 场景复杂性。描述中医复杂干预研究的实施环境、数据收集地点或其他因素,如,①组织特点;②地理位置;③财务情况(服务费、人均费用、医疗保险、医疗补助和无保险等);④临床情景(如非营利还是营利性医院,门诊还是病房,公共卫生,综合健康计划等)。还要充分考虑每种干预组分的绝对时间和相对时间,详细记录干预措施和治疗措施分配的时间、开始测量结局指标时零随访的时间等。

要选择合适的研究变量指标和结局指标。使用广泛的研究方法来着手最初数据的收集,如采用定性方法探讨未来复杂干预实施的场景情况,采用定量方法获得中间变量结果等。

目前尚无标准来判断何时结束干预建立期而进入可行性期/评估期。实际上,在很多场合下,复杂干预的模型建立永远不会停止,可以在后续的可行性期和评估期不断优化它;如果在可行性期发现有重大问题,也可以返回干预建立期。因此在 MRC 2021 版框架中明确指出,复杂干预研究中每一研究期,或者在研究期之间转换时,在数据收集和项目理论建立基础上,都需要对干预进行优化。

(二) 可行性试验

可行性试点试验是用来评价设计(减少相关不确定因素,如降低募集人员的不确定性,数据收集、保存、分析等),或者干预本身(如干预方案与研究设计、不同干预优化与交付、可接受性、依从性、经济效益比、干预提供者的供应能力等)。项目理论认为,如果场景或实施因素可能影响到干预的可行性、有效性或经济效益比等,这些问题必须要解决。

可行性试验的价值目前已得到广泛承认。在实施可行性试验之前,研究者要充分考虑通过可行性评估来确定是否和如何有效地对干预进行评价。可行性评估需要利益相关方在干预预期效果(结局指标不仅仅是与疾病相关的指标,也应包括与卫生保健相关的指标如经济效益比等)、评价程序和效果相关的数据收集、评估计划选择等方面进行沟通从而达到一致。利用收集的各种信息确定最适干预方案及研究设计。

(三) 评估复杂干预

在 MRC 新版指南中,将复杂干预定义为考查干预是否起作用(达到预期效果)。

研究设计的评估。研究者可以根据不同研究问题和环境,选择研究设计。中医复杂干预可以采用经典的随机对照试验,但因其特殊性,常需要对随机对照试验进行改良,常用的设计方案包括实用性随机对照试验设计、多重方案随机序贯试验(sequential multiple assignment randomized trial,SMART)、N-of-1 试验(n-of-1 trials)、混合效能实施设计(hybrid effectiveness-implementation designs)等,这些是提高复杂干预效能的重要方法。其他如阶梯试验设计、患者偏好试验设计、整群随机试验设计、富集设计、注册研究等,均可应用于复杂干预研究,具体设计方法见本书其他章节。评价设计最重要的方面是测量结局或变化的证据,评价人员要与利益相关者一起来评价哪些测量结局最重要,出于统计效能和公开发表的考虑如何分析处理多个测量结局。设定一个主要测量结局和多个次要测量结局显然不合适,特别是在项目理论中已识别出多维度影响因素。要注意测量结局应当捕捉到的是系统性的变化而不是个体的变化。因为复杂干预的测量结局比较多,数据分析更为复杂。针对简单数据,可以使用经典的方法如单因素统计分析方法;针对多水平的资料如重复测量、多因素数据,可以采用多水平或混合效应模型;针对时间变量结局数据,时间序列分析或生存分析方法等;针对维度较多的结局进行降维,可以采用主成分分析等;如要识别和建立干预与结局间的因果关系,可以采用隐变量分析或结构方程模型等。

过程评估是对复杂干预实施过程进行评价,为项目或方案的修订和优化提供依据,促进项目或方案的示范和推广。常用的模型有 RE‐AIM(reach,effectiveness,adoption,implementation,and maintenance)框架、多重优化策略(multiphase optimization strategy,MOST)、MRC 等。过程评估对复杂干预评价非常重要,它可以回答以下问题:保真度和实施质量(是什么干预实施,如何实现)、变化机制(干预如何产生变化)、场景(场景如何影响实施和结果)等。过程评估有助于判断干预为什么出现意外的失败和后果、干预如何起作用或如何优化,这些发现更促进项目理论的完善。

(四) 实施复杂干预

在该阶段主要检验复杂干预在实际环境中的应用,如干预在实际背景下的效果、不良反应等。实施这一过程在干预方案阶段有所预料,在干预建立、可行性检验、过程和结局评估等阶段自始至终要考虑。

复杂干预从评估之后到实施和推广应用存在困难,可以通过以下措施来加以促进:研究设计过程中应咨询利益相关方的意见、探讨各种背景下的应用证据、考虑经济学指标、介绍推广、开展多方合作与交流等。

五、结语

在临床实践中,大多数中医/中西医结合治疗实质上属于复杂干预,如何厘清这些干预组分发挥作用,发挥什么样的作用,需要通过复杂干预研究设计来证实。建议中医/中西医结合研究者,针对复杂干预问题,可以在努力遵循中医药学/中西医结合医学等本身特点基础上,借鉴国外复杂干预研究设计理念和方法,开发适合中医药自身特点的复杂干预研究方法学,并加以运用,为临床实践提供更加丰富的循证证据。

(张天嵩)

第七节　真实世界中医的临床研究

临床疗效是中医延续发展数千年的基础,中医取效的基本方法是辨证论治,而辨证论治的核心是医患交互、动态的、个体化的整体调节。中医的新方药、新技术基本都产生于临床实践。如何在临床实践中,在干预措施不固定的情况下,获得客观、真实的临床疗效评价的结果,需要评价理论的创新、范式的转换,同时也需要技术体系的支撑和数据分析解释的变革。"临床科研信息系统"在创新理念的指导下,整合了大数据、互联网、人工智能等高新技术,解决了在真实世界中中医临床研究的方法问题,建立了核心技术平台,开创了中医临床研究的新模式。

一、行业需求及理论创新

(一) 中医是更强调"人"的医学体系

已故国医大师、中国中医科学院的陆广莘教授曾反复强调:中医是生生之道,生生之具,生生之气,收生生之效,谋天人和德的一个医学体系。中医学和现代医学两个研究人的生命活动规律和健康保障方法的学科,研究的对象都是人,但由于研究的切入点不一样,角度不同,思维的观念不一样,方法论不一样,产生的结果是前者更强调"人"的"整体医学"体系,后者似乎是有关人体的"微观对抗医学"体系。中医体系的产生是在"天人合一""形神统一"哲学理念下,从"人"的运动状态和运动方式切入,从时空两个维度的交互来区分人体功能状态,并将健康干预与人的功能状态关联,借助阴阳五行等古典哲学建立起中医理论与方法学体系。这一体系从"神农尝百草"开始,一直延续至今。这一体系的特点是可以告诉我们在什么情况下用什么干预可以使人达到阴平阳秘、精神乃治的健康状态,告诉我们如何驾驭人的健康,主要回答了"是什么"的问题。这一体系主要是研究"人"的运动状态和方式,必然观察的是人的"整体"变化情况,即便看到了局部,也反映的是一个整体的状态。而"人"的生命活动与其生活的自然环境、社会人文环境及哲学信仰等密不可分,所以中医学必然是自然科学与社会科学、人文、哲学的高度融合。

(二) 辨证论治是中医临床研究的核心内容

辨证论治是张仲景在临床实践中,勤求古训,博采众方,根据中医特点,创立的临床诊疗基本理念和方法,沿用两千多年而不衰。究其缘由,在于辨证论治之法,符合中医自身规律,建立了通过医患互动、望闻问切,充分了解和把握患者外在表现,从而思求经旨、演其所知、见病知源、方证对应而建立的中医诊治体系。这一体系的特点是医患交互、证治效紧密相关、动态、个体化的复杂干预。其过程实质上是医师通过四诊收集患者数据,在中医理论及其临床经验指导下,对所收集数据进行理解、判断,最终作出决策的一个信息转化的过程,即从数据到信息、知识,再到智慧决策。

辨证论治的个体化诊疗与患者相关,但更密切相关的是医师,医师经验以及对中医理论把握的个体化,在很大程度上决定着辨证论治的个体化。

对于以辨证论治为主要内容的临床研究,基本的原则应是在保持辨证论治不被人为干扰的情况下,对其效果、影响因素、流程、特征等进行深入细致的研究。要做到这一点,首先要解决在有限的时间内,全面、准确、及时地将辨证论治诊疗过程所有的信息进行收集和数据化,同时能对临床复杂、海量的数据、全样本数据进行高效的管理、转移存储与分析利用的真实世界临床研究的技术体系问题。大数据、互联网、人工智能、机器学习等技术的出现,以及与其相适应的理念变革、范式转换,使这一研究成为可能。通过真实世界中医临床科研范式的形成和转换,以及临床科研一体化的"中医临床科研信息共享系统"的建立,一种全新的、适合中医自身特点的临床研究新模式已经逐步形成,这将为中西医优势互补、中医走向世界奠定坚实的基础。

(三) 真实世界中医临床科研范式

从20世纪60年代开始,中医学与现代医学一同将临床流行病学的理论和方法应用到群体临床研究中。2004年,世界卫生组织对临床流行病学给予了极高评价,指出这门学科从群体层面和定量研究的方法出发,在推动全球卫生研究、创造最佳的研究成果、推进人类健康事业方面作出了突出贡献。在医学领域中具有举足轻重的地位。以临床流行病学为核心所形成的现代医学临床科研范式,被广大的医务工作者所追随和实践,形成了具有相同理念、世界观、研究途径的科研共同体。

但实践也证明,这一科研范式对于辨证论治个体化诊疗、整体调节的临床实践的研究,并不完全适宜,长期以来已经导致了中医优势特色淡化、学术发展缓慢、传承困难等许多"反常"。随着大数据、互联网等高科技的盛行、疾病谱的变化与老龄化社会的形成,以及医学目的、医学模式的调整,医学界已经开始对原有科研范式进行反思,转化医学、效果比较研究等新研究方法的出现,真实世界临床研究新范式已经初步形成。从临床研究核心要素分析可以看到,"干预措施""研究对象""结局指标""干预时限",以及临床数据收集方法、质量控制内容和方法等,尽管概念相同,但其内涵与外延在真实世界临床研究中已经有了截然不同的内容,与原有临床研究范式具有明显的"不可同约性"。抢抓机遇建立适应中医发展规律的研究理念、方法、技术平台,促进范式的转换和科学革命,已经成为中医药健康发展的关键。

经过 10 多年"数字中医药"和"临床科研一体化"技术平台的研究积累,以及大数据理念被广泛地接受,2013 年"真实世界中医临床科研范式"被正式提出,并很快在中医界引起巨大反响。由于世界观、价值观及方法论、技术体系的转化,使中医人有了道路的自信、理论的自信、方法学的自信、临床实践的自信。使大家看到中医的优势特色之所以被淡化,并非由于本身完全没有科学价值,而是由于范式的错位,研究方法论、技术平台的不适宜。临床研究的新范式,为中医辨证论治个体诊疗优势的发挥、为新的服务业态的诞生、为中医的变革和快速发展提供了理念和技术支撑。

真实世界中医临床科研范式,其核心是临床科研一体化,其特征是以人为中心,以数据为导向,以问题为驱动,医疗实践与科学计算交替,从临床中来,到临床中去(图 4-6)。

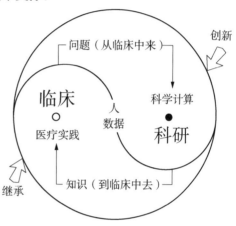

图 4-6　真实世界中医临床科研范式示意图

真实世界中医临床科研范式是复杂性范式,它是对以往以简单性范式为主体的临床科研范式的补充和整合。法国哲学家埃德加·莫兰(Edgar Morin)提出的"复杂范式"是针对简单范式理念,他期望能用一种复杂的、动态的、开放的理性主义代替简单的、静止的、封闭的理性主义。"复杂范式"以系统论、控制论、信息论的原理为基础,以自组织思想为中梁,以复杂性思维的基本原则为顶端,构筑了一个科学理论的大厦。其特征可以简单概括对比如表 4-10。

表 4-10　科学范式中简单性范式与复杂性范式的综合对比

类别	序号	简单性范式	复杂性范式
本体论原则	1	摒弃目的论原则:认为目的论是非科学的,自主性不可理解	必要目的论原则:从自我产生和自我组织的理论出发,科学地重新确认目的论及自主概念的合理性
	2	普遍化原则:科学是普遍性的,需要把局部性或特殊性作为偶然性因素排除	统一性多样性共存原则:普遍性原则是有效的但是不够。增加从局部性和特殊性出发的补充的和不可分离的理解原则
	3	决定论原则:有序性作为绝对的解释的最高原则,这意味着普遍性的和完美无缺的决定论统治。随机性只是由于完美的无知而产生的表面现象	非决定论原则:不仅融入随机的事件,而且也融入组织的问题来寻求对现实的理解
	4	线性因果性原则:处于对象之上和之外的线性因果性的原则	非线性因果性的原则:包含互相关联的因果性,相互反馈、滞后、干扰、协同作用、偏转、重新定向,以及自组织现象中的内-外因果性原则

（续表）

类别	序号	简单性范式	复杂性范式
	5	时间可逆性原则：消除时间上的不可逆性，广义说就是消除所有事件性和历史性的东西	时间不可逆性原则：承认和融入时间的不可逆性的原则，使历史和事件参与到任何说明和解释中去的不可回避的必然性
认识论原则	6	客体性原则：对象和知觉/认识它的主体之间绝对分离原则，不同的观察者/实验者所进行的验证不仅表明客观性，且足以消除认识的主体，在科学认识中尽量消除任何有关主体的问题	主客体统一原则：把观察者/认识者与被观察者/被认识者相关联，把观察或试验的机构，把观察者/认识者引入任何物理的观察或试验的领域的原则，把处于文化上、社会上和历史上的一定时间和空间的人类主体引入任何人类学或社会学的研究范围中的必要性，探索一个关于主体的科学理论的可能性和必要性
	7	对象环境相分离原则：使对象孤立/脱离它的环境	对象环境一体化原则：区分对象（或存在物）与其环境，但却不将它们分离，要充分认识任何物理组织，就要求认识它和环境的相互作用。认识任何生物组织要求认识它们和它的生态系统的相互作用
	8	单值逻辑原则：形式逻辑作为理论的内在真理标准的绝对可靠性的原则，任何矛盾的出现都必然地意味着存在错误。人们进行思想是把清晰和明确的概念在单值逻辑的推理中加以连接，拒斥逻辑矛盾	两重性或多值逻辑原则：指出形式逻辑学的限度问题，强调复杂的推理的原则包含着同时互补、竞争和对立的概念的联合。应以两重性逻辑的方式通过宏大概念进行思考，以互补的方式把可能是对立的概念连接起来
方法论原则	9	构成性原则：把对事物的认识划分为对这些事物应有的有序性原则的认识	生成性原则：重视事物规律、结构等有序性的过程性，强调事物的生成性，许多自组织的问题是不可避免的
	10	还原论原则：把对总体或系统的认识还原为对组成它们简单部分或基本单元的认识	涌现论原则：认识到在物理世界基础上加以孤立的不可能性，把对元素或部分的认识与对它们组成总体或系统的认识连接起来的必要性
	11	形式化和量化原则：通过量化和形式化方法消除具体的存在物和存在活动	有限形式化和有限量化原则：从自我产生和自我组织的理论出发，在物理学中和生物学中（更不用说人类学中）引进和确认存在物和存在活动的范畴的可能性，探索非形式化、非量化的新的科学方法

　　莫兰有关复杂范式与简单范式的理念，为真实世界中医临床科研范式的构建提供了充分的支持。

　　真实世界是相对于"理想世界"而言的。两者主要是从临床科研实施的环境条件来区分的。真实世界的临床科研,是指在常规医疗条件下,利用日常医疗实践过程中所产生的信息,所开展的科研活动。在这一过程中,医务人员以患者为核心,以改善和保障患者健康状态为目标,充分发挥自己的主观能动性,选择适合的诊疗手段;所开展的医疗活动均非为了某种研究目的,而人为地对患者、医师、检测条件等进行特别的规定。目前,真实世界中日常临床诊疗实践所产生的信息,通过门诊病历、各种理化检测手段、医嘱记录、住院病历等多种形式被保存下来。

真实世界的临床科研,是利用临床诊疗记录所产生的数据开展的科研。而理想世界的临床科研则要求根据研究目的,人为地通过一定的方法,使研究对象尽量保持高度的一致性,参与研究的医护人员、检验人员都要具有相同的资质,检测设备型号、试剂要一致,访视的时间要定期等,而收集数据的方法通常是用事先确定的、针对研究目标和观察内容的临床观察表特别进行记录的。中医辨证论治的优势特色,只有在真实世界的条件下,才能充分地得到实施和发挥。但对于辨证论治中所蕴含的中医对疾病规律的新认识、新方法、新方药等却由于真实世界临床记录的非数据化、临床信息的复杂性等,一直没有受到人们的关注。随着大数据时代的来临,将真实世界实践中所产生的信息数据化、数字化,在大数据管理工具的辅助下,采集、利用大数据已成为可能。

真实世界的临床科研,必将成为临床研究的主要模式,而对于中医药的发展来说,有着更加特殊的意义。体现在以下几个方面。

1. "从临床中来,到临床中去"是真实世界中医发展的基本模式 在中医自身发展规律的约束下,临床实践成为中医新思路、新学说、新理论、新方药、新技术等产生的根本源泉,也使其成为中医学不完全等同于现代医学等其他学科的重要特色之一。广大的中医医务工作者,首先是将从书本或前人经验中获得的中医药知识,通过临床诊疗实践转变成自己的临证经验,在经验积累的基础上,再通过"悟性"提炼升华,形成自己的学术观点,这些观点一方面又回到临床,指导自己的临床实践;另一方面通过不同途径(文章、著作、讲座等)被其他医疗工作者所学习、完善,成为大家接受的学术思想,在更大的范围内回到临床、指导大家的临床实践;部分学术思想在其代表人物及其追随者的推动下,在长期不断解决临床难题的实践中形成了学术流派,而这些经过长期临床实践检验的新思想,成为中医理论的重要组成部分。这是一个典型的、通过真实世界的中医药发展模式,这一模式通常被俗称为"从临床中来,到临床中去"。它保障了中医辨证论治个体化治疗、整体调节诊疗实践得以畅行,也使中医形成了其独特、系统的防病治病理论和方法体系。从这点来看,对真实世界的掌控能力、掌控水平,在某种程度上决定着中医事业发展的速度、发展的高度,决定着中医对人类健康事业的贡献度。而如何将真实世界医疗实践数据化,同时能够充分利用这些数据,就成为中医跨越式发展的关键。

2. 临床科研一体化是真实世界中医继承创新的主要形式,也是中医临床科研范式的核心 中医临床辨证论治的鼻祖张仲景,在《伤寒论》中给大家展示的临床研究方法是在"勤求古训、博采众方"(继承的方法)的基础上,临证时通常采用"某某方加减"的方式。

如,"太阳病,下之后,脉促,胸满者,桂枝去芍药汤主之""太阳病,下之后,其人恶寒者,桂枝去芍药加附子汤主之"等。其中桂枝汤方,可以是来源于前人、别人或以往临床经验,是医者通过"知性思维",针对"太阳病"人群共性规律的治疗方药之一,是一种沿用或学习。从根本上看是一种继承。而"去芍药""加附子汤",则是在对太阳病共性规律分析的基础上,结合患者具体状况,辩证思维的"抽象具体"结果,蕴含着医者临证的一种创新。可以说对每个患者的辨证论治过程,都是中医医师继承与创新的过程。这种继承创新的方式可以将其简述为图4-6所示的"临床科研一体化",即真实世界中医临床医疗实践过程,也是科研创新的过程。两者浑然一体,多姿多态,难解难分。一次小的创新可能就蕴含着一种大创新的开始,而是否创新,均通过临床疗效的实践检验。而这种临床科研一体化的临床科研方式,从张仲景开始,一直沿用至今,其主要形式并没有因现代医学研究模式的冲击而发生根本的改变,只是内容更加丰富。20世纪60年代临床流行病学及90年代循证医学的出现,中医药界积极引入了这些方法和理念,希望能够借此解决中医临床科研问题,但实践证明这些新的方法、新的临床研究范式,只能解决部分中医问题。而随着大数据时代的到来,数字化信息技术和人工智能的研究成果,催生的适宜中医"临床科研一体化"特点的新临床科研范式将会把辨证论治个体诊疗过程中蕴含的中医对疾病认识、治疗效果、创新方药、创新理念等,从浑然一体、难解难分的"一体化"中分辨出来。

3. "以人为中心"是真实世界中医临床科研范式的根本特点 中西医都在研究人体生命活动的变化规律,但世界观、自然观并不完全相同。中医将人的运动状态及运动状态转变方式的变化规律,以及人体这种变化规律与干预措施的关联关系作为其理论与方法学的核心。如果离开了"人"所生存的自然环境和社会环境,"人"的运动状态就不可能正常产生和出现。同时作为研究主体的"医者",在理解和判断客体"患者"的运动状态时,必然受到其所信奉的文化、哲学或信仰的约束,所以无论是客体-患者或是主体-医者,均是真实世界中医临床科研的核心,任何的中医研究都不可能脱离"人"这一核心。如果只是从构成人的四肢百骸、五脏六腑、皮肉筋骨、五官七窍出发去医疗或研究,都不可能准确地把握"人"的运动状态;任何脱离"人"所生存的自然环境、社会环境与文化信仰环境来观察"人",理解"人",也均不可能全面、正确地解读"人"的运动状态。这与主要秉承还原论,认为人体可以从器官、组织、细胞、分子等各个层面去把握,早期通过微观对抗疗法来保障人体健康的世界观与方法体系是有所不同的。但正因为作为临床科研中心位置的"人"表象的灵活性、多样性,以及表象与内在变化关系、与干预关系的复杂性,对中医临床科研提出了严峻的挑战,如果没有能够完整、快捷、准确收集、处理这些复杂信息的方法和技术,真实世界中医临床科研的范式,将不可能得到有效的实施。

4. "以数据为导向"是真实世界临床科研范式的前提与技术关键 真实世界临床科研范式的前提,是要将真实世界中临床各类诊疗信息全面采集并数据化。而数据化的过程是临床实践事实量化的过程。量化程度越高、数据化程度就越高,而临床实践中所蕴含的各种继承创新,就能越深入细致地得到分析、挖掘和重构。但在实际操作中数据化又受到临床术语规范化、医师思维方式及临床数据采集效率等要求的制约,所以到目前为止,临床实践过程中信息数据化问题仍然是信息科技领域的前沿问题。而当海量的临床数据产生后,管理、查询、利用这些数据,也是一个新的、前沿性的研究领域。只要能够将真实世界的临床实践的诊疗信息快捷、准确、全面地数据化,形成前所未有的大数据,才可能使中医辨证论治个体诊疗正常实施中所蕴含的各种创新得以科学地展现。

未来临床数据,古文献数据、现代文献数据及海量的生物学实验数据,如基因组、蛋白质组和代谢组数据,以及借助物联网所获取的人体健康相关的衣食住行的数据的不断形成和整合,必将成为一种现实,以大数据支撑的中医临床科研的新局面即将来临。从这个角度来看,"以数据为导向"将是中医临床科研的必由之路,是中医学、现代医学有机整合、优势互补的技术关键,也是真实世界中医临床科研范式的前提和技术关键。

5. 以问题为驱动是真实世界中医临床科研范式的有效途径 真实世界中医临床科研范式的前提是将真实世界中医临床实践量化为大数据,而要从浩瀚的大数据中找到蕴含的"金矿",主要靠"思维"角度、靠悟性。而这种悟性往往体现在能否找到一个合适的问题。围绕问题来确定研究方向,选择数据整理、整合的技术路线。在问题的驱动下,抽取数据,组成数据仓库,设计数据分析挖掘算法,并对所挖掘出来的结果进行临床验证。在数据抽取、数据挖掘、结果验证多次循环后,找到数据背后隐藏的医学规律和知识,依此不断地丰富和完善已有的诊疗体系,不断地提高临床疗效,提高服务的能力和水平,提高中医药的贡献度。

以问题为驱动是大数据时代的鲜明特色,积累了海量数据,要淘出"金子"和"钻石",需要前瞻的眼光和创新的思维,关键是明确需求,找准挖掘角度。在假说为驱动的时代,根据假说收集数据,然后验证假说是否成立。现在有了数据,提出问题,利用现代数据分析挖掘技术,解决我们的问题,生成规律和知识。

6. 医疗实践和科学计算交替是真实世界中医临床科研范式的主要形式,是当代"中医从临床中来,到临床中去"的主要途径 大数据时代,科学计算成为锐利的工具。以往我们更关注临床医疗实践,通过悟性来获得知识,如果悟性好,会成为一代大师,如果悟性差,医学传承就会一代不如一代。现在有了科学计算,在一定程度上替代人来记忆、分析已有临床医疗实践数据,可以获得更加准确、全面的规律和知识。但是无论是人悟出还是计算机得来,终须在临床验证和实践。因此,医疗实践和科学计算需要交替进行。

从以上所讨论的特征可以看出,真实世界中医临床科研范式给中医临床科研人员提供了一种遵循中医自身发展规律,吸纳了临床流行病学、循证医学、转化医学理念,以信息科技为支撑的,中医科研新定律、理论、技术、实践的范例,一种新的临床科研的世界观。中医临床科研的范式转换必将带来中医临床科研的"科学革命"。通过这一"革命",临床医疗人员将成为临床研究的主体,临床研究与临床实际脱节、基础研究与临床脱节等问题将得到彻底解决,隐含在辨证论治个体诊疗背后的医学规律、诊疗观点,以及医师间疗效、经验的差异将会展示在人们面前,中医的优势特色将会进一步明确并得到弘扬。总之,中医药学将回归到自身发展道路上,以更加开放、更加包容的全新姿态,与时代同步奔驰在以信息科技、人工智能等为支撑的"高速公路"上。

二、真实世界中医临床科研的技术平台构建及工程化实施

真实世界中医临床研究是基于临床实际诊疗信息来开展研究的,解决将临床信息数据化及其管理、利用等问题,构建"中医临床科研信息共享系统",并通过工程化实施,将此系统融入医院的信息系统之中,使临床实践源源不断地产生出规范、完整、准确的诊疗数据,就成为真实世界临床研究的关键。

中医临床科研信息共享系统是由一个体系、三大平台、四大功能模块构成,与医院内部运行的各种医疗业务软件和数据环境如 HIS、LIS、PACS 等对接,为临床信息的采集、质控管理提供便捷的方法,采集的数据可被自动导入采集平台,通过信息数据管理系统平台来实现数据汇交、存储、查询、导出等管理业务,最终在临床研究分析系统平台上顺畅实现数据的统计、挖掘等研究。此平台的实施涉及医院信息管理、医务管理、业务科室、病历管理、质量控制等部门,需要临床业务人员全程参与并对既往工作进行全面总结和规范化,平台实施是一个复杂的系统工程。

(一) 中医临床科研一体化方法及技术平台构建

本系统由一个体系,三大平台、四大模块构成。其中,一个体系即中医临床术语体系;三大平台即"医疗业务平台""数据管理平台""临床研究平台";四大模块即"临床信息采集模块""质量控制模块""数据分析模块""数据集成模块"。

1. 中医临床术语体系　借鉴国际临床标准术语集(SNOMED CT)的思路与方法,在制定临床术语分类框架基础上,通过研发的软件平台加工形成了《中医临床术语集》,该术语集参考 100 多种标准、词典、辞书等权威性著作,共收词 30 余万条。根据临床术语使用的习惯,结合临床病历模板制作和数据采集的要求,构建《中医临床术语集》,收词 16 万条,成为临床信息采集及数据分析挖掘的基础。

(1) 中医临床术语集的设计与实现:以"概念为核心,同义术语、语义关联为辅"作为主要的标准化工作方法。依据临床科研工作的实际需求设定术语集涵盖内容的范围,由于当前临床工作以中西医结合为重要特点,建立了能够容纳中医学、现代医学及临床科研工作所需的非医学专有术语的分类框架体系(图 4 - 7)。

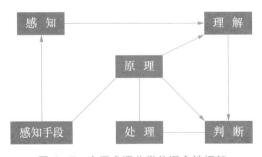

图 4-7　中医术语分类的概念性框架

为实现与现代医学术语集的无缝接轨,实现粒度最小化概念层次上的术语标准化,在术语分类的概念性框架基础上设计了一套术语分类操作性框架(图4-8)。据此框架,借助基于互联网的术语加工软件平台,已完成中西医概念10余万条、术语近20万条的《中医临床术语集》。

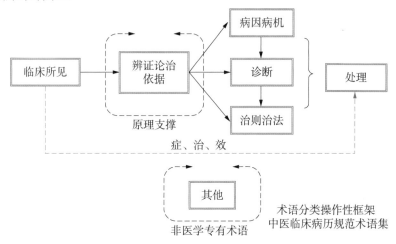

图4-8 中医临床病历规范术语集分类框架

为实现电子病历快速录入,需要从分类体系结构上更贴近中医病案的规定,以合理组织、调用术语,从而建立起临床实用的术语分类操作性框架。通过分析临床病历,针对性地加工术语,建立了《中医临床病历书写术语集》。

(2)中医临床术语本体及语义关联的建立:将症状体征等术语作为"主体词",将描述主体词所拥有的某种时空属性的术语作为"辅助词",两者相连形成"术语单元",再为术语单元赋值,即用一条术语进一步解释该时空属性的具体情况,便形成一个具有相对固定的逻辑结构、能够描述明确的临床事件的组合。目前,经过整理形成的辅助词有147个。

概念是对事物本质属性的抽象,术语是抽象的概念的载体,概念具有唯一性,而术语不具备唯一性,与同一个概念相关的术语均为该概念的同义术语,其中,具有最普遍认同性的术语通常被作为概念的首选术语,与之具有相同含义的术语可以作为概念的同义术语。建立完善概念与对应术语的关联关系,是解决同义、近义的关键,是在保障正确理解基础上,尽量保持描述的灵活性的基础。

以规范化术语为基础进行数据整理与挖掘工作,利用数据提取转化和加载(extraction-transformation-loading,ETL)软件实现对来自门诊住院病历的症状、理化检查、诊断名称及复方治法等数据的自动批量规范化整理,为进行临床数据的分析利用奠定了基础。

2. 三大功能平台 三大平台的构成如图4-9所示。

(1)医疗业务平台:面向临床医疗,遵循临床医疗的习惯和流程,以临床医疗术语的规范化、标准化为基础,以结构化的电子病历为核心,在临床医疗过程中,实时、准确、便

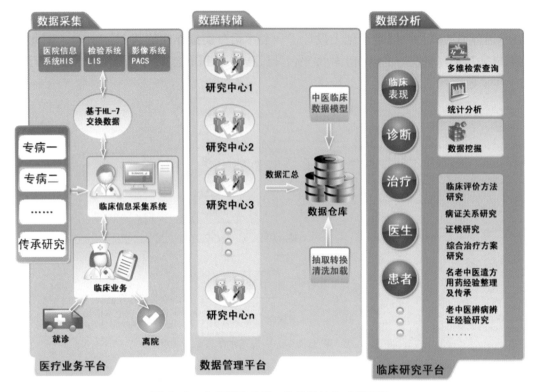

图4-9 临床科研信息一体化系统构成示意图

捷地记录各种医疗信息,方便快捷地书写病历,并将医疗活动产生的信息自动转化为可供计算机识别分析的临床数据,自动分类存放。不同病历模块之间,相同的内容之间可以相互映射对应。带有自动查询检索、统计分析功能,并集成了各类标准规范术语应用体系,可方便快捷地进行查询及输入。确保采集信息的规范性、一致性、完整性。

医疗业务平台由门诊及住院医师工作站、住院护士工作站、护士管理系统、辅助诊疗系统、中药管理系统、慢病管理系统、结局评价系统及随访系统等构成。通过综合集成,完成对患者基本信息、就诊信息、中医电子病历信息、中医临床诊断信息、中医用药信息、中医治法处方信息、中医护理信息、实验室检查信息、其他检查信息、现代医学治疗信息、知情同意信息、病历首页信息、院外随访信息、科研辅助信息等的采集。

(2)数据管理平台:该平台具有管理临床医疗数据,实现快捷、安全、方便地将不同研究中心、研究场所产生的数据,转移存储到数据管理中心。这是提高临床科研一体化技术平台效率的关键技术之一,能适应多中心大样本长疗程临床研究的需要。

中医临床科研数据的存储与管理应充分利用医院的集成平台,形成以患者为中心的,整合患者各类临床数据,并增加与科学研究有关的结局、随访等信息,构建便于共享使用的数据存储、管理与应用平台,该平台一般以数据仓库作为技术支撑,在中医临床数据模型设计的基础上,选用适宜的大型数据库管理软件,具备配套的数据集成与预处理软件,建立满足数据集成汇总、数据预处理及支持分析挖掘的数据仓库平台。

1)数据存储模型:根据中医临床数据仓库应用和研究的目标(以中医临床研究

为主要应用目标),提取实例数据中的中医信息主题要素,并提炼形成面向临床研究的中医临床信息模型。参考信息模型设计:中医临床诊疗过程是医师对患者症、病、证动态把握和治疗的过程,在中医理论知识的基础上,通过对症的理解和判定形成对患者疾病状态的认识和处方治疗效果的评价。其中,处方治疗过程包含着医师的临床经验,是一种行为性的事件,时间信息和处方结果(如汤药、成药、针灸处方等)是治疗的主要信息内容;而医师对患者病证的判定是一种主观的疾病状态认识,相比较而言,临床诊疗过程中的症状类信息则是一种具备主观认识和描述的客观现象,是患者疾病状态的实在表现。医师、患者和药物等是中医临床诊疗信息中的物理性实体;而阴阳、虚实、寒热、表里、证候、疾病、药性、功效、归经等则是中医临床诊疗信息中的概念性实体。

在对中医临床信息要素框架认识的基础上,结合实际的临床诊疗数据内容和特点分析,根据中医临床研究的普遍信息粒度和层次,构建中医临床参考信息模型。该模型需要注重中医临床数据以事件为核心的基本特点,对诊疗事件的分析是中医临床分析的主要内容。事件是一种旨在被采用对变化的有用或相关模式进行分类的方法。在中医临床信息模型中,事件包含了医疗实体参与下,在一定时空发生的行为或动作的信息内容。通过详细分析中医临床病历的信息构成及科研分析目标,我们设计构建了以事件(event)和实体(entity)核心类别的中医临床参考信息模型。在此基础上,设计数据仓库的操作数据存储(operational data store, ODS)数据模型、细节数据模型、多维数据模型等多层次数据模式,以支持数据集成、数据整理和数据分析等多阶段的数据管理任务。为提高数据查询效率,可应用物理视图及分区表等技术保障数据管理性能。数据仓库的数据模型设计包括逻辑模型、中间层数据模型和物理模型 3 个层次的设计任务。数据逻辑设计的框架基本确定了后续 OLAP 的方向和数据挖掘的主要目标。但具体明确的应用和挖掘目标在后续的应用研究和开发中仍可不断修改完善。逻辑模型设计以实体和关系为特征(一般以 ER 图表示),确定数据仓库的主题及主题关系范畴,需要整合多角度的用户数据视图(图 4 - 10)。

ODS 数据模型设计:鉴于临床数据的来源业务系统多种多样,且在进行具体分析之前需要整合全面的数据类型和数据内容,因此,构建 ODS 数据模型,并进行相应来源数据的拷贝式存储,以提高数据集成效率和保证数据质量。考虑中医临床研究的目标,ODS 数据模型的设计需要涵盖患者基本信息、临床表现信息、临床诊断信息、治疗信息和疗效评价等相关信息内容。数据的表结构尽量与来源业务系统数据表结构保持一致性。但鉴于多源数据集成的需要,增加额外的元数据信息非常必要。但 ODS 数据模型设计相对简单,可以对现有的业务数据源进行详细分析,提炼共性数据结构,进行物理数据表的设计即可。

细节数据模型设计:中医临床数据仓库以患者、临床所见、诊断、治疗等为主要主题域,以患者的就诊行为及过程为主要活动内容。因此,细节物理数据存储以侧重中医临床研究涉及的诊疗活动为纽带,以患者为信息核心,形成简洁的能够衔接 ODS 数据模型和数据存储的数据存储环节。该模型结构的核心表需要以患者住院或就诊信息表为基

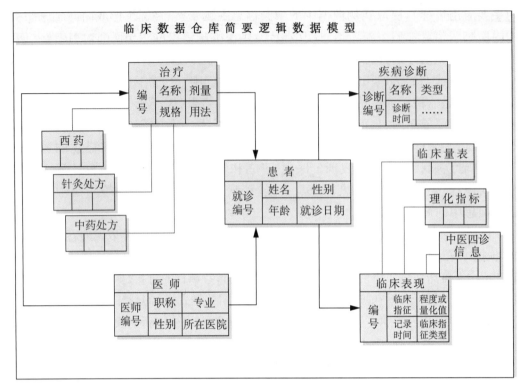

图4-10 数据仓库逻辑模型简图

础,该表的主键病例就诊编号唯一,标识了一次完整的诊疗行为及活动,并把患者的一次就诊行为界定为如门诊、住院(具备完整的住院病历的诊疗过程),以及医师可能的随访行为。一次诊疗行为中核心对象是患者,以及相关的检查、诊断、服药和其他治疗活动。门诊行为只关心诊断和治疗行为结果如处方、针灸或者其他治疗方案,对于患者在家具体服药的时间、次数及其他的可能依从性行为则不能进行有效的跟踪和记录。而住院病历则囊括了以上的相关治疗信息。

病例数据的一个主要特点是以患者为对象,以各离散时间段的诊疗活动为组成的纵向数据集,其主要信息表包括患者就诊信息表、临床诊断信息表、临床病历基本信息表、临床复方信息表、临床中药信息表、临床现代医药信息表、理化检查信息和病程跟踪信息等主要物理表。这些物理表及其关系涵盖了所有中医临床诊疗过程中的数据。如患者就诊信息表包含患者就诊编号、就诊次数、医院编号、住院号/门诊号、就诊时间等,确定了一次有关联的诊疗行为,其相应的患者则有相应的患者编号;若就诊次数大于1,则表明某一患者多次在同一医院住院或者多次在同一医院门诊。

除了患者住院信息表、患者基本信息表和医院信息表之外,患者一次门诊过程中涉及的物理表为诊断表、临床病历信息表、临床复方和中药表、临床现代医药表,根据门诊诊疗的不同内容,可能部分病例还涉及量表和随访表等物理表,因此,细节数据模型及其物理表需要囊括所有的科研分析数据内涵,为从不同维度进行主题分析和多维数据模型构建做准备。

多维数据模型设计：多维数据模型是多维分析和在线分析应用服务的数据源，以事实表和维表表达的关系多维数据模型是物理视图或视图的数据基础。数据模型包含ROLAP 和 MOLAP 2 种基本模式，ROLAP 采用关系表模式进行多维数据的存储和管理，而 MOLAP 则采用数据立方体（data cube）的形式进行数据建模和管理。这里以ROLAP 的雪花型数据模型设计为例进行相关技术介绍。例如，临床复方药物多维模型旨在为从多个角度和维度分析临床处方用药规律提供高效、逻辑明确的模型基础。包含一个事实表——临床复方事实表，和多个分层的维表如治法、药物、诊断、临床表现、患者和医师等，多层的维表结构体现了雪花型多维模型的特点，其结构相对复杂。基于以上事实表和维表设计结构，能够支持多维度的临床复方药物主题分析应用。可以从不同的维度如医师（名老中医）、患者、诊断、临床表现和时间等分析临床复方药物的使用情况，可以治疗某病证的处方用药经验或规律。临床复方多维事实表的内容原则上应该直接包含药物组成和结构化的治法信息，但鉴于数据存储容量和效率的考虑，在该多维模型中把中药组成和治法组成从事实表中拆分出来，以维表的方式存储。在 OLAP 主题开发和设计时，可根据需求，创建新的物理视图/视图，把以上两个维表实体化为临床复方药物度量的内容。

2）数据管理：在数据存储模型设计的基础上，对中医临床科研数据的管理可采用大型数据库管理系统如 Oracle、DB2 等进行数据的物理存储和数据管理。相对业务系统的数据库管理操作，数据仓库的数据管理需要支持查询密集型和分析密集型应用，因此，采用具有强大数据仓库功能的数据库管理系统版本如 Oracle 9i、Oracle 10g、Oracle 11g 等进行数据仓库的部署是必要的软件基础条件。数据存储环境构建后还需要研发或部署相应的数据集成和数据处理工具，以完成从业务数据源到数据仓库数据的集成和管理。数据管理是实现大规模数据积累、高质量数据形成的主体任务，涉及繁杂的处理流程和处理任务，需要结合数据库管理和临床专业知识进行有效的数据内容管理，这是实现高质量数据挖掘分析的关键。结合临床科研分析需求，后文介绍主要的数据管理任务和环节。

数据集成处理：进行源自业务系统的数据源集成是数据仓库存储管理需要解决的首要任务。由于来源数据的格式和内容多种多样，一个鲁棒的数据集成方案还要解决各种可能存在的数据不一致性问题，从而实现不间断的数据批量集成处理。数据集成处理包括两大主流技术：数据仓库和联邦数据库。数据仓库实现物理上的数据集成，而联邦数据库通过查询翻译实现逻辑上的数据集成。针对临床业务系统的安全性和业务响应需求，中医临床数据集成宜采用基于数据仓库的集成技术。在 ODS 数据模型和细节物理数据模型的基础上，结合合适的 ETL 组件，可以进行数据集成处理。

复杂数据查询：复杂数据查询是数据分析的普遍需求。临床数据集成导入到数据仓库之后，针对各种数据分析和数据筛选的需求，需要进行联机数据查询处理。在大型关系数据库管理系统中，都支持复杂的 SQL 查询语句。同时，其支持数据仓库的版本则具备如物理视图（materialize view）和分区表的创建，这些相关技术主要功能就是支持大数据集的高效存储和查询。另外,数据库前端处理软件如 PL/SQL Developer, Golden, Toad 等可以辅助进行数据仓库的日常数据管理和数据处理任务。

数据规范整理:中医临床科研信息数据的规范整理是临床数据分析利用的重要步骤,主要包括数据信息内容的修正和语义一致性处理。信息内容的修正主要涉及病历为主的数据中存在的部分错误信息,如错误的性别、年龄、异常的理化指标等,该部分处理不同于后续的数据预处理,根据对应的临床病历信息,可以对数据进行修正和补充,在此不作详述。

语义一致性处理主要包括术语性数据的规范整理。由于临床术语使用和自然语言表述的多样性,中医临床数据的术语性数据规范整理是非常关键的环节。对术语数据的规范整理总体上需要从同义词规范、相关概念信息扩展和术语的上位归纳 3 个方面进行处理。同义词规范主要处理临床病例数据中的不规范数据,如气滞、气滞证,都统一为气滞证,概念性的同义术语,如关节痛、关节疼痛,需要统一为关节疼痛。相关概念信息扩展则对涉及的概念信息通过字典表进行必要扩展,如中药名称,需要通过增加包含中药规范名称、中药归经、性味、功效、药物分类等信息的中药字典表进行信息扩展,从而实现从归经、性味、功效和药物分类等维度对中药的使用情况进行分析的数据基础。数据整理是中医临床数据用于科研分析的必要环节,不能忽视和省略。在数据仓库平台基础上,可以利用数据库前端软件进行少量的数据规范整理,但规范化的数据整理需要借助成套的工具软件进行,如可以扩展数据抽取、转化及装载(extract-transform-load, ETL)软件的功能进行数据规范整理。

数据规范整理形成的结果是在信息内容上已经规范和合理的临床科研数据,在进行数据分析之前还需要进行合适的数据预处理,对面向特定目标的分析用数据集进行清理、筛选和转化,以能支持数据分析操作的高效进行。

数据整理是数据挖掘准备的重要工作,需要部分软件来协助数据前处理。ETL 软件来协助完成数据整理工作,人机结合,由专业人员建立整理规则,由计算机按照规则统一进行转换,最后形成相对规范的用于分析挖掘的数据。以规范化术语为基础,基于 ETL 软件实现对来自门诊住院病历的症状体征、理化检查、诊断名称、处方、治法、药物等数据的自动批量规范化整理,为进行临床数据的分析利用奠定基础。

(3)临床研究平台:是以数据仓库为核心,建立的海量临床数据利用与挖掘子系统。此系统由联机多维检索分析平台(OLAP)、数据统计分析平台与数据挖掘平台(DM)等组成,能对海量临床数据进行整理与展示、统计与分析,对隐性知识进行挖掘,对各种数据之间的内在关联进行逻辑分析。智能化程度较高,特别适合中医临床研究。

1)中医临床数据挖掘内容:中医临床数据挖掘须根据中医学术的特点,针对研究内容及临床面临的主要问题,围绕不同的主题进行分析。如辨证经验、辨病经验、选方用药经验、疾病演变规律等(图 4 - 11)。

中医临床数据挖掘要根据中医临床问题,设计挖掘模型,选择相应的方法,利用通用软件或研发专门针对中医临床学术特征的算法及模型,得出分析挖掘结果,人机结合,对结果进行解析,形成医学结论。

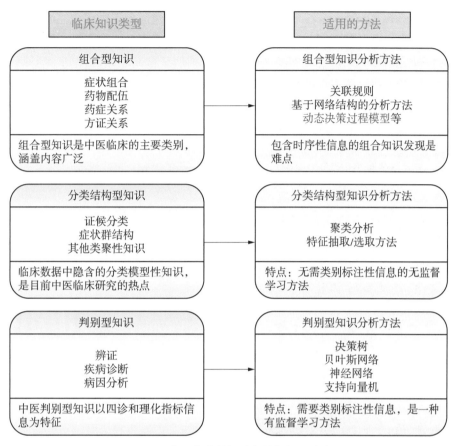

图 4 - 11 中医临床数据分析挖掘知识分类图

中医临床数据挖掘的技术和相关平台需要针对中医临床研究的特定需求,在数据预处理、特征筛选、数据建模、学习过程和结论阐释等阶段都建立合适的能够满足临床人员进行研究分析的要求。

2)中医临床数据挖掘方法:医学数据的挖掘分析是数据挖掘领域公认的研究难点,相对商业、通讯和金融等领域,具有更高的复杂性模型和知识库的支持要求,中医临床数据挖掘研究的功能应当包括:①体现中医基础理论原理的多种复杂数据建模方法;②整合中医基础理论知识进行挖掘分析的能力;③复杂网络分析能力;④高维稀疏数据的高性能分析能力;⑤关系数据的分析支持;⑥纵向疗效评价数据分析支持;⑦非独立同分布的数据分析支持;⑧在线或联机挖掘分析的能力;⑨数据隐私保护能力等方面的内容和特点。

根据以上要求,我们采用多维检索与展示技术对中医临床显性知识进行分析;对隐性知识,则应用复杂网络方法、关联规则、聚类分析、判别分析等方法开展中医临床数据挖掘。

中医临床多维检索与展示平台:数据仓库中建立了包括患者全部诊疗信息的关系数据库。在中医理论指导下,建立以患者为中心的"病-症-证-治-效"语义关系,利用

OLAP(online analytical processing,在线分析技术),创建面向不同研究主题的分析查询工具,从而实现快速发现中医临床知识与经验的方法。该平台的特点是,同一查询工具,可以通过选择不同的参数,形成不同的查询结果,扩展了查询功能,根据中医科研常用的功能需要,集成了数百种查询工具,可基本满足临床科研中对证候特点、病证关系、药证关系、方证关系、药症关系、药效关系等方面的研究。

该系统在规范数据的基础上,实现海量中医临床诊疗数据的探索性分析和数据实时展示。同时可在互联网环境中对分析结果进行导出,实现了"病-症-治-方-药"等多种临床关系知识的探索性分析,便于发现中医临床中的显性关系(图4-12)。

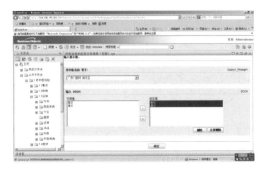 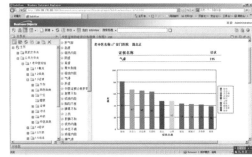

A. 可灵活选择参数检索分析　　B. 显示结果图文并茂

图4-12 "中医临床多维、分析和展示系统"界面及结果

中医临床多维检索系统,可针对中医临床要素如"症-证-治-药"等之间的关系进行分析挖掘,如证-药关系、症-药关系、方-证关系等,并可选择不同的参数进行比较研究。如通过检索分析系统,分析肝脾不调证不同兼证情况下的用药规律,可直观地显示结果,使中医临床经验得到很好的可视化表达(图4-13)。

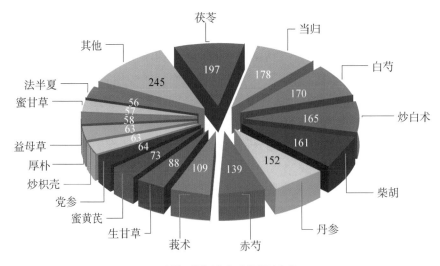

A. 肝脾不调证兼血瘀者常用中药

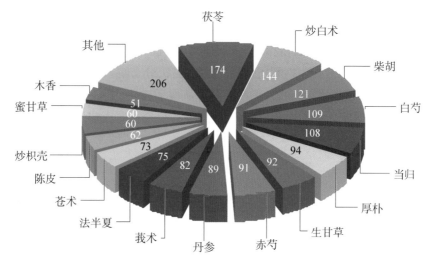

B. 肝脾不调证兼湿浊者常用中药

图 4‒13 不同证候常用中药检索分析

中医临床复杂网络分析系统：复杂网络是当前科学界研究的热点方法，无尺度（scale free network）是一种具有节点度幂律分布现象的复杂网络。基于古方及当代临床复方数据的分析表明，中医药理论指导下的复方配伍过程具有无尺度复杂网络现象，表明中医临床处方中医师具有优选配伍的选择偏好。这对中医药理论如复方配伍、药物相互作用及药性理论等的研究提供了实证基础。利用复杂网络方法可分析药物的配伍特点及相互配伍的强度。通过选择不同的参数，也可用于分析证候、症状相兼规律等（图 4‒14）。

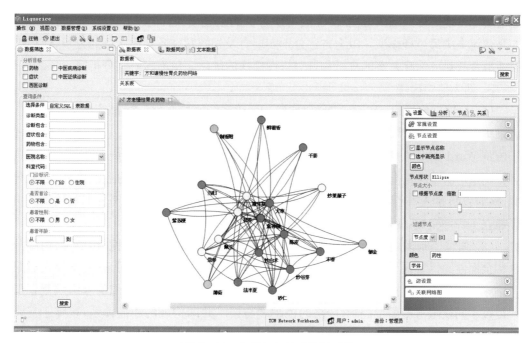

图 4‒14 中医复杂关系分析系统

注：从肝脾不调证的 1287 个处方中分析获得核心药物配伍和主要加减规律。

目前已实现对临床数据进行直接筛选、建模、分析和交互的复杂网络分析系统，支持名老中医药-症-证-疾病等的组合和对应知识分析研究。主要用于分析中医在某种情况下的用药特点，如核心处方，药物配伍，药证关系、症状分布特征等。结合名老中医数据进行药物、症状、诊断等网络的构建；平台实现了从幂率特性、相配系数、聚类系数和社团属性等角度分析中医临床经验中药-症-证-疾病等的组合和对应知识（图4-15）。

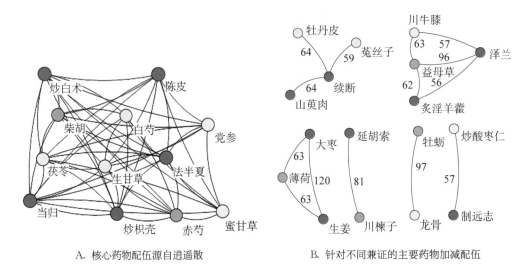

| A. 核心药物配伍源自逍遥散 | B. 针对不同兼证的主要药物加减配伍 |

图4-15　名老中医治疗肝脾不调证核心方及加减法

目前在实践的基础上主要形成了3类数据挖掘分析算法与模型：①中药有效处方与配伍规律发现的复杂网络方法；②证治规律分析的主题模型；③辨证论治动态方案优选的马尔可夫决策过程模型。以上方法分别实现有效处方发现及其适应证的分析，疾病证候亚群及其对应治疗方案的分析和针对慢性疾病的优化序贯治疗方案分析等。

3. 四大结构模块

（1）数据采集模块：中医临床科研信息一体化系统的核心之一就是结构化的临床信息采集系统（包括住院系统和门诊系统），采集模块框架图如图4-16。该采集系统不同于传统Word文本形式电子病历，而是高度结构化的临床信息采集系统。在临床医疗信息特别是中医临床信息标准化的基础上建立了术语库，使中医疾病的症状体征、证候分类、疾病诊断等临床名词术语的使用更加规范和准确，提高了中医病历的书写质量。由于建立了各种模板，使病历书写更加方便和快捷（图4-16）。

（2）质量控制模块：系统质量控制是结构化病历采集数据的真实性、可靠性、可溯源性和全面性的保证；是结构化数据的采集能够满足临床科研目标的保证；要确保实时跟踪临床科研任务计划执行进度。医院管理部门质量管理人员与科室或课题组质量管理人员按不同权限实施质量控制，严格的控制度与技术共同构成的质控体系，贯穿于三大平台所涉及的数据采集、数据转储和数据分析的全过程（图4-17）。系统质量控制模块具有如下功能。

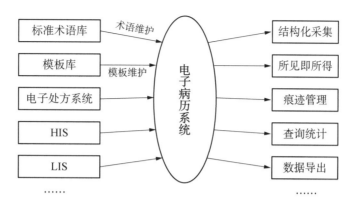

图 4‑16 采集模块框架图

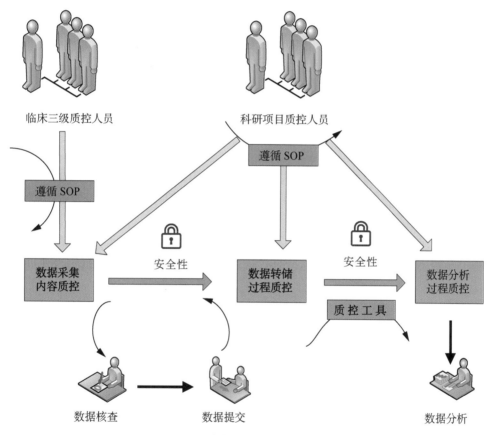

图 4‑17 数据质量控制流程示意图

1)时限性质检。医务人员按时、按质、按量完成病历的书写提醒,避免文档缺写、漏写、延时书写。

2)痕迹管理。记录用户操作及修改信息,提供修改痕迹对比,使系统具有可追溯性。

3)过程质检。质检工作站可完成时限性检查和内容性检查,病历审核。

4）终末质检。可进行有关质检评分与统计工作,生成各种报表。病历质量自动监测、审查、评分和考核。

5）数据跟踪。确保数据管理中的每个步骤都可以回溯;也可以保证数据在系统间迁移的完整性与安全性。

（3）数据分析模块:该模块针对全部临床数据,实现数据前处理、大容量数据的分类存储管理、数据挖掘和多维检索展示等功能,具体包括:

1）数据前处理。包括对临床研究多中心数据的数据抽取、转换和导入处理,并以临床术语库为基础进行数据规范整理,形成可分析利用的临床数据集和多维数据库。

2）数据存储管理。对通过前处理导入的临床数据,按照临床信息模型进行组织和存储管理。以数据库管理系统为依托,实现完善的数据安全管理和存储备份,能够支持日常的数据查询和数据导出等操作。

3）数据挖掘。在数据整合和规范数据整理的基础上,根据临床研究类型所提出的不同分析需求,对临床数据集进行多种应用分析。具有数据集预处理、挖掘分析和可视化等分析处理功能。

4）多维检索展示。在 Web 环境下,以多维数据模型为基础,提供临床数据的多维检索和分析展示功能,以显性的临床知识探索分析为主要内容,能够满足临床研究人员即时数据访问和查询的需求。

（4）数据集成模块:该模块旨在实现电子病历系统与医院其他各信息系统的数据共享,通过元信息存储或数据导入的方式,实现电子病历数据采集过程中对医院其他信息系统数据的访问和交互。针对医院不同信息系统数据源的特点,数据集成模块具备元信息管理和数据导入 2 个主要功能。

1）元信息管理。通过建立元信息,对 PACS 和 LIS 等系统的数据实现联机访问,实现在电子病历使用过程中对相关信息的浏览访问,其实际数据仍存储在 PACS 和 LIS 等原系统的数据库中。

2）数据导入。实现对 LIS 和 HIS 等与病历相关数据的自动导入。

（二）中医临床科研信息共享系统的临床应用与质量管理

开展基于共享系统的真实世界临床研究,需要经历临床数据结构化采集、数据抽提转化、数据挖掘分析等关键环节,其中临床数据结构化采集,即临床数据化是基础性步骤。真实世界临床研究需要在科学的实施方案指导下进行临床资料的数据化。若实施方案不够具体,研究的关键环节失之规范,则常常难以获得高质量的数据,难以实现预期研究。基于观察性研究的方法,制定了基于共享系统的重点病种临床研究实施方案及特征数据提取技术规范。首先是确定研究主题,其次是做好实施流程设计,结合研究目标、共享系统特点、各医院医疗与科研管理模式及伦理学要求,细化实施细节,包括数据采集、质量控制等工作,提出明确的操作规范及责任人,保证相关工作按计划完成。基于共享系统的真实世界临床研究数据化的原则如下。

1. 权衡原则　解决数据"多"与"少"的问题。科学研究需要的信息量多,临床由于对时效性及效率的要求,记录的信息又偏"少",需要根据研究目标,权衡两者要求,确定数据化的数据量。

2. 完整性原则　即满足中医"证-治-效"各类信息完整。证是医(医师观点、经验及方法)患(患者一般信息、症状体征、与疾病特异性及非特异性的临床表现)相结合的产物,治(医师选择的治疗方法)是医师的行为,效(医师、患者等评价)是治疗措施作用于患者后的效应。中医研究面向患者,"证-治-效"紧密关联,密不可分。只有完整的"证-治-效"数据,才能满足中医临床医疗及科研需要。

3. 特色原则　中医研究要突出中医特色,需要围绕中医辨证及用药特色的信息,结合中医理论及临床疗效特点,保证研究成果体现中医特色,促进中医理论的传承与发展。

4. 规范化原则　规范化是数据可利用的基础,规范化需要在术语使用、信息粒度和数据值的表达等方面采用现有规范,规范化最好是在采集时进行,以减少后处理的成本及因地域差异等原因导致的概念差异。

(1) 关键研究步骤:根据实施方案,大体可分为数据采集、数据管理与利用 3 个阶段,关键实施步骤如图 4-18 所示。

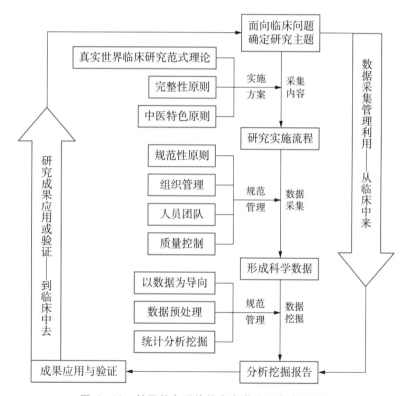

图 4-18　基于共享系统的真实世界研究实施步骤

(2) 实施方案内容及要求:方案内容包括研究目标、技术路线、研究资料、研究方法及预期研究成果等,以及完成本项工作的组织管理保障,如人员保障等。

1) 研究主题及研究目标:研究主题是指基于共享系统开展的临床相关研究的目标及问题。研究主题是整个方案的核心,它能反映整个研究的水平,要求有创新性、科学性、可行性及实用性。提出研究主题要注意以下 2 点:①充分了解临床数据特征;②充分考虑临床实施的可行性。在研究方案设计时,可结合学科正在承担的项目,也可针对学科发展要求,针对临床面临的实际问题,进行前瞻性的设计。例如,从临床中总结诊疗方案、验证诊疗方案,或是总结用药经验,分析辨证特点、干预效果、证候特征、病证关系、方证关系,开展效果比较研究、卫生经济学评价等。研究内容既要符合中医理论,具有中医特色。研究方案还需符合国际国内现代医学的相关标准及要求,以期形成各方认可的科学结论。

2) 技术路线:技术路线图是指应用简洁的图形、表格、文字等形式描述技术及实施相关环节之间的逻辑关系。它能够帮助研究者明确研究目标、关键技术、关键信息、预期成果及其相关关系。技术路线图具有高度概括、高度综合和前瞻性的特征。方案设计时,必须根据研究主题及目标,确定可行的技术路线。技术路线应包括病例来源、入组方法、采集及随访时点、采集内容、分析挖掘内容及方法等。

3) 研究资料:临床病例为本研究的资料,根据中医特点及大数据时代对真实世界研究的要求收集临床病例。

①病例来源及病例数。RWS 数据不是抽样,而是需要收集全样本的数据,在建立病例队列时,应纳入全部符合条件的病例。在无法收集全样本时,病例数应尽可能大。如果是利用共享系统开展随机盲法对照试验(RCT),则可结合临床研究要求计算所需的最少样本量。确定病例来源时,需要同时确定目标人群及服务提供者——医疗机构及人员,科研数据采集与临床工作同时进行,他们对病例数据采集及质量起着关键作用。②纳入及排除标准。共享系统研究的纳入及排除标准可适当放宽,只要是临床实际的病例均可纳入。也可根据研究目标,确定病例纳入及排除标准。一般而言,诊断明确的患者,可以纳入某病种队列,诊断尚不明确的,也可纳入疑难病例进行研究。③分组方法。根据研究目标确定是否分组及分组方法。共享系统支持基于临床实际开展随机对照研究。分组原则与方法与 RCT 不同,既可设立对照组(安慰剂治疗组或对照治疗组),也可分为数个不同的研究队列,分组应纳入课题实施管理中。既可开始实施前分组,也可对已有回顾性病例数据进行二次分组加以研究。④伦理审查及患者知情同意。真实世界中医临床研究也面临着伦理学问题,实施方案应符合医学伦理学要求,需要通过医院伦理委员会的审核。纳入研究者签订知情同意书是医学伦理学的基本要求。真实世界临床研究作为一种新的范式,与传统 RCT 研究的伦理学要求不同,应在伦理学基本要求原则下,确定知情同意信息的内容及记录方法,同时,通过实践,逐步探索符合本研究特色的伦理学原则、方法。

4) 组织管理及人员分工:共享系统建设及研究方案的实施,涉及临床各级医师、科研人员、患者、护理人员、医务管理、质量控制等人员,以及与共享系统开发及应用有关的技术人员,在实施中,至少要保证以下工作有专职人员。

①数据采集:熟悉采集系统操作规程及数据采集基本要求,负责数据采集工作及人员培训。②模板优化及维护:负责模板设计、优化及更新等。③质量控制:负责质量控制制度的落实,定期核查数据,保证数据质量。④数据预处理:应用本学科标准化成果,定

期对数据进行预处理,保证数据的规范化,及时发现并修正错误及不足。⑤分析挖掘:熟悉常用统计分析及数据挖掘方法,进行新算法的研制,协助临床人员进行分析挖掘。在实施方案指导下,应用医院进一步明确研究目标及方法,建立了一套完整的数据化方法及质量控制制度,成功采集了可直接开展科学研究的高质量的临床数据,及时发现并解决了大量真实世界临床研究的问题及需求,使数据采集、数据预处理及分析挖掘功能进一步优化,提升了中医临床研究的水平,为今后进一步深入研究奠定了基础。同时,我们也认识到,正如 RCT 研究有 GCP 一样,真实世界中医临床研究规范也需要进一步探索和总结,形成本研究的指南文件。

（3）质量管理:数据质量是反映数据能够真实反映客观世界的程度及对特定应用的满足程度。高质量的数据能够客观真实地反映事物的本质。真实世界临床研究数据,应该具备准确性、可用性、完整性、一致性、规范性、时效性等特征,并能满足研究需要。

中医科研信息质量控制是指在满足临床业务的基础上,面向研究主题,需要满足特定研究要求的质量控制。真实世界研究的数据将主要来源于电子病历及医院信息系统收集的数据,这些数据的质量,决定真实世界研究的质量与水平。

根据研究方案确定基本的质量要求——至少保证关键信息全部结构化采集。也可结合学科长远发展的要求,增加采集内容,纳入质量控制方案中。必须落实专责人员,明确质量控制目标,人机结合,制订相关政策及制度。建立合理可行的质量控制方法。主要包括以下 2 个方面。

1）制订真实世界医学数据质量标准的基本要求:小数据时代要求"精确性",在"大数据"时代,数据质量更强调完整性及混杂性。由于数据量大,少数不准确甚至错误的数据在所难免,但这些错误不应影响到总体数据分析挖掘。大数据时代要求我们重新审视精确性的优劣,我们不必要竭力避免混杂性,而且认为混杂性是一种标准途径。但我们认为,在其他领域,这种原则可能较适用,在临床研究中,这种混杂性的大量存在不适合于精度需求较高的研究,临床研究关乎患者生命健康,在目前还没有达到大数据规模时,还是应该最大可能地避免错误及混杂,确保每个病例数据的准确性及完整性,不宜原则上放松对数据准确性的要求。真实世界临床研究高质量数据应具有以下 4 个特点:①能够满足临床工作需要,达到较高水平;②满足研究者有限科研需求及行业共性研究需求;③需要的人力及物力投入在临床科研可接受的范围之内;④病例数据满足准确性、一致性、完整性要求。

2）建立研究质量控制制度,加强过程质量控制:根据共性及个性化研究需求,建立质量控制制度,电子病历是医院信息系统的核心,要充分利用该系统采集临床科研信息,确保数据采集的时效性,通过模板设计,确保数据的可用性、完整性及规范性。以患者为中心整合医院 HIS、LIS、PACS 等数据资源,以及临床科研有关效果评价、跟踪随访等内容,解决了数据的关联性,在满足正常医疗工作对时间和效率要求的情况下,诊疗信息数据化的技术难题。

总之,真实世界的临床研究是基于临床实际数据的研究方法,需要在复杂范式的指引下,在临床科研信息共享系统的支撑下,以数据为导向,针对临床问题,借助计算技术和方法,在复杂海量数据中找到解决问题的思路和方法,为疗效的提高,为新方案、方药的发现与优化,为医师的快速成长,为个体化诊疗规律的发现和推广应用提供支持,随着大数据、互联网、人工智能技术的快速发展,它必将会催生符合中医药发展利用的、新的服务业态,新的服务模式,让中医成为人类健康保障的主要组成部分。

(刘保延)

思考与练习

1. 中医病例报告的特点是什么?
2. 对比队列研究与病例-对照研究的异同。
3. 随机对照试验的基本原则和设计要点有哪些?
4. 单病例随机对照试验的应用条件和基本流程是什么?
5. 何谓复杂干预?
6. 真实世界临床研究的优劣势是什么?

第 五 章　中医证候模型研究

随着现代科学技术的不断发展,中医学研究已经完全突破了长期以经典校注、引证发挥和临床观察为主的传统模式,动物实验已经成为中医科研体系的重要组成部分。中医证候动物模型研究是中医药动物实验的核心,如何成功构建中医证候动物模型并对其进行合乎中医临床实际的评价成为首要也是最重要的问题,是中医证候基础研究的立足点。可以说,中医证候动物模型研究打破了中医长期以来单一的临床观察和文献研究模式,打破了中医学从宏观、定性、抽象研究和微观、定量、实证研究之间的壁垒,使之互鉴互参。但如果中医证候模型建立不成功,则不仅影响对中医证候内涵的揭示,也难以为中医证候临床研究和干预措施的疗效评价提供参考。当然,由于中医证候的产生是多种中医证候因素(以下简称"证因")综合作用的结果,而同一"证因"(即证候形成的原因,下同)由于暴露程度和兼夹因素及感受对象禀赋(抵抗力和体质等)的差异又有可能导致不同的中医证候。这在缺乏自然科学知识的古代虽无实证却往往可以用隐喻来阐述,如"黄帝曰:一时遇风,同时得病,其病各异,愿闻其故。少俞曰:善乎哉问! 请论以比匠人。匠人磨斧斤,砺刀削,斫材木。木之阴阳,尚有坚脆,坚者不入,脆者皮弛,至其交节,而缺斤斧焉。夫一木之中,坚脆不同,坚者则刚,脆者易伤,况其材木之不同,皮之厚薄,汁之多少,而各异耶……各有所伤,况于人乎"(《灵枢·五变》)。故而目前中医证候动物模型研究争议颇多且无法统一也是不争的事实。其争议的焦点同时也是研究的重点。如,所选择的施加因素是否是产生该证的主要"证因",经过该"证因"处理后所导致的中医主要证候是否是所要研究的目标证候,选择何种动物可以使其感受"证因"所导致的证候与人类最接近(包括四诊和病机),确定中医证候动物模型合乎中医临床的宏观和微观评价指标体系,证候模型的药物治疗反应(包括宏观和微观的,乃至作用机制)是否与人体一致,这些证候在模型身上存在着怎样的演变。这些问题也可以表述为:①"证因"在什么状态下可以诱发其所对应的证候出现,证候又在什么时点出现;②"证因"的暴露量如何计算、怎么控制? 如寒邪侵袭,暴露量少可能产生风寒表证,表现为阳气受损,随着暴露量的增大,则有可能出现寒凝血瘀、寒邪直中胃肠,并出现多种疼痛症状,这里面的转折点在哪里;③不同的"证"或病证所对应的适合动物种类是什么;④相同的"病机"在动物的四诊表现与人的四诊表现如何对应统一,转变规律又如何;⑤中药复方治疗后证候模型的反应如何,其宏观表现、功能状态变化、病理机制、作用途径和靶点与中医临床证候是否一致。这些问题的存在一定程度上限制了中医证候动物模型研究的深入和普及,但由于其和中医证候本身的复杂性息息相关,无法完全杜绝。所以,能否在现有中医证候模型研究的基础上,探寻一种新的思维模式,并在这种思维模式下进行中医证候动物模型研究,并使不同思维方法和切入点相互补充和借鉴,有着较大的现实意义,是进行中医理论科学阐释的有效路径之一。当然,还有一种相对简单但应用较为普遍的做法是利用现代医学的疾病动物模型作为载体,评价中药复方、针刺、贴敷等中医疗法的有效性、不良反应和作用机制,目的在于评价干预措施对疾病的治疗效果,而非进行中医证候模型研究。

第一节 | 中医证候模型的分类及优缺点

目前,中医证候动物模型约略可分为以下 3 类:①中医病因型模型(根据中医病因病机研制动物模型,包括单因素与复合因素造模两类);②现代医学病理型模型(根据现代医学病因病理研制动物模型);③中西医病证结合模型(包括多因素复合建立模型和对现代医学疾病模型进行辨证建立模型)。三者由于切入点和针对性的不同而各有优缺点。需要指出的是,由于证候本质研究的滞后,导致大部分证候动物模型缺少公认、可靠的客观标志物,故而本节所列举动物模型意在提供一种方法学上的参考,不代表对该具体模型的肯定或否定。

一、中医病因型模型

在中医辨证论治中,病因的角色举足轻重,"治病活法虽贵于辨受病之证,尤贵于问得病之因"(《仁斋直指方论·得病有因》)。但中医病因具有复杂性和部分描述语言隐喻化的特点,部分中医病因存在非特异性,以及与中医证候之间的非线性对应关系,这些给中医病因模型的量化和标准化复制带来了困难,在一定程度上影响了中医病因证候模型本身属性的稳定性、可重复性和精准对应性。单因素模拟病因相对条件容易控制,但其所得中医证候模型相对单纯,有些时候也可能就是一个或几个症状,与临床中尤其是疑难复杂性疾病的中医证候产生原因和表现形式存在差异。而且有些单因素"证因"看似与某证候关系密切,但也有可能只是其诱因。而复杂性病因在模拟时要注意各组成部分间的构成比例和相互之间的交叉关系,在评价时要注意主证(必然证)和可能出现的兼夹证(次证、或然证)的鉴别并作合理的分析。目前,研究者在"证因"性质的选择上基本达成一致,但具体"证因"的选择、暴露剂量及持续时间,乃至模型生物表征、药物反证等方面却仁者见仁、智者见智,存在争议。这种争议的根源在于中医证候本身的复杂性、中医临床证候诊断标准制定的滞后性和缺乏广泛的共识、中医临床疗效评价多倚重患者的四诊信息。

中医病因型模型举例如表 5-1 所示。

表 5 - 1　中医病因型模型举例

动物种类	病因模拟	生物表征	客观指标检测	中医证型	方药反证
SD 大鼠	劳则气耗（神劳）：睡眠剥夺法，睡眠剥夺强度为每天随机睡眠剥夺予 14～16 h，剥夺后正常饲养	①精神萎靡，对外界反应迟钝，自主活动明显降低，消瘦明显，毛发重度枯槁；②运动总路程、平均速度与活动时间显著下降，运动能力显著降低；③体质量下降，舌面色彩 R（红）、R/G（绿）、R/B（蓝）降低；④脉搏幅度显著降低	①心功能指标：左心室射血分数、短轴缩短率、有效心输出量降低，左心室舒张末期内径升高；②血清中 ATP 含量降低，ADP 含量升高；③凝血功能：部分凝血活酶时间降低，凝血酶原时间降低，纤维蛋白原升高	气虚证	/
Wistar 大鼠	大黄法＋力竭法＋饥饿法（上午以 10 mL/kg 体质量灌服大黄制剂液，1 次/d；下午负重游泳，尾根部缠绕该大鼠体质量 10% 的保险丝，放入 50 cm 深，20℃ 水槽中游泳，大鼠鼻尖没入水面 10s 为力竭，1 次/d。控制饮食：每日 8:00—20:00 喂食），共 21 d	第 5 天即开始出现蜷卧，被毛稀疏干枯；第 10 天后出现少食，急动、消瘦，肛周污移，部分动物出现脱肛，动作迟缓，甚至行动歪斜，同时毛发失去正常光泽而枯槁、疏散，而后出现畏寒而枯瘦，成群蜷缩或拱背，并逐渐出现体质量减轻，大便增多	血清及小肠组织 P 物质/胆囊收缩素含量均升高，小肠组织丝裂原活化蛋白激酶 14 mRNA 相对表达量升高，且以脾虚模型 21 d 组显著	脾气虚证	四君子汤
小白鼠	饮食失节：甘蓝＋猪脂（隔天加喂 1 次），9 d	体质量减轻、体温下降、纳呆、泄污、脱肛、消瘦、畏寒蜷缩、四肢不收、萎靡不振、毛色枯槁、耐寒力低	/	脾虚证	黄芪、人参、白术、茯苓、陈皮、附子、甘草
SD 大鼠	饱食 1 d，禁食 2 d，每天游泳至力竭 2 周，制备脾气虚模型；在此基础上应用"苦寒泻下"法，通过连续灌服 100% 番泻叶，1mL/100g，2 次/d，连续 2 周，制备脾阳虚模型	主症为神疲、乏力、体温下降、便溏、不欲饮；次症为食少、毛色枯槁无华；评价标准为 3 项主症＋1 项次症，或 2 项主症＋2 项次症为动物模型复制成功	/	脾阳虚证	附子理中丸

（续表）

动物种类	病因模拟	生物表征	客观指标检测	中医证型	方药反证
Wistar大鼠	每天2次10℃水浴20 min,浴后按大鼠体质量给子0℃冰水1 mL/100 g,连续4 d后,冰水换为0.3 mol/L的NaOH,连续灌胃3 d	3 d后大便稀溏,沾染肛门,气味酸臭。体质量增长缓慢;摄食量,饮水量下降,舌色,爪趾,耳郭颜色变淡	胃组织中IL-2升高,胃部病理改变评分升高	胃寒证	理中丸
Wistar大鼠	用乙醇溶液每天灌胃2次(10 mL/kg体质量),后2周给子辣椒素和乙醇溶液每天灌胃2次(10 mL/kg体质量),并于灌胃后以该溶液1 mL注入大鼠口腔中给子味觉刺激	口渴多饮;舌红。次症、消谷善饥;牙龈红肿;大便秘结;小便短黄;情绪亢奋;爪趾,鼻唇颜色发红	①胃部解剖学和组织学检查:胃黏膜弥漫性充血、出现黏膜炎症、淋巴细胞浸润;②相关指标检测:炎症相关指标,如IL-2,IL-8等出现明显升高	胃热证	左金丸
昆明种小鼠	每天子小鼠按照0.2 mL/10 g灌胃温热药水煎液(制附子,干姜,肉桂按照1:1:1比例水煎提取3次,合并浓缩成100%)1次,连续30 d	体质量增长率降低	①胸腺指数降低,脾脏指数降低;②血浆中环磷酸腺苷(cyclic adenosine monophosphate, cAMP)含量升高,cAMP/环磷酸鸟苷(cyclic guanosine monophosphate, cGMP)比值升高。SOD活力降低,肝组织中丙二醛含量升高;谷胱甘肽过氧化物酶活性降低	阴虚证	沙参麦冬汤
大白鼠	喂食温热药(附子12 g,干姜10 g,肉桂10 g,党参10 g,黄芪10 g,白术6 g,制成100%水煎剂灌胃,每次2 mL,每天2次),20 d	心率加快、饮水量增加、尿量略少	尿内肾上腺素、去甲肾上腺素,17-羟皮质类固醇排出量增多	热证	龙胆草12 g,黄连12 g,黄柏10 g,银花10 g,连翘10 g,石膏20 g,制成100%水煎剂灌胃,每次2 mL,每天2次,10 d
Wistar大鼠	热盛伤阴:熟附子,肉桂,干姜按照1:1:1比例制成2 g/mL水煎剂,灌胃1.6 mL/100 g,1次/d,连续14 d	/	/	虚热证	/

（续表）

动物种类	病因模拟	生物表征	客观指标检测	中医证型	方药反证
Wistar大鼠	①正常温、湿度环境下,高脂同料喂养2周后,放入人工气候箱(温度35℃,相对湿度95%,放入时间为8:00—12:00及13:00—17:00);②放入人工气候箱高脂同料喂养12 d后,灌服大肠杆菌10⁹/(mL·200 g),4 h后复灌服1次,继续放入人工气候箱造模观察3 d	在灌服大肠杆菌前,大鼠饮水量、饮食量已有所减少,少数大便较软,存在少许黏液,尿黄浊。灌服大肠杆菌后,全部大鼠体温升高,3 d后仍不退。上述症状加重,大便次数增多,有些呈稀烂状。全部大鼠蜷卧懒动,耸毛明显,毛色黯黄无光泽,与正常组比较普遍消瘦	①肝线粒体 $Na^+-K^+-ATPase$ 活力下降;②胃动素升高,胃泌素降低;③血浆高密度脂蛋白胆固醇、低密度脂蛋白胆固醇升高	湿热证	/
SD大鼠	形劳伤阴:游泳8周,每周5 d,1次/d,每天游泳时间由10 min逐天增加至第7周末180 min,水深60 cm,水温30℃	体质量和抓力明显下降,面温和痛阈明显升高,出现了阴虚症状	①血清免疫球蛋白(immune globulin,Ig)A、IgG和IgM含量显著下降;②血浆 cAMP含量显著升高,cGMP含量显著下降,cAMP/cGMP显著升高	阴虚内热证	黄精
Wistar大鼠	黄柏、知母、生石膏、龙胆草按1.5:2:1:1.2的比例常规制成200%煎剂,灌胃,每只4 mL/次,每天3次,试验至第17天开始,每天4次,28 d	被毛脏、枯,精神萎靡,蜷缩,倦怠乏力,腹泻。舌淡白,苔少。体质量增长明显减慢,体温降低,进食、饮水量减少,间减少	①血浆 cGMP含量升高,cAMP/cGMP比值降低;②皮质醇含量降低,睾酮含量降低,雌二醇/睾酮比值有所降低;③血清乳酸含量降低,乳酸脱氢酶活性升高;④卵巢指数降低,肾脏、脾脏、肝脏、肾上腺指数升高	虚寒证	/
SD大鼠	每天定点将大鼠放入冰水中冷冻5 min,共20 d	①舌质紫黯,舌下脉络增粗增长。模型组舌质色泽较正常组黯,舌下脉络较正常组深黯且长;②耳郭润泽,微血管清晰黯红	①血液黏度:血液流变学全血黏度和还原黏度不同切变率状态下各项指标升高;②红细胞比容降低,聚集指数和聚集面积升高;③血小板最大聚集率升高,凝血酶时间和凝血酶原时间缩短	寒凝血瘀证	丹参饮

（续表）

动物种类	病因模拟	生物表征	客观指标检测	中医证型	方药反证
SD大鼠	将放于特制鼠笼中的大鼠置于(-18±2)℃水柜中连续冷冻,每次 2 h, 2 次/d,连续 7 d	蜷缩少动,反应迟钝,皮毛蓬松竖立无光泽,眼睛颜色黯红,耳郭边缘瘀红,舌质颜色青紫,舌底脉络增粗增长,爪部皮肤青紫色	①微循环血液流速明显减慢,流态多为粒线流或断流;②全血高、中,低切黏度,红细胞比容,红细胞电泳时间等指标明显升高,红细胞变形指数明显降低	寒凝血瘀证	/
SD大鼠	/	每天放入水温(43±1)℃,水深 35 cm 以上的水池里游泳,当全组 50%大鼠出现自然沉降时,全组停止游泳,从第 8 天起,每只大鼠在游泳前皮下注射 0.01% 盐酸肾上腺素 0.4 mL/kg;造模共持续 14 d	血黏度高切、全血黏度中切、低切,红细胞聚集指数,红细胞电泳时间增加	气虚血瘀证	补阳还五汤
SD大鼠	①半高脂高糖饲料(84.5%基础饲料+5%蛋黄粉,0.5%基础胆固醇,5%猪油,5%蔗糖)喂养,每天 0.9%氯化钠溶液灌胃 1 mL/100g;②采用不可预知的慢性应激刺激方法进行干预,包括大鼠足底电击刺激 10~12 h(电压 25~35 V,持续时间为 60~120 s,每间隔 8~15 min 给予刺激 1 次),噪声刺激 10~12 h(噪音等级为 5~15 kHz,强度等级为 3,持续时间为 60~120 s,每间隔 8~15 min 给予刺激 1 次),闪烁光刺激(频率为 1~3 Hz,持续时间为 60~120 s,每间隔 8~15 min 给予刺激 1 次),以及 24 h 光照与黑暗刺激。以上刺激平均在 7 d 中各给予 1 次,连续重复 6 周	/	①血液流变学:血浆黏度升高,低切变率、中切变率、高切变率升高;②血脂:血清总胆固醇,低密度脂蛋白,高密度脂蛋白含量升高;③血管活性分子:血清降钙素基因相关肽含量降低	气滞血瘀证	血府逐瘀汤

（续表）

动物种类	病因模拟	生物表征	客观指标检测	中医证型	方药反证
C57 小鼠	自造模之日起，隔天由眼底后静脉丛放血 0.4 mL，并将饲料控制在每天 75 g/kg 体质量，隔天水温中强体质量迫游泳 20 min。持续 10 d	/	外周血白细胞、红细胞及血红蛋白含量显著降低，骨髓 CD34+细胞数量升高，胸腺指数显著下降，脾脏代偿性增大，以及相关细胞因子的表达降低	血虚证	四物汤
Wistar 大鼠	采用风寒和二氧化硫（SO_2）综合刺激。SO_2 刺激量为 200~250ppm，每天刺激 1 h。SO_2 刺激结束后即行冷风寒刺激（温度为 5℃ 的冷风每天刺激 15 min）。持续 13 d	①少动，反应迟钝，精神萎靡，毛发凌乱，脱落，缺少光泽；②负重游泳时间缩短；刺激后饮水量减少，体质量降低	①绿脓杆菌气溶胶攻击后气管感染率和细菌培养菌落数增加；②免疫指标：IgG 和 T 淋巴细胞转化率降低；③气管和支气管上皮细胞脱落，纤毛减少、变细、扭曲、折断甚至缺损	肺气虚证	补肺汤（黄芪、党参、熟地黄、五味子、紫菀、桑白皮）
BALB/c 小鼠	①将小鼠置于熏烟箱中熏烟，每次连续熏卷烟 2 支，每支卷烟约燃烧 10 min，中间隔 5 min，每天 2 次；②置于 4℃ 水中游泳 2~3 min/d	①皮毛蓬乱，粗糙，精神萎靡，呼吸无力，乏力少动等，并出现喘鸣声；②体质量下降	①肺脏外观红色，可见大片的斑片状瘀血或变灰区。出现不同程度的肺泡壁增厚即炎症细胞浸润，肺泡结构不清晰，肺泡萎缩、塌陷。②免疫功能下降，免疫平衡被打破	肺气虚证	/
SD 大鼠	每天上午 9 时按 10 mL/kg 体质量进行给药造模，连续 21 d。造模所用伤阴热性中药为：熟附子、吴茱萸、肉桂、细辛按 2：2：1：1 的比例混合提取发油后，水煎 2 次，每次 40min，合并后在 80~100℃ 水浴浓缩，兑入挥发油，制成 1.5 g/mL（生药量）的水溶液	身体消瘦，竖毛，易怒，好斗，烦躁，饮水量稍微增多，易出汗，体温变化不明显（肛温）	雌二醇升高，睾酮降低，雌二醇/睾酮降低，升高，皮质醇升高	肾阴虚证	二精丸（黄精、枸杞）

（续表）

动物种类	病因模拟	生物表征	客观指标检测	中医证型	方药反证
Wistar 大鼠	郁怒：慢性束缚法，28 d	兴奋性、活跃度、反应性减弱，精神状态不佳，食量减少、体质量减轻，皮肤毛发逐渐枯乱，无光泽，大便干燥	脑单胺类神经递质 5-HT 降低、5-羟吲哚乙酸降低，去甲肾上腺素(norepinephrine, NE)降低。下丘脑促肾上腺皮质激素释放激素(corticotropin releasing hormone, CRH)升高，垂体促肾上腺皮质激素升高，血清皮质酮升高	肝郁证	柴胡疏肝散
Wistar 大鼠	每周皮下注射 40%四氯化碳花生油 2 次，每次 0.3 mL/100 g 体质量，6 周后改为每周 1 次；第 5、6 周加附子、肉桂，干姜复方灌胃，每天 1 次，灌药复方积为 1.5 mL/100 g 体质量，灌药剂量为生药每天 18 g/kg，共 2 周 *附子、肉桂、干姜各 420 g，附子先煎 1 h 后下肉桂、干姜煎 20 min，1.2 g/mL(生药/药液)	①毛疏松无光泽，烦躁不安(活动频率增加，饮水量增加，大便干结，舌质红；②体质量减轻、体温升高，心率增快	①血清谷丙转氨酶、血浆醛固酮、红细胞膜 Na^+-K^+-ATP 酶活性增高，白蛋白含量降低；②血浆前列腺素 E2 含量，前列腺素 E2/前列腺素 F2α 比值升高；③肝组织大量炎症细胞浸润，肝细胞变性，血管瘀血	肝阴虚证	一贯煎(沙参，麦冬，当归，生地黄，枸杞，川楝子)
SD 大鼠	湿热环境+高脂高糖饮食+白酒：普通饲料基础上，加用 200 g/L 蜂蜜水自由饮用；隔天按体质量灌服猪油脂 10 g/kg，并与灌油脂隔天灌服 10 mL/kg 白酒，共 10 d。然后放入温度为 (32±2)℃，相对湿度 95% 的人工气候箱中，共 5 d	前 10 天体质量增加，粪便时干时软，后 5 天放入气候箱之后，食量减少，体质量减轻，精神萎靡，嗜卧懒动，毛发疏松粗糙，晦暗无光泽，大便时干时溏，肛温稍有增加	①血清胃泌素升高、胃动素含量降低；②结肠组织胃泌素含量下降，肠组织胃动素含量升高	脾胃湿热证	清热化湿方(白蔻仁 10 g，川朴 12 g，黄芩 12 g，半夏 12 g，猪苓 15 g，郁金 12 g，台乌 10 g，玄胡 12 g)

（续表）

动物种类	病因模拟	生物表征	客观指标检测	中医证型	方药反证
SD大鼠	普通饲料＋自由饮用18%蔗糖溶液＋灌胃自制辣椒加干姜油(1.4g/kg)＋灌胃白酒(56度2.1mL/kg),1次/d,并置于人工气候箱中(温度35℃,相对湿度95%,6h/d;第30天灌胃克林霉素磷酸酯(250mg/kg),连续7d。第37天以侵袭性大肠埃希菌[1.0×10⁹CFU(菌落形成单位)/mL]灌胃(2.0mL/只),4h后再灌胃1次,自然环境下喂养1d	精神萎靡,嗜睡蜷卧,喜扎堆,摄食量减少,体质量增长缓慢,被毛稀疏,无光泽,粪黏腻;灌胃克林霉素磷酸酯后,大鼠腹泻明显,粪稀溏,肛周污秽伴充血红肿,体质量明显下降,肛温升高	①血清中肿瘤坏死因子α(tumor necrosis factor-α,TNF-α),IL-1β,二胺氧化酶和D-乳酸含量显著升高;②肠黏膜分泌型IgA(secretory IgA,SIgA)降低,髓过氧化物酶(myeloperoxidase,MPO)升高;③结肠内容物中乳酸杆菌,双歧杆菌显著减少,而肠球菌,大肠埃希菌增多	大肠湿热证	/
昆明种小鼠	设定温度(23±2)℃,相对湿度(31.5±2)%,风速2.7m/s,每天8:00—20:00打开风扇并提供正常光照。香燥饲料(辣椒粉,五香粉比例1:3制作"五三粉",五三粉以1:100比例投入正常饲料制成香燥饲料)喂养14d	①第5天起出现直立,爬笼,打斗,并逐渐表现出烦躁,易怒状态;②粪便略显干燥。进食量减少	①光镜下见肺大泡增多,泡壁充血血管增厚,少量红细胞渗出及炎症细胞浸润;②肺组织,大肠组织,大便含水率降低	燥证(云南春燥证)	桑杏汤,沙参麦冬汤及两者合方
ICR小鼠	每天11:00—21:00将小鼠放入人工气候箱,系统设定为6℃,相对湿度25.0%~32.8%,持续21d	第7~14天逐渐频躁,易怒,修饰反应增加,对刺激反应敏感,毛稀疏少光泽,有弓背现象;大便成型,细长半湿,舌质黯红少津。后期渐趋安静,对刺激反应前渐迟钝,毛黯淡无光泽,大便湿溏,毛紫舌,类清苔	外周血中NE,DA含量降低,5-HT含量增高;脑组织中NE,DA,5-HT含量升高	西北寒燥证	/

（续表）

动物种类	病因模拟	生物表征	客观指标检测	中医证型	方药反证
自发性高血压大鼠	外科手术法摘除两组大鼠双侧卵巢,制备成更年期高血压大鼠。术后1周,每天给予西北燥证特殊饲料(普通大鼠饲料+0.5%孜然+0.5%五香粉+10%动物脂肪+2.5%油炸花生仁+2.5%熟芝麻)100g,饮用水200mL,每天10:00—20:00放入参数设定温度为(25±3)℃,相对湿度25.0%~32.8%,持续用21d	毛黄干枯,少光泽,性情烦躁,易怒,好斗,进食量减少,饮水量增加,体质量减轻,小便短赤,大便干结而少,舌黯红少苔,爪枯,干燥,多皮	①血清神经递质CRH、NE、DA、5-HT水平升高;②血清激素雌二醇、睾酮水平降低,雌二醇/睾酮比值升高;③肝脏、脾脏、肾上腺、下丘脑组织结构均发生明显改变	更年期高血压证	/
家兔、Wistar大鼠	干姜、荜茇、胡椒以1:1:1比例制备水煎剂,过滤后在60℃恒温水浴锅上浓缩成12.5g/mL水浴液。子家兔1.4g/mL/次,大鼠0.14g/次灌胃,每天2次,时间21d	体温无明显变化,口渴喜饮,进食量减少,精神萎靡不振或频躁,呼吸频率增高,口唇发干,耳郭赤红,眼结膜充血,粪便干燥,鼻衄	①血液黏度增高,红细胞比容变大;②血红蛋白、平均红细胞血红蛋白含量、平均血红蛋白浓度升高	中(蒙)医血热证	/

二、现代医学病理型模型

药源性疾病是指药物在使用过程中引起人体功能的异常或组织结构的损害而出现各种临床症状的疾病,即药物不良反应在一定条件下产生的后果。同样,如果从中医理念出发对这些由于药物的作用或影响而出现的各种症状和体征进行分析辨证分型,则可根据中医病因学说将之命名为"药源性证候"。药源性证候大约由以下几部分组成:①经现代医学干预后,影响了疾病中医病机的转变规律,出现了一些在传统中医看来的不期然变化;②导致中医"四诊信息"对原有疾病证候的反应灵敏度和精确度受到影响,这些"四诊信息"不仅是疾病本身病机的反应,还包括被药物暂时或长期改变了的中医病机反应,更为棘手的是两者夹杂后的"四诊信息"所代表的意义是否发生了改变? 这些都是学者进行的深入研究,而在此过程中,基于疾病证候动物模型的研究不可或缺。严格来说,大部分病理型模型应该属于现代医学治疗过程中的"副产品"——当然是需要临床给予关注的"副产品",比如造模结果多为一些药物、手术等的不良反应或继发反应。但从某种角度看,这些"副产品"与中医证候产生的病因条件可能存在较大出入,其是否符合相应中医证候还存在争议,但古代中医在临证时又何曾过多地考虑过微观的、具体的病因呢? 虽对此中医证候模型的认定存在一定争议,但将该模型用作研究中药干预现代医学治疗不良反应的载体模型却无可非议。随之而来的问题是中医临床如何对这些"副产品"进行辨证,当然,如果在预先不知道"证因"的前提下,中医医者肯定是会根据望、闻、问、切的步骤进行辨证论治,且往往取效,正是这种流程的存在才一定程度支撑了中医证候病理型模型的存在。但现在的中医在"证因"明确的前提下,反而有所顾虑,为传统中医治疗增加了不必要的负担,而这种现象又绝不仅限于对上述现代医学"副产品"的治疗。

现代医学病理型模型举例如表 5-2 所示。

三、中西医病证结合模型

该模型吸收了中医病因学说和现代医学疾病模型的经验并将之结合,吻合中医临床中证和病的相互依附性,似乎更符合目前的大部分中医临床实际。尤其对已经建立的现代医学疾病模型进行中医辨证论治,可以动态观察证候动物模型的生物表征和微观指标,中西医病证结合模型可能是中医证候动物模型研究的未来发展趋势。其中,复合因素建立中西医病证结合模型,根据不同的研究目的可分为以下 4 种模式:①在中医理论指导下建立中医的证,然后在证的基础上建立现代医学疾病模型;②将现代医学疾病的造模因素与中医学证的造模因素同时施加于动物以产生病证结合动物模型;③在疾病模型成功建立的基础上施加中医证的造模因素,以诱发或促使疾病基础上中医证候的出现;④对现代医学疾病模型进行中医辨证。而对现代医学疾病模型进行辨证建立模型则可分为诱发疾病模型基础上的辨证和自发疾病模型基础上的辨证两种。根据中医临床

表5-2 现代医学病理型模型举例

动物种类	病因模拟	生物学表征记录	客观指标检测	中医证型	方药反证
SD大鼠	阿米卡星 250 mg/kg 体质量，腹腔注射每天 2 次，连续 14 d	①毛稀松易脱落，畏寒，食欲下降，精神萎靡，体质量增长缓慢；②尿量增多，尿色清淡，尿比重显著降低	①血尿素氮和血肌酐含量升高；②肾脏集合管水通道蛋白 2 表达量下调	肾气证	/
昆明种小鼠、ICR小鼠、BALB/c小鼠	第 2 天，第 5 天皮下注射乙酰苯肼 20 mg/kg、40 mg/kg，第 5 天起每天腹腔注射环磷酰胺 40 mg/kg，连续 4 d	在注射后第 4 天即出现行动迟缓、团缩弓腰、喘促、面、眼、耳、尾苍白而凉，毛蓬竖而少光泽，血色黯红。体温降低	①外周血：红细胞计数减少、白细胞计数减少、网织红细胞计数增多；②骨髓有核细胞计数减少，骨髓细胞超微结构遭到破坏，细胞数量明显减少，细胞出现凋亡变性，坏死与凋亡；③cAMP/cGMP 比值降低	血虚证	当归补血汤
ICR小鼠	第 1 天和第 4 天给予小鼠皮下注射乙酰苯肼(170 mg/kg)	爪、尾、唇、舌黏膜及皮肤色苍白，无光泽	①脾脏大，胸腺萎缩；②血红细胞数量减少或红细胞形态异常、网织红细胞减少；③骨髓环状核细胞减少；④肾脏 Epo 基因异常表达，粒细胞和/或巨噬细胞集落刺激因子表达异常；⑤小鼠骨髓造血生成因子表达以抑制为主；⑥继发肾上腺皮质功能亢进	血虚证	/
新西兰兔	耳缘静脉缓慢注入去甲肾上腺素（用 0.9%氯化钠溶液配制成 0.1 g/L 浓度）2 mL/kg，每天 1 次，连续 21 d。造模第 1d 和第 11d 按照 5 mL/kg 子模型静脉注射牛血清蛋白(0.9%氯化钠溶液配制成 50 g/L 浓度)	/	①低切变率和高切变率全血黏度、血浆黏度、全血还原黏度明显升高，血细胞压积明显降低，红细胞电泳时间明显延长；②红细胞 C3b 受体花环率降低；血小板 1 min 聚集率、血小板最大聚集率均明显增加，血栓素 B2 升高；③肠系膜微循环血流速以粒线流、粒流为主，红细胞聚集明显增加	血瘀证	/

（续表）

动物种类	病因模拟	生物表征记录	客观指标检测	中医证型	方药反证
SD大鼠	大鼠腹腔注射内毒素即脂多糖（2.5 mg/kg，2次/周），连续8周	体质量增加缓慢，进食下降和活动减少，皮毛枯黄，爪甲枯燥，多尾部紫黯，眼睛分泌物多，处于闭目状，大便异常臭秽。舌质黯，干涩，舌下静脉加长更显著	血小板聚集率升高，血浆黏度升高，胆固醇、高密度脂蛋白、低密度脂蛋白升高	热毒血瘀证	黄连解毒汤
Wistar大鼠	肌注氢化可的松注射液10 mg/kg，连续14 d，分别于第14 d及次日取血1 h皮下注射0.1%肾上腺素0.5 mg/kg	/	①各切变率下的全血黏度升高；②血浆黏度，红细胞沉降率，红细胞比容及血小板黏附率升高；③血小板系数升高及最大聚集率高1 min，5 min及最大聚集率高	阴虚血瘀证	六味地黄汤（熟地、山茱萸、山药、泽泻、壮丹皮、茯苓）
Wistar大鼠	每天按25 mg/kg体质量腿部肌肉注射氢化可的松注射液，自由饮食，连续21 d	①活动次数减少，精神萎靡，毛发稀疏无光泽，便溏，肛门污染等现象；②体质量增长缓慢，抓力下降、体温下降	①肾脏系数升高，肾上腺，甲状腺等脏器系数降低；②骨骼强度下降	肾阳虚证	/
ICR小鼠	每天灌服甲状腺素片配成15 mg/mL，按0.1mL/10g体质量给药；同时灌服利血平注射液（0.01mg/mL，按0.1mL/10g体质量给药），均为每天1次，连续7 d。后采用SO₂熏蒸法，以0.5 g/m³的浓度熏15 min，1次/d，连续8 d	①体质量增长缓慢，②出现咳嗽、蜷伏、食少、皮毛光泽差，毛发凌乱脱落，易躁怒症状	①肺部组织有明显的支气管肺炎症状，肺泡形状不规则或有明显肿大，终末细支气管周围有大量淋巴细胞为主的炎症细胞浸润；②胸腺指数降低，脾脏指数降低；③血清IL-2、干扰素-γ水平升高	肺阴虚证	/

（续表）

动物种类	病因模拟	生物表征记录	客观指标检测	中医证型	方药反证
Wistar大鼠	给予浓度为 1.0×10^9/mL菌液 0.5 mL/kg 体质量，用带有4号半针头的注射器将菌液缓缓滴入大鼠鼻腔，给菌速度为 0.05 mL/min，每隔12 h给菌1次，连续3次	活动减少，精神萎靡，毛糙色黄，舌质红绛而干，饮食减少，尿少色黄，大便干燥，呼吸时有轻微的喘鸣音，喘气粗重，个别大鼠鼻周有黏性分泌物，偶有咳嗽。体温升高	①外周血白细胞总数、中性粒细胞、淋巴细胞增多；②肺泡壁增厚明显，肺泡腔充满大量红细胞及一定量纤维素，嗜中性粒细胞的渗出物	肺热证（细菌性肺热证）	黄芩
日本大耳白家兔	注射器抽取仙台病毒原液（sendai virus，为Fushimi株，血凝效价1:521），经皮肤由环状软骨下注入气管，剂量为 0.6 mL/kg	①发热效应：感染病毒后，一般1 h左右体温开始升高，干10 h达到高峰，幅度 0.7～1.4℃，58 h内可维持在高于基础体温 0.8℃；②见皮毛蜷缩等症状。壮热、烦躁、呼吸急促，进食减少，耳郭发热发红，舌干、质红绛，尿少、大便干燥	①染毒2～3 d胸片见肺纹理增加，3～4 d可见点、片状阴影；②全血比黏度，血浆比黏度升高；肺组织过氧化脂质（lipid peroxide, LPO）浓度升高；血浆SOD活力下降；血清特异性抗体水平升高；③镜下形态符合病毒性肺炎改变	肺热证（病毒性肺热证）	/
大鼠	每天注射大剂量醋酸氢化可的松 0.5 mL（12.5 mg），连续7 d	双目半睁无神，倦怠懒动，摄食减少，畏寒，毛无光泽且目不顺	/	阳虚证	/
大白鼠	腹腔注射三联疫苗（白喉-百日咳-破伤风）1 mL，每天1次，共2次，然后给予寒凉药（龙胆草12 g，黄连12 g，黄柏10 g，银花10 g，连翘10 g，石膏20 g，制成100%水煎剂灌胃，每次2 mL，每天2次，共20 d	心率减慢，尿量增多	尿内肾上腺素及17-羟皮质类固醇排出量减少	寒证	附子12 g，干姜10 g，肉桂10 g，党参10 g，黄芪10 g，白术6 g，制成100%水煎剂灌胃，每次2 mL，每天2次，10天

（续表）

动物种类	病因模拟	生物表征记录	客观指标检测	中医证型	方药反证
SD大鼠	每天上午以甲乐混悬溶液120 mg/kg灌胃,15 d	躁动,易受惊,背部皮毛枯槁,饮食量、饮水量增加,大便干结等症状	/	热证	/
Wistar大鼠	大鼠背部皮下注射2.5 mg/mL的2,4-二硝基苯酚0.9%氯化钠溶液(10 mL/kg)	体温升高	/	实热证	大黄
SD大鼠	10 mg/kg的剂量连续灌胃甲硫咪唑15 d,给药体积为10 mL/kg	体脂系数升高	①肝糖原、肌糖原含量升高;②血清游离脂肪酸含量和脂蛋白脂酶、肝脂酶活性降低;③Na^+-K^+-ATP酶,Ca^{2+},$Mg^{2+}-ATP$酶,琥珀酸脱氢酶活性显著降低	阳虚内寒证	盐巴戟天
NIH小白鼠	①连续控食,食量50 g/kg体质量;②每天强迫负重(小鼠体质量的5%)连续游泳10 min;③实验20 d后每天灌服普萘洛尔溶液0.5 mL(含普萘洛尔1 mg/mL),连续4 d	①精神不振,活动减少,皮毛枯槁,毛发竖立,尾部颜色淡白,缩肩拱背,行动迟缓,呼吸急促(灌服普萘洛尔4 d后);②体质量减轻,负重游泳耐受时间缩短	①心率减慢,每分钟心输出量、心肌收缩强度指数降低;②心肌SOD活性降低	心气虚证	/

可知,中医证候并不能游离于疾病之外,疾病发展过程中就伴随着证候的产生和变化,而这种变化又有隐性和显性之分,这是对疾病动物模型进行辨证的依据。相对于诱发模型,自发疾病模型与人类疾病具有更好的相似性,其重复性、可靠性更好,也有学者将其引进中医证候模型的研究。但探索建立自发中医证候模型目前鲜有尝试。

中西医病证结合模型举例如表5-3所示。

当然,只有在合适的中医理论指导下研制的中医证候动物模型,才有可能较好地模拟人体中医临床证候。而仅仅利用化学物质造成的中毒反应和病理状态苟合中医证候之表象,貌合神离,似乎并不可取。所以,在造模之前需要进行必要的准备工作:①进行中医证候文献的梳理研究,明确中医证候病因、病机的文献记载,如"风寒湿三气杂至,合而为痹"(《素问·痹论》)。②进行中医临证尤其是名老中医对证候临床变化的全过程认识,揭示证候初始产生、过程变化的可能原因。③通过流行病学调查,对比全国不同地区环境特点、饮食特色及可能致病因素等,一定程度揭示中医证候产生的可能原因,然后通过对这个病因、"证因"的量化来建立中医证候模型也不可或缺,比如对于血瘀证和西北燥证的系列研究。

第二节 深化对中医证候模型的分类评价

目前,中医证候模型的建立一般应经由"选定合适的动物-中医病因模拟-生物表征观察-中医证型确认-药物反证"5个步骤,每一步都要制订具体的、可量化的操作流程。①选定合适的模型动物时,除考虑中医证候的特点外,还需要考虑疾病的发病特点,并结合研究目的和侧重点。②在中医病因模拟中,应该对病因的种类、组合过程、暴露时间和剂量等予以量化,这个量化过程应该结合中医临床流行病学的调查数据和所使用动物的特点进行。③生物表征观察时应制订详细的生物表征采集方法、采集时间和观察记录表,这些都需要在实验开始前制订完毕并经过预实验的反馈。生物表征观察记录表一般应该包括所建立模型的舌苔、皮肤毛发、尾部色泽、耳郭色泽形态、爪甲荣枯,以及唾液分泌状态、每天出入量(进食量、饮水量、大便量、小便量等)等;同时需要对模型的行为状态、情绪反应、修饰反应、兴奋程度、抓捕抵抗等进行描述。当然,也要针对所建立模型的具体特点进行针对性的观察记录,如观察肺部病证模型需要重点观察记录模型口鼻分泌物、气喘等症状。④中医证型确认应该结合前期中医证候模型的研究成果,并对比临床中医证候的特点进行确认,在这一过程中要注意引入基于患者的客观检测或检查指标并进行比对。⑤根据中医"方证相应"选择经典的、对应的方药进行证候模型建立的反证,类似现代医学的诊断性治疗,如果方药疗效良好则可一定程度反证中医证候模型建立的成功,当然在实际操作中需要将这5步的结果进行综合分析方可得出结论。本节提出将以此5个步骤的完善程度结合动物实验研究报告规范(animal research: reporting of *in vivo* experiments, ARRIVE)指南作为中医证候模型质量的评价指标(表5-4),在后续的研究中应基于高质量的中医证候动物模型开展细化分类研究。

表5-3　中西医病证结合模型举例

动物种类	病因模拟	生物表征	客观指标检测	中医证型	方药反证
BALB/c 小鼠	①第1 d,第8 d腹腔注射内含卵蛋白100 μg、氢氧化铝4 mg 的 PBS 缓冲液 0.5 mL 致敏,第15~28 d开始以1%的卵蛋白0.9%氯化钠溶液 5 L/min 雾化吸入30 min 诱发哮喘发作,每天1次,连续14 d;②单笼饲养4周的C57BL/6J小鼠经选拔后作为入侵者于第22~24 d,第26~28 d放入BALB/c小鼠笼中,2 h后取出。注意不同的攻击鼠更换不同的攻击鼠	反应迟钝,自主活动减少、蜷缩;旷场实验中央格停留时间缩短,水平活动增多,垂直活动减少,排便增多	①在乙酰甲胆碱激发时肺阻力(lung resistance, RL)增高;②BALF中炎症因子(IL-4,IL-5,IL-6,TNF-α)水平升高;③血清皮质酮水平升高,卵蛋白-免疫球蛋白E、IL-4、IL-5,IL-13水平升高;④肺组织周围气管炎症细胞浸润,水肿及上皮损伤情况更加明显	哮喘肺肾气虚证	补肾益气方
SD大鼠	①从第1天起,予大鼠地塞米松混悬液(1.5 mL/100 g体质量,0.032 g/L),每天1次,自由进食,饮水,连续18 d;②分别在第1 d和第8 d予大鼠腹腔注射混悬液(卵蛋白150 mg、氢氧化铝150 mg、0.9%氯化钠溶液1.5 mL)1.5 mL致敏,并于第19 d将大鼠置于透明密闭容器中用2%卵蛋白雾化吸入10 min,诱发哮喘发作,隔1次,引喘2周	有明显咳嗽、喷嚏、烦躁等现象出现。爪、尾颜色肉眼观变淡,触其皮肤明显变凉,精神萎靡,一般状态较差;爪温、腋温均降低;体质量增长速度明显变缓,哮喘模型组爪尾r值降低	/	哮喘肾阳虚证	/

（续表）

动物种类	病因模拟	生物表征	客观指标检测	中医证型	方药反证
Wistar大鼠	①饮食不节：单日喂食甘蓝10～15 g/只，单日饮水不限；双日以猪油3 mL/只灌胃，不限制饮食；②疲劳过度：耐力极限游泳，共8 d，以脾虚模型建立后，在第1、3、5 d，以抗原液（含卵蛋白100 mg）1 mL/只腹腔注射致敏；④激发：腹腔注射抗原液后第15 d，以1%卵蛋白0.9%氯化钠溶液雾化激发。百日咳杆菌疫苗5×10⁹个，氢氧化铝干粉100 mg	①体质量下降、肌肉瘦削、食量减少、饮水增多、肛温升高、倦怠懒动、扎堆、游泳耐力明显下降。可认为脾虚模型成立；②出现呼吸加深加快、点头式运动明显、腹肌强烈收缩、偶可闻及痰鸣音等呼吸困难症状，可认为哮喘模型成立	外周血和肺泡灌洗液中白细胞总数、嗜酸粒细胞计数升高；干扰素-γ降低、IL-4升高，干扰素-γ/IL-4降低	哮喘脾虚证	益气定喘汤（白术、陈皮、防风等9味）
Wistar大鼠	气管滴注脂多糖加熏烟的方法（第1 d和第14 d气管滴注脂多糖、滴注脂多糖当天不熏烟，其余时间每天熏烟，下午熏烟1 h，共28 d）	呼吸喘促、咳嗽、口鼻气管内分泌物明显增多；喷嚏频发且抓鼻、鼻动作等；大便减少、质干、饮食减少、饮水量增加、体质量增长缓慢、爪甲颜色加深呈黯色	肺积积增大、表面苍白不平；支气管腔内中性粒细胞及黏液蓄积、平滑肌明显增厚；腔末呼吸细支气管炎症明显，肺内常有中性粒细胞聚集。肺泡管、肺泡囊明显扩张，肺泡壁变薄破裂形成肺大泡	慢性阻塞性肺疾病痰热壅肺证	/
Wistar大鼠	①N-甲基-N′-硝基-亚硝基胍溶液150 μg/mL自由饮用；②含0.05%雷尼替丁的SPF级大鼠饲料喂养；③饥饱失常，双日饱食，单日禁食；④禁食期间给予2%水杨酸钠溶液0.5 mL/100 g体质量灌胃。造模时间16周	①体质量减轻、进食量、饮水量减少、抓力减少；②气虚：活动度减少、眼睛黯红，唇及舌淡白（第5～9周出现）、毛干燥、爪淡白；③血瘀（第13～15周出现）：唇青紫，舌黯红、爪青紫	①胃壁较薄、胃黏膜苍白、皱襞走向紊乱，部分皱襞变浅。或见胃黏膜上皮浅表糜烂、小凹狭长、呈锯齿样。②胃黏膜固有层变薄、腺体数量减少、排列不规则。或见上皮细胞退变、表面微绒毛稀疏、短小、脱落	慢性萎缩性胃炎气虚血瘀证	/

（续表）

动物种类	病因模拟	生物表征	客观指标检测	中医证型	方药反证
Wistar大鼠	①子大鼠高脂饲料(2%胆固醇,10%猪油,0.2%甲硫氧嘧啶,余为基础饲料)喂养;②每天将大鼠放于-4~-2℃冰柜中2h,持续6周;③第35d皮下多点注射垂体后叶素10 U/kg	大鼠背温降低	①心电图:ST段水平向下或向上偏移≥0.1mV;T波高耸,超过同导联R波的1/2;T波高耸伴ST段移位。②血脂水平:总胆固醇,低密度胆固醇上升,高密度胆固醇下降。③血清CK/MB酶含量增高。④心脏彩超:E/A峰值<1	冠状动脉粥样硬化性心脏病心阳虚证	温心胶囊(人参,仙茅,半夏,瓜蒌,薤白,厚朴,赤芍,柴胡)
Wistar大鼠	大鼠用戊巴比妥钠(40 mg/kg)腹腔注射麻醉后,沿腹中线打开腹腔,经腹膜后近主动脉侧分离左肾动脉,用0.2 mm银夹挟窄左肾动脉,右肾不触及。术后缝合腹腔并注射青霉素10万U/只,常规饲养	①易激惹程度提高;②体质量增加缓慢;③体温升高;④饮水量增加,尿量减少	①尾动脉收缩压较术前升高3 kPa(22.6 mmHg)以上,并超过18 kPa(135 mmHg);②血清TNF,IL-1升高;③血浆cAMP升高,cAMP/cGMP比值升高	高血压阴虚阳亢证	滋阴降火饮(生地黄,熟地黄,石决明,钩藤,牡蛎,何首乌)
SD大鼠	①高脂饲料喂养(含胆固醇2%,猪油10%,胆酸钠0.5%,普通饲料87.5%);②暴怒伤阴,双后肢束缚,成对倒悬于笼中,以引起明显倒悬惊恐,首次激怒20 min,以后每隔1 d增加10 min,直至40 min	活动减少,出现扎堆,蜷卧,拱背,胡须下垂,叫声细,毛无光泽,大便干燥,易激怒等现象	①血清总胆固醇,甘油三酯,低密度脂蛋白胆固醇升高;②血浆cAMP含量升高,雌二醇,雌二醇/睾酮比值升高	高脂血症肝肾阴虚证	/

（续表）

动物种类	病因模拟	生物表征	客观指标检测	中医证型	方药反证
青紫蓝家兔	剃除兔背部肩胛骨间及双后肢膝关节周围的毛,将 4 mg/mL 的卵蛋白溶液与等量弗氏完全佐剂混匀,充分震荡成乳化剂,以 2%碘酒,75%酒精消毒肩背部,均匀选定 6 个点,用注射器每点皮下注射该乳化剂 0.2mL;14d 后以相同方式,剂量重复皮下注射 1 次;第 2 次免疫后 6d,以 2%碘酒,75%酒精消毒家兔双膝关节,向关节内分别注入 20 mg/mL 卵蛋白 0.9%氯化钠溶液 0.4mL,24h 后用 70%酒精消毒两后腿,上、下、左、右围置冰袋(3 份冰+1 份结晶氯化钙,粉碎混合,温度降至 −25℃~−20℃)冷冻 1.5 h,在 45℃温水中复温 5 min(室温 12℃),共冷冻 1 次	活动减少、精神萎靡、两后肢匍匐跛行;膝关节青紫肿胀	滑膜衬里层细胞增生,层数较少,有稀疏散在少量巨噬细胞及纤维细胞增生,滑膜内可见少量炎症细胞浸润,病理积分升高	类风湿关节炎寒证	/
C57BL/6 小鼠	隔日早上皮下注射 α-萘异硫氰酸酯(ANIT)橄榄油(50 mg/kg);每天上午灌胃番泻叶汤剂,共 14 d。注:ANIT 溶液:称取适量的 ANIT,配制成 5 mg/mL 的 ANIT 橄榄油溶液,现配现用;番泻叶汤剂:取适量番泻叶饮片,加入纯水适量,煎煮 10 min,纱布过滤后滤液使用旋转蒸发仪将浓度浓缩至 1g/mL 生药,4℃备用	/	血清谷丙转氨酶,谷草转氨酶,碱性磷酸酶,总胆汁酸均显著升高。肝脏病理切片显示炎症细胞浸润和胆管增生	藏医寒性肝病	甲嘎松汤(干姜、豆蔻和肉豆蔻按 6∶5∶4 的重量比例混匀打粉,配制成 0.66 g/kg(0.066 g/mL)的混悬液,煮沸 10 min,用前混匀)

表 5–4　中医证候模型质量评价表

序号	条目名称
1	动物选择——根据疾病特点和中医证候特点及研究侧重点
1.1	疾病的发病特点（限病证结合模型）
1.2	中医"证因"的特点及侵袭过程
1.3	动物品系及选择依据，是否适合辨证要素的采集和分析
2	中医"证因"模拟——基于文献、临床和流调的中医证候成因模拟
2.1	"证因"归属：中医病因、病理因素等
2.2	单因素：暴露剂量及时间
2.3	复合因素：因素名称及比例、暴露剂量及时间，并交代因素间可能的叠加效应
2.4	"证因"如何确定：有无文献、中医临床流行病学和前期建模数据支撑
3	生物表征——与疾病病理密切相关的症状及非疾病诊断相关临床表现
3.1	模型生物表征与临床症状的对应关系
3.2	模型特有的生物表征及意义分析
3.3	模型生物表征出现的比例和可能原因分析
3.4	详细的信息采集表，明确采集时点和采集方法
4	客观指标——证候的前期研究基础、疾病诊断及规律性变化指标
4.1	模型功能性指标与患者对应临床指标的对比
4.2	模型其他客观检测指标与患者检测指标的比对
4.3	模型功能指标、其他客观检测指标与既往模型的比对
5	药物反证——方证相应
5.1	复方药物的选择依据：临床、基础、药理 3 个方面
5.2	药物的组成、剂量、制作方法和服用方法
5.3	药物的疗效体现（组间对比和前后对比）

　　中医不缺证候模型，缺少的是与中医临床高度吻合、能真实反映中医证候内在病理生理变化的高质量模型。与现代医学所建立的疾病动物模型面临的问题一样，笔者通过对现有中医证候模型进行分析发现，同一中药复方对不同"证因"建立的相同证候模型的起效特点存在一定差异，由于中药治病有其相对稳定的物质基础，所以可以反证的一个问题是不同"证因"建立的同一中医证候模型的发病机制可能存在差异。即研究者也无法苛求用一种固定方法建立的中医证候模型来反映与人体对应的中医证候全部的发病特点，而应对所建立的中医证候动物模型进行如下的定位：不同动物和不同技术方法复制的中医证候模型各有优缺点，不同技术方法建立的中医证候模型可以反映人类中医证候的某一方面特点，而非全部；而具有这些特点的模型可以根据研究目的进行针对性选择，以促进这些模型在机制揭示方面的相互补充与借鉴，目前没有完全反映人类疾病中医证候的动物模型。但目前的部分中医证候模型研究存在片面追求全面反映的倾向，即部分研究者寄希望于用一个中医证候模型来反映人类某一中医证候的全部特征和内涵。

鲜有考虑不同造模方法所建立的中医证候模型对应患者中医证候的哪方面特点的,而这恰是研究者需要考虑的切入点之一。现代医学在这方面的针对性研究值得中医研究者借鉴。如研究发现,烟草烟雾暴露联合细菌脂多糖暴露所建立的慢性阻塞性肺疾病动物模型对肺功能的损害、肺组织炎症和气道黏液分泌更为明显,更能模拟人类慢性阻塞性肺疾病急性加重期的病理特点;而单纯烟草烟雾暴露所建立的慢性阻塞性肺疾病模型则更好地模拟慢性阻塞性肺疾病稳定期的病理变化。那么,如何对这些已经存在的中医证候模型进行分类比较研究成为深化中医证候模型研究的现实问题,笔者认为可以利用以下5种方法对已经存在的中医证候模型进行整理分析和评价。即:①模型"证因"模拟→患者"证因"组成;②生物表征→患者症状;③模型某项功能→患者机体功能;④模型某项指标→患者对应检测指标(包括改变方向与程度);⑤模型治疗后症状和指标改善→患者辨证论治后症状和指标改善。进行上述整理分析的目的,一方面基于现代医学理论,明确哪些模型可以用于症状改善研究、哪些模型可以用于免疫学研究、哪些模型可以用于肺部黏液分泌相关蛋白表达研究等;另一方面,基于中医学特点确定哪些研究适合中医脏腑经络研究、哪些模型更适合于气血津液研究等。即揭示已有研究中中医模拟"证因"与模型外在表现、内在病理生理机制的可能对应关系,以及方证对应关系,以为后续此类研究提供参考。

第三节 │ 推进中医证候模型研究的广度和深度

与现代医学部分疾病相对明确的病因描述、病因与疾病之间的关系,以及具有更便于操作的疾病诊断标准(宏观的、微观的)不尽相同,中医的"证因"较为复杂,且确切的中医证候诊断标准及与之对应的明确的客观指标目前尚无明确界定,导致中医证候模型研究面临现代医学疾病模型研究所不存在的命名问题。因为临床上中医证候是一组宽泛的概念,其发生、发展不仅会受到特定致病因素的影响,而且还会受到当地气候、环境、饮食甚至文化背景等因素的影响,从而被赋予与当地特点相适应的生理病理状态,表现于外就是某特异"候"的出现或某"候"在相应证候群中所占的比重不同。但在中医动物模型的建立及评定动物模型建立成功与否时,不能仅仅依靠以此之生物表征比照彼之生物表征的吻合度来确定,必然要考虑到该种属动物的生活习性,也必然要照顾到人体罹患该病证的普遍原因(有些可能是抽象的乃至哲学化的语言)并将之物化。因为有些动物模型就算出现了和某证候非常相似的生物表征,也未必就是该证候在此类动物中的表现,譬如豚鼠非常胆小,而且喜欢打洞,所以不能因此就诊断其为怯证;又如中华田园犬中的广西土猎狗有些舌头天生是黑色的,也不能因此就诊断其为血瘀证。同样,因某化学物质的应用而导致的动物出现某组症状,除非经过一系列深入研究,否则也很难因此就诊断为某证,因为那有可能不过是药物的不良反应,而在更多的时候人出现该组症状(证候)却并非由此原因引起的;当然,也不能因为某动物模型在导致人群出现该证的"证因"作用下一段时间,没有出现患者中医证候诊断标准的主证、次证就轻易否定该证在动物身上的存在,还要考虑可能存在的证候隐潜性变化。如果我们只是参照诸如以上所述传统的证候模型的评判标准来判断其成功与否,从而诊断或否定某证的存在,那极有可能失之偏颇,甚至事与愿违。

如果从源头看,在没有中医辨证标准的年代,中医先贤是如何进行基于患者四诊信息的一组综合症状的中医证候命名的？以六淫学说为例,医者根据人与自然的关系,把人体在疾病过程中表现出来的一系列症状和体征,结合气候特征与自然界中的直观现象进行广泛的联系和比较,取象比类,来推求"病因",然后结合症状和病因将机体的表现初步命名为某种证(或暂不命名),并用试探治疗(即现在所谓方药反证)的方法予以确认,哪种对此证疗效好,就将之命名为什么汤证,其代表就是《伤寒论》桂枝汤证等各种汤证。那么,进行中医证候模型命名时,首先应该摸准该类动物的常态和非常态,寻找在同一"证因"(包括在中医理论的指导下从人的证候推导而来的)作用下,该类动物可能出现的主症、次症,详加观察分析并予以归纳总结。

当然,在这方面积极引入中兽医学的研究成果并基于此开展模拟中医临床研究意义重大,也许更符合动物中医证候产生的实际,也能更好地为中医临床证候研究提供参考。其实古人有些时候认为动物病证的发生、发展与人类似,正如李德华在《增补猪经大全》所谓"忖度其情(病因、病情),与人无异,非风、寒、暑、湿不能成病,奈以此不能言,即初受病时,人不能知,待至病深不食之时,纵医之也不及矣",故而治法也多为中医临床之验方,"牛之病不一,其用药与人相似,但大为剂以饮之,无不愈者"。说明,自然界中动物得病的原因与治法在古代中医看来也与人相差不大。比如:"一奶牛掉入冰窟窿1小时后救出,牛全身畏寒战栗、被毛逆立、耳鼻四肢俱凉、鼻流清涕、口流清水、口色清白、脉细弱,体温36.2℃,食欲、反刍皆无。听诊心音低弱,瘤胃没有蠕动。诊断为心肾虚寒证,治以附子理中汤加减,3剂痊愈。"又如,虽未有明显"证因",但见牛"精神委顿,口眼黏膜苍白,粪便稀薄,尿频数,耳鼻四肢发凉,腰部板硬,后肢下部水肿。诊断为肾阳虚寒证,治以四逆汤加减,6剂痊愈"。这些当然是较好的、天然的中医证候模型,无论从"证因"、治疗过程看都更接近临床实际。故而,若能仿照中医临床研究,实现临床试验设计者与中兽医之间的密切合作,制定良好的中医动物病证纳入和排除标准,在各动物诊疗机构招募"动物病例",开展基于临床试验设计模式的动物中医证候临床研究,或许可以拿出更有意义、更切合临床实际的临床数据和中医证候客观指标。通过对发表的中兽医临床文献分析发现,目前的中兽医研究基本以病例报告和病例系列报告为主,设计质量有待提升。

第四节 │ 规范中医证候模型的研究报告

动物实验与临床试验一样,在医学研究中发挥了重要作用,成为研发药物、阐释疾病发病机制等领域的重要手段。动物实验设计的合理性和报告的规范性直接影响着实验本身的科学性和实用性,并直接影响该成果向临床研究的进一步转化。为提高动物实验研究的报告质量,促进动物研究透明化和规范化,国际实验动物 3Rs 中心(national centre for the replacement refinement & reduction of animals in research, NC3Rs)牵头提出并制定了 ARRIVE 指南(表 5 - 5),并逐渐得到行业内的认可,需要中医研究者进行引进、吸收和利用。与临床试验方案注册一样,动物实验研究前期方案也可以进行实验方案的在线登记注册。

表 5 - 5　ARRIVE 指南清单

条目		建议
标题	1	尽可能对文章内容提供一个精确和简明的描述
摘要	2	提供一个准确的摘要,包括研究背景、目的,所用动物的种系、关键方法、主要结果和结论
前言		
背景	3	a. 充分、科学的背景(包括既往研究的相关参考文献),以明确研究动机和背景,并解释实验方案和依据 b. 解释所用动物种类及模型如何,以及为什么可以被用来达成研究目的。如有可能,解释该研究与人体生物学的相关性
目的	4	清楚地描述研究的主要和次要目的,或者将被验证的具体研究假设
方法		
伦理声明	5	伦理评估许可的性质、相关执照[如动物(科学程序)法案 1986],与研究相关的国家或机构的动物护理和使用指南
研究设计	6	对于每个实验,给出简明扼要的研究设计细节: a. 实验组和对照组的数量 b. 旨在减少主观性偏倚影响而采取的任何步骤:分配实验动物(如随机化分组程序),评估结果(如已施盲请描述被施盲对象和时机) c. 实验单位(如以单个动物、群组或以一笼动物为单位) d. 可用时线图或流程图来解释复杂的研究设计是如何实施的
实验步骤	7	对于每个实验和每个实验组(包括对照组),应提供所有已实施步骤准确的详细资料。如: a. 何法(药物配方和剂量,给药部位和途径,麻醉镇痛药物的应用和监测,手术步骤,动物安乐死的方法),提供所使用的任何专业设备的详细信息,包括供应商 b. 何时(如时间点) c. 何处(饲养笼、实验室和水迷宫) d. 何因(如特定麻醉药、给药途径和药物剂量的选择缘由)
实验动物	8	a. 提供研究动物的详细资料,包括种类、品系、雌雄、发育阶段(例如年龄均值或中位数及其范围)和体质量(均值或中位数及其范围) b. 提供进一步的相关信息,如动物来源、国际命名、遗传修饰状态(如基因敲除或转基因)、基因型、健康/免疫状况、未使用过药物或未曾用于实验、和先前的实验使用等
饲养场所和饲养	9	a. 饲养场所(如设施类型、无特定病原、笼舍类型、垫料、同笼动物数量、饲养鱼类水箱的形状和材料等) b. 饲养条件(如繁殖计划、光/暗周期、温度、鱼类的水质、饲料的种类、获取水和饲料的途径及环境的丰富度等) c. 实验前、中、后期动物福利有关的评估和干预

（续表）

条目		建　议
样本量	10	a. 特别说明实验中使用的动物总数和每个实验组中分配的动物数 b. 解释动物实验所需样本量是如何确定的,并提供样本量计算的详细信息 c. 如适用,标明每个实验的独立重复的数量
动物实验分组	11	a. 详细描述动物如何分配到各实验组的信息,包括随机化分组或配对分组,应介绍匹配条件 b. 描述对各实验组实验动物进行处理和评估的顺序
实验结果	12	明确界定所评估的主要和次要实验测量指标的结果(如细胞死亡、分子标记和行为改变)
统计学方法	13	a. 提供每种分析所使用统计方法的详细信息 b. 特别说明每个数据集的分析单位(如单个动物、一组动物和单神经元) c. 描述如何评估数据是否满足统计学方法的假设
结果		
基线数据	14	对于每个实验组,报告治疗或测试前动物的相关特征和健康状况(如体质量、微生物状况和未使用过药物或未曾用于实验)(这些信息常可用表格形式表示)
数字分析	15	a. 报告每一项分析中所包括的每组动物的数量,报告绝对数(如 10/20,而不是 50%) b. 对于分析中未纳入的任何动物或数据,需说明原因
结果与评估	16	报告每一项分析的结果及精确度测量(如标准误或置信区间)
不良反应	17	a. 给出每个实验组所有重要不良反应详细的信息 b. 描述为减少不良反应而对实验操作规程所作出的修改
讨论		
诠释/科学内涵	18	a. 解释结果时需考虑研究目的、假设及文献报道的当前的理论和其他相关的研究 b. 评价研究的局限性,包括可造成偏倚的任何潜在来源,动物模型的局限性及与结果相关的不精确性 c. 描述该研究方法或研究发现对于科研中遵循替代、优化或减少动物使用原则(3R 原则)的意义
概括/转化	19	评论是否、如何使本研究成果转化到其他物种或系统,包括与人体生物学的相关性
基金支持	20	列出涉及本研究的所有资金来源(包括基金号)和研究资助者的作用

　　本指南主要针对现代医学动物实验设计,由于中医证候动物模型本身的特殊性,笔者基于此并根据中医证候模型的特点提出如下建议,即"中医证候模型研究报告增加条目",以与之参阅,具体内容见表 5-6。

表 5-6　中医证候模型研究报告增加条目

条目		内　容
标题	1	体现所建立模型的中医证候名称,如是中西医病证结合模型则需要明确现代医学疾病和中医证候名称

（续表）

条目		内　　容
研究背景	2	① "证因"（造模方法）及暴露剂量是如何确定的
		② 现代医学疾病造模因素与中医证候造模因素之间的关系
		③ 研究目标证候的哪方面特点
		④ 所选择的模型动物是否适合该证候的研究
试验设计	3	① 明确"证因"的暴露剂量（物理化学方法、组合方式、时间等）
		② 对现代医学疾病造模因素和中医学证候造模因素施加先后顺序的描述，明确病基础上的证还是证基础上的病
结果	4	① 重视对模型生物表征的描述，包括舌象、"尾象"，若有条件则增加脉象等
		② 对与临床证候相关的组织结构、功能改变和微观指标的检测/检查结果描述
		③ 药物反证结果的描述（组间、前后对比）
		④ 模型的成功率
讨论	5	① 对中医证候反证用药组和空白对照组、模型组、证候自然恢复反证组进行对比分析
		② 将证候生物表征与客观检测指标联系起来进行分析
		③ 模型"证因"模拟→患者"证因"的对比
		④ 生物表征→患者症状的对比分析
		⑤ 模型某项功能→患者机体功能的对比分析
		⑥ 模型某项指标→患者对应检测指标（包括改变方向与程度）分析
		⑦ 模型治疗后症状和指标改善→患者辨证论治后症状和指标改善分析

第五节 | 中医证候动物模型命名的探讨

随着现代科学技术的发展，中医药的研究已经完全突破了长期以来以经典校注、印证发挥和临床诊治观察为主的传统模式，动物实验研究已经成为现行中医科研方法体系的一个重要组成部分，并实现了中医证候研究从临床向实验室的过渡，为中医临床研究提供了一个较好的载体和佐证。研究表明，中医证候模型的四诊表现和实验室检测数据与人有相似的地方，可以用以模拟人类证候；当然，中医和中兽医近似相同的理论基础，也从侧面佐证了中医证候模型的可行性。中医证候动物模型研究至今已近半个世纪，但以证候动物模型的生物表征比照人的生物表征来判断动物模型某证建立成功与否的方法，由于当今科学发展水平的限制，无疑已经成为中医证候动物模型发展的瓶颈。所以必须加强中医证候动物模型命名方法后研究，以期为临床提供切合实际的临床前研究载体。

一、进行中医动物模型研究的必要性

《素问·宝命全形论》说："天覆地载，万物悉备，莫贵于人"，为什么人最贵？《荀子·

王制》在分析了"水火""草木""禽兽"都由气构成之后说:"人有气、有生、有知,亦且有义,故最为天下贵"。现代医学研究也规定,进行正式的临床研究之前必须有动物实验的数据,使得人的"贵"得以确立,也使得动物实验作为临床的前期研究得以确立。而且研究发现,动物对于同一个施加因素干预后,表现于外虽则种属有异,但内在的生理病理变化则是相同或相近的,比如对大鼠基因组的研究已经非常深入且大鼠基因组与人的基因组序列较为相似;所以动物模型作为实验室的体外研究与人类发病研究之间的桥梁,对很多疾病的临床状态研究有非常重要的作用。而且,中医要实现质的飞跃,完成中医证候研究从临床向实验室的过渡、人向动物的过渡,必然要借助中医证候动物模型。

虽则不同医学基于各自不同的理论体系会对疾病(或患病机体)有不同的阐述,但由于其所针对主体的同一性,决定了它们之间的可通约性。中医学经过几千年的发展,一直在不断借鉴吸收其他学科的先进成果,比如中医初始形成阶段,哲学在社会生活中占据统治地位,所以先贤就借鉴了哲学的思维方式,形成了中医的哲学思辨医学模式,解释医道医理首先从哲学的观点出发。后来,中医又不断接受并吸纳了易学、数学、理学等学科的思维方式。也就是说,中医历来是开放的、是善于借鉴和吸收当时先进的科学和思维发展模式的。

王永炎院士曾提出"证候是四诊信息表达的机体病理生理变化的整体反映状态",就是说"候"是"证"即机体内部状态的反映,而中医讲究的也是辨证论治,而不是"辨候论治"。所以理论上讲,只要机体内部出现了病理生理的一系列变化,不论有无异常生物表征的表现,理应诊断为某种"证"。古人之所以重视"候"的作用,不过是限于当时的技术诊断水平。时至生命科学技术迅速发展的今日,我们应该在证的诊疗上有所突破,争取在"候"出现之前就诊出某种"证"的存在,所谓"候前状态",即有"证"无"候"的状态,提前干预,"务在先安未受邪之地",以防病邪"陷入易易耳",为中医"治未病"提供支持,这无疑必须借鉴动物模型。

二、传统意义上的中医证候动物模型命名及其优缺点

传统的诊疗方式是,由一组症状可以判定为某种证,也就是所谓的证候诊断标准,而且可以推测其内部存在生理病理状态的改变。那么,在一种生存状态的模拟下,一段时间后,动物模型出现了某组症状,而且这组症状有着一定的稳定性,经过检测,模型机体内部确实处于一个异于正常的病理生理状态,那么在生命科学技术迅速发展、各种诊疗手段日益丰富的今天,我们该如何在中医理论的指导下对该组模型的症状进行证候学的科学命名呢?

目前,对中医动物模型的命名主要依据动物模型已经出现了的生物表征(四诊表现)和人的某种证所表现生物表征的符合程度,制定所谓的主证、次证和哪个证的诊断标准符合得多一些就诊断为哪种证,这在中医学的发展中无疑是一个创新,一定程度上促进了中医实验科学的发展。但目前的实际情况是,我们至今很难搞清哪怕是灵长类动物猿或猴的某一表现到底和人的表现是否表达相似的意义。譬如人有喜怒哀乐,高兴了有的

表现方式是笑,而有的表现方式则是哭,还有的表现为进食各种零食。关于动物,是否有相似或相近的现象出现,这也值得考证。至于啮齿类动物,就更值得我们去研究其具体的"生活方式"和"行为准则"了,至于其各种表现所代表的中医诊断学上的意义,则需要花更长的时间和更大的精力去探索。而且,中医证候讲究的是相互联系与演变的过程和趋势,这样以某一时点动物模型的生物表征比照人体生物表征的模型命名方式可能会陷入僵化,使流动的证候演变为生硬的症状比对,有失证候的实质内涵。

三、中医证候动物模型命名的探讨

中医证候具有相当的复杂性,当我们都在为动物模型的四诊表现与人相似的四诊表现所表达的实质内容相似与否而殚精竭虑、苦苦考证时,是否可以换一种思维方式,从源头即古人当初是如何根据症状凝练命名为某种证的思维方式出发,来给动物模型的证候诊断以命名,部分摆脱仅靠生物表征对应生物表征的动物模型评价及命名依据呢?因为,在中医形成的初始阶段,并没有现成的某种证的诊断标准,都是在古人的探索中形成的对一组综合症状病机探讨、方证相应基础上的命名,后来才成了诊断依据。那么,古人是怎样命名证候名称的呢?一般而言,《黄帝内经》确立的证候命名要素有致病因素(如风、寒、暑、湿、燥、火)、病变部位(如脏腑、经络、营卫、气血、津液等)、病变性质(如寒热、虚实)和病变态势。具体操作是根据疾病的临床表现,按构成证候类型之要素加以分析,然后进行有机综合,给予命名,以此构成证候名称,从而反映病变实质。当然,在进行中医证候动物模型命名时,也应该先花一些时间和精力来摸准该类动物的常态和非常态,寻找在与人体导致某证候相同或近似的施加因素作用下,该动物的病变部位和病变性质,并推导病变态势。基于该类动物出现的主症、次症,详加观察分析并予以归纳,并通过各种手段去揭示其可能存在的生理病理状态,以该病理生理状态为辅助中介并比照人的生物表征来命名该组动物模型,进而总结出该组症状所表达的与人类相似的中医临床意义,即揭示某证在动物模型上的实质内涵,内涵相同则证候命名一致,而非先入为主地完全由人的证候诊断标准来比对模型。

诊断依据的形成和规范无疑促进了中医临床学术的发展和服务范围的扩大,增加了可操作性和可信度。但是,现在在对中医动物模型的研究中,我们采用了一种恰好与古人相反的思维方式,是在假定动物模型所有表现和人类相同/相近的前提下,采用从人类得来的证候诊断标准来诊断命名动物模型的。当然有时我们会"反弹琵琶,出奇制胜",但是如果能回本溯源,从另一种与当初中医证的命名阶段相似的思维方式出发来给中医证候动物模型命名,也就是用古人总结命名中医证候名称的思维方式,在相当长的一段时间内,分别从人和动物出发来总结证候内涵,形成统一的人和动物通用的"证"的命名,其机体内在的病理生理状态是相同或者相近的,但其"候"由于不同的种属和行为表现方式的不同可能会有所不同,也就是说同一个"证"在动物和人身上会表现出不同的生物表征,但是这一组不同的生物表征代表的内涵是相同的,因为病机相同。以病机的改变为主要评价手段命名中医证候模型,以期提供一种与传统中医的思维方式及证候实质更吻合的中医证候模型命名方式。

（高 振 董竞成）

思考与练习

1. 如何更好地进行中医证候/病证结合动物模型生物表征的辨识与采集？
2. 进行中医证候/病证结合动物模型研究的意义？
3. 中医证候/病证结合动物模型建立的流程与科学性评价是什么？

第六章　中医药物研究

中医的药物起初是药食同源，是我们的祖先在长期生存、生活实践中积累起来的成果。随着文字的发明和中华文明的发展，人们赋予中医药十分丰富的文化底蕴，形成了丰富的药物研究理论和实践。随着现代生命科学的发展及其对中国历史的影响，这种局限于经验积累和辩证分析而缺乏科学的研究方法的中药研究，大大地限制了中药的发展。而中药现代化是中医药适时而存的必然趋势，也是满足人们对中药产品"三效"（高效、速效、长效）、"三小"（剂量小、毒性小、副作用小）、"三便"（便于储存、便于携带、便于服用）消费需求的必由之路。

第一节　灿烂悠久的历程

一、中国药物研究的历史

在原始时代，我们的祖先由于采食植物和狩猎，得以接触并逐渐了解这些植物和动物及其对人体的影响，亦不可避免地会引起某种药效反应或中毒现象，甚至造成死亡，因而使人们懂得在觅食时有所辨别和选择。为了同疾病作斗争，上述经验启示人们需要对某些自然物的药效和毒性予以注意。古人经过无数次有意识的试验、观察，逐步形成了最初的药物知识。古有"神农尝百草"的传说，所谓"尝"，指的就是当时的用药都是通过人体自身的试验来了解其治疗的作用。原始社会的后期，人们从野果与谷物自然发酵的启示中，逐步掌握了酒的酿造技术。至殷商时期，酿酒业已十分兴盛。酒不仅是一种饮料，更是一种具有温通血脉、行药势和作为溶媒等多方面的作用的饮品，故古人将酒誉为"百药之长"。酒的发明促进了中国医药的进步。

在文字还未产生前，先民们尝百草获得的经验只能靠口耳相传，之后有了结绳契刻的记载方法。随着文字的发明，人们开始使用文字记载来认识和研究药物，这就是药物典籍的起始。目前我国现存最早的药物专著是《神农本草经》，该书是汉以前药学知识和经验的第一次大总结，标志着中国药物从单纯的临床经验积累发展到了系统理论总结阶段。此书奠定了我国药物典籍的基础，之后中医的药物研究沿着其既定的方向和开拓的道路,不断向横向及纵深发展。到了南北朝时期,陶弘景著《神农本草经集注》是对《神农本草经》的补充和注释;唐代的《新修本草》(又称"唐本草"),为中国古代第一部由国家行政力量组织编纂和发行的官修药物专著,它标志着政府已全面介入中药的管理。自此以后,每隔一段时期,都会有新的药物著作问世,而且往往都有政府的介入,如《开宝本草》《嘉祐补注本草》等。时至明代,伟大的医药学家李时珍编纂的《本草纲目》使我国的中药典籍发展到成熟阶段。此书载药 1892 种,附方 11 000 多个,并按药物的自然属性,分为十六纲、六十类。每药之下,分释名、集解、修治、主治、发明、附方及有关药物等项,体例鲜明,用字严谨,是中国本草史上最伟大的著作,也是中国科学史中极其辉煌的成就。到了今天,中药已列入国家药典,对各种中药的性状、成分等均按现代科学进行了规范。此外,国家对中药的种植、生产、销售各环节都分别制定了中药材生产质量管理规范(good agricultural practices, GAP)、药品生产质量管理规范(good manufacturing practice, GMP)、药品经营质量管理规范(good supplying practice, GSP)等全面质量管理体系,中药发展已走上现代化道路。

二、中药现代化历程

中国传统药物即中药,经过几千年的发展,已经积累了大量的经验。由于中药的疗效确切,有数千年的临床经验,加上现在的科学研究,中国医药在世界范围内逐渐得到了承认和发扬。正如诺贝尔生理学或医学奖得主屠呦呦所说的"青蒿素是传统中医药送给世界人民的礼物",中药是人类共同的财富,应该由全人类共享。中医学的发展赋予了"百草"药物的内涵,使其成为具有性、味、归经和功效主治的"本草"。在我国"一元医学"的中医学向"二元医学"的中西医学迈进的过程中,医学家发现,如果对中药的研究始终局限于经验积累和辨证用药分析,而忽视现代科学的研究方法,将不利于中医药的深入发展,也不利于中药的现代化和国际化。过去,中药在国际社会和现代生命科学领域的认可度和接受度不高,主要原因是中药的成分不清、药效不明、质量不可控。由此提示,中药要被现代生命科学认可,其关键则是用国际标准和世界语言来揭开神秘的中药"黑箱",即中药现代化。其实,中药现代化数十年前就开始提出,但直到 20 世纪 90 年代中后期才形成真正意义上的"中药现代化"概念。1996 年,政府启动《中药现代化科技产业行动计划》(简称《中药现代化计划》),旨在使中药具备安全性、药效、质量、作用方式、机制等方面的科学依据。经过 20 年的艰苦探索,我国在中草药栽培、中药化学、中药药理学、中药加工、中药质量控制、中药安全性、中药药效验证、中药生产质量管理规范及中药制药工艺等方面取得了巨大进步。随着制定和实施 GAP,中药质量控制模式从单标记模式转变为以指纹图谱和多组分分析为主要特征的整体研究等一系列规范化的制度,中药现代化逐渐走上正轨。

三、中国药物研究现状与未来研究重点

目前,由于国家对中药的研究逐渐重视,我国对中药的研究已向应用先进的科学技

术方向发展。特别是 20 世纪 80 年代以来,中药在基础性研究方面取得了较好的成果。主要表现在以下几个方面:①在中药资源研究方面,对全国的中药资源进行了普查,我国现有的药物资源种类达 12 807 种;②在中药的品种整理和质量研究方面,对 200 种常用中药进行了系统的品种整理和质量研究,对每味中药都进行了系统的考证、调查和研究;③在中药的化学成分和药效物质基础研究方面,已对 300 余种中药进行过比较系统的化学成分研究,分离和鉴定了 6 000 多种新的天然产物,包括可能用于新药开发的大量生物活性化合物;④在中药的生物技术研究方面亦取得了可喜的进展,对十余种植物建立了液体培养系统,经过筛选已使有效成分的含量达到或超过原植物。

在此基础上,未来中药基础性研究应重点从以下领域开展:

(1) 中药的药效物质基础研究。包括:①以常用中药为研究对象,得到具有不同药理作用的化合物,鉴定化学结构,从而最终明确有效成分。②加强对常用水溶性成分的研究。③对道地药材的化学成分进行系统的研究,从而发现有价值的道地药材特征性有效成分。④阐明中药炮制前后化学成分的种类和含量的变化对于活性成分的影响。⑤有的中药品种亲缘关系密切,化学成分相似,临床应用却不同;有的中药品种亲缘关系疏远,临床应用有很大区别,但却有相似化学成分。比较这些药物的化学成分,有望发现新的化学成分。

(2) 从中药中寻找活性先导化合物。主要途径:从粗提取物开始,进行活性导向分离,最终分离鉴定活性先导化合物;加强对我国特有的、具有药用价值的动植物药材的研究。

(3) 对民族药和民间药中一些有特色的药物开展系统的研究。

(4) 对单味药材进行研究的基础上,开展中药复方的有效成分研究。

(5) 分离纯化水溶性成分、微量高效成分的新技术研究。

中药现代化研究的内涵很丰富,除了中药基础性研究,未来中医药物研究的重点还要从以下几个方面入手:①发挥传统优势,加强中草药的化学成分研究。我国有丰富的中医药物资源,从中医药物中寻找和发现先导化合物的工作是创新药物的关键,尽管我国中医药物资源丰富,但由我国学者独立发现的天然先导化合物目前仅有青蒿素。②加强中草药活性成分的构效关系研究。③发展与结构修饰有关,以提高活性或降低不良作用为目的的半合成药物。④开展天然组合化学研究。⑤加强药用植物资源的再生研究。

(罗清莉　董竞成)

第二节 | 研究技术与方法

随着中药现代化的不断深化,中药的现代化研究不仅仅是中药的化学成分研究、药理研究等,而且是依靠现代先进科学技术手段,将来源于经验和临床的传统中药,遵守严格的规范标准,研究出优质、高效、安全、稳定、质量可控、服用方便,并具有现代剂型的新一代中药,符合并达到国际主流市场标准,可在国际上广泛流通的全过程。这个过程包括:中药理论现代化、中药质量标准和规范现代化、中药生产技术现代化、中药的文化传播现代化和提高中药产品的国际市场份额。因此,利用现代先进科学技术手段,建立一套适用于中药现代化研究的技术方法尤为重要。

一、中药提取现代化的技术方法

中药提取是中药生产过程中最基本和最重要的环节之一。中药提取的目的是最大限度地获得药材中的有效成分,避免有效成分的分解流失和无效成分的溶出。随着科学技术的快速发展,依托其他科学领域的新技术,中药提取新技术也层出不穷。现有的中药提取、分离、纯化的技术方法主要有以下几种。

1. 半仿生提取法(semi-bionic extraction,SBE) 是将整体药物研究法与分子药物研究法相结合,从生物药剂学角度模拟口服给药及药物经胃肠道转运的原理,为经消化道给药的中药制剂设计的一种提取工艺。具体做法是,先将药料用一定 pH 的酸水提取,再以一定 pH 的碱水提取,提取液分别滤过、浓缩、制成制剂。这种提取方法可以提取和保留更多的有效成分,缩短生产周期,降低成本。

2. 仿生提取法 该方法是针对半仿生提取法的缺陷改进的。它模拟人体胃肠道的内环境,提出用人工胃液、人工肠液在低温下提取中药,并且引进酶催化,使药物转化成人体易综合利用的活性混合物。

3. CO_2 超临界流体萃取 超临界流体兼有气、液两者的特点,密度接近于液体,黏度和扩散系数接近于气体,它不仅具有与液体溶剂相当的溶解能力,而且具有优良的传质性能。超临界流体萃取具有高选择性、高收率、低毒害等优点,但也有操作压力大、萃取时间长、提取能力小、萃取效率有待进一步提高、对极性物质萃取能力弱及萃取物纯度不高等不足。针对这些不足,研究者进行了 SFE-CO_2 新技术研究。主要的新技术包括超临界 CO_2 微乳技术、夹带剂强化超临界 CO_2 技术、超临界 CO_2 络合萃取、外场强化超临界 CO_2 萃取技术、超临界 CO_2 萃取与其他分离技术结合。

4. 高速逆流色谱法 这是两个互不混溶的溶剂逆向流动,样品在两相之间分配,而不采用固态吸附剂的全液态色谱法。其优点是不存在样品的不可逆吸附,样品可定量回收,极大地控制了样品的变性问题,样品不会遭到破坏。该技术分离效率高,产品纯度高,不存在载体对样品的吸附和污染,具有制备量大和溶剂消耗少等特点,尤其适用于制备性提取。应用该技术研究生物碱、黄酮、蒽醌、香豆素、萜类等成分的分离都取得了较好的效果。目前已成功开发出分析型和生产型两大类,用于中草药成分的分离制备和定量分析。

5. 微波提纯技术 微波提纯是利用微波场中各种物料吸收微波能力的差异使得基体物质的某些区域或萃取体系中的某些组分被选择性加热,从而使得物质内部产生能量差或热能差,使被萃取的物质有足够的动力从基体物料中分离。微波加热的原理有两个,①通过"介电损耗"或称为"介电加热";②通过离子传导。微波具有很强的穿透力,可以在反应物内外部分同时均匀、迅速地加热,故提取效率较高。因此,利用微波提取植物有效成分具有简便、快速、加热均匀的优点,但不适用于热敏性成分的提取。微波辐射技术在食品萃取工业和化学工业上的应用研究虽然起步只有短短几年时间,但已凸显出其优越性:反应或萃取快;产率高,产品质量好;后处理方便;安全;无污染,属于绿色工程;生产线组成简单,节省投资。

6. 大孔树脂吸附分离技术　大孔吸附树脂是一类不含离子交换基团,具有大孔结构的高分子吸附剂。理化性质稳定。不溶于酸、碱及有机溶媒,对有机物有浓缩、分离的作用,且不受无机盐类及强离子、低分子化合物的干扰,其吸附性能与活性炭相似。与分子间作用力(范德华力)或氢键有关。同时,网状结构和高比表面积,使得其具有筛选性能。大孔吸附树脂法主要用于从中药复方煎液中有选择地吸附其中的有效成分和去除无效成分。该技术20世纪70年代末逐步应用于中草药有效成分的提取分离。近年来在新药研究中应用较多,适用的新药类别有4种:①中药有效成分的粗分和精制;②单味中药有效部位的制备;③中药复方有效部位的制备;④中药复方制剂中糖、氨基酸、多肽等水溶性杂质的去除。

7. 膜提取分离技术　这是现代分离技术领域中先进的技术之一。使用膜技术(包括超滤膜、微孔滤膜、半透膜、反渗透膜等)可以在原生物体系环境下实现物质分离。与其他提取方法相比具有明显潜在优势:富集产物或滤除杂质效率高;无须加热浓缩,有效成分不被破坏,能耗小;有效膜面积大,滤速快。该法与其他分离方法如高速离心法、醇处理法等结合用于中药液体制剂的澄清、分离、提取和浓缩。特别适用于中药注射剂等液体制剂。

二、中药复方现代研究的技术方法

"辨证论治"和"君臣佐使"等原则是中医用药的精髓,其组方之间的科学配伍规律存在许多未知的难点和疑点,需要深入研究和探讨。中药不完全等于一般的植物药,它有时还必须具备中药应有的内涵,且近现代中医药治病防病理念和实践的精华在于复方用药。因此,从中药的"整体观""辨证论治"出发,中药复方现代化研究是中药现代化的重要方向。近年来,国内中药复方现代化研究顺应当前医药科学发展趋势,综合应用现代医学、生物学、中医、药理、药化、制剂、数学及计算机等学科的概念和方法,将现代科学新技术、新方法与中医药传统理论及组方治病原则相结合,构建一个全方位研究中药复方的技术平台、研究方法,对中药复方进行整合性研究。

1. 中药复方研究与生物芯片技术相结合　综合应用基因芯片、蛋白芯片、组织芯片等生物芯片技术,结合现代药理学研究方法,并与中药复方组方原理君臣佐使、药味、药性理论及用药剂量相联系,全面分析构成复方诸要素之间的内在联系。

2. 用于中药复方研究的数据库与计算机技术相结合　现已建立的技术数据库有中药化学数据库、中国天然产物数据库、用于中药复方研究的计算机系统等。

3. 中药代谢物组学研究　代谢物组学是以代谢物分析的整体方法来研究功能蛋白

如何产生能量和处理体内物质,评价细胞和体液内源性和外源性代谢物浓度及功能关系的新兴学科。通常采用绘图技术、现代分析测定方法(NMR、HPLC、MS),以及应用计算机技术和统计学方法,以高通量实验和大规模计算为特征,完成细胞或生物样品所有代谢物的"指纹图谱"。其核心思想是,它能通过整体代谢物图谱直接认识生理、生化状态,并通过信息学分析方法得出内源性物质与外源性物质(化学物质和中药)相互作用的复杂关系。

4. 细胞层次 ADME/Tox 研究方法 ADME/Tox 方法是一种在细胞(特别是人源细胞或证明与人相关细胞非常接近的细胞)水平上早期进行活性与吸收、分布、代谢、清除和毒性,以及药物-药物的相互作用研究的模式。该模式与以往 ADME/Tox 串级研究模式的区别在于提取与筛选同时进行,采用高通量技术,用细胞特别是人体细胞进行实验。将 ADME/Tox 与组合化学和生物信息学结合,构成了体内、体外和计算机三者结合的平台,可以全方位预测吸收、分布、代谢、清除和药物毒性、药物间相互作用。同时用人源细胞进行实验可极大程度地缩小人与实验动物之间的种属差异,从而做到药物研究中早期淘汰、降低失败率及不必要的损失。

5. 模糊数学与中药复方的结合 模糊数学是针对处理自然界及人类思维中普遍存在的模糊性现象而提出和建立的。传统中医药理论中存在大量模糊性概念和规律,无论是性味归经、君臣佐使、组方变化的理论探讨,还是功能主治、临床应用的具体研究,采用模糊数学方法来处理,有可能突破传统定性研究局限。在方剂配伍规律的量化研究中引入模糊数学方法,并以计算机技术为工具,有助于从复方配伍的动态性、模糊性本质上深入而确切地开展方剂配伍规律量化研究。

6. 分子烙印技术分离中药复方有效部位 分子烙印技术是根据特定目标分子(即模板分子)制备具有高度亲和性分子印迹聚合物(molecular imprinting polymer,MIP)的技术。MIP 存在与模板分子空间结构互补,功能团相互作用(氢键、离子或范德华力等)的聚合物孔穴。MIP 与模板分子的作用类似于酶和底物的结合,对模板分子具有较强亲和性及识别能力。利用 MIP 特异亲和性从中药复方中提取、分离具有相同空间结构、相似功能团的有效部位,将会成为中药复方有效部位提取、分离的有效手段。

7. 应用肠内细菌生物转化法研究中药复方 一般认为药物进入机体后,在消化道和肠道内要发生生物转化或代谢。肠内菌微生物的中药成分生物转化法是利用肠内菌微生物中特定酶将中药成分进行多种生物转化,具有单酶或多酶的高密度转化和高度立体选择性,反应条件温和,可完成一般化学方法难以实现的反应。例如,萜类、甾类、生物碱类等中药成分结构中的非活泼氢可通过微生物进行羟基化反应,生成新物质。肠内菌微生物的中药成分生物转化法对揭示中药复方药效学物质基础具有十分重要的意义。

三、中药制剂现代研究的技术方法

常规制剂、长效和肠溶制剂、控缓释制剂或药物输送系统或透皮治疗系统、靶向制剂是药物制剂发展的 4 个时代。传统中药的剂型研究也随着医药制剂工业的发展而得以逐步拓宽,从而更加符合日益发展的临床治疗的需要。目前,中药制剂的剂型主要有:胶囊剂、颗粒剂、咀嚼片、分散片、泡腾片、喷雾剂、注射剂、软膏、栓剂、灌肠液、橡胶膏、膜剂、凝胶剂等,传统的膏、丹、丸、散已很少见。其中蕴含现代科学技术的制剂方法有:软胶囊、滴丸、控缓释制剂、膜剂、巴布剂与透皮吸收制剂、脂质体、微囊、纳米中药等。

四、中药质量控制

20 世纪 50 年代至今,是理化鉴定的现代发展阶段。由于各种现代分析技术的不断发展,紫外光谱、红外光谱、荧光光谱、原子吸收光谱、薄层色谱、气相色谱、高效液相色谱、核磁共振、扫描电子显微镜、X 射线衍射、各种电泳技术、差热分析技术、同工酶分析法、分子生物学技术、计算机图像分析、聚类分析等方法均被用于中药质量控制,逐步形成了一套较为科学、先进、完善的中药质量控制体系。

1. 中药指纹图谱 中药指纹图谱是指某种(或某产地)中药材或中成药中所共有的、具有特征性的某类或几类成分的色谱或光谱组成的图谱。其特点是:通过指纹图谱的特征性,能有效鉴别样品的真伪;通过制订指纹图谱特征峰的面积和比例,能有效控制样品质量,保证样品质量的相对稳定。目前,指纹图谱已成为国际公认的控制中药或天然药材质量的最有效手段。构建中药指纹图谱的方法有很多,主要有色谱法、波谱法、X 射线衍射法及分子生物学法。色谱法为目前最常用的方法,包括薄层色谱(thin layer chromatography, TLC)、高效液相色谱/气相色谱(high performance liquid chromatography/gas chromatography, HPLC/GC)、高效逆流色谱(high-speed countercurrent chromatography, HSCCC)等。波谱法包括 UV、IR、NMR、MS。

2. 扫描电镜(scanning electron microscope, SEM)技术 扫描电镜已被广泛应用于观察分析微观形态或结构的亚显微水平,其特点之一就是能获得具有真实感的三维物体图像。目前,电镜主要用于植物中药的种子、花粉、叶表面构造的研究,以及蛇类中药等的研究。扫描电镜的优点是无须经过烦琐的预处理,尤其是对处于干燥状态的中药材,可以直接进行观察并获得样品表面或断面的亚显微特征。

3. 图像分析技术 用电荷耦合器件(charge coupled device, CCD)摄像机直接对样本进行采样,将采样图像输入计算机图像分析系统,待图像完全格式转化后,用特定的图像分析程序进行分析测定,将分别得到系列参数(如最大直径、最大横截面积、周长、体积等),然后进行数学处理。图像分析与常规测量相比具有很多优点,用计算机代替人工进行烦琐的形态学测量,可以得到三维立体参数,为生药的现代鉴别探索了一条新路径。

4. 色谱与质谱联用技术 色谱技术,尤其是 GC 和 HPLC 是中药检验分析的常用手段,质谱仪作为强有力的分析仪器,能够提供大量的分子结构方面的信息。色谱与质谱的联用是应用于中药分析检验中最为活跃的技术,能够使样品的分离、定性、定量一次性完成。

5. 超临界流体萃取法与色谱法联用(SFE - C 或 SFC)技术 SFE 所用的流动相是 CO_2 超临界流体(SF),并加入改性剂以调节溶解、洗脱能力、改善峰形。一般采用 GC 型检测器,如火焰离子化检测器(flame ionization detector, FID),电子捕获检测器

(electron capture detector，ECD)等。由于 SFC 对生产工艺及技术上的要求比较高,目前仅对少量用 HPLC 和 GC 都无法进行分析的物质才考虑采用 SFE - C 分析。

6. 高效毛细管电泳(high performance capillary electrophoresis，HPCE)技术 其原理是以高压电场为驱动力,以毛细管为分离通道,依据样品中各组分之间电泳淌度或分配行为的差异而实现分离的液相分离技术。它将电泳技术和色谱技术结合,是一种分离效率高、检测灵敏度高、样品用量少的分析技术,兼有电泳和色谱技术的双重优点,被认为是目前最重要的分离、分析手段之一。

中药现代化需要药学工作者发扬传统中药优势,在继承传统研究方法的基础上,融合分子生物学、生物信息学、地理信息学、生态学、生药学等的前沿技术与方法,推陈出新,建立一套适合我国国情的,能够被国际广泛接受的规程。当然,要达到此目标,还有很长的一段路要走。

（罗清莉　董竞成）

第三节 | 中药新型辅助载体技术

纳米技术在中医药研究领域的具体应用,迅速拓宽了中药的研究空间。中药的药效学评价不仅取决于其化学成分,还与其物理状态有关,在由纳米尺度带来的效益基础上,中药在治疗和预防疾病中的价值得以提高。本节介绍纳米中药的制备方法理论、优势及发展趋势,以及纳米中药发展过程中存在的问题,并提出了可能的解决方案。将新兴的纳米技术应用于中医药领域,有望推动中医药在新时代的创新发展。

一、纳米中药的定义

中药是一个具有广泛生物活性的大型化学宝库,根据其典型化学结构,可分为黄酮类、萜类、生物碱类、倍半萜类、多糖类、糖苷类、皂苷类等。但这些活性成分的溶解性差、生物利用度低、半衰期短、稳定性差等物理化学特性使其在体内应用中遭遇重重阻碍,无法发挥药物的有效性能。克服这些制约因素是实现中药治疗效果最大化的必要条件,这就需要借助有效的策略来实现。

纳米技术是在纳米尺度上观察、设计、制造和应用物质与材料的一门科学。纳米材料是指在三维空间中至少有一维处于纳米尺寸($0.1 \sim 100 \text{ nm}$),或由它们作为基本单元构成的材料。因其独特的理化性质和尺寸效应,目前已广泛应用于包括药物递送、疫苗开发、抗菌、诊断成像、组织修复等与生物医学相关的多个领域。自 2000 年我国学者首次提出纳米中药以来,基于分子水平的中药创新研究推动着中医药走向国际平台,这是中医药未来发展的新方向。

活性成分纳米化、原药纳米化、复方纳米化等均属于纳米中药的范畴。与传统剂型相比,中药可以通过纳米技术转化为纳米药物,其物理特性、化学性质和生物学特性会发生巨大的变化,产生新的药效学特性。与原生药相比,纳米中药可以提高药物的生物利用度,通过影响药物在体内的靶向分布,缓释和控释,增强疗效,降低生物毒性。纳米技术在中医药中的广泛应用,体现在生物活性成分的分离、粗提物的提取、复方的配伍等方面,大大拓展了中药的应用场景。总的来说,纳米中药的研究发展丰富了中医药走向现代化的研究战略。

二、纳米中药的制备方法

纳米中药的品种繁多,不同的品种需要使用不同的制备方法。主要有将中药直接纳米化和使用纳米载体荷载药物两种总体原则。不论是中药单组分还是多组分药物应用的发展,通过精心设计的纳米技术实现中药的传递,将体现中医药的整体理念,以期提高药物的生物利用度和临床疗效。

1. 中药纳米化   中草药颗粒经过超细粉碎后表面积会扩大,提供大量的活性分子,从而使药物产生大量在正常情况下不存在的理化性质和生物活性。同时可以缩短煎煮时间,提高溶解度和溶出率,增强药效。对于某些单一成分、单一功效的药物,如矿物药,或某些特殊活性的药物,采用超细粉碎技术代替常规粉碎方法是可行的。

(1) 机械粉碎:机械粉碎是利用机械剪切力将大量固体物质粉碎成规定细度的过程,是固体药物微粉化的主要方法,包括球磨法和气流粉碎法。Shi 等的研究使用纳米技术来加工牛黄醒酒丸(NXW),将 NXW 配制成 4 个部分,即雄黄、乳香没药油(FMO)、麝香和牛黄,采用球磨法分别制备纳米化中药,将得到的 4 个独立粉状胶囊合在一起,得到最终的牛黄醒酒小丸——多单元给药系统(NXW - MUDDS)。药代动力学研究表明,NXW - MUDDS 给药后的血药浓度时间曲线下面积(area under curve, AUC)、终末半衰期($T_{1/2}$)和达到血药浓度峰值时间(T_{max})分别是 NXW 的 5.21 倍、1.96 倍和 1.99 倍。体内抗肿瘤活性实验表明,NXW - MUDDS 的抗肿瘤活性显著提高($P < 0.05$)。在卡西克(Karthik)等的研究中,利用球磨法从蒲团草植物叶片中制备了不同的草本纳米颗粒,他们通过控制球磨过程中球比尺寸和铣削时间来控制纳米颗粒的尺寸。随着球比和球磨时间的增加,纳米颗粒的粒径从 114 nm 减小到 45 nm,从而提高了药物的抗菌活性,说明纳米颗粒的大小可以影响其抗菌活性。

(2) 高压微射流:高压微射流(high pressure micro fluidization, HPM)是一种新技术,采用一种含有高压排量泵(压力范围 5~200 MPa)的微流化器制备纳米级颗粒。这种设备在过去几年里一直被用于传统制药工业生产药物乳剂,以及在食品工业中生产均质蛋白(牛奶、乳清蛋白、胰蛋白酶等)和膳食纤维。HPM 利用高速冲击、高频振动、瞬时压降、强烈剪切、空化和高达 200 MPa 的超高压联合作用力,在短时间内(小于 5 秒)连续运行。Han 等研究了 HPM 对棕榈硬脂酸结晶行为的影响,他们使用了中、高微流化压力(60 和 120 MPa)和不同的处理时间(一次和两次)。最终,他们发现 HPM 处理更有可能改变结晶过程和成核机制。

2. 纳米载体荷载药物   纳米载体技术是一种利用纳米材料作为载体来携载药物的

方法。目前包含固体分散技术、包合技术、聚合物纳米颗粒载体技术和超乳化纳米分散技术等多种方式(图6-1)。

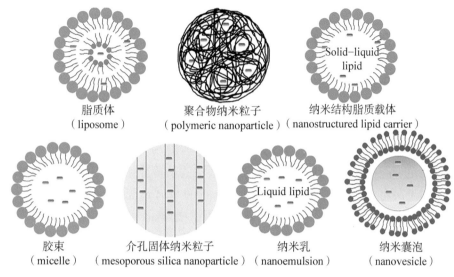

图6-1 纳米药物递送系统示意图

(1)包合技术:包合技术所使用的载体材料一般为纳米级分子材料,例如环糊精为管状结构分散剂,可降低药物的刺激性,增加药物稳定性。Fan等将包合环糊精加入溶解于碱性条件下的鞣花酸溶液中,酸化10~120分钟,得到鞣花酸环糊精纳米级沉淀,解决了鞣花酸难以溶解和吸收的问题,并经超声融合反应和喷雾干燥,制备成鞣花酸环糊精包合物胶体缓释剂,为纳米中药包合载体的制备提供了良好的基础。

(2)高分子聚合物载体技术:高分子聚合物纳米粒子通常有两种制备方法:①基于良好生物相容性和生物降解性的脂肪族聚酯基材料,以聚氨基酸为载体;②使用两亲性聚合胶束,即一些具有疏水和亲水段的聚合物在一定条件下形成胶束,以携带疏水药物并保护中药成分的特异性活性。药物分子与聚合物纳米颗粒的结合方式表现为包裹、附着或接枝。聚合物颗粒表面的改性也可以提高纳米粒的性能,以提高药物的靶向性。如多糖含有大量羟基和羧基等官能团,可将其作为初始原料进行改性,发展成为具有生物相容性和生物降解性的优良药物载体。多糖作为纳米药物的表面改性剂,使其表面具有高度亲水性,更容易被细胞吸收。由甘露糖和葡萄糖组成的白芨多糖的主链结构中含有大量的活性羟基,Ma等在白芨多糖中引入硬脂酸,以蓟素为模型药物,进一步制备自组装纳米颗粒,对HepG2肿瘤细胞显示出较强的抑制作用。多糖在酸性条件下,大量氢离子促使糖苷键的氧原子质子化,导致糖苷键断裂和苷元分离。基于这一特性,以中药多糖为载体可开发出pH响应性缓释纳米药物。

(3)脂质体载体技术:脂质体是由一个或两个两亲性分子脂质双层膜包裹形成的具有一个或多个水腔的微泡,药物被包裹或嵌入到脂质体中形成脂质体药物。脂质体结构类似于生物膜的封闭囊泡,是最方便、最安全的控释药物载体。脂质体由磷脂和胆固醇组成,胆固醇的选择影响脂质体的理化性质。目前,纳米脂质体的制备方法包括溶剂蒸发法、薄膜蒸发法、冷冻干燥法和超声分散法。Yang 和 Qian 等采用溶剂蒸发法制备了胺菊酯微胶囊,与原药相比,胺菊酯微胶囊具有明显的缓释作用。Pu 等采用薄膜蒸发法制备了百里香酚脂质体,并与乙醇注射法进行了比较,薄膜蒸发法制备的脂质体粒径与乙醇相当,但其分散效率和包封效率均优于后者。人参皂苷具有抗肿瘤活性,是一种很好的化疗辅助剂。人参皂苷可以以一种类似于胆固醇的方式稳定脂质体,在长时间的血液循环中起到膜材料的作用。Hong 等通过制备含人参皂苷和紫杉醇的多功能脂质体,开发出一种有效的胃癌联合治疗策略,结果表明人参皂苷可作为化疗辅助剂和功能膜材料,且 Rg2、Rg3 和 Rg5 分别包被紫杉醇的脂质体具有最大的协同抗癌作用。

(4) 胶束载体技术:聚合物胶束载体具有核壳结构,疏水药物可溶于胶束的疏水核心并保持稳定,而亲水外壳可通过减少血液循环中的清除作用延长内部循环,提高空间稳定性。由于肿瘤的高渗透长滞留效应(enhanced permeability and retention effect, EPR)效应,聚合物胶束可以高效地积聚在肿瘤组织中,从而增强负载化疗药物的治疗效果。近年来,协同递送胶束系统引起了相当大的关注。一些研究提出,将阿霉素与姜黄素合用在肿瘤组织中毒性较小,药物释放特性良好,药物在肿瘤组织中的分布得到改善。Zhang 等制备了 Dox 与 Cur 共包被的双负载胶束,实验结果表明,该方法递送的 Dox 延长了体循环,增加了其在肿瘤中的积累,导致心脏组织中毒性代谢物水平远低于游离阿霉素。紫杉醇对多种肿瘤具有广泛的活性,然而溶解性极差,在临床应用中有相当大的局限性。Abouzeid 等采用薄膜水化法制备了负载紫杉醇与姜黄素的胶束,在人卵巢腺癌耐药模型中,Cur 和 PTX 的联合应用被证明可以逆转卵巢癌。因此,与单独的治疗药物相比,这些胶束的药物组合应用在体外和体内都具有显著的优势。

(5) 固体分散技术:固体分散技术是将难溶性固体药物分散成另一种具有胶体、微晶或无定形分子的水溶性或微溶性物质。分散后的药物通常以微晶体、微乳液或分子状态存在。Ogawa 等以吲哚美辛为药物模型,以 D-甘露醇为辅料,采用热熔挤压和喷雾干燥法制备固体分散颗粒,发现固体分散技术可以提高药物的溶解性。聚乙烯醇己内酰胺-聚乙烯醇-聚乙二醇接枝共聚物的固体分散可以改善原药物晶体的溶解行为,X 射线衍射图谱和热重分析也证实了这一结果。

此外,氧化石墨烯、碳纳米管、纳米棒、纳米海绵、金属有机框架、超分子纳米凝胶、微球技术等都为中医药联合治疗提供了新的机遇。纳米技术为药物从单靶点到体内网络整体调控的组合疗法提供了强大的传递工具。基于纳米载体的中西医共给药具有增强协同作用、克服耐药性和降低毒性等优点。

三、靶向递送纳米中药

20 世纪初,保罗·埃尔利希(Paul Ehrlich)提出了由药物、靶头和药物载体三部分组成的靶向药物的概念。主要目的是在特定的引导机制下,将药物输送至特定的靶器官。靶向制剂的特点是增加靶部位的药理作用强度,控制药物释放,减少全身不良反应。靶向给药系统已成为现代药学研究的重要课题之一。

纳米靶向给药系统在提高药物的生物利用度、增强药物的靶向能力、改善药物在体内、体外的分布和药代动力学特性、增强药物稳定性、增大难溶性药物溶解性、保护药物在体内的降解、智能调控成分释放、提高药效、降低毒性等方面显示出卓越的潜力。近年来,利用纳米靶向给药系统与中药成分相结合的靶向纳米中药制剂逐渐被开发,尤其是在肿瘤治疗领域。纳米中药靶向制剂一般可分为3类:被动靶向、主动靶向和其他物化靶向给药系统。

1. 被动靶向　在被动靶向给药系统中,主要以脂类、蛋白质和可生物降解的高分子聚合物为载体,药物被包裹或嵌入到各种载体体系中,形成稳定的纳米结构,如聚合物纳米粒、胶束、脂质体等,可以增加药物在肿瘤细胞中的浓度,减少药物在血液和其他器官中的分布,防止毒性反应。这种自发积累和被动靶向的现象,是肿瘤特有的表现,肿瘤血管的高渗透性允许纳米粒子进入肿瘤的间隙,而受损的淋巴过滤系统使纳米粒滞留在肿瘤部位,即肿瘤的 EPR 效应。然而,EPR 效应介导的药物输送与颗粒的大小和分布密切相关。不同纳米尺寸的粒子决定了它们在体内的分布行为。100 nm 左右的纳米药物可在骨髓中缓慢积累;100～200 nm 的纳米药物更容易富集于实体瘤部位;200～300 nm 的纳米药物更容易被肝和脾脏中的巨噬细胞摄取,700 nm 以上的颗粒常被肺部毛细血管床截取并进入肺组织或肺泡。

2. 主动靶向　主动靶向制剂是利用改造后的药物载体作为导弹,选择性地将药物输送到靶区,使药物积累并发挥效果的药物递送系统。活性靶向的机制是通过共价或非共价结合,用特异性的靶向抗体或配体进行表面修饰后,纳米传递系统可以避免被巨噬细胞识别和吞噬,在体内自然分布,从而将药物输送到靶部位,发挥积极的靶向治疗作用。例如,由于肿瘤细胞与正常细胞在受体表达或其他生物学特性方面的差异,肿瘤靶向药物传递系统已经被开发出来,以确保药物只在肿瘤细胞中发挥作用,并在正常组织中诱导脱靶效应,这已经成为一个药物递送领域备受瞩目的话题。

(1) 转铁蛋白修饰纳米载体:转铁蛋白(transferrin, Tf)受体普遍存在于正常细胞和肿瘤细胞中。然而,Tf 受体在肿瘤细胞表面的表达大约是正常细胞表面的 4～5 倍。转铁蛋白可以与 Tf 受体结合,并在受体介导下内化到细胞内。Cui 等设计了 Tf 修饰的纳米药物(Tf‐PEG Cur/Dox NPs),用于联合传递 Cur 和 Dox 治疗乳腺癌。结果表明,Tf‐PEG Cur/Dox NPs 对 MCF‐7 细胞的杀伤性较强,与 Cur/Dox 的注射剂相比,在肿瘤部位中观察到更高积累,体内、体外均表现出更高的治疗效率,具有高效的肿瘤靶向及抗肿瘤治疗作用。

(2) 叶酸修饰纳米载体:类似于 Tf 受体在肿瘤细胞膜表面的分布,叶酸受体在肿瘤细胞中的活性也明显高于正常细胞。此外,叶酸具有低免疫原性、高修饰性和高贮存性的特点,可以实现叶酸修饰的药物靶向递送到癌细胞。Wang 等合成了含有叶酸靶点配体的黄芩素/紫杉醇前体药物并制备成纳米粒,对其体内、体外协同抗肿瘤作用进行评价,证明了双受体修饰的 BAI/PTX 纳米药物在人肺癌细胞和小鼠体内的有效性。

(3) 细胞穿透/肿瘤靶向肽修饰纳米载体:利用细胞穿透/肿瘤靶向多肽修饰纳米载体是一种很有前途的策略,已引起研究者的关注。多肽由 3 个及 3 个以上氨基酸分子组成,是蛋白质水解的中间产物,具有较高的活性。Narayanan 等利用抗 EGFR 和抗 HER2 抗体制备了靶向载药核壳纳米粒,并采用乳液沉淀法分别将不同剂量的 PTX 和 EGCG 包埋在核壳结构内。24 小时内 MDA－MB231 细胞中靶向 NPs 的细胞摄取高于非靶向 NPs,且这种核壳纳米载体可在体内依次释放 EGCG 和 PTX,可使耐 PTX 的 MDA－MB231 细胞对化疗药敏感,抑制 NF－κB 的活化并诱导其凋亡。

半乳糖胺可以识别并结合肝癌细胞表面的唾液酸糖蛋白受体,半乳糖胺介导的药物递送载体在靶向肝癌治疗中具有重要意义。作为天然内源性配体,胆汁酸具有良好的生物相容性,也是靶向肝癌细胞的理想途径。另外,唾液酸、透明质酸等均是癌症治疗的极好靶点。多重靶向修饰在药物研究中引起了相当大的关注,为肿瘤治疗提供了新途径。

(4)物理化学靶向修饰载体:物理化学靶向指的是磁力结合,pH 敏感、热敏或电磁波敏感材料在药物递送系统中的应用,使他们面对来自体内、体外的各项生理刺激(如 pH、温度、外加磁场、超声波、红外线、电磁辐射等),保证药物直接作用于靶区,提高病变部位药物浓度,减少不良反应。此外,光敏剂、热敏剂和氧化还原敏感剂等的使用也为纳米载体系统与抗肿瘤中药的结合提供了新的思路。

四、纳米中药的优势

鉴于中药治疗窗口狭窄,对正常组织和病理组织无区别作用等缺陷,纳米技术可以通过增加缓释、提高靶向性、减少治疗剂量来降低毒性。纳米中药不仅可以使药物粉碎到纳米级,还可以通过纳米技术处理将药物的有效部分或活性成分组成处方,赋予中药新的功能(图 6－2)。

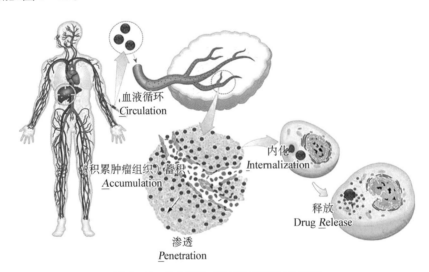

图 6－2 纳米药物 CAPIR 级联输送过程

1. 提高生物利用度　口服药物通常被认为能够被肠道有效吸收,从而达到对机体的调节作用,但溶解性差的活性成分不易在胃肠道中发挥作用,导致生物利用度不稳定。

近年来,纳米载体被开发用于提高低水溶性药物的生物利用度,如脂质体、脂基纳米颗粒(纳米乳剂、微乳剂)、胶束、聚合物纳米颗粒、二氧化硅纳米颗粒和纳米晶体。研究通过动物实验对比药物原料与纳米中药的生物利用度,采用高效液相色谱法测定生物样品中药物含量及其代谢物,并进行药代动力学分析,发现中药纳米化可以显著提高药物的吸收率,增加口服生物利用度。纳米化后中药的比表面积会增大,与界面的接触面积也会增大,因此更容易溶解,从而延长药物在体内的停留时间,药物吸收量也显著增强。

2. 改善药代动力学性质和生物分布 纳米药物在稳定性、表面性质及尺寸等方面具有优势,可通过表面物理化学修饰使其在血液循环系统中稳定的负载药物,而在细胞内变得不稳定释放药物。例如,通过调控纳米药物表面性能使其聚乙二醇(PEG)化、电中性等达到"隐身"的效果而在病灶细胞附近脱去 PEG、带上正电荷等方法获得黏附细胞能力,并通过调控纳米药物的尺寸增强病灶内的渗透能力。同时对纳米药物的靶向修饰可以使活性成分特异性地结合到病变部位,从而显著提高中药的治疗效果。在中医理论中,向经性被认为是药物对某些器官和经络的选择性,类似于靶向作用,增加药物对身体特定部位的亲和力。这些机制可以改善中药的药代动力学性质和生物分布、提高成药性,增加疾病部位的药物蓄积,减少在正常组织中的分布,从而降低副作用和毒性反应。

3. 提高药物渗透性 纳米药物具有良好的渗透性,可消除特殊生物屏障对药物作用的限制,如血脑屏障、血眼屏障及细胞生物膜屏障等,纳米载体微粒可穿过这些屏障部位进行治疗。例如,补骨脂素是治疗白癜风的有效成分,但由于溶解度低,不易被皮肤吸收,在皮肤表皮层滞留,生物利用度差。而 Pang 等制备的脂质体补骨脂素能够使更多的补骨脂素通过角质层,其表皮渗透率是原药的 3 倍,有效提高了药效。

4. 缓释与控释药物 水溶性药物易在体内运输和扩散,但高溶解度、低渗透性药物因水解程度强而难以控制,给药后会出现暴发性释放,可能产生不良反应。递送水溶性活性成分的纳米药物能够在体内缓慢释放,延长其循环时间,可提高药物的稳定性和缓释性。同时纳米药物可以通过多种生理环境刺激,包括体内 pH 和氧化还原等内部因素变化,达到可控释放药物的目的。如斑蝥素对原发性肝癌、子宫内膜癌、白血病等癌症有一定的治疗作用,但由于黏膜受到严重刺激,引起胃肠道不适,应用范围有限。Dang 等利用固化脂质将斑蝥素制成长循环控释纳米颗粒,避免与胃肠道黏膜直接接触,从而克服了斑蝥素的毒性。

5. 丰富的可用剂型 传统中药的主要给药途径为口服,但随着纳米技术广泛应用于各种剂型,实现了多途径给药。主要(59%)的给药方式为静脉注射,这主要是因为大部分脂质体产品和治疗肿瘤用的纳米中药一般都是静脉注射,另外 21% 是口服给药、5% 眼部给药,4% 吸入(口服/鼻腔)给药,4% 局部(皮肤)给药,2% 肌内给药和 1% 阴道给药,其余 3% 的给药途径包括口腔、直肠、牙周、瘤内、皮下和腹膜内。

五、纳米中药的发展

纳米中药作为中药现代化最具创新性的发明,具有无限的发展前景和巨大的产业价值。尽管纳米技术发展迅速,但中医药的纳米技术仍处于起步阶段,如何正确、合理地将纳米技术应用到中医研究中,是值得深入思考的问题。

1. 联合传统中医理论　中草药的药理作用是相当复杂的,需要将中医理论与纳米技术相结合,以中医理论为指导,以中药配伍规律和方剂理论为基础,体现中药方剂的有效性和合理性,保证中药丰富的活性成分、多靶点的作用。从纳米技术的角度,发现中药复方新的物质基础,有助于更合理地阐释中药方剂的科学内涵。

2. 纳米中药的安全性　目前,纳米中药的制备研究还不完善,存在许多亟待解决的问题。纳米材料的理化性质(尺寸分布、表面电荷、表面积、化学成分和稳定性)、剂量、持续时间和暴露频率是决定纳米材料毒性的关键因素。如尺寸不佳的无机纳米颗粒经血液沉积在肺部时存在诱发肺损伤的风险。再如大量纳米颗粒在肝脏和胆道的处理过程长达数月之久,会导致潜在的慢性肝毒性等。除此之外,还需要进一步研究纳米药物的体内慢性组织毒性、免疫毒性和遗传毒性等,以加速临床转化。

3. 纳米中药的制备问题　在纳米中药的制备过程中,存在粒径差异现象,要实现产业化,需尽可能优化纳米中药的理化性质,以保证其质量。粒径和分布是评价纳米药物物理稳定性的关键因素,考虑到稳定的纳米颗粒粒径分布较窄,需深化研究每一种纳米中药的最佳配方和最佳加工方法,以控制药物的形貌和表面性质达到统一标准。

4. 纳米中药的内在机制研究　阐明机制对药物研究具有重要意义,但纳米中药的药理机制和靶点往往比较模糊,这也是中医药走向世界的主要障碍之一。组学技术是研究纳米中药在体内生理生化反应的有利平台,可利用基因组学、转录组学、蛋白质组学、代谢组学和组合分析等技术,全面了解纳米中药与生物系统的关系。

纳米技术作为一项新兴的科技,将成为 21 世纪领先的新技术之一,并对人类产生深远的影响。中医理论是中华民族优秀文化的瑰宝,已有几千年的历史。然而,由于中医药综合技术的落后,迫切需要将新技术、新方法应用到中医药中。研究开发新型纳米中药剂型,利用纳米载药系统的优势,对解决传统中药制剂生物利用度低、缺乏可靠的质量标准、剂型单一等问题具有重要意义。可以肯定的是,在多学科、多领域的推动下,以纳米技术为主导的中医药发展正呈现出更加广阔的前景,为中医药现代化发展注入新的活力。

(董竞成　欧阳博书)

第四节 | 中医药网络药理学

一、中医药网络药理学概述

(一) 中医药网络药理学介绍

随着实验技术的进步与大数据、人工智能等学科的兴起,病证和药物的现代研究逐渐从"还原论"走向"系统论",以复杂生物网络为切入点的信息科学、生命科学与医学交又研究受到广泛关注。在这样的背景下,"网络药理学"应运而生并快速发展。中医药研究在网络药理学的起源与发展过程中发挥着重要作用。中医药有着几千年的历史,拥有丰富的诊疗经验和"整体性"的特色理论,其"病-证-方"结合的诊疗模式在治疗复杂疾病时有着独特优势。中医药的整体思想一方面暴露出"还原论"医药研究模式的局限性,另一方面又促使以网络和系统为特点的新一代研究模式产生。

为从整体角度揭示中医药的生物学基础,我国学者率先提出了"网络靶标"概念,从网络角度探索中医药复杂体系。1999 年,李梢提出中医证候与分子调节机制存在关联的假说。2002 年,提出中药通过"多因微效"的方式调节功能基因网络,对病证发挥整体调节作用。2007 年 1 月,首次构建出中医寒热证候的生物分子网络,研究了寒热方剂对该网络的调节效应,并于同年 9 月提出了基于生物网络的中药方剂研究框架。同年 10 月,英国学者 Hopkins AL 提出"网络药理学"一词,随后于 2008 年评价网络药理学是"药物发现的下一代研究范式"。2009 年,潘家祜发表题为"基于网络药理学的药物研发新模式"的中文论文,李梢提出基于"表型网络-生物网络-中药网络"模型研究中医证候和中药方剂,进而于 2011 年首次提出"网络靶标"概念(表 6 - 1)。

表 6‑1　网络药理学的起源与发展

时间	研究内容
1999	中医证候与分子调节机制存在关联
2002	中药通过"多因微效"的方式调节功能基因网络
2007	构建中医寒热证候的生物分子网络
2007	"网络药理学"名词的提出
2008	网络药理学被认为是"药物发现的下一代研究范式"
2009	提出基于"表型网络-生物网络-中药网络"模型研究中医证候和中药方剂
2009	基于网络药理学的药物研发新模式
2011	首次提出"网络靶标"概念

自此之后,网络药理学持续迅猛发展,国内外的相关研究数量迅速增长,获得研究者越来越多的关注。据 Web of Science(WOS)和中国知网(CNKI)统计,网络药理学领域发表的中英文文献数量均稳步快速增长,其中中医药相关研究占比达到一半以上(图 6‑3),说明了中医药研究在网络药理学中的重要程度。中医药网络药理学领域涌现出许多高水平研究,摘录其中部分高被引文献如下。2011 年,网络药理学方法被应用于分析复方丹参方的主要活性成分、探索其多成分-多靶点-多疾病关系,获 158 次引用。2013 年,李梢等发表" *Traditional Chinese medicine network pharmacology: theory, methodology and application* ",进一步阐明"网络靶标,多成分药物"新研究模式,并通过实验证明了基于网络的方法在方剂的药效物质与作用机制研究中的有效性,该文在 CNKI 被引 383 次、WOS 被引 826 次。同年,网络药理学方法被用于预测郁金方治疗心血管疾病的活性成分与潜在生物靶点,并解释其"君、臣、佐、使"配伍规律。2014 年,*Molecular BioSystems* 封面文章提出

一种分析中药方剂的网络药理学方法,以六味地黄丸为例,揭示其发挥药理作用的核心靶点和生物过程网络;网络药理学方法被用于分析葛根芩连汤治疗 2 型糖尿病的活性成分和网络调节机制。2015 年,张彦琼等综述了网络药理学与中医药现代研究的进展,并针对面临的挑战给出相关建议,获得 CNKI 359 次引用。2019 年,综述文章对中医药网络药理学常用数据库进行了汇总和评价,被引 289 次。2021 年,基于生物网络的致病基因预测方法被用于在全基因组范围内进行人类结直肠癌与胃癌相关基因的预测,获得高度保守的高风险基因。

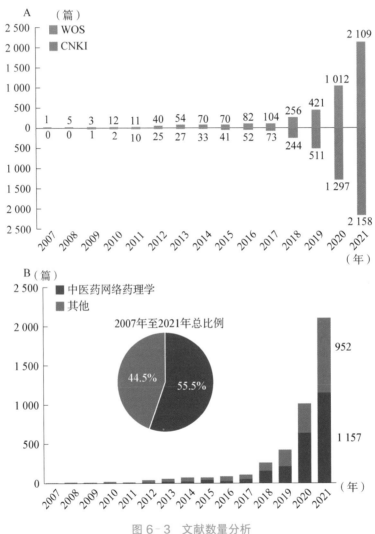

图 6-3 文献数量分析

中医药网络药理学自诞生以来迅速发展,从单一、静态网络分析转变为多层、动态的复杂网络分析,从依赖公共数据转变为计算、实验和临床相结合的研究模式,在解析药物和病证的生物学基础、寻找病证标志物等应用领域取得了重要进展。2021 年,由清华大学与世界中医药学会联合会网络药理学专业委员会制定的《网络药理学评价方法指南》(以下简称《指南》)发布。《指南》建立了网络药理学研究的评价标准,对推动中药网络药理学研究标准化和实证化、促进网络药理学研究领域健康发展有着重要意义。

（二）中医药网络药理学核心理论：网络靶标

1. 网络靶标的概念 网络靶标理论最早是在中医药领域提出的。2011年,李梢在"网络靶标:中药方剂网络药理学研究的一个切入点"中正式提出"网络靶标"一词。网络靶标理论开创了"网络靶标、系统调节"研究模式,突破了传统"单靶标、局部对抗"模式关注局部而忽略整体带来的局限,为解析中西医药与病证的相互作用提供一种全新的视角,成为网络药理学的核心理论。下面介绍生物网络和"网络靶标"的概念。

生物网络在狭义上有转录调控网络、蛋白质相互作用网络、信号传导网络、代谢网络等,广义上有生物功能网络、中药配伍网络、疾病-基因网络、中药-疾病网络等。生物网络用网络模型描述生物系统中要素和要素之间关系,可以采用复杂网络理论和方法进行计算分析,例如分析生物网络的拓扑属性从而识别药物调控病证相关生物网络的关键环节,通过网络动力学分析模拟生物网络在药物干预下的演变。

"网络靶标"是网络药理学的核心概念,指的是生物网络中能够从分子水平和系统层次表征中西药物与疾病的相互作用机制,并定量表示药物多成分整合调节机制的网络关键环节。中药方剂或组合药物以病证生物分子网络及其关键模块为靶标,对疾病或证候发挥综合性系统调节作用,中药方剂的整体调控机制可以通过定量表征"网络靶标"中的关键生物分子、通路及生物模块来阐释。

2. "网络靶标-系统调节"研究模式 传统药理学研究遵循"单靶标-局部对抗"模式,该模式基于"一个基因,一种药物,一种疾病"的假设,注重对单一靶标寻找强特异性的配体。然而随着研究的深入,这种研究模式被发现存在局限性,一方面高选择性、高强度的干预往往会带来副作用,另一方面,"单靶标"理论难以描绘由遗传、环境等多方面因素引起的复杂疾病,也难以研究中医从长期临床实践中总结出的证候体系(图6-4)。

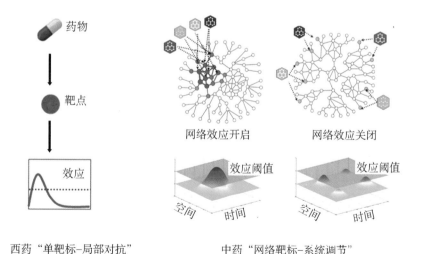

图6-4 "单靶标-局部对抗"与"网络靶标-系统调节"模式

"网络靶标-系统调节"研究模式认为,药物作用在某一病证表型相关的网络靶标上,进而从静态结构或动态平衡方面影响网络靶标、调节病证相关网络。相比于"单靶标-局部对抗"模式,"网络靶标-系统调节"研究模式能更系统地考虑表型相关的生物分子及分子之间的相互作用,以网络的形式描述并建立"网络靶标"模型,在此基础上分析药物或方剂干预病证表型的作用机制。

二、网络靶标理论与网络药理学基本知识

(一) 网络:生物系统的构建基础

生物网络的构建是网络药理学研究的基础。在分子层次上,传统的生物网络类型包括基因调控网络,其中节点表示基因或者基因产物,边表示基因和基因产物之间的调控关系,例如转录调控关系、共表达关系等;蛋白质相互作用网络,节点表示参与不同生命活动的蛋白质,边表示蛋白质之间的物理相互作用;信号转导网络,节点表示不同的信号传导通路,边表示不同信号通路之间的"相互信号交流";代谢网络,节点表示代谢物、酶促反应,边则表示消耗和产出,以及一些涉及其他生物过程或者功能的网络等。

随着技术手段的发展和数据类型的丰富,包含机体与环境相互作用网络的多层次网络构建也在不断的更新发展中。生物网络在计算上可以用复杂网络理论和方法进行描述和分析,主要包括网络拓扑分析和网络动力学分析。中药网络药理学依据中医药的实际和特点,将多种复杂网络分析方法应用于病证和方剂相关生物网络的研究中,有助于从系统和整体的角度,定性定量地分析病证的生物学基础、理解中药方剂的药效物质和整体调节机制。

(二) 网络拓扑属性分析

从静态网络拓扑属性分析的角度,常常涉及网络拓扑性质的统计描述量,包括以下几类常用的描述量。节点之间相隔远近性质常用最短路径衡量,节点的聚类系数表示与该节点相连的节点集合之间实际存在边数与总的可能存在的边数之比。进一步,对所有节点的聚类系数取均值便能得到网络的聚类系数。度是对节点互相连接统计特性的重要描述,也反映重要的网络演化特征,节点的度表示连接该节点的边数目总和,度分布则表示网络中度数的概率分布。中心化指根据实际需求选在或定义中心度之后,根据中心度的大小,对网络进行从中间向外排列的重构,即得到一个"中心化"的网络。度中心度分析假定度最大的节点就是中心点,紧密中心度分析认为中心点应该是所有其他节点到此点总距离最小,介数中心度分析则假定中心点应该是信息、物质或能量在网络上传输时负载最重的节点。网络模体是指在复杂网络中出现频率显著高于随机网络情况下的子网。网络模块是指实现特定功能的节点集合。网络模体反映了复杂网络的拓扑结构特性,网络模块反映复杂网络的功能特性。

生物网络在拓扑上还有一些重要性质,例如无尺度网络和小世界网络。前者是指网络的度分布呈幂律分布,即大多数的节点都是低度节点,而只有一部分是高度节点,这些

度数很高的节点即为中枢节点。后者则是指网络具有较大的聚类系数,网络中的每个节点都可以通过少量步数到达其他节点(图6-5)。

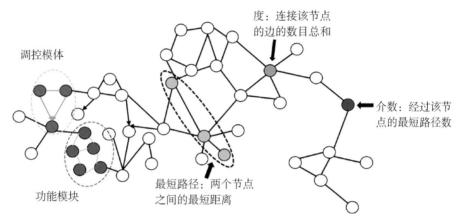

图6-5 静态网络拓扑属性分析相关概念示意图

静态网络拓扑属性分析中所关注的,是药物干预病证相关生物网络的关键环节。分析网络模块能够从结构和功能两个角度识别病证相关生物网络的关键调控环节,从而为药物干预提供指导。作为静态网络拓扑结构分析的自然延伸,对于定义得更为明确的某一网络靶标可以进行效应信号开关分析。这一分析方法尤其对于中药方剂干预网络靶标有重要的启示。在病证生物分子网络上,中药成分通过作用于病证生物网络上的一组相互关联的靶标组合,发挥协同或者叠加效应,并且这种效应能够在时间、空间上进行网络传播,从而产生疗效,最终使对单靶标效应微弱、含量较低的众多中药成分在网络上也能"涌现"出显著的疗效。同样,在毒性和副作用相关生物分子网络上,中药成分作用于网络靶标发挥的却是拮抗效应,或者中药成分作用的靶标相对分散而导致效应达不到阈值,不能产生效果,最终的效果是毒性和副作用效应的关闭。

(三)网络关键模块的功能富集分析

病证生物分子网络包含与疾病发生、发展具有密切关联的功能模块、中药成分干预的网络关键模块等多种关键模块。为了更好地理解这些关键模块的生物功能,可采用功能富集分析的方法。

功能富集分析方法通常将网络关键模块中的一组节点作为待测基因集,将KEGG、GO等数据库中的信号通路、生物过程等信息作为基因功能集,使用特定的统计学方法,评价两者之间的富集显著性。有两类常用的功能富集分析方法,其中,研究者常常使用Fisher精确检验、卡方检验及二项分布检验等统计学方法来评价待测基因集与基因功能集是否显著富集,Fisher精确检验是使用最为广泛的方法之一。另一类方法,研究者在利用每个基因的表达水平或表达差异值的情况下,用非参数检验方法来评价待测基因集与基因功能集是否显著富集,如常用的基因集富集分析 GSEA 方法。在众多工具平台中,DAVID 平台提供的基因功能集数据库较为全面。

功能富集分析可以增加对于网络关键模块的功能理解,生物网络本身也可以拓展到信号通路、生物功能层次的网络,也就是一个信号转导通路,或者 GO 功能模块。利用通路与通路的关系、功能上的相关性、细胞-细胞通讯为边来构建网络,促进对于病证内在机制、方剂作用机制的理解。

(四) 网络动力学分析

生物网络的动力学分析需要利用生物化学反应的动力学参数通过微分方程等进行分析,真实生物网络中的参数通常难以确定,因此网络动力学适合分析小规模生物网络在时空上的演变。

病证生物分子网络整体是复杂的,中药成分通过干预网络上部分关键靶标,调节整体的病证生物分子网络,从而达到治疗疾病的效果。中药成分对病证生物分子网络的整体调节作用是通过干预网络上的少数关键靶标实现的,网络动力学常用于分析中药成分对病证生物网络的整体调节效应。

中药成分在病证生物分子网络上的效应打开、在毒性和副作用生物分子网络上的效应关闭,是通过"网络靶标-系统调节"模式发挥作用的,这种中药可能具有的作用机制,值得研究者进一步深入研究。

三、病证生物分子网络分析

(一) 数据来源及可视化工具

构建病证生物分子网络的相关数据来源于两类数据库:文献知识数据库与组学数据库。较有代表性的文献知识数据库包括:医学主题词表(MeSH),主要提供对疾病表型的标准化描述,便于不同疾病命名规则的多数据库整合;生物医学文献数据库(PubMed)与中国知识基础设施工程(CNKI),提供以病证为关键词检索的包括相关分子、实验、临床治疗等信息的文献;在线人类孟德尔遗传数据库(Online Mendelian Inheritance in Man, OMIM),提供疾病表型和相关基因之间的关联信息。组学数据库较有代表性的包括:基因表达数据库(Gene Expression Omnibus, GEO),收录公开的高通量基因组学、转录组学及蛋白组学等多维度组学数据;肿瘤基因组图谱(The Cancer Genome Atlas, TCGA),提供大量有助于癌症研究的基因组学、转录组学及临床表现等数据。以文献知识和组学两类数据库提供的病症-生物分子的相关信息为基础,辅以各种其他相互作用数据(如反映基因-基因关系的蛋白质相互作用,以及转录调节数据等)为支撑,构建病证-生物分子多层网络,在直观整合现有知识的基础上,拓展应用网络拓扑分析等数学方法工具有望挖掘出更多新的信息。本章所有涉及的公共数据库及其介绍可见表 6-2。

表 6-2　部分公共数据库

分类	数据库	英文名称	描述
文献数据库	PubMed	PubMed	提供生物医学方面的论文搜寻,以及摘要
	CNKI	China National Knowledge Infrastructure	提供中国学术文献、外文文献、学位论文、报纸、会议、年鉴、工具书等各类资源
医学信息标准数据库	UMLS	Unified Medical Language System	提供生物医学词汇中的概念术语,以及这些概念之间的关系
	MeSH	Medical Subject Headings	提供生物医学术语的标准化描述
	HPO	Human Phenotype Ontology	提供人类疾病中用于描述表型异常的标准词汇
蛋白质相互作用数据库	HPRD	Human Protein Reference Database	收集文献中手工提取的人类蛋白质相互作用数据
	STRING	Search Tool for the Retrieval of Interacting Genes	收集已知和预测的蛋白质相互作用
	Interactome	Interactome	收集在一个或多个外源测定中可检测到的二元蛋白质相互作用
疾病-基因信息数据库	OMIM	Online Mendelian Inheritance in Man	收集人类基因和遗传性疾病表型信息
	CTD	Comparative Toxicogenomics Database	收集化合物-基因/蛋白质相互作用、化合物-疾病关联、基因-疾病关联等信息
中药和方剂数据库	中药与化学成分数据库	无	收集疾病用药-中药药材-化合物性质的多层次信息
	中国中医药数据库	Traditional Chinese Medicine Database System	收集中医药期刊文献、中药、方剂等信息
	TCM-ID	Traditional Chinese Medicine Information Database	收集中药方剂、中药及其成分的功能和应用等信息
药物和化合物数据库	DrugBank	DrugBank	收集药物靶标和药理等信息
	STITCH	Search Tool for Interactions of Chemicals	收集化合物与蛋白质相互作用信息
	ChEMBL	ChEMBL	收集化合物靶点及生物活性信息
	PubChem	PubChem	收集化合物生物活性信息
基因功能和通路注释数据库	KEGG	Kyoto Encyclopedia of Genes and Genomes	一个综合的数据库,提供基因组、化学和系统功能等信息
	GO	Gene Ontology	提供基因及基因产物的标准词汇体系
组学数据库	GEO	Gene Expression Omnibus	提供最大、最全面的公共基因表达数据
	TCGA	The Cancer Genome Atlas	提供大量癌症基因组测序数据

随着网络分析学科的发展,目前也涌现了众多网络可视化和分析工具,这里主要介绍较为常用的 Cytoscape。该工具是一个开源的软件平台,在可视化分子相互作用的基础上可附加展示生物通路、网络注释、整合基因表达谱等功能,成为目前分析生物学常用的工具。除此之外,还有 Gephi、Linkrious 等图形化可视网络分析软件可以使用。

(二) 病证生物分子网络构建方法

1. 基于文献挖掘的方法　建立病证(表型)与生物分子(典型代表:基因表达与变异等)之间的关联,病证相关的生物分子之间的关联是构建病证-生物分子网络的基础。这些关系可以从海量的文献知识数据库信息中提取。典型的数据库包括三大类:①一体化词典类型。该类数据库提供了疾病表型的标准化描述,包括 MeSH、一体化医学语言系统(unified medical language system, UMLS)等,其中 UMLS 也涵盖了部分中医证候相关症状信息。②生物分子相关类型。该类数据库聚焦于集成疾病-基因关系对,记载了长期以来医疗经验、研究发现积累的人类疾病表型与生物分子的关系。例如 OMIM、比较毒理基因组学数据库(the comparative toxicogenomics database, CTD)、人类表型本体论(human phenotype ontology, HPO)。③医学文献数据库,其中 PubMed、CNKI 分别是目前国际上最大的英文、中文医学文献数据库。3 种类型数据库分别对应了基于文献的病证生物分子网络建设中标准化节点、构建边关系、寻找文献支撑 3 个关键步骤。构建出的网络往往还需要进行计算、实验等多方面的评估和验证,计算验证包括预测精度、召回率等评价指标。

随着海量生物医学文献的积累和信息技术的进步,人工检索方法面对庞大数据量逐渐落于下风,与此同时,文献挖掘已变为从大量生物医学文献中提取病证相关的生物学分子、生物分子间功能关联等关键信息。常用的生物医学文献挖掘方法包括以下 2 种。

(1) 共出现法。该方法主要为把不同生物医学实体是否在文献的同一句或同一段落中、中间相隔单词数的多少、共出现次数的多少等作为衡量指标,判别生物医学实体间相互关联的强弱。该方法的明显缺陷为当实体与表否定意味的词(如"与……无关")共同出现时无法正确判断等,针对这些缺陷,当前有众多改进的分析方法,在此不作展开。

(2) 自然语言处理。该方法为目前人工智能领域下热门研究方向。目前,已经有许多在线的资源平台能够实现生物医学数据的集成,为通过文献挖掘构建各种生物网络提供多方面证据支持,例如整合不同信息来源的蛋白质相互作用信息的 STRING 数据平台,该平台将文献挖掘作为已知和预测的蛋白质相互作用信息对的主要信息来源之一。

2. 基于组学技术的方法　除了医学文献中直接的证据来源,高通量组学数据同样蕴藏可以提取作为生物网络构建的信息资源。如利用组学数据进行生物网络的计算分析扩充网络关系、采用组学实验进行分子相互作用的检测网络真实性等。

通过对因表达、蛋白质相互作用及蛋白质-DNA 相互作用等组学数据的计算分析,从中推断出病证与生物分子等信息之间的关联是病证-生物分子网络构建的一个重要方式。基因组学、转录组学、蛋白质组学、代谢组学和微生物组学等数据的不断积累,为病证生物分子网络的构建提供了数据基础,也从多个维度刻画了病证和生物分子间多维度的关系。然而,组学数据普遍来自小样本,实验过程中平台、环境等因素往往带来数据上的高噪音,并且不同生物调节上下游之间的组学数据存在非线性关系,直接整合可能带来冲突的结论。因此,利用组学数据构建病症-生物分子网络需要筛选合适的计算方法来克服以上缺陷。目前,实现组学数据建模推断较为常用的计算方法包括聚类分析、布尔网络、贝叶斯网络及线性模型等,且都各有特色。例如,贝叶斯网络通常假设组学数据集的来源是独立的,最终能够实现静态和动态、离散和连续组学数据的推断。

在组学实验方法上,一些能够跨层次、直接检测相互作用的方法在病证生物分子网络构建中能够发挥重要作用,例如,染色质免疫沉淀分析方法可检测蛋白质与 DNA 在染色质环境下的相互作用,酵母双杂交方法可直接检测细胞内蛋白质相互作用,基因双敲除方法可检测基因间的遗传相互作用等。在病证生物分子网络构建中,也可以进行多种来源的组学数据并用,实现不同层次信息的整合。其中比较具有代表性的方法是哈佛医学院等发布的 Interactome 数据库。Interactome 的特点是整合多种文献知识和多层次组学实验数据,以及多种相互作用网络信息,例如蛋白质相互作用网络、代谢网络和基因调控网络等分子相互作用网络,遗传相互作用网络、表型网络等功能相互作用网络,从而刻画生物分子在病证过程中不同层次上的作用,系统地描述对于生物机体及复杂疾病的规律性认识。

3. 基于全局关联分析的方法　病证-生物分子网络很大程度上可以等价地视为表型-基因网络,而揭示表型-基因的内在联系是中医学和现代医学一个共同的根本目标。基因型是生物个体全部遗传信息,对应分子层面上 DNA、RNA、蛋白质、酶等遗传物质及其产物,以及它们的一系列化学活动。表型是指具有特定基因型的个体,在一定环境条件下所表现出来的性状特征的总和,对应在医学中可以泛指疾病或者证候的临床症状或临床表现。从多层次网络的角度及客观规律上看,表型和基因及基因产物之间存在着特定的关联规律,例如模块性关联。模块性关联指一组相似的表型可能是由于相似的基因或基因产物的变化所导致的,表现在表型-基因网络上则为同一网络模块的表型可能与处于同一网络模块的基因之间有更强烈的关联性。更进一步地,基于文献挖掘和组学研究得到的表型-分子网络,如果能从全局解析网络模块的内在关联规律,并对这种关联规律进行建模,就有望挖掘文献与组学数据都无法揭示的隐藏规律,连结潜在的表型-基因关系边,最终实现完善表型-基因网络构建的同时,对特定病证的致病基因进行预测。

全局关联分析方法是一种预测致病基因的新兴方法。与中医整体观类似,全局关联分析方法主要从全部表型和全基因组的角度,充分考虑表型-表型之间的关系、表型-分子的关系、分子-分子 3 个层次的关系,使用特定的计算模型,在全表型、全基因组层次上对表型和基因及基因产物之间的关联程度进行打分评价,实现病证表型相关基因及基因产物的系统性预测和排序,并在此基础上构建病证生物分子网络。评估预测精度的常用指标有富集倍数、准确率和召回率等。

用于预测致病基因的全局关联分析代表性方法有 CIPHER、DIAMOnD 等。CIPHER 通过整合蛋白质相互作用网络、表型相似性网络和表型-基因关联网络等生物网络,建立回归模型,实现病证表型相关基因及基因产物的系统性预测和排序,最终完成致病基因预测。DIAMOnD算法利用已知致病基因在网络上形成的初始模块向外拓展，来寻找潜在的致病基因，利用统计显著性衡量与疾病模块关联最为紧密的候选基因，认为是潜在的与疾病相关的基因。与需要预先给定部分已知致病基因信息的算法相比，CIPHER的一个重要贡献是利用相似性和模块性原理、首次实现无已知基因信息的致病基因预测。由于中医证候表型往往都没有已知基因信息，因此，CIPHER方法能够充分利用现代医学积累的数据，进行中医证候表型相关生物分子的全基因组预测。

（三）病证生物分子网络分析案例

中医证候的生物学基础是中医现代化的核心内容。中医证候生物学基础的客观化、定量化和规范化研究受到广泛关注。脾气虚证是中医典型证候之一，以气短乏力、神疲和面色萎黄等临床表型为特征。脾气虚证多由饮食失调，劳役过度，以及其他疾病耗伤脾气所致，见于慢性胃炎及消化不良等疾病。目前，脾气虚证的研究仍然难以系统地揭示其生物学基础。基于网络靶标的研究策略符合了中医证候的临床表型与中药多靶标的作用机制，为从分子网络角度研究脾气虚证等典型中医证候提供了重要的研究策略和科学基础。本节首先从全基因组水平识别脾气虚证相关生物分子，构建了脾气虚证生物分子网络，进而构建其免疫生物分子网络。然后，以脾气虚证免疫生物分子网络为例，结合胃炎、腹泻型肠易激综合征等脾气虚证相关疾病临床组学数据，揭示脾气虚证免疫功能降低的生物学机制。最后，基于脾气虚证免疫生物分子网络，揭示补脾气中药调节巨噬细胞和淋巴细胞免疫功能的生物学机制。

在脾气虚证生物分子网络的构建过程中，首先将脾气虚证的14种临床症状根据世界卫生组织颁布的传统医学名词术语国际标准进行转化，再匹配到一体化医学语言系统术语(unified medical language system, UMLS)。其次，根据脾气虚证临床症状和现代医学疾病表型之间的关系，采用CIPHER从全基因组水平对脾气虚证相关生物分子进行预测。最后，将脾气虚证相关生物分子映射于PPI网络，构建出脾气虚证生物分子网络。进而，利用Fisher检验对脾气虚证生物分子网络进行生物功能富集分析。富集结果中排名较高的生物功能包含与免疫、神经、消化、代谢和内分泌等相关生物通路和生物过程，例如T细胞受体信号通路等。富集分析结果提示，脾气虚证生物分子网络能够反映脾气虚证临床表型与上述生物功能之间的模块性。进一步，通过聚焦于免疫相关的生物功能，构建出脾气虚证的免疫生物分子网络。

基于脾气虚证相关消化道疾病能够验证脾气虚证生物功能模块。慢性胃炎是与脾气虚证共报道较多的消化道疾病之一。胃组织转录组数据的基因差异表达分析发现，慢性胃炎脾胃虚寒证患者差异表达基因在脾气虚证免疫生物分子网络中覆盖程度明显高于慢性胃炎脾胃湿热证患者。腹泻型肠易激综合征是另一种与脾气虚证密切相关的消化道疾病。肠易激综合征是现代临床常见的消化功能性障碍疾病，特点为病程长且反复发作，在理化检查上无明显异常。其中，以腹泻、腹痛为主要临床表现的称为腹泻型肠易激综合征。在中医辨证中，脾气虚证也是腹泻型肠易激综合征的主要证候之一。腹泻型肠易激综合征患者和健康人的差异表达基因分析发现，差异表达基因显著富集于脾气虚证免疫分子网络，其中NK细胞活性相关生物分子的表达显著降低。以上分析结果表明,脾气虚证免疫生物分子网络能够反映脾气虚证相关慢性胃炎和腹泻型肠易激综合征的免疫功能变化。

基于脾气虚证相关全身性疾病同样能够验证脾气虚证生物功能模块。从中医整体观的角度来看,脾气虚证不仅是指局部的消化系统疾病,还包含了慢性疲劳综合征、高血压病等全身性疾病。对慢性疲劳综合征患者的转录组数据进行分析发现,慢性疲劳综合征患者中一些表达降低且在脾气虚证免疫生物分子网络中的基因与 T 细胞功能显著相关。例如,活化 T 细胞核因子(*NFATC1*)和干扰素- γ(*IFNG*)等基因的低表达能够降低 T 细胞免疫应答功能。高血压病患者和健康人的转录组数据分析发现,高血压病患者血液中表达下调的基因与 B 淋巴细胞免疫功能密切相关。B 淋巴细胞受体信号通路中酪氨酸激酶(*BTK*)和 *VAV3* 等基因的低表达抑制了抗体 Ig 的产生。上述结果表明,慢性疲劳综合征和高血压病患者存在多种特异性免疫功能紊乱的情况,脾气虚证患者的 T 淋巴细胞和 B 淋巴细胞的免疫功能降低。

脾气虚证免疫生物分子网络可有效区分补脾气中药和非补脾气中药的干预模块。相比于非补脾气中药预测靶标,补脾气中药预测靶标与脾气虚证免疫生物分子网络模块距离显著更近($P < 0.05$)。同时,补脾气中药预测靶标与脾气虚证免疫生物分子网络显著相关。分析结果表明,脾气虚证免疫分子网络能够反映补脾气中药的作用特点。进一步分析发现,脾气虚证免疫分子网络能够反映补脾气中药调节免疫的功效特点,补脾气中药代表成分的预测靶标能够通过调控脾气虚证免疫分子网络来增强免疫功能,发挥治疗脾气虚证的作用。

四、中医药网络调节研究方法

中药具有多成分、多途径和多靶点协同作用等特点,具有治疗复杂性疾病的独特优势。中药网络药理学从网络的视角探讨了中药的调控机制,有助于更好地研究中药的药理基础,了解中药的机制。了解中药网络调控机制的先决条件是了解药物组分和靶点之间的相互作用。以下主要介绍中药网络调节分析的数据库和 3 种典型的中药成分靶标预测方法。

(一) 中药成分信息数据来源

通过分析中药所含成分的生物和化学数据,进行中药成分的靶标预测,有助于理解中药网络调控方式。这些数据可以通过一些公开数据库获得,中药与化学成分数据库等中药信息数据库收录了中药成分及其结构、生物活性数据、中药传统功效等信息。DrugBank 数据库和 STITCH 数据库等药物信息数据库记录了 FDA 审批药物和候选药物及其靶标等药理学信息。PubChem 数据库和 ChEMBL 数据库等化合物活性信息数据库收集了许多化合物结构及活性信息。

(二) 中药成分靶标分析方法

1. 中药成分网络靶标预测方法　分析中药网络调节机制的前提是预测中药成分靶标。中药成分网络靶标预测方法基于已知的化合物与靶标间的关联信息、化合物间的关联信息,以及生物分子相互作用信息等构建多层次网络,利用回归分析、二分图等数学模

型,采用拓扑属性分析等网络分析,预测中药成分的靶标,目前已有的方法有
drugCIPHER、NBI 等。其中 drugCIPHER 方法可以在全基因组水平对中药成分靶标
进行大规模预测,有助于更全面地分析中药成分的作用机制。其基本思想为:根据药物
的化学结构和治疗作用,计算该中药成分与其他已知药物的相似性,同时计算某个蛋白
质与其他已知药物靶标在网络上的距离,通过计算这两组向量的相关性,判断前述蛋白
质成为该中药成分靶标的可能性(图 6-6)。中药成分网络靶标预测方法不是研究单一
的某中药成分,而是充分利用它和其他已知药物的关系,整合分子间相互作用信息和其
他已知药物与靶标的关联信息,预测中药成分的可能靶标。这类方法大部分针对的是中
药小分子化合物的靶标预测,但例如多糖、多肽等中药中大分子化合物靶标预测方法仍
较少,有待进一步研究。

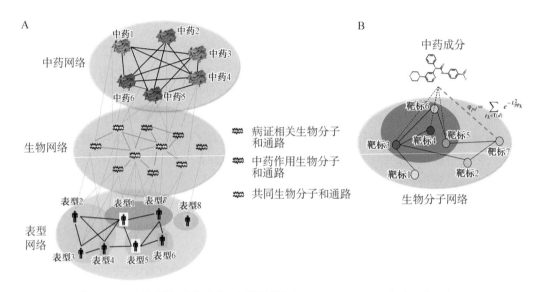

图 6-6 中药网络-生物网络-表型网络(A)及 drugCIPHER 方法示意图(B)

2. 中药成分靶标统计模型预测方法 中药成分靶标统计模型预测方法通常基于以
下两个假设:①结构相似的中药成分具有相似的功能。②功能相似的中药成分具有相似
的靶标。目前有多种计算化合物结构相似性的方法,例如利用 Tanimoto 系数根据指纹
信息进行计算等。这类方法思路主要是整合化合物结构或功能的相似性、已知的化合物
与靶标关联和生物分子相互作用等信息,采用随机森林、多元回归、贝叶斯和局部二分图
等统计模型,预测化合物的潜在靶标,如 SITAR 方法、SEA 方法等。

3. 分子对接方法 分子对接方法依据靶标蛋白活性位点和中药成分结构等信息,
预测中药成分和靶点的关系,可以通过 AutoDock、DOCK 等开源软件来进行。与之相
反,反向分子对接是它的逆向作用,该方法将中药小分子化合物作为探针,在靶标蛋白三
维结构数据库内进行对接,通过中药成分与靶标之间的空间和能量匹配,搜寻可能与之
结合的靶标,进而预中药成分潜在的作用靶标,可以进行大规模的中药成分靶标预筛选,
寻找最有可能和中药成分结合的靶标(图 6-7)。分子对接方法也存在一些缺陷,例如,

在对蛋白质进行前处理时,很难确定活性位点附近哪些水分子应该保留、哪些需要去除;蛋白质结合不同配体时采用不同的构象,进行对接时,配体可能需要多种受体构象才能结合,这一点在分子对接研究中常被忽视;最重要的是,分子对接的打分准确率不高,筛选结果存在较高的假阳性。

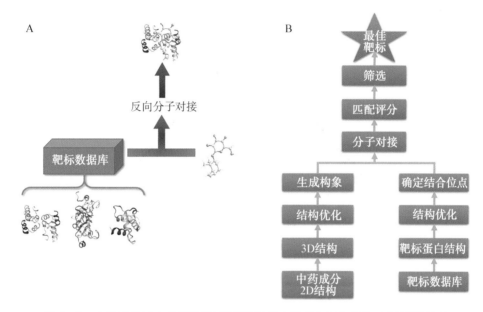

图6-7　中药成分反向分子对接示意图(A)及中药成分反向分子对接流程图(B)

(三) 中药成分的网络药理学应用案例

中药成分通过作用于多个靶点对机体进行干预、发挥不同的治疗作用,且大多数中药成分与靶标的结合亲和力低、活性弱且结合保留时间短,各成分之间通常会存在协同作用,因此中药成分治疗疾病的作用机制复杂,难以阐释。中医药网络药理学基于病证生物网络解析中药的药效基础,将网络药理学分析思想和复杂网络计算方法与中药成分作用的复杂体系相结合,通过计算和实验等方法构建中药成分作用的靶标谱,并将药物靶标协同病证关键环节,如关键分子、关键通路、关键模块等映射到同一生物分子网络中,刻画药物作用下的生物反应过程、解析中药成分通过多靶标对机体的整体调控过程与机制。针对中药成分的网络药理学分析可进一步了解中药成分的作用机制结合其临床疗效,一方面有助于中药成分的生物学功能发现,通过分析中药成分作用的关键分子和信号通路,计算推断其在生物网络中的相互联系和可能影响的生物功能,从而进一步发现中药成分作用机体的新功能或副作用;另一方面有助于发现中药活性成分,通过网络药理学分析深入理解中药成分对机体的作用机制与功效,从而为中药新药创制提供理论依据。

目前,针对中药成分的网络药理学研究与应用取得了很大进展。在中药成分生物学功能发现方面,网络药理学方法被用于预测丹参素冰片酯(DBZ)的分子靶点并发现其在治疗心肌梗死和其他心血管疾病方面的潜力;还有学者应用网络药理学分析方法探析中药方剂雄黄青黛中的活性成分四硫化四砷、丹参酮和靛玉红通过对分子、细胞和机体水平3种不同生物网络模块的作用治疗急性早幼粒细胞白血病的机制,如图6-8(A)所示。在促进新药创制方面,新加坡国立大学和南京大学的研究人员通过一个统一的化学蛋白质组学分析模型探索青蒿素的作用机制,研究发现青蒿素通过作用多靶标、全面干扰疟原虫的生化过程,从而达到良好的抗疟效果,如图6-8(B)所示;全基因组靶点预测方法 drugCIPHER 被用于对苦参碱的网络靶点进行预测,并通过计算鉴定了苦参碱的潜在药理作用。

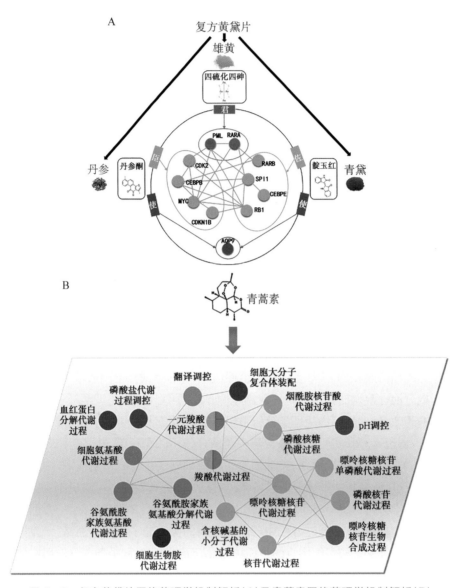

图6-8 复方黄黛片网络药理学机制解析(A)及青蒿素网络药理学机制解析(B)

(四) 中药方剂的网络药理学应用案例

中药方剂的网络药理学研究主要包括阐释方剂的药效物质和综合作用机制,探索君、臣、佐、使,增效减毒等中药方剂配伍规律的科学内涵,阐释方剂的传统功效机制并发现新的适应证等。应用中医药网络药理学研究中药方剂,已发表了一系列有影响力的案例研究。选取具有代表性的中药方剂网络药理学应用案例进行介绍。例如,针对经典名方六味地黄丸应用中医药网络药理学进行的研究被国际主流刊物英国《分子生物系统》作为封面文章发表,该研究构建"中药-生物分子-疾病"共模块网络解释六味地黄丸方剂中的配伍规律和传统的滋阴补肾功效机制,发现该方在心血管疾病、炎症或肿瘤等治疗中具有多种现代药理活性,以此对六味地黄丸在临床上"异病同治"的机制进行了新的阐释。针对首届国医大师李济仁教授 871 首抗风湿临床处方应用中医药网络药理学进行解析。通过"中药核心处方-分子网络-适应证"的共模块分析,解析了名医验方的配伍规律,发掘出"清络饮"等核心方剂。并进一步在中药方剂清络饮对类风湿关节炎调节作用的网络药理学研究中,发现方剂里中药的关键靶标通过干预炎症、免疫及血管新生等类风湿关节炎相关的生物过程发挥方剂的整体调节作用。还通过分析这些靶标在病证生物分子网络中的分布规律,发现方剂通过中药间的君臣佐使合理配伍,达到增效减毒的效果。

五、网络药理学标准和中医药网络药理学发展趋势

(一) 网络药理学标准

中医药网络药理学在快速发展的同时也存在一些问题。例如,以中药复方为对象的研究常忽略中药复方的临床基础,如有效性、优效性及疗效特点;许多研究囿于已有的网络分析方法,缺少创新的、更适合中医药研究特点的方法;生物信息数据库尤其是中医药数据库缺乏统一标准,难以进行比较和整合;一些研究缺少对网络分析结果的实验验证环节。因此,亟须建立严谨、科学的评价体系,以指导相关研究规范进行,保障网络药理学学科的健康发展。因此,2021 年世界中医药学会联合会通过了首个网络药理学国际标准"网络药理学评价方法指南"(以下简称指南)。

指南从可靠性、规范性、合理性 3 个方面,对网络药理学研究的数据收集、网络分析、结果验证 3 个过程分别设立评价内容。具体来说,可靠性的主要评价内容包括数据及其关联信息来源是否准确、完整、可公开获取,网络分析采用的算法或软件的准确性和稳定性,实验验证方法的信度、效度,模型构建与结果的可重复性;规范性主要包括对数据信息和数据处理方法清晰明确的描述,算法设计或网络分析流程是否清楚,算法是否有严谨、可溯源的方法学评价,实验验证采用的实验模型和操作流程是否进行了清晰描述,选取的评价指标和对结果的描述是否明确、客观;合理性主要包括数据提取与筛选方法是否符合研究目的、达到筛选要求,网络分析选用的方法能否满足需求,结果验证所用模型和指标是否适合研究目的。

对不同分析对象和分析目的的网络药理学研究,指南规定的评价内容的侧重点也有所不同。例如,数据库开发强调信息获取和处理方式的规范性;算法开发类研究注重分析过程和方法的正确性、准确性和稳定性,同时要求必需的结果验证;疾病与药物机制研究则侧重分析结果的实验验证。

(二) 网络药理学发展趋势

网络药理学利用复杂生物网络解析病证和药物的相互作用机制,与中医药学的"整体"特色相统一。中医药网络药理学获得了研究人员广泛的关注,并应用于中药、方剂、证候等领域的研究,呈现出计算、实验和临床相结合的发展趋势,促进中医药的快速发展。

网络药理学将"网络靶标"理论作为其核心,并基于"网络靶标"理论、大数据和人工智能,研究者开发了多种基于网络药理学的中医药研究模型和算法。网络药理学思想与生物信息学、人工智能、大数据、系统生物学、网络医学等相关研究领域同步融合发展,其研究方法从单一数据发展到多种数据信息融合,从单层网络发展到多层次网络,并结合了人工智能、大数据、生物信息学前沿技术,例如,单细胞测序、深度学习、神经网络等,促进中医药网络药理学的发展。随着中医药与生物信息数据的发展,越来越多的数据涌现出来,研究人员建立了许多数据库,包括中药方剂、中药成分和证候等中医药信息,为中医药网络药理学提供了数据支持。在实际研究中,研究者设计实验,并根据实验结果对计算结果进行验证。当模型难以模拟时,则需要参考临床资料。大量临床和实验数据为中医药网络药理学提供了了解中医证候和中药机制的可行方法。

在预测药物靶点及结合模式方面,确定药物靶点是药物发现的关键环节,药物重定位和中药方剂机制解析可以分析药物-靶点相互作用,结合疾病-基因关系可以发现新适应证。网络药理学也可以用来从整体角度解释疾病、证候的发生、发展机制。

结合临床的中医药网络药理学研究在理解病证的生物学基础、确定病证标志物、解析方剂机制等方面取得了许多进展。例如,研制融合宏观、微观信息的中药处方智能推荐系统,并较好地挖掘首届国医大师李济仁处方经验,该研究提出了一个基于深度神经网络的、联合宏观表型和微观分子多层次信息推荐中药处方的智能系统。病证标志物的发现,将数据和分析方法得到的结果通过实验、临床进行验证。通过网络药理学方法分析获取临床数据得到的关键靶标、关键模块、关键药物成分、关键生物通路等预测得到的结果,再进一步经过临床试验验证。基于生物网络的致病基因预测方法,在全基因组范围内进行人类结直肠癌与胃癌相关基因的预测,获得高度保守的高风险基因。

近年来,中医药网络药理学与计算、实验相结合的研究越来越多。细胞和动物实验用于验证计算预测的结果,新兴技术(如高通量实验、单细胞测序、基因编辑等)的发展和引入丰富了中医药网络药理学的发展。用计算结合实验的方法,解析不同成分的靶点,基于病证生物分子网络分析作用机制。在揭示中药、方剂的科学内涵研究中,分析方剂中各成分的靶点,分析其与病证生物分子网络模块的相互关系,从而阐述传统方剂的疗效机制,并在过程中发掘新的适应证。在发现生物标志物研究中,检测技术的进步促进了生物标志物的发现。例如,通过单细胞 RNA 测序技术构建胃炎癌转化的单细胞网络,从热证相关患者中发现能够提前预判胃癌发生的胃癌极早期细胞,并研制其生物标志物。通过临床数据、宏基因组测序和生物信息学分析,构建胃炎寒热证舌苔微生物网络,发现舌苔寒菌、热菌,以及舌苔与胃液微生物网络的关联。

中医源于对人体复杂系统的整体观察,中药成分复杂、成分间相互关联,不同成分产生的作用不同,这种多成分、多靶点、多效应的特点增加了中医药的研究难度。中医药网络药理学在机制上建立中医与中药、中医学与现代医学的联系,有望解决这一难题。作为一门新兴学科,网络药理学的分析方法和整体观理念可以应用到不同的领域,"中医药网络药理学"是大数据、人工智能、系统生物学时代探究复杂生物系统的奥秘、揭示中医药科学原理的一个新学科,值得进一步努力发展、不断深入,成为中医药科技自主创新的一个突破口。

(李　梢　张斯琴　周武爱　王子怡　汪博洋　王　岚　刘清源)

第五节 | 中药研究范例

随着现代化学、药学及分子生物学的发展,已有可能从微观上、分子水平上去探索与阐明中药有效性的物质基础。在进行中药及其复方的研究中,应当以中医理论为指导,紧密结合药理实验与临床研究,应用现代科学方法和分离、分析手段,把中药及其复方的化学成分、结构、理化性质、量比关系和进入人体后所产生的疗效机制研究清楚,进而从分子甚至基因水平阐明中药的性能功效和使用规律的物质基础,为用现代科学的语言解释中药、认识中药提供有力的科学依据,只有这样,中药现代化才能成为真正意义上的现代化。

而单味中药的化学成分,特别是有效成分的研究是研究复方有效成分和开发新药的基础,迄今为止人们已对中药进行了大量的化学研究,并从单味中药中分离得到大量化合物。其中不少应用于临床,如丹参多酚治疗冠状动脉粥样硬化性心脏病,黄芪注射液用于治疗肺心脑疾病,三七总皂苷广泛用于治疗心脑血管疾病,甘草酸制剂用于治疗肝脏疾病,青蒿素治疗疟疾等。

一、丹参(Salviae Miltiorrhizae Radix et Rhizoma)

丹参为唇形科植物丹参(*Salvia miltiorrhiza* Bge.)的干燥根和根茎。味苦,性微寒,归心、肝经。具有活血祛瘀,通经止痛,清心除烦,凉血消痈之功效。用于胸痹心痛,脘腹胁痛,癥瘕积聚,热痹疼痛,心烦不眠,月经不调,痛经经闭,疮疡肿痛。始载于《神农本草经》,被列入上品,认为可用于心腹邪气,肠鸣幽幽如走水,寒热积聚,破癥除瘕,止烦满,益气。

1. 化学成分　丹参主要含有两类活性成分(图 6-9),包括以酚酸为代表的亲水性成分和以丹参酮类为代表的亲脂性成分。水溶性的成分以酚酸类物质为代表,如丹参素(tanshinol)、咖啡酸(caffeic acid)及一系列低聚物丹参总酚酸(salvianolic acids)。丹参总酚酸包含丹参总酚酸 A~K,其中以丹酚酸 B 含量最高,丹酚酸 B($C_{36}H_{30}O_{16}$)作为丹参质量控制的标准,《中华人民共和国药典(2020 年版)》规定其含量不少于 3.0%。另有丹参酸甲、乙、丙，原儿茶酸、原儿茶醛等。脂溶性成分包括多种菲醌衍生物，如丹参酮Ⅰ（tanshinone Ⅰ）、丹参酮ⅡA（tanshinone ⅡA）、丹参酮ⅡB（tanshinone ⅡB）、隐丹参酮（cryptotanshinone）、二氢丹参酮（dihydrotanshinone）等。有文献报道，丹参酮ⅡA在丹参中的含量不应少于0.3％，丹参酮Ⅰ及隐丹参酮在丹参中的含量不少于0.1％，二氢丹参酮在丹参中的含量少于0.1％。丹参酮类作为丹参质量控制的标准，《中华人民共和国药典（2020年版）》规定含丹参酮ⅡA（$C_{19}H_{18}O_3$）、隐丹参酮（$C_{19}H_{20}O_3$）和丹参酮Ⅰ（$C_{19}H_{12}O_3$）的总量不得少于0.25％。另有羟基丹参酮、丹参酸甲酯、丹参新酮、丹参醇、丹参酚等。

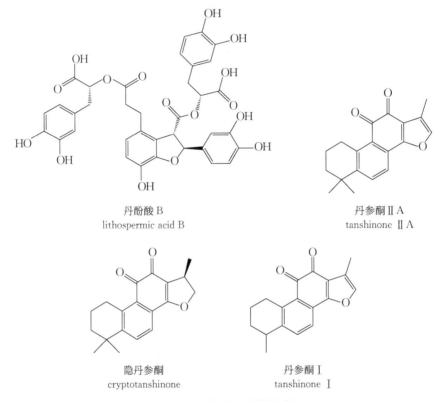

丹酚酸B
lithospermic acid B　　　　　丹参酮ⅡA
tanshinone ⅡA

隐丹参酮
cryptotanshinone　　　　　丹参酮Ⅰ
tanshinone Ⅰ

图6-9　丹参的主要化学成分

2. 药理作用　水溶性的丹酚类成分的药理作用以抗氧化、抗炎、抗血栓形成、心血管保护作用更为明显。脂溶性的丹参酮类成分的药理作用以改善血液循环、心血管保护、神经保护和抗癌作用为主。

3. 现代应用　作为一种传统的活血化瘀中药，丹参在临床上被广泛应用，《本草纲目》中作过论述："按《妇人明理论》：四物汤治妇人病，不问产前产后，经水多少，皆可通用。惟一味丹参散，主治与之相同。"现代临床上其主要用于治疗冠状动脉粥样硬化性心脏病、心绞痛、缺血性中风等疾病。临床研究表明，丹参还可以用于治疗糖尿病并发末梢神经炎、慢性肝病、小儿病毒性心肌炎、脉管炎、硬皮病、过敏性紫癜、血管性头痛、哮喘及鼻炎等。目前临床应用的丹参制剂有丹参注射液、丹香冠心注射液、丹参滴丸、复方丹参片、复方丹参注射液、丹参多酚注射液等。其中，以活性成分丹参乙酸镁为基础研制出的现代中药丹参多酚酸盐粉针剂,可治疗冠状动脉粥样硬化性心脏病、心绞痛等。

二、黄芪(Astragali Radix)

黄芪为豆科植物蒙古黄芪 *Astragalus membranaceus* (Fisch.) Bge. var. *mongholicus* (Bge.) Hsiao 或膜荚黄芪 *Astragalus membranaceus* (Fisch.) Bge. 的干燥根。味甘,性微温,归肺、脾经。具补气升阳,固表止汗,利水消肿,生津养血,行滞通痹,托毒排脓,敛疮生肌之功效。用于气虚乏力,食少便溏,中气下陷,久泻脱肛,便血崩漏,表虚自汗,气虚水肿,内热消渴,血虚萎黄,半身不遂,痹痛麻木,痈疽难溃,久溃不敛。《神农本草经》中被列入上品:味甘,微温。主治痈疽,久败疮排脓止痛,大风癞疾,五痔,鼠瘘,补虚,小儿百病。

1. 化学成分　目前,已经从蒙古黄芪和膜荚黄芪中分离得到的主要化学成分包括,①黄酮类:约有 40 种黄酮类化合物,其中包括黄酮、异黄酮、异黄烷、紫檀烷 4 类。②皂苷类:已发现 40 多种三萜皂苷类化合物,主要有黄芪皂苷Ⅰ～Ⅷ、乙酰基黄芪皂苷Ⅰ、异黄芪皂苷、大豆皂苷、黄芪皂苷甲、黄芪皂苷乙等。③多糖类:黄芪的多糖成分主要有葡聚糖和杂多糖,葡聚糖包括水溶性葡聚糖和水不溶性葡聚糖,杂多糖大多是水溶性酸性杂多糖。④生物碱类:目前从蒙古黄芪中分离鉴定出 6 种生物碱类化合物,分别为黄芪碱 A、B、C、D、E、F。⑤氨基酸类。⑥微量元素。⑦其他化学成分:黄芪中还含有多种其他物质成分,如黏液质、维生素 D、β-谷甾醇、棕榈酸等。其中,作为黄芪质量控制的标准,《中华人民共和国药典(2020 年版)》规定黄芪甲苷含量($C_{41}H_{68}O_{14}$)不得少于 0.080%,毛蕊异黄酮葡萄糖苷含量($C_{22}H_{22}O_{10}$)不得少于 0.020%(图 6-10)。

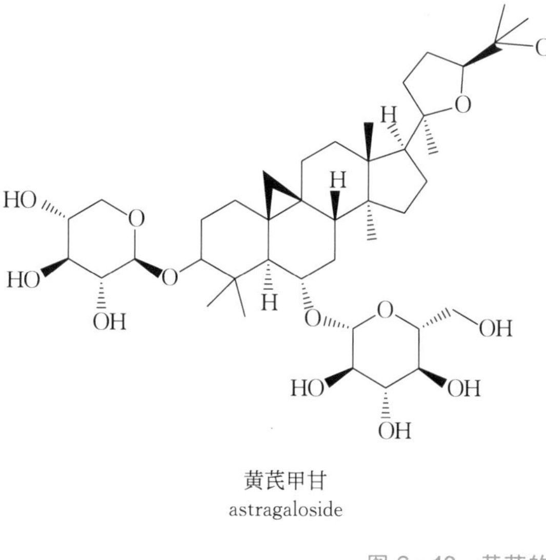

黄芪甲甘
astragaloside

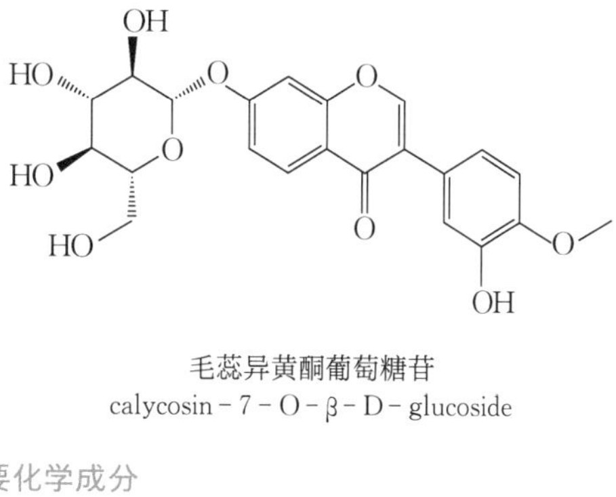

毛蕊异黄酮葡萄糖苷
calycosin - 7 - O - β - D - glucoside

图 6-10　黄芪的主要化学成分

2. 药理作用　增强机体免疫功能,增强骨髓造血功能,对物质代谢的影响,增强性腺功能,延缓衰老,对心血管系统的影响(包括对脑血管的作用;对血压的双向调节作用;对心肌的作用;抗血栓作用;降血脂作用;促血管生成作用;对血管平滑肌的影响),抗肿瘤作用,抗菌作用,保肝作用,抗溃疡作用,抗辐射作用,对中枢神经系统的作用,对肾的作用,对肺的作用,利尿作用等。

3. 现代应用　黄芪是补气固表的良药,可与多种药物配伍发挥不同的作用,广泛应用于临床。黄芪水提液可使肝炎患者的总补体和各补体含量升高促进抗体生成,黄芪注射液为中药黄芪提取物制成的针剂,具有益气养元、扶正祛邪、通脉养心、健脾利湿的作用,比黄芪的应用更加广泛,在临床上常用于肝硬化、过敏性鼻炎、病毒性心肌炎等肺心脑疾病。

三、三七(Notoginseng Radix et Rhizoma)

三七为五加科植物三七 *Panax notoginseng* (Burk.) F. H. Chen 的干燥根和根茎。味甘、微苦,性温,归肝、胃经。具散瘀止血,消肿定痛之功效。用于咯血,吐血,衄血,便血,崩漏,外伤出血,胸腹刺痛,跌仆肿痛。《神农本草经》有"景天三七"一药,表明秦汉时期的确有"三七"一物,并已经被用于药方之中。《本草纲目》曰:"甘、微苦,温,无毒。止血,散血,定痛,金刀箭伤、跌扑杖疮、血出不止者,嚼烂涂,或为末掺之,其血即止。亦主吐血衄血,下血血痢,崩中经水不止,产后恶血不下,血运血痛,赤目痈肿,虎咬蛇伤诸病。"

1. 化学成分　三七的活性成分包括无机离子与无机盐类、氨基酸、黄酮类、三七多糖、生物碱、抗菌蛋白糖类、聚炔醇类、瑙醇成分挥发油、三七素及三七皂苷类等。

其中最为重要的活性成分当属皂苷类成分。当前,从三七中分离提纯、鉴定出多达70 余种皂苷类成分,如三七皂苷 Rh_1、Rh_2、Rg_1、Rg_2、Rb_1、Rb_2、Rc 及 F_2 等。黄酮类成分主要包括槲皮素、山奈酚及槲皮素的糖苷,目前从三七总挥发油中分离鉴定出 34 种化合物,主要有莎草烯、α-榄香烯、γ-杜松烯、α-愈创木烯、β-愈创木烯、δ-愈创木烯等。三七素为三七中一种特殊的氨基酸,具有非常好的止血作用。《中华人民共和国药典(2020 年版)》规定,三七中含人参皂苷 Rg_1($C_{42}H_{72}O_{14}$)、人参皂苷 Rb_1($C_{54}H_{92}O_{23}$)及三七皂苷 R_1($C_{47}H_{80}O_{18}$)的总量不得少于 5.0%(图 6 - 11)。

2. 药理作用　具有止血、补血、抗血栓、促进造血作用;对脑缺血的保护作用、对心肌细胞的作用、抗心律失常作用、镇静催眠作用;对高脂血症的作用、抗衰老、抗疲劳作用;抗氧化作用、抗肿瘤作用、抗纤维化作用;另有溶血作用、抗炎作用、清咽润肺、保肝利胆功效、增强小鼠学习和记忆力等作用。

3. 现代应用　广泛用于治疗人体免疫系统、中枢神经系统、生殖与泌尿系统、消化系统及循环系统等疾病。用于治疗冠状动脉粥样硬化性心脏病、心绞痛、缺血性脑血管病、高脂血症、高血压病、急性黄疸型肝炎、慢性肝炎和肝硬化、胆囊炎、胆囊结石、肛肠疾病(包括痔疮、溃疡性结肠炎、肛周脓肿)、慢性支气管炎、咽喉炎、咯血、风湿病、神经系统疾病(心悸、失眠、烦躁等神经症状)、肿瘤治疗、顽固性头痛、外科跌打损伤,三七尚可治疗寻常疣、瘢痕疙瘩、前列腺肥大、脑震荡引起的呕吐等多种病症。

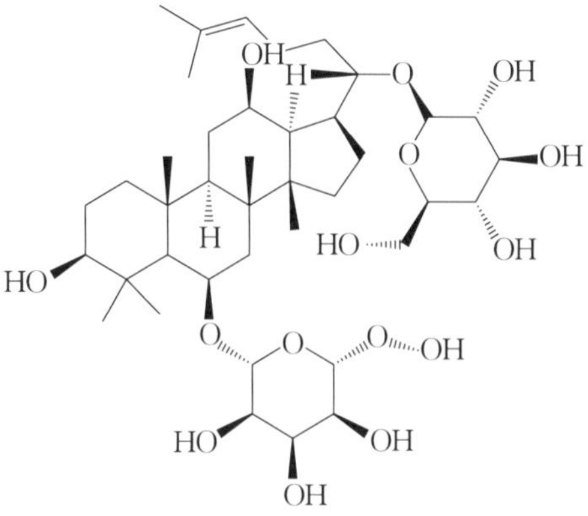

人参皂苷－Rg$_1$
ginsenoside－Rg$_1$

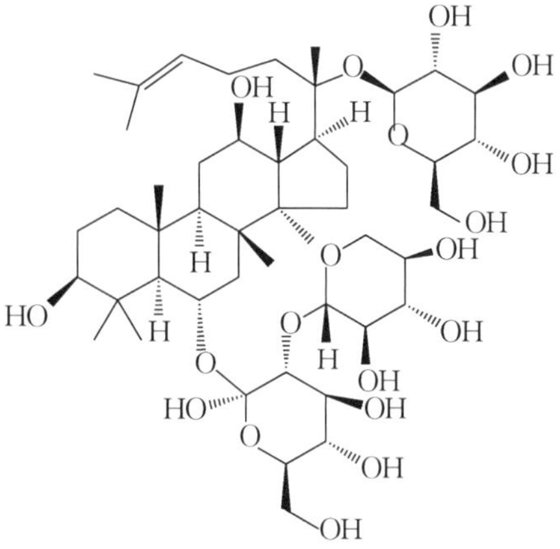

三七皂苷 R$_1$
notoginsenoside R$_1$

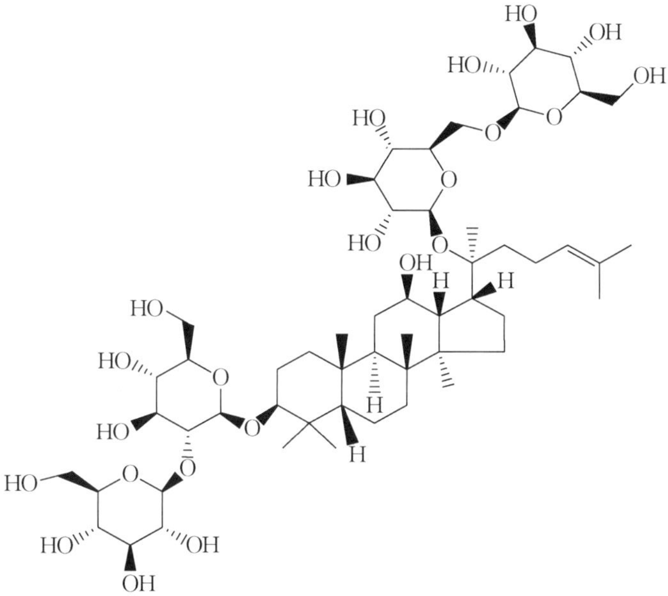

人参皂苷－Rb$_1$
ginsenoside－Rb$_1$

图 6–11　三七的主要化学成分

　　三七在现代临床应用上已广泛用于心脑血管疾病中多个环节的治疗。临床常用制剂有：注射液、注射用无菌粉末、普通片剂、分散片、颗粒剂、散剂、胶囊剂、滴丸剂、糖浆剂、合剂及外用软膏剂、酊剂，其中以含三七总皂苷的注射剂和片剂最为常用。为了提高三七总皂苷在胃肠道的稳定性、吸收性、靶向性、生物利用度，对其三七新剂型进行了广泛的探索与研究，包括口腔崩解片、缓释片、微孔渗透泵片、泡腾片、微丸、微粒、口腔微乳、水凝胶贴剂、脂质体凝胶、微乳凝胶剂及鼻腔给药制剂、肺部给药制剂等。

四、甘草（Glycyrrhizae Radix et Rhizoma）

甘草为豆科植物甘草 *Glycyrrhiza uralensis* Fisch、胀果甘草 *Glycyrrhiza inflata* Bat. 或光果甘草 *Glycyrrhiza glabra* L. 的干燥根和根茎。《神农本草经》中被列入上品，味甘，平。主五脏六腑寒热邪气，坚筋骨，长肌肉，倍力，金疮肿，解毒。

1. 化学成分　甘草的主要成分有三萜皂苷类、黄酮类、香豆素类、生物碱类、多糖类和氨基酸等，三萜皂苷类和黄酮类是其主要活性成分。目前在甘草属植物中已鉴定得到 61 种三萜类化合物，其中含有 45 种三萜皂苷元成分。主要是甘草酸、甘草次酸、甘草内酯及异甘草内酯等。黄酮大致可分为水溶性黄酮和脂溶性黄酮。甘草黄酮类成分因有异戊烯基会使得其脂溶性增加。目前，从甘草属植物中已发现黄酮及其衍生物 300 多种，它们的基本母核结构类型有 15 种，其中包括黄酮、异黄酮、查尔酮、双氢黄酮、黄酮醇、双氢黄酮醇、双氢异黄酮、异黄烯、异黄烷等。其中，作为甘草质量控制的标准，《中华人民共和国药典（2020 年版）》规定甘草苷（$C_{21}H_{22}O_9$）含量不得少于 0.50%，甘草酸（$C_{42}H_{62}O_{16}$）含量不得少于 2.0%（图 6-12）。

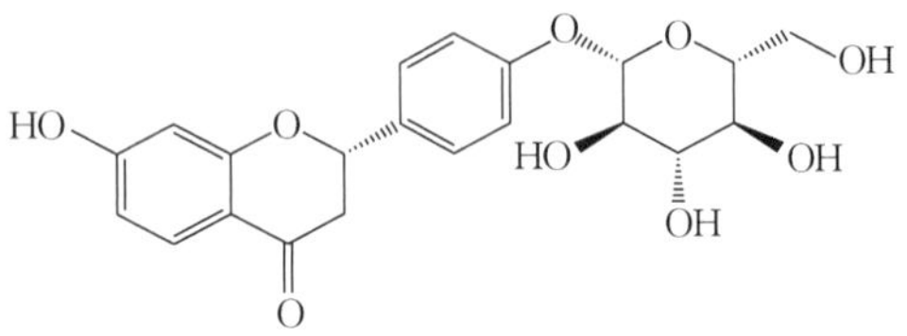

甘草苷
liquiritin

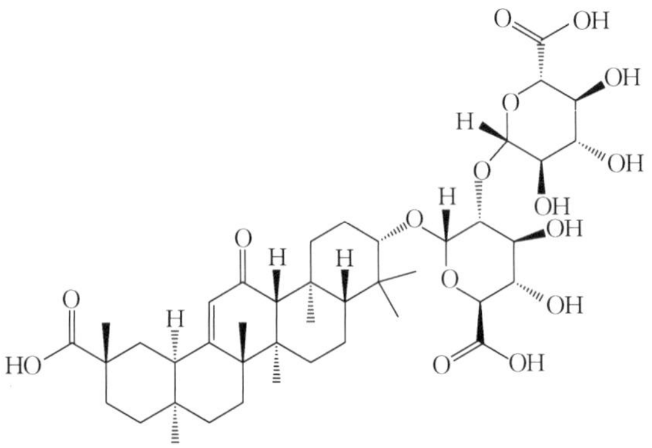

甘草酸
glycyrrhizic acid

图 6-12　甘草的主要化学成分

2. 药理作用　甘草主要活性成分是三萜皂苷和黄酮类化合物，具有抗溃疡、抗炎、解痉、抗氧化、抗病毒、抗癌防癌、抗抑郁、保肝、祛痰、增强记忆力、免疫调节和预防骨关节炎等多种药理活性。近年来研究发现，甘草酸具有良好的降血脂与抗动脉粥样硬化作用。另有实验表明，甘草酸可改善脑细胞能量代谢，减轻脑水肿，促进脑功能恢复。

3. 现代应用　甘草的药用历史悠久，在临床应用上素来就有"十方九草"的说法，可见甘草的应用之广泛。在传统中医药的临床应用中，甘草主要是在复方中以使药的形式发挥调和药性、解毒等功效，随着制药工业的发展，甘草酸苷等化学成分单品投入临床使用。甘草酸作为甘草中最重要的有效成分之一，临床被广泛用于治疗肝炎、支气管炎、胃溃疡、获得性免疫缺陷综合征及皮肤病，还具有抗癌防癌、干扰素诱生剂及细胞免疫调节剂等功能。目前，甘草酸制剂应用于肝脏疾病治疗已极为普遍，如复方甘草酸，甘草酸二铵注射液等在临床广泛使用。随着研究的深入,甘草酸类的其他作用也正得到逐步开发应用。此外,甘草黄酮用于肺部炎症的治疗;甘草酸苷用于溃疡性结肠炎的治疗;复方甘草酸苷用于肝病的治疗;复方甘草酸苷注射液用于湿疹、银屑病和药物性皮炎的治疗。

五、青蒿(Artemisiae Annuae Herba)

青蒿为菊科植物黄花蒿 *Artemisia annua* L. 的干燥地上部分。味苦、辛,性寒,归肝、胆经。具清虚热,除骨蒸,解暑热,截疟,退黄之功效。用于温邪伤阴,夜热早凉,阴虚发热,骨蒸劳热,暑邪发热,疟疾寒热,湿热黄疸。青蒿始载于战国时期《五十二病方》云:"青蒿者,荆名曰萩,主疗痔疮",《神农本草经》中被列入下品:味苦,寒。主疗瘛痂痒,恶疮,杀虱,留热在骨节间,明目。晋代葛洪《肘后备急方》治疟病方载有:"青蒿一握,以水二升渍,绞取汁尽服之",以后历代本草均有收录,如明代李时珍称青蒿"制疟疾寒热",清代《温病条辨》用"青蒿鳖甲煎"治"少阳疟"。

1. 化学成分　青蒿化学成分多样,包括倍半萜、二萜、黄酮、苯丙酸、香豆素和挥发油等成分,另有单苯环类、三萜类、聚炔类等多种类型化学成分。其中倍半萜是青蒿中的主要化学成分,尤以具有抗疟作用的青蒿素最为著名。目前,从青蒿中分离出来的倍半萜类化合物以杜松烷型倍半萜为主,有青蒿素、青蒿甲素、青蒿乙素、青蒿丙素、二氢去氧青蒿素 B、去氧青蒿素 B、青蒿酸等(图 6-13),此外还分离得到少数的桉叶烷型倍半萜及吉玛烷型倍半萜等。

2. 药理作用　青蒿提取物及其主要成分倍半萜具有广泛的药理作用,与其传统功用基本相符。青蒿素是屠呦呦等科研工作者从青蒿中分离得到的一种具有抗疟活性的倍半萜内酯类化合物。进一步研究发现青蒿素除具有抗疟作用外,青蒿素及其衍生物尚有多方面的药理作用:抗血吸虫、抗心律失常、平喘、抗系统性红斑狼疮、抗内毒素、抗变态反应、抗癌、免疫调节、解热、抗病毒、抗纤维化、抗结核及保护非酒精性脂肪肝等作用。此外,近年来研究发现,青蒿中的倍半萜内酯和黄酮类成分具有较好的抗肿瘤活性作用,青蒿种子挥发油对大肠埃希菌和乳酸球菌均有较高的抑制作用。

3. 现代应用　因为速效低毒的抗疟特点,青蒿素及其衍生物作为全球疟疾治疗的首选药物,大量临床结果证明青蒿素对疟疾具有速效、低毒的特点,但是用后其"复燃率"很高,而且只能口服。为解决青蒿素生物利用度低、复燃率高,以及因溶解度小而难以制成注射剂液用于抢救重症患者的问题,中国科学家对青蒿素进行了改造,先后合成了一系列稳定性更好、溶解性更强的双氢青蒿素、蒿甲醚、蒿乙醚、青蒿琥酯等衍生物。目前已被成功开发成新药的青蒿素及其衍生物制剂有:复方蒿甲醚片、双氢青蒿素哌喹片、青蒿琥脂片、青蒿酯钠水注射剂、蒿甲醚油注射剂等。青蒿素类抗疟药组成复方或联合用药(ACTs)被认为是目前治疗单纯性恶性疟疾的最佳方法,已被世界卫生组织确定为全球治疗疟疾必须使用的唯一用药方法。临床广泛使用的复方有:蒿甲醚本芴醇复方(Coartem)、双氢青蒿素哌喹复方(Artekin)、青蒿素磷酸萘酚喹复方(ARCO)、复方哌喹片(CV8)、青蒿素-哌喹片(Artequick)等。青蒿素及其衍生物的临床应用广泛,除了用

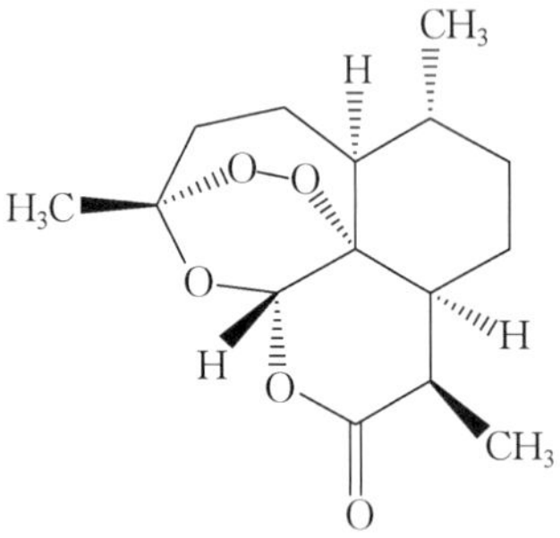

青蒿素
artemisinin

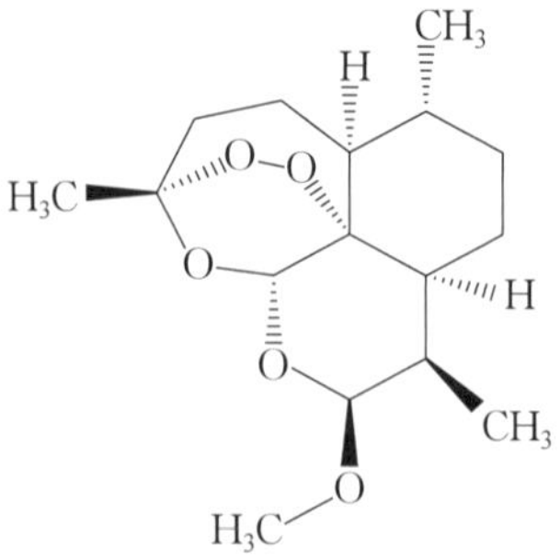

蒿甲醚
artemether

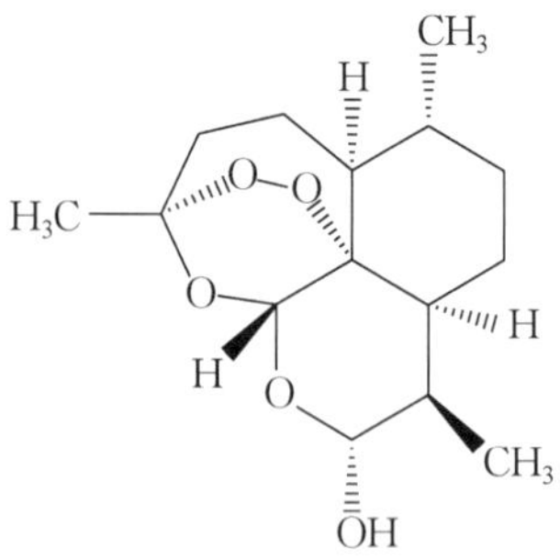

双氢青蒿素
dihydroartemisin

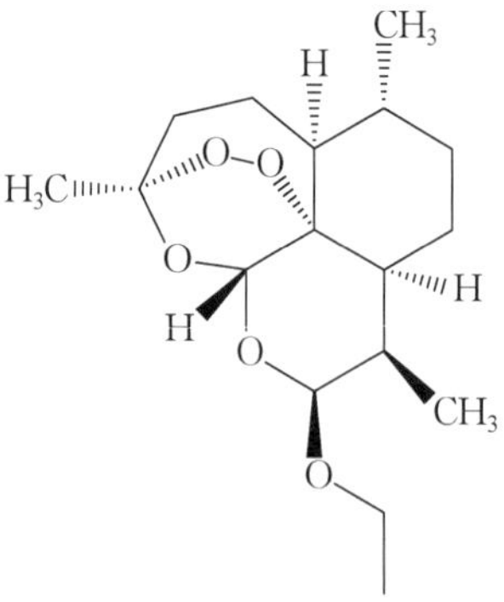

蒿乙醚
arteether

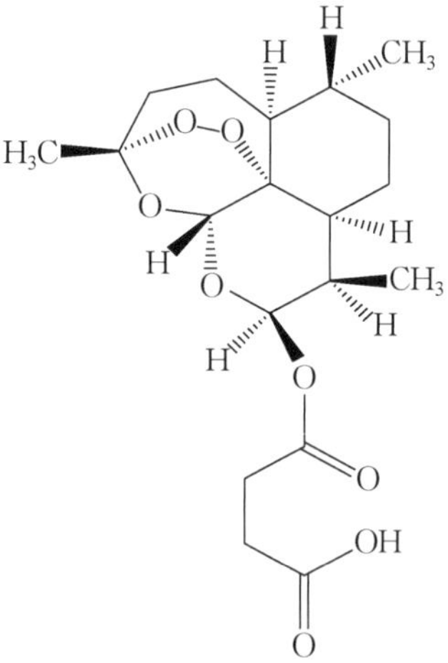

青蒿琥酯
artesunate

图6-13 青蒿素及其衍生物结构式

于恶性疟疾的治疗,还可用于血吸虫病、盘形红斑狼疮、系统性红斑狼疮、发热(包括肿瘤发热、亚急性甲状腺炎高热、低热)、顽固性盗汗、阵发性室上性心动过速、月经先期、百合病、口腔黏膜扁平苔藓等的治疗。

(罗清莉　董竞成)

思考与练习

1. 如何在中医药现代化的道路上更好地体现中医药的特色与优势?
2. 中药复方研究的技术与方法有哪些?
3. 纳米中药的优势有哪些?
4. 病证生物分子网络构建方法有哪些,各自有哪些特点?

第 七 章 常用基础研究方法

不论是现代医学的研究还是传统中医学的研究,在进行基于动物模型或组织标本的相关研究时,都牵涉到如何选用合适的研究方法以达到研究目的,选定研究方法后如何进行规范操作的问题。随着科学的发展和经验的积累,大部分操作都形成了与之相适应的技术操作流程和规范,认真遵守这些流程和规范是保证实验结果准确性的前提。

第一节 实验动物的分类与选择

一、常用实验动物简介

因为动物种属和系别等的差异往往会造成对造模因素和药物反应性的不同,故而在造模之前,应该从动物的品种、品系、性别、周龄、体质量等方面考虑,结合研究内容在动物身上的可重现性,综合考虑可行性、易行性、经济学等因素选择相对适合的造模动物,并要求符合节约的原则,应使所选的动物能较好地反映疾病的发病特点和实验药物的选择性作用。常用的实验动物有蛙和蟾蜍、小鼠、大鼠、豚鼠、家兔、猫和犬等。

常用实验动物及其特点如下:

(1)蛙和蟾蜍:心脏在离体情况下能较持久而有节律地搏动,故常用来研究药物对心脏的作用,其坐骨神经腓肠肌标本可用来观察药物对周围神经、横纹肌或神经肌接头的作用。

(2)小鼠:药理实验最常用的一种动物,适用于需要大量动物的实验,抗炎药、抗肿瘤药、避孕药、中枢神经系统药物及延缓衰老药等的研究和药物初筛。

(3)大鼠:用途与小鼠相似。因其体形较大,有些在小鼠身上不便进行的实验可选用大鼠,如药物的抗炎实验常选用大鼠的踝关节做炎症模型。可用大鼠进行血压测定,胆管插管和长期毒性实验,还可用其离体子宫做子宫收缩药的研究。此外,尚可用来复制糖尿病模型,用于糖尿病药物的研究、流感病毒传代及细菌学实验等。

(4)豚鼠:广泛用于微生物的感染实验、平喘药和抗组胺药的研究,亦常用于抗结核药的研究,以及生殖、生理、细菌学、血清学和免疫学等各个领域。

(5)家兔:常用于观察药物对心脏、呼吸的影响及农药中毒和解救的试验。亦用于研究药物对中枢神经系统的作用、体温实验、热原检查及避孕药实验。

（6）猫：血压恒定，较大鼠、家兔等更接近于人体，对药物反应灵敏，常用于血压相关实验研究。

（7）犬：常用于观察药物对心脏泵功能和血流动力学的影响，心肌细胞电生理研究，降压药及抗休克药研究等。

（8）实验猴作为非人灵长类动物，相对于非灵长类动物，进化程度更高，形态和基因上与人类最为接近，具有与人相近似的生理生化代谢特性和相同的药物代谢酶。大量实验证明，灵长类动物在药物代谢、动物模型构建等诸多方面可以无限接近于人（比如，生物药在它们身上引发的免疫反应与人类有相似靶标和信号转导路径），因此，猴子在不少实验中被认为是更合适的动物。

当然，对于不同的疾病模型其选择的动物品种相对也不同，其中有一个复杂的选择过程。下面以慢性阻塞性肺疾病（chronic obstructive pulmonary disease, COPD，简称慢阻肺）模型动物的选择为例作一说明。目前国际上主要使用 Brown-Norway 大鼠制作动物模型；我国主要使用 Wistar 和 SD 大鼠制作动物模型。不同周龄大鼠的选择应根据干预方法和实验目的的不同而不同。对于慢阻肺大鼠模型，模仿慢阻肺在人类的自然发病过程，越早接触有害环境，可能越早出现慢阻肺或促使病情加重。如果采用气道内滴注化学物质诱导慢阻肺大鼠模型，则应选择成年雄性大鼠，因其体质较强健，生存率高。如果选择环境诱导，则应选择周龄较小的大鼠，越早施加致病因素，造模成功的概率越高，其发病机制与人类环境影响发病越相似。目前大都是用 7～10 周龄的大鼠，其次是小鼠。相比于大鼠、小鼠作为慢阻肺动物模型载体，猪的生理特点与人类更加接近，猪没有类似于非人灵长类动物苛刻的伦理道德和动物保护方面的要求，加上饲养和实验成本较低，故不失为一种比较理想的慢阻肺实验动物模型。但相比猪，灵长类动物和人类更加接近：灵长类动物从气道口到呼吸性细支气管有很长的过渡阶段，气道上有纤毛细胞、平滑肌细胞、神经网络、血管系统和炎症细胞群，而啮齿类动物没有这些特征。在哺乳动物中，气道都存在分支模式，但是灵长类动物多为双侧分支。啮齿类动物多为单侧分支。在人类过敏性气道疾病中，非人灵长类动物暴露在已知的人类过敏原尘螨中，上皮间质营养单位广泛重建，杯状细胞增生，上皮损伤，基底膜增厚重建，成纤维细胞功能减退，皮下纤维化，平滑肌增厚。在细胞因子方面也具备人类过敏性气道疾病的特征，如皮肤过敏原试验阳性，组胺和乙酰胆碱激发试验阳性，嗜酸性粒细胞增生，免疫球蛋白 E 升高，黏蛋白渗出，白细胞聚集等。非人类年轻灵长类动物暴露在吸烟环境的臭氧中，产生慢性支气管炎和其他呼吸道相关的限制性气流受限性疾病如慢阻肺。灵长类动物模型能较好地反映人类过敏性气道炎症和慢阻肺，但灵长类动物用于常规造模面临着伦理和经济成本过高等问题。

二、常用实验动物的分类

实验动物是指经人工饲育，对其携带的微生物实行控制，遗传背景明确或者来源清楚的,用于科学研究、教学、生产、鉴定及其他科学实验的动物。随着科学技术及实验动物研究的进展,生物医学研究使用的实验动物的数量与种群愈来愈多。为此,常根据动物的遗传学原理、微生物学控制原理等对实验动物进行科学分类。

1. 按遗传学控制原理分类　　从遗传学的观点来看,实验动物是遗传限定的动物。按基因纯合程度,实验动物可分为相同基因类型和不同基因类型两大类。相同基因类型包括近交系、突变系和杂交 F1 代动物。不同基因类型包括封闭群、杂交群中除杂交 F1 代动物以外的其他动物种群。

(1) 近交系动物(inbred strain animals):是指经至少连续 20 代的全同胞兄妹或亲代与子代交配培育而成,品系内所有个体都可追溯到起源于第 20 代或以后代数的一对共同祖先。

(2) 突变系动物(mutant strain animals):是带有突变基因的品系动物。具有突变基因的动物称为突变动物,将这些突变动物按照科学研究的要求进行定向培育,使培育成的动物符合实验要求,即为突变系动物。

(3) 杂交 F1 代动物(hybrids):杂交群是指由不同品系或种群之间杂交产生的后代。杂交 F1 代动物是由两个无关的近交品系杂交而繁殖的第一代动物,其遗传组成均等地来自两个近交品系,属于遗传均一且表现型相同的动物。

(4) 封闭群动物(closed colony animals):又称远交群,是指以非近亲交配方式进行繁殖生产的一个实验动物群体,在不从其外部引入新个体的条件下,至少连续繁殖 4 代以上。

2. 按微生物学控制原理分类　　通过微生物学的检查手段,按对微生物控制的净化程度,把实验动物分为无菌动物、无特定病原体动物、清洁级动物和普通级动物。

(1) 普通级动物(conventional animal, CV):不携带所规定的人畜共患病病原和动物烈性传染病的病因。

(2) 清洁级动物(clean animal, CL):除普通动物应排除的病原外,不携带对动物危害大和对科学研究干扰大的病因。

(3) 无特定病原体动物(specific pathogen free animal, SPF):除普通级动物、清洁级动物应排除的病原外,不携带主要潜在感染或条件致病和对科学研究干扰大的病因。

(4) 无菌动物(germ free animal, GF):指无可检出的一切病原体。

三、实验动物的选择原则

实验动物选择的正确(或者说合适)与否,不仅影响经费支出、工作进展,还会影响实验结果的正确性与可靠性,以及整个实验能否顺利进行。实验研究成败的关键之一在于根据实验要求及目的不同,选择相应的动物。在选择实验动物时应注意以下原则。

1. 选用与人的机能、代谢、结构及疾病特点相似的实验动物　　医学科学研究的目的是要解决人类的疾病,所以要选择那些机能、代谢、结构和人类相似的实验动物。一般来说,实验动物越高等,进化程度愈高,各方面反应就愈接近人类。例如,狒狒、猩猩、猴等灵长类动物是最近似人类的理想动物,但是灵长类动物较难获得,价格昂贵,对饲养条件的要求特殊,所以在实际应用中常退而求其次。当然应用最多的实验动物还是小鼠和大鼠,由于它们价格便宜、易于管理和控制。所以动物实验不仅仅是从整体,往往也从局部尽量选择与研究对象的机能、代谢、结构和疾病性质类似的动物。

2. 选用遗传背景明确、具有已知菌丛和模型性状显著且稳定的动物　要使动物实验的结果可靠、有规律,得出正确的结论,就应选用经遗传学、微生物学、营养学、环境卫生学的控制而培育的标准化实验动物。故一般不选用杂种动物或普通动物,但是一般要求不高的教学实验等则可以采用,以降低费用。

3. 选用解剖、生理特点符合实验目的要求的动物　很多实验动物具有某些解剖生理特点,为实验所要观察的器官或组织等提供了很多便利条件,是保证实验成功的关键。所以要选择解剖生理特点符合实验目的要求的实验动物。

4. 选择对实验处理敏感的品种品系实验动物　实验研究常选用那些对实验因素最敏感的动物作为实验对象。因不同种系实验动物往往会出现一些特殊反应,故应根据实验目的不同选择品系。

5. 选用人畜共患疾病的实验动物和传统应用的实验动物　有些病因不仅对人而且对动物也造成相似的疾病,故应选择人畜共患疾病的实验动物。

6. 考虑伦理道德与"3R"原则　现代动物实验必须考虑伦理道德与"3R"原则,3R即 reduction, replacement, refinement。其中,reduction(减少)是指在动物实验中,在不影响实验数据的情况下尽量减少动物的使用量;replacement(替代)是指使用其他的实验材料或方法替代动物开展实验,或者说是使用没有知觉的实验材料代替以往使用神智清醒的活的脊椎动物进行实验的一种科学方法;refinement(优化)是指通过改进和完善实验程序,尽量减少对动物的伤害。充分考虑动物实验过程中的动物福利和伦理问题,能够保障实验结果的稳定和可靠。

7. 实验动物的个体选择　除应注意以上6个原则,还应考虑到个体动物的年龄、性别、生理状态和健康状况等。

(1) 年龄(age)和体质量(weight):年幼动物一般较成年动物敏感。应根据实验目的选用适龄动物。急性实验选用成年动物。慢性实验最好选用年轻一些的动物。在合格的饲养管理条件下,小型实验动物的年龄是可以按体质量来估计的。

(2) 性别(sex):实验证明,不同性别对同一致病刺激的反应也不同。在实验研究中,如对性别无特殊需要时,选用雌雄各半。如已证明无性别影响时,亦可雌雄不拘。雌、雄间有不同征象,通常根据征象区分性别。

(3) 生理状态(physiology condition):在选择个体时,应考虑动物的特殊生理状态,如妊娠、授乳期等,因此时机体的反应性变化很大。

(4) 健康状况(physical condition):健康状况不好的动物不能用来实验,对实验结果会有很大的影响。

(孙　婧　董竞成)

第二节 动物实验过程中常用操作方法

一、实验动物的给药方法

在动物实验中,常需要将药物注入动物体内,称为给药。给药的途径和方法多种多样,可根据实验目的、实验动物种类和药物剂型、剂量等情况确定。

1. 注射给药法

(1) 皮下注射:较为简单,一般选取背部皮下及后肢皮下。注射时用左手拇指及示指轻轻捏起皮肤,右手持注射器将针头刺入,把针尖轻轻左右摆动,容易摆动则表明已刺入皮下,然后注射药物。一般小鼠在背部、腹部或前肢腋下,给药量为 $0.1 \sim 0.3$ mL/10 g 体质量。大鼠、豚鼠、家兔及犬等动物背部皮肤较厚,针头不易进入,一般不选背部皮肤注射。在皮下注射时,大鼠多在侧下腹部,豚鼠在后大腿内侧,家兔在腹部或耳根部注射,犬多在大腿外侧注射,拔针后,轻按针孔片刻,以防药液逸出。

(2) 皮内注射:用于观察皮肤血管的通透性变化或观察皮内反应。如将一定量的放射性同位素溶液、颜料或致炎物质、药物等注入皮内,观察其消失速度和局部血液循环变化,作为皮肤血管通透性观察指标之一。方法是:将动物注射部位的毛剪去,消毒后,用皮试针头紧贴皮肤皮层刺入皮内,然后使针头向上挑起并再稍刺入,即可注射药液。注射后因局部皮肤缺血,在注射部位可见皮肤表面鼓起一白色小皮丘,为防止药液外溢,最好使用棉签轻按片刻。

(3) 肌内注射:当给动物注射不溶于水而混悬于油或其他溶剂中的药物时,常采用肌内注射。肌内注射一般选用肌肉发达、无大血管经过的部位,多选臀部。注射时针头要垂直快速刺入肌肉,如无回血现象即可注射。给大鼠、小鼠作肌肉注射时,选大腿外侧肌内进行注射。

(4) 腹腔注射:先将动物固定,腹部用酒精棉球擦拭消毒,然后在左或右侧腹部将针头刺入皮下,沿皮下向前推进约 0.5 cm,再使针头与皮肤呈 $45°$ 方向穿过腹肌刺入腹腔,此时有落空感,回抽无肠液、尿液后,缓缓推入药液。此法在大、小鼠中使用较多。

(5) 静脉注射:将药液直接注射于静脉内,使其随着血液分布全身,迅速发挥效用。但此注射方法排泄较快,作用时间较短。

1) 小鼠、大鼠的静脉注射:常采用尾静脉注射。操作时,先将动物固定在暴露尾部的固定器内,用 75% 酒精棉球反复擦拭使血管扩张,并可使表皮角质软化,以左手拇指和示指捏住鼠尾两侧,使静脉充盈,注射时针头尽量采取与尾部平行的角度进针。开始注射时宜少量缓注,如无阻力,表示针头已进入静脉,这时用左手指将针和尾一起固定起来,解除对尾根部的压迫后,便可进行注射。如有白色皮丘出现,说明未穿刺入血管,应重新向尾部方向移动针头再次穿刺。注射完毕后把尾部向注射侧弯曲以止血。如需反复注射,尽量从尾的末端开始。

2）家兔的静脉注射:家兔常采用外耳缘静脉注射,因其表浅易固定。注射部位除毛,用75%酒精消毒,手指轻弹兔耳,使静脉充盈,左手示指和中指夹住静脉的近心端,拇指绷紧静脉的远心端,无名指及小指垫在下面,右手持注射器,尽量从静脉的远端刺入血管,移动拇指于针头上以固定,放开示指、中指,将药液注入,然后拔出针头,用手压迫针眼片刻以止血。

2. 经口给药法

（1）口服法:把药物放入饲料或饮用水中,此法优点在于简单方便,缺点是不能保证剂量准确。一般适用于对动物疾病的防治或某些药物的毒性实验,制造某些与食物有关的人类疾病动物模型。

（2）灌胃法:剂量准确,较常用。灌胃法是用灌胃器将所应投给动物的药灌入动物胃内。

二、气管内滴注弹性蛋白酶方法

手术器械术前高压蒸汽灭菌（121℃，120 kPa，30 min）,将大鼠逐一称重,按 50 mg/kg 腹腔注射浓度为 0.4% 戊巴比妥钠溶液,以钳夹爪尖无反应为麻醉成功标准,将大鼠固定于鼠板上,使用 16 号套管针顺大鼠舌头慢慢送入气管,拔出针,接 1 mL 针管（内含所需剂量的弹性蛋白酶）,置头高脚低位,呈 45°,向左倾斜,缓慢推入半量溶液,向右倾斜,再缓慢推入另外半量溶液。回到中间,注入 1 mL 空气,使剩余的液体全部进入肺部,再轻拍大鼠背部,使弹性蛋白酶溶液在肺内均匀分布。注意保温,待大鼠清醒后将其放回原鼠盒中饲养。

三、实验动物的麻醉方法

麻醉的基本任务是消除实验过程中所致的疼痛和不适感觉,保障实验动物的安全,使动物在实验中服从操作,确保实验顺利进行。

1. 常用局部麻醉剂

（1）普鲁卡因:毒性小,见效快,常用于局部浸润麻醉,用时配成 0.5%～1.0% 溶液。

（2）利多卡因:见效快,组织穿透性好,常用 1%～2% 溶液作为大动物神经干阻滞麻醉,也可用 0.25%～0.50% 溶液做局部浸润麻醉。

2. 常用全身麻醉剂

（1）乙醚:较常用的麻醉方法,各种动物都可应用。其麻醉量和致死量相差较大,所以其安全性高。但由于乙醚局部刺激作用大,可刺激上呼吸道黏液分泌增加,通过神经反射还可扰乱呼吸、血压和心脏的活动,并且容易引起窒息,这些在麻醉过程中要加以注意。一般在麻醉前给予一定量的基础麻醉剂,通常在麻醉前 20～30 min,皮下注射巴比妥钠或戊巴比妥钠等。

（2）戊巴比妥钠：一次给药的有效麻醉时间可延续 3～5 h，给药后对动物循环和呼吸系统无显著抑制作用。用时配成 1％～3％的 0.9％氯化钠溶液，必要时可加温溶解。静脉或腹腔注射后很快就进入麻醉期，使用剂量及方法为：犬、猫、家兔静脉注射 30～35 mg/kg 体质量，腹腔注射 40～45 mg/kg 体质量。

（3）硫喷妥钠：水溶液不稳定，故必须现用现配，常用浓度为 1％～5％。作静脉注射时，由于药液迅速进入脑组织，故诱导快，动物很快被麻醉。但苏醒也很快，一次给药的麻醉时效仅维持 0.5～1 h。此药对胃肠道无副作用，但对呼吸有一定抑制作用，由于其抑制交感神经较副交感神经更强，常有喉头痉挛，因此注射时速度必须缓慢。使用剂量和方法：犬静脉注射 20～25 mg/kg 体质量；家兔静脉注射 7～10 mg/kg 体质量，静脉注射速度以 15 s 注射 2 mL 左右进行。小鼠 1％溶液腹腔注射 0.1～0.3 mL/只，大鼠 0.6～0.8 mL/只。

（4）巴比妥钠：犬静脉注射 225 mg/kg 体质量；家兔腹腔注射 200 mg/kg 体质量；大鼠、小鼠皮下注射 200 mg/kg 体质量。

（5）氨基甲酸乙酯：麻醉效果较温和，安全性高。多数实验动物都可使用，更适合于小型动物。使用时常配成 20％～25％水溶液，犬及家兔静脉、腹腔注射 0.75～1 g/kg 体质量；但在做静脉注射时必须溶于 0.9％氯化钠溶液中，配成 5％或 10％溶液，注射剂量为 10～20 mL/kg 体质量。大鼠、小鼠腹腔注射 1.5～29 g/kg 体质量即可麻醉。

（6）水合氯醛：别名水合氯醛，是比较安全的麻醉剂，常用浓度为 10％。暴露在空气中易挥发，故需现用现配，以保证麻醉效果。水合氯醛常用于大鼠、小鼠的麻醉，麻醉时腹腔注射 350 mg/kg 体质量。水合氯醛对大鼠呼吸频率和体温的抑制作用较小，对心功能抑制作用明显。

四、实验动物的采血方法

1. 小鼠、大鼠的采血法

（1）剪尾采血：需血量很少时常用本法。动物麻醉后，将尾尖剪去约 5 mm，从尾根部向尾尖部按摩，血自尾尖流出，若事先将鼠尾浸在 45℃水中数分钟，使尾部血管充盈，可采到较多的血。取血后用棉球压迫止血。此法可反复多次取血，小鼠每次可取 0.1 mL，大鼠可取 0.3～0.5 mL。如不麻醉，应将动物装入固定筒内，按上法操作取血。但在清醒状态下，常采不到所需血量。

（2）眼眶后静脉丛采血：取长 7～10 cm 的玻璃毛细管（内径约 1 mm），另端渐扩大呈喇叭形，将其尖端折断，使其断端锋利。预先将玻璃毛细管浸入 1％肝素溶液，取出干燥。采血时，左手（拇指及示指）抓住鼠两耳之间的皮肤，使鼠头部固定，并轻轻压迫颈部两侧，阻碍头部静脉血液回流，使眼球充分外突。右手持毛细管或配有磨钝的 7 号针头的 1 mL 注射器，沿内眦眼眶后壁向喉头方向刺入，刺入深度：小鼠 2～3 mm，大鼠 4～5 mm。稍旋转毛细管，血液即流入其中。取血完毕拔出毛细管，左手放松出血即停止。

（3）眼动脉和眼静脉采血：左手固定动物，压迫眼球使其尽量突出，右手用镊子或止血钳迅速摘除眼球,眼眶内很快流出血液。此法采血量较多,一般只适用于一次性采血。

(4)股静脉或股动脉采血:麻醉动物背位固定,切开左或右腹股沟的皮肤,作股静脉或股动脉分离手术。注射针头(7号或8号)刺入血管抽血。若需要连续多次取血,则针刺采血部位应尽量靠远心端。另外,也可在颈静脉或颈动脉处穿刺取血。

(5)断头取血:剪掉鼠头,立即将鼠颈朝下,提起动物,将血滴入备好的容器中。

2. 采血方法

(1)耳缘切口采血:先将豚鼠耳消毒,用刀片沿血管方向割破耳缘,切口约长0.5 cm,在切口边缘涂上20%的柠檬酸钠溶液,防止血凝,则血可自切口处流出。此法每次可采血0.5 mL。

(2)耳中央动脉采血:在家兔耳中央有一条较粗的、颜色较鲜红的中央动脉。用左手固定兔耳,右手持注射器,在中央动脉的末端,沿着与动脉平行的向心方向刺入动脉,即可见血液进入针管。由于兔耳中央动脉容易痉挛,故抽血前必须让兔耳充分充血,采血时动作要迅速。采血所用针头不要太细,一般用6号针头,针刺部位从中央动脉末端开始,不要在近耳根部采血。

(3)心脏采血:使家兔仰卧,穿刺部位在第三肋间胸骨左缘3 mm处,针头刺入心脏后,持针手可感觉到家兔心脏有节律地跳动。此时如还抽不到血,可以前后进退调节针头的位置,注意切不可使针头在胸腔内左右摆动,以防弄伤家兔的心、肺。

(4)腹主动脉采血方法:取血前动物隔夜禁食12 h,按体质量腹腔注射3%戊巴比妥钠30 mg/kg麻醉。用组织剪剖开腹部,分离出腹主动脉。右手持一次性注射器,将针头平行(小于30°)刺入腹主动脉,一手固定针头,一手缓慢抽动注射器,抽取血液4～6 mL。取完血后,一手用无菌棉球轻压针眼处,快速拔出针头。

采血时要注意:①采血场所有充足的光线,室温夏季最好保持在25～28℃,冬季15～20℃为宜;②采血器具和采血部位一般需要进行消毒;③采血用的注射器和试管必须保持清洁干燥;④若需抗凝全血,在注射器或试管内需预先加入抗凝剂。

五、实验动物的处死方法

实验中途停止或结束时,实验者应站在实验动物的立场上以人道原则去处置动物,原则上不给实验动物任何恐怖和痛苦,也就是要施行安乐死。安乐死是指实验动物在没有痛苦感觉的情况下死去。实验动物安乐死方法的选择取决于动物的种类。下面简述常用实验动物的安乐死方法。

1. 颈椎脱臼法　此法常用于小鼠。用手指或镊子压住小鼠的后头部,另一手捏住鼠尾用力向后上牵拉,使之颈椎脱臼,立即死亡。

2. 空气栓塞法　此法常用于家兔的处死,也可用于猫和犬。用注射器将空气快速注入静脉,可使动物立即死亡。

3. 打击法　此法适用于较小的动物。抓住动物的尾部,提起,用力敲击动物头部,或用木槌打击动物头部,致使动物死亡,如家兔、大鼠和小鼠等。

4. 大量放血法　小鼠可采用摘眼球大量放血致死。犬等大动物要先麻醉后放血，要使放血的切口保持通畅，一般在股三角区横切约 10 cm 长的切口，切开股动脉、股静脉。

5. 药物吸入法　吸入苯、乙醚、氯、二氧化碳、一氧化碳等使动物死亡。

6. 断头法　蛙、蟾蜍、小鼠、大鼠也可断头处死。

（孙　婧　董竞成）

第三节｜细胞培养方法

细胞培养是一种体外培养技术，所谓体外培养是指从生物体活体内取出组织，在模拟体内特定的生理环境等条件下进行培养，使之生存并生长。体外培养可分为细胞培养、组织培养和器官培养。其中，细胞培养是指细胞在体外条件下的生长。动物细胞培养是指将从动物活体内取出的组织用机械或消化的方法分散成单细胞悬液，然后模拟体内环境进行培养，使其生存、生长并维持其结构与功能的技术。

体外培养的组织细胞源于生物体内，其生物学特征具有两重性。一方面，它的基本生物学特征仍与体内细胞相似；另一方面，培养物在体外条件下生长，由于生长环境的差异，尤其是失去了有机体整体的生长调节机制，许多生长生物学行为将会发生改变，形成了其特有的生长、分化及增殖规律。

一、体外培养细胞的生长方式及类型

体外培养的细胞，按其生长方式可分为贴附生长型与悬浮生长型两大类。

1. 贴附生长型细胞　附着于底物（支持物）表面生长的细胞，又称贴壁依赖性细胞。活体内的细胞当被置于体外培养时大多数以贴附型方式生长。贴附生长的体外培养的细胞从形态上大体可分为上皮型细胞、成纤维型细胞、游走型细胞、多形型细胞。

（1）上皮型细胞：这类细胞在形态上多呈扁平不规则多角形，卵圆形的细胞核位于细胞质的中央，细胞紧密相靠、互相衔接成片，或呈镶嵌状紧密排列，相互拥挤而呈现"铺路石"样。生长时呈膜状移动，处于膜边缘的细胞总与膜相连，很少单独行动。起源于内、外胚层的细胞，如皮肤表皮及其衍生物，消化管腔上皮，肝、胰、肺泡上皮等的细胞皆为上皮型细胞。

（2）成纤维型细胞：起源于中胚层的组织细胞，体外培养时属于此类，如纤维结缔组织、平滑肌、心肌、血管内皮等在体外培养条件下都为成纤维型细胞。这类细胞的形态为纤维状，具有长短不等的数个细胞突起，因而多呈梭形、不规则三角形或扇形，核靠近细胞质的中央。其生长特点为细胞不紧靠相连成片，而是排列为旋涡状、放射状或栅栏状。

（3）游走型细胞：在支持物上呈散在生长，一般不连成片，细胞质常伸出伪足或突

起,呈活跃游走或变形运动,运动速度快而方向不规则,此型细胞不稳定,有时难以和其他细胞相区别。

(4) 多形型细胞:多形型细胞由于难以确定其形态而得名,如神经细胞,难以确定其稳定的形态,可统归于此类。

2. 悬浮生长型细胞　少数类型的细胞在体外培养时不需要附着于底部而在悬浮状态下即可生长。包括一些取自血、脾或骨髓的细胞(尤其是血液细胞)及癌细胞。这些细胞在悬浮状态生长良好,多呈圆形。由于悬浮生长于培养液中,因此其生存空间大,具有能够提供大量细胞、传代繁殖方便(只需稀释而不需消化处理)、易于收获等优点,并且适于进行血液病的研究。其缺点是不如贴附生长型细胞观察方便,而且并非所有的培养细胞都能悬浮生长。

二、体外培养细胞的生长过程

1. 单个细胞的生长过程　即细胞周期。细胞周期是为研究细胞的生长行为而提出来的。细胞生长包括 DNA 合成及细胞分裂两个关键过程。细胞周期即一个母细胞分裂结束后形成新细胞至下一次分裂结束形成两个子细胞的时期,可分为间期和 M 期(分裂期)两个阶段。细胞群中多数细胞处于间期,少数细胞处于 M 期。一般间期较长,占细胞周期的 $90\% \sim 95\%$;M 期较短,占细胞周期的 $5\% \sim 10\%$。细胞种类不同,一个细胞周期的时间也不相同。在间期,细胞完成生长过程,主要为 DNA 的合成,但 DNA 合成仅占其中的一段时间,称为 DNA 合成期(S 期);在 S 期之前和 S 期之后,分别有两个间隙阶段,称为 DNA 合成前期(G_1 期)及 DNA 合成后期(G_2 期)。M 期为有丝分裂期,是细胞周期的终结期。此时每个细胞将分裂成 2 个子细胞。在 M 期,细胞所完成的主要是分裂,即遗传物质的分配。细胞处于分裂时称为分裂相。细胞分裂相的多少可作为判断细胞生长状态和增殖旺盛情况的重要参考指标。M 期很短,也较稳定,一般只有 $1 \sim 2 h$。

2. 细胞系的生长过程　取自动物并置于体外培养中生长的细胞在其传代之前称为原代培养或原代细胞。当细胞持续生长繁殖一段时间,达到一定的细胞密度之后,就应将细胞分离成两部分(或更多)至新的培养器皿并补充更新培养液,即为传代。传代生长以后,便成为细胞系。一般正常细胞的这种细胞系的寿命只能维持一定的时间期限,称为有限生长细胞系。因此,在体外培养的细胞,其生命的期限并非无限的。当细胞自动物体内取出后,在培养中大多数的细胞仅在有限的时间内持续生长,然后将自行停止生长。即使提供这种细胞生长所需的包括血清在内的营养物质,细胞最终仍会死亡。细胞系在培养中能够存活时间的长短主要取决于细胞来自何种动物。

3. 体外培养细胞的寿命过程

(1) 原代培养期:指新鲜组织自体内取出并在体外培养生长至第一次传代的时期,一般为 $1 \sim 4$ 周。此期中的细胞移动比较活跃,有细胞分裂但并不旺盛。原代培养的细胞与体内相应的细胞性状相似,更能代表其来源组织的细胞类型及组织特异性,是良好的实验对象,但此期生长细胞包含的类型较多。

(2)传代期:原代培养的细胞生长一定时间后,即融合成片而逐渐铺满底物的表面。此时,应将原代细胞分开接种至 2 个或更多个新的培养器皿中,即传代。传代数天可重复一次,持续数月,即为细胞系,一般是有限细胞系。传代期的细胞增殖旺盛,一般仍然是二倍体核型,并保留原组织细胞的很多特征。但当继续长期反复传代,细胞将逐渐失去其二倍体性质,至一定期限后(一般为传代 30~50 次后)细胞增殖变慢以至于停止分裂,于是进入衰退期。

(3)衰退期:一般有限细胞系在此期开始时虽仍然存活,但增殖已很缓慢并逐渐完全停止,进而细胞发生衰退、死亡,此即体外培养细胞的"危机期"。有限细胞系在生长过程中若不能通过"危机期",将进入衰退期而趋于死亡。

4. 细胞的生长过程 置于体外培养的细胞,如条件合适,将生长繁殖。每代细胞的生长过程可分为 3 个阶段:细胞先进入生长缓慢的滞留期,然后为增殖迅速的对数生长期,最后到达生长停止的平台期。

(1)滞留期:包括悬浮期(游离期)及潜伏期。当细胞接种入新的培养器皿,不论是何种细胞类型,其原来的形态如何,此时细胞的细胞质回缩,胞体均呈圆球形。这些细胞先悬浮于培养液中,短时间后,那些尚可能存活的细胞即开始附着于底物,并逐渐伸展,恢复其原来的形态。再经过潜伏期,此时细胞已存活,具有代谢及运动活动但尚无增殖发生。然后出现细胞分裂并逐渐增多而进入对数生长期。一般细胞滞留期不长,为24~96 h。肿瘤细胞及连续生长细胞系则更短,可少于 24 h。

(2)对数生长期:又称指数生长期。此期细胞增殖旺盛,成倍增长,活力最佳,适用于进行实验研究。细胞生长增殖状况可以细胞倍增情况(细胞群体倍增时间)及细胞分裂指数等来判断。在此阶段,若细胞处于理想的培养条件,将不断生长繁殖,细胞数量日渐增加。细胞将接触连成一片,逐渐铺满培养器皿底物,提供细胞生长的区域逐渐减少甚至消失,因接触抑制细胞运动停止,因密度抑制细胞终止分裂,细胞不再繁殖而进入平台期。此期的长短因细胞本身特性及培养条件而不完全相同,一般可持续 3~5 d。

(3)平台期:又称生长停止期。此期可供细胞生长的底物面积已被生长的细胞所占满,细胞虽尚有活力,但已不再分裂增殖。此时细胞虽已停止生长,但仍存在代谢活动并可继续存活一定的时间。若及时分离培养、进行传代,将细胞分开接种至新的培养器皿并补充新鲜培养液,细胞将于新的培养器皿中成为下一代的细胞而再次繁殖。否则,若传代不及时,细胞将因中毒而发生改变,甚至脱落、死亡。

三、细胞分离培养的基本过程

(1)取动物组织块,剪碎组织,用胰蛋白酶处理分散成单个细胞,制成细胞悬液。

(2)转入培养液中,放入二氧化碳培养箱进行原代培养。

(3)待细胞贴满瓶壁时,用酶分散为单个细胞制成细胞悬液,转入培养液,置于二氧化碳培养箱中进行传代培养。

四、细胞培养室的基本要求

细胞培养实验室应具备进行无菌操作、培养、准备、清洗、消毒灭菌和储存 6 个方面的功能。

1. 无菌操作区　无菌操作区是只限于细胞培养及其他无菌操作的区域,最好能与外界隔离,不能穿行或受其他干扰。在一般环境的空气中,由于存在许多尘埃和杂菌,较易造成污染。因此,接种工作要在空气经过灭菌的环境中进行,小规模的无菌环境可利用超净工作台创造,大规模的需建无菌室。无菌操作区常用的设备和用具有 1～2 台超净工作台,配有酒精灯、镊子、剪刀、不锈钢器具、75％酒精棉球、标签纸、废物筐等。

2. 培养区　为组织细胞提供适宜温度进行培养。培养区对无菌的要求不像无菌区那样严格,但仍需清洁、无尘,因此也应设在干扰少而非来往穿行的区域。小规模的培养在恒温培养箱中进行,大规模的培养需在可控制温度的培养室中进行。培养区应配有摇床、CO_2 培养箱等。

3. 储存区　储存区用于存放无菌培养液、试剂、培养瓶和样品,要求取放物品方便,环境也需要清洁无尘。为了保存细胞,需要将细胞冻存。冻存的温度一般为液氮温度 $-196℃$。细胞的冻存过程需要一系列程序降温,一般为 4℃ 下存放 30 min,转放 $-20℃$ 下存放 1 h,再转入 $-80～-70℃$ 过夜,之后才可以转移到液氮内。因此储存区必须配备冰箱、低温冰箱、超低温冰箱和液氮罐等设备。

4. 准备区　用于配制培养液和有关培养用的液体等,配备的主要仪器设备有水纯化装置、天平、pH 计、各种规格的培养瓶、培养皿、移液管、烧杯等。液体制备直接关系到组织细胞培养的成败,因此必须严格无菌操作。

5. 清洗区　清洗区用于洗刷所有细胞培养器皿等,在实验室的一侧应设置专用的洗涤水池,用来清洗玻璃器皿。清洗区应配有落水架、干燥箱、超声波清洗器等。

6. 消毒灭菌区　直接或间接与细胞接触的物品均需消毒灭菌处理。消毒灭菌区主要用于培养液的灭菌和各种器具的消毒灭菌,应备有高压蒸汽灭菌锅、电热干燥箱、消毒柜等。

五、细胞培养室的规章制度

细胞培养室的实验对象是离体组织和体外细胞,容易被污染。为提高实验效果,保证实验质量和实验室安全,所有进入动物细胞培养室的人员都必须遵守实验室相关的规章制度,接受实验室管理人员的管理。具体包括以下几点。

(1) 每次实验前必须充分预习,熟悉实验操作中主要步骤和环节,了解仪器的性能和操作方法。

(2) 严禁将与实验无关的物品带入实验室。

(3) 除严格按规程进行无菌操作外,要培养良好习惯以防染菌或污染环境,并做好必要的安全防护。实验前清洗双手,用75％酒精棉球擦手,用湿布擦净台面,必要时可用新洁尔灭(苯扎溴铵)溶液消毒;进行接种操作时,要关闭门窗,以防空气对流,保持安静和良好秩序,尽量减少走动和说话,以防尘埃飞扬和唾沫飞溅;实验室内严禁吸烟和饮食;凡需进行培养的材料,都应注明名称、接种日期及操作者姓名(或组别),放在指定的培养箱中进行培养;带菌移液管、培养瓶、培养皿等器材,应置于专用盘、架,确定不再使用后,应立即投入消毒液中浸泡20 min以上,或煮沸0.5 h,或进行蒸汽灭菌后再清洗;离开实验室前要用肥皂洗手;实验室中物品,未经许可,不得携带出实验室。

（4）爱护仪器、设备,认真按操作规程使用仪器、设备,并做好使用记录。

（5）认真做好细胞培养实验记录,以了解细胞生长情况,认真清晰填写实验报告。

（6）发现意外情况时,应立即报告,在相关管理人员指导下及时处理。

（7）节约水、电、试剂,适量取用实验药品等耗材。

（8）实验完毕清除杂物,认真清洗器皿、清理试剂、清洁台面、保养仪器,物品归类还原。

（9）值日生负责打扫实验室卫生,关好水、电、门、窗,经相关管理人员检查实验室安全,方可离开实验室。

六、细胞培养室常用仪器及相关规则

1. 二氧化碳培养箱

（1）使用注意事项：①从培养箱取放物品前,用酒精清洁双手(或手套),尽量缩短开门时间和减少开门次数。(注:培养箱中的空气是经过过滤的洁净空气。长时间敞开或频繁开关培养箱,容易造成污染。)②从培养箱拿取细胞时轻拿轻放,动作迅速,随手关紧培养箱门。未经允许,禁止翻看、移动他人细胞或样品,如有特殊需要的,请联系实验室负责人协调。③培养瓶皿放入培养箱前,用酒精消毒表面,并稍等至酒精挥发后再放入,以免培养箱内滞留过多乙醇蒸气。④培养箱内细胞培养的放置需整洁有序,方便查找,同时应尽量提高培养箱的使用效率,负责人员可视实验情况启用或停止空培养箱的使用,节约资源。⑤普通培养中的细胞,若非实验特殊需要,每瓶/板细胞每天只需要观察生长状态一次,2人以上共用的细胞,可约好时间一起观察。(注:频繁将细胞拿出观察,容易给培养箱造成污染,同时也会影响细胞生长条件的恒定。)⑥原代细胞需放置在原代培养专用培养箱培养,不得放置于其他培养箱,如一段时间内无原代细胞实验,负责人可协调安排培养箱供其他细胞培养使用。⑦实验人员应经常注意检查培养箱温度、CO_2气体量是否符合设定值。密切注意培养箱内的增湿盘,定期更换无菌水并进行消毒。密切注意培养箱内情况,如出现霉变、菌斑、支原体和衣原体感染或其他明显染菌迹象,应立即通知管理员及其他使用者。

2. 超净工作台 超净工作台是用于创造局部无菌环境的设备,占用空间小、安装方便、操作简单且净化效果好,能为培养工作提供良好的无菌操作环境。超净工作台是没有建设无菌室的细胞培养实验室的必备设备,也可用于有更严格要求或其他小环境条件要求的接种、分离和鉴定操作。

(1)工作原理:超净工作台装有过滤器、风机、照明灯、紫外灯、操作台面板、配电装置,并有消音、减震设备。其工作原理一般是利用层流原理,根据层流方式的不同,超净工作台主要有两种:侧流式(垂直式)和外流式(水平层流式),基本原理大致相同,都是将室内空气经预过滤器初滤,由离心风机压入静压箱,再经高效过滤器精滤,有效排除空气中的悬浮灰尘、微生物,由此送出的洁净气流以一定的均匀的断面风速通过工作台,从而使工作区内空气形成相对无尘无菌的高洁净度工作环境。

(2)使用注意事项:①超净工作台内严禁堆放不必要物品以免影响风路平衡,使用前清除工作台内的杂物、灰尘。②在使用超净工作台进行无菌操作前 30 min 启动超净台过滤、通风装置,检测操作区气流速度、洁净度;超净工作台使用前用紫外灯照射 30 min 灭菌;超净台使用前、后需用酒精棉球擦拭工作区消毒。③不同超净台内物品严禁频繁交换使用。④穿工作服,佩戴口罩。⑤超净台中应摆放废液杯,用于暂时存放废弃物。实验结束后,应将杯内废液及时处理,严禁长时间放置,以免留有大量培养液滋生细菌。⑥细胞实验后任何含有细胞培养污物的培养瓶、移液管、离心管等必须及时带出。⑦无菌操作全部结束后,才能停止工作台运转,关闭风机和电源。⑧定期进行性能检测,检查超净工作台各项工作指标是否达到要求,即时检修。

3. 倒置显微镜　观察细胞的生长情况及有无污染等,一台简单的供日常工作常规使用的倒置显微镜是细胞培养实验室所必需的。若能配置带有照相系统的高质量相差显微镜,以便随时摄影、记录细胞的情况,将有助于开展教学科研工作。若有条件,还可添置荧光解剖显微镜、立体荧光显微镜、录像系统或缩时电影拍摄装置等。

(1)工作原理:倒置显微镜是细胞培养实验室必备设备,用于观察培养的活细胞,其组成及原理同生物光学显微镜,只是物镜与照明系统颠倒。物体位于物镜前方,离物镜的距离大于物镜的焦距,但小于 2 倍物镜的焦距,经物镜后形成一个倒立的放大的实像;再经目镜放大为虚像后供观察。目镜的作用与放大镜一样,所不同的是眼睛通过目镜所看到的不是物体本身,而是物体经物镜所成的已经放大了一次的像。倒置显微镜的构造主要分为 3 个部分:机械部分、照明部分和光学部分。

(2)使用注意事项:①倒置显微镜应放在通风干燥、灰尘少、不受阳光直接暴晒处。不用时用防尘罩罩住或盖上防尘塞,长期不用时,应放入倒置显微镜箱内或显微镜柜内,并在箱或柜内放置干燥剂。倒置显微镜尽可能不移动,若需移动应轻拿轻放,避免碰撞。②所有镜头表面必须保持清洁,有油污或指纹时,可用脱脂棉蘸少许清洗液轻轻擦拭。其他部件不能用有机溶剂,可用软布蘸少量中性洗涤剂轻擦。不能用棉团、干布或干镜头纸擦拭镜头表面,否则会刮伤镜头表面,严重损坏镜头,也不要用水擦拭镜头。③尽量避免频繁开关显微镜电源,离开细胞实验室时应及时关上电源,延长灯泡寿命。④不允许随意拆卸仪器,特别是中间光学系统或重要的机械部件。

4. 离心机　离心机用于离心一切比重不同的液体材料,进行细胞培养时,通常需要使用离心机用于制备细胞悬液、调整细胞密度,洗涤、收集细胞等工作。一般离心速度 1000r/min 就能使细胞沉降,离心力过大时则可能引起细胞的损伤,因此一般常规配置

4 000r/min 的国产台式离心机即可。细胞培养时离心收集传代细胞,使用低速的常温离心机。另外,可根据需要配置其他类型的离心机等。

使用注意事项如下:①在使用离心机前必须将其放置在平稳、坚固的地面或台面上。②将装有离心物品的小试管放入离心管套中,平衡后对称放入离心机中,盖上离心机盖。③通电,打开电源开关,指示灯亮。④旋转时间设定按钮,设定离心时间。⑤缓慢旋转调速旋钮,加挡至所需转速。⑥离心完毕,需等待自行停转后打开机盖,拿出离心物品。严禁在还未停转的状态下和开机运转的状态下打开机盖,以免机内物品被甩出。⑦使用中,如发现震动剧烈、噪声大、声音不正常,应立即关机,并进行检查维修。

5. 冰箱 细胞培养室必须配备普通冰箱或冷藏箱,最好有一台低温冰箱(-20℃)。前者用于储存培养液、0.9%氯化钠溶液等培养用的物品及短期保存组织标本。-20℃低温冰箱则用于储存需要冷冻保持生物活性及较长时期存放的制剂,如酶、血清等。细胞培养室的冰箱应属专用,不得存放挥发、易燃等对细胞有害的物质,且应保持清洁。

使用注意事项:①从冰箱取放物品动作要迅速,关门时要检查门是否关好。按类别存放试剂。严禁长时间敞开冰箱门。②各人存放于冰箱内的培养液、生化试剂、样品,要注明姓名、配制日期、样品名称,特殊试剂需获得细胞室管理人员同意后方能放置。不得使用他人的培养液或其他生化试剂。③分装好的血清长时间保存于-80℃,使用前放于4℃预解冻。原则上解冻好的血清应全部配成含血清的培养基备用,若有剩余,则暂存于4℃并尽快使用。尽量不要使用他人开过的血清,以免交叉污染。④细胞间室内的冰箱空间有限,尽量仅放置使用频率较高的试剂。请勿将一些闲置试剂、易污染试剂长期放置在细胞室。⑤工作人员会定期对冰箱进行清理,发现无标记、过期试剂等违规物品将全部清除出去,并且查找试剂配置人给予警示告知。

6. 器具的清洗规则

(1)可回收的移液管、离心管、培养瓶皿等,放入装有清水的塑料桶中浸泡,桶内需有足量的清水以没过浸泡物品。注:可回收器皿必要时先初步涮洗后再放入桶内,尤其是培养瓶或血清管中有大量高营养的液体残留时,容易使桶内的清水长菌。保证浸泡的瓶、管内完全被清水充满,而不是在装有大量空气的情况下被压到桶底。

(2)清水冲洗后及时放入酸缸浸泡,应由使用者本人及时清洗晾干备用,操作时请注意戴橡胶手套,小心操作。注:禁止长时间浸泡于清水中,此时细菌可能已在桶中生长并释放内毒素。细菌内毒素很难通过常规湿热灭菌步骤去除干净,即使干烤也不能保证其完全失活。内毒素对细胞生长及多种实验均有较大影响。

(3)洗涤程序:清水冲 10 次以上去除重金属残留,然后冲去离子水 5 次,再用超纯水清洗 5 次,倒置于烘箱中晾干,并及时包扎灭菌。

7. 进入细胞间物品控制

(1)所有进入细胞间的物品需经过传递窗,尽量经过紫外线照射,酒精表面消毒。

(2)严禁将可能含有污染物或病原菌的实验物品带入细胞间。

(3)细胞间内仅放置少量实验必须耗材即可,不得整箱搬入,避免出现洁净室内物品堆积状况。

（4）细胞间内储物柜的物品放置由相关管理人员安排，并做标记。

8. 细胞间清洁守则

（1）日常维护：注意培养箱是否显示正常，显微镜、冰箱、超净台的正常使用与维护。细胞间内及门口生物样品专用垃圾桶的及时清理。

（2）每周大清洁：每周用新洁尔灭打扫细胞间。清洁顺序：擦超净台（用酒精棉球）；用新洁尔灭擦桌面、培养箱、超净台、冰箱外壁，以及桌上的仪器、细胞间墙面、传递窗、风淋室；给水浴锅加水或换水，细胞间衣柜和拖鞋摆放整齐，拖地，紫外消毒细胞室 30 min。注：若上周值日生及时给培养箱内水槽加足水，根据经验未来一周内培养箱不会干水，但值日生仍应经常检查，以便及时发现异常情况。切记给培养箱加灭菌水。

（3）在没有出现问题的情况下，每 2 个月清洁一次培养箱：先将培养箱中的细胞暂存于另一个培养箱；将培养箱内的不锈钢板取出，包括横板和左右抽架，用酒精棉球清洁钢板和培养箱内壁；启动培养箱自消程序。

七、细胞培养室常用实验技术

1. 原代培养　原代培养是指通过组织块直接长出的单层细胞，或用化学和物理方法将组织分散成单个细胞开始培养，在首次传代前的培养皆可认为是原代培养。原代培养最大的优点是组织和细胞刚刚离体，生物性状尚未发生很大变化，在一定程度上能反映体内状态。特别是在细胞培养汇合时，原代培养的某些特殊功能表达尤为强烈，在这样的培养阶段能更好地显示与亲体组织紧密结合的形态学特征。在供体来源充分、生物学条件稳定的情况下，采用原代培养做各种实验，如药物测试、细胞分化等，效果尤佳。但应注意，原代培养组织是由多种细胞成分组成的，比较复杂。即使全为同一类型的细胞，如上皮细胞或成纤维细胞，也仍具有异质性，在分析细胞生物学特性时比较困难。其次，由于供体的个体差异及其他一些原因，细胞群生长效果有时也不一致。

（1）培养细胞的取材与分离：动物体内绝大部分组织细胞都可以在体外培养，但培养的难易程度与组织类型、分化程度、供体的年龄、原代培养方法等直接相关。原代取材是进行组织细胞培养的第一步，若取材不当，将会直接影响细胞的体外培养。

1）取材的基本要求。所取组织最好尽快培养：取材时应尽量在 4～6 h 内制成细胞，尽快入箱培养。因故不能即时培养的，可将组织浸泡于培养液内，放置于冰浴或 4℃冰箱中。如果组织块很大，应先将其切成 1 cm³ 以下的小块于培养基内 4℃存放，但时间不能超过 24 h。

取材应严格无菌：取材应在无菌条件下进行。使用无菌包装的器皿或用事先消毒好的、带少许培养液，所取材料要尽量避免紫外线照射和接触化学试剂。

防止机械损伤：在取材和原代培养时，要用锋利的器械切碎组织，尽可能减少对细胞的机械损伤。

去除无用组织和避免干燥：对于组织样本带有的血液、脂肪、神经组织、结缔组织和坏死组织，取材时要细心除去。为避免组织干燥，修剪和切碎过程可在含少量培养液的器皿中进行。

营养要丰富：原代培养，特别是正常细胞的培养，应采用营养丰富的培养液，最好添加胎牛血清，含量以10%～20%为宜。

培养组织的正确选择：取材时应注意组织类型、分化程度、年龄等因素。要采用易培养的组织进行培养。一般来说，胚胎组织较成熟个体的组织容易培养，低分化的组织较高分化的组织容易生长，肿瘤组织较正常组织容易培养。

注意保存原代组织的相关材料及信息：为了便于以后鉴别原代组织的来源和观察细胞体外培养后与原组织的差异，原代取材时要同时留好组织学标本和电镜标本。对组织的来源、部位，以及供体的一般情况要做详细的记录，以备以后查询。

2）取材的基本器材和用品。眼科组织弯剪、弯镊、手术刀（用前消毒）；装有无血清培养基或Hank's液的小瓶；烧杯或锥形瓶；培养皿。

3）各类组织的取材方法。

皮肤和黏膜的取材：皮肤和黏膜是上皮细胞培养的重要组织来源，也可以获得成纤维细胞。皮肤和黏膜主要取自手术过程中的皮片，方法似外科取断层皮片手术的操作，但面积一般为 $2\sim3\,mm^2$ 即可。这样局部不留瘢痕。取材时不要用碘酒消毒。

皮肤和黏膜培养多是以获取上皮细胞为目的的，因而无论何种方法取材都不要切取太厚，并要尽可能去除所携带的皮下或黏膜下组织。如欲培养成纤维细胞则反之。皮肤、黏膜分布在机体外部或与外界相通的部位，表面细菌、霉菌很多，取材时要严格消毒，必要时用较高浓度的抗生素溶液漂洗、浸泡。

内脏和实体瘤的取材：内脏除消化道外基本是无菌的，内脏和实体瘤取材时，一定要明确和熟悉自己所需组织的类型和部位，要去除不需要的部分如血管、神经和组织间的结缔组织；实体瘤取材时要尽可能取肿瘤细胞丰富的区域，避开破溃、坏死、液化部分，以防污染。但有些复发性、浸润性较强的肿瘤，较难取到较为纯净的瘤体组织，其肿瘤组织与结缔组织混杂在一起，培养后会有很多纤维细胞生长，给以后的培养工作带来困难。

血液细胞的取材：血液中的白细胞是很常用的培养材料，常用于进行染色体分析、淋巴细胞体外激活进行免疫治疗等。一般抽取静脉外周血，微量时也可从指尖或耳垂取血。取材时应注意抗凝，通常采用肝素抗凝剂，常用肝素浓度为 $8\sim20\,U/mL$。抽血前针管也要用浓度较高的肝素（$500\,U/mL$）润湿。抗凝剂的量以产生抗凝效果的最小量为宜，量过大时易导致溶血。抽血时要严格无菌。

骨髓、羊水、胸腔积液、腹水内细胞的取材：取此类标本时，除严格无菌，注意抗凝外，还要尽快分离培养。这几种样品取材后一般不需要其他处理，离心后用无 Ca^{2+}、Mg^+ 的PBS洗2次，再用培养基洗1次即可培养，不宜低温保存。

4）组织材料的分离。从动物体内取出的各种组织均有结合相当紧密的多种细胞和纤维成分，不利于各个细胞在体外培养中生长繁殖，即使采用 $1\,mm^3$ 的组织块，也仅有少量处于周边的细胞可能生存和生长。若要获得大量生长良好的细胞，须将组织块充分分散开，使细胞解离出来。另外，有些实验需要提取组织中的某些细胞，也须首先将组织解离，然后才能分离出细胞。目前常采用的方法有机械法和化学法两种，可根据组织种类和培养要求,选用适宜的方法。

细胞悬液的分离方法:对于血液、羊水、胸水和腹水等悬液材料,可采用离心法分离。一般 500~1 000 r/min 离心 5~10 min。如果悬液量大,时间可适当延长,但速度不能太大,延时也不能太长,离心速度过大、时间过长,会挤压细胞使其损伤甚至死亡。离心沉淀物用无 Ca^{2+}、Mg^+ 的 PBS 洗 2 次,用培养基洗 1 次后,调整适当细胞浓度后分瓶培养。

组织块的分离方法:对于组织块材料,由于细胞间结合紧密,为了使组织中的细胞充分分散,形成细胞悬液,可采用机械分散法、剪切分散法和消化分离法。

机械分散法:在采用一些纤维成分很少的组织进行培养时,可以直接用机械方法进行分散,如脑组织、部分胚胎组织及一些肿瘤组织等。可采用剪刀剪切、用吸管反复吹打的方式分散组织细胞,或将已充分剪碎分散的组织放在注射器内(用 4 号、5 号针)通过针头压出,或在不锈钢筛网内用钝物(常用注射器钝端)将细胞从网孔中挤压出。但此方法对组织损伤较大,而且细胞分散效果差,通常适用于处理纤维成分少的软组织,对硬组织和纤维性组织效果不好。操作方法:将组织用 Hank's 液或无血清培养液漂洗,然后将其剪成 5~10 mm³ 的小块,置于 80 目的不锈钢筛中;把筛网放在培养皿中,用注射器针芯轻轻挤压组织,使之穿过筛网;用吸管从培养皿中吸出组织悬液,置于 150 目筛中用上述方法同样处理;镜检,计数过滤的细胞悬液,然后接种培养。如组织过大,可用 400 目筛再过滤一次。

剪切分散法:在进行组织块移植培养时,可以采用剪切分散法,即将组织剪或切成 1 mm³ 左右的小块,然后分离培养。操作方法:首先将经修整和冲洗过的组织块(大小约为 1 cm³)放入小烧杯中,用眼科剪反复剪切组织至糊状;用吸管吸取 Hank's 液或无血清培养液加入烧杯中,轻轻吹打片刻;低速离心,去上清液,剩下的组织小块即可用于培养。为避免剪刀对组织的挤压损伤,也可以用手术刀或保险刀片交替切割组织,但操作费时,不易切割得很细。

消化分离法:是把组织剪切成较小团块,利用酶的生化作用和非酶的化学作用进一步使组织松散、细胞分开,以此获得的细胞制成悬液后可直接进行培养,细胞容易贴壁生长,成活率高。各种消化试剂的作用机制各不相同,要根据组织类型和培养的具体要求选择消化方法和试剂。下面介绍最常用的胰蛋白酶消化法。胰蛋白酶是目前应用最为广泛的组织消化分离试剂,适用于消化细胞间质较少的软组织,能有效地分离胚胎、上皮、肝、肾等组织,对传代培养细胞效果也较好。但对于纤维性组织和较硬的癌组织效果较差。若与胶原酶合用,就能增加对这些组织的分离作用。胰蛋白酶的消化效果主要与胰蛋白酶的浓度、pH、温度、组织块的大小和硬度有关。消化时间要根据不同情况而定,温度低、组织块大、胰蛋白酶浓度低者,消化时间长,反之则应缩短消化时间。如果细胞消化时间过长,可损害细胞的呼吸酶,从而影响细胞的代谢,一般消化时间以 20 min 为宜。一般新鲜配制的胰蛋白酶消化力很强,所以开始使用时要注意观察。另外,有些组织和细胞比较脆弱,对胰蛋白酶的耐受性差,因而要分次消化,并及时把已消化下来的细胞与组织分开放入含有血清的培养液中,更换消化液后再继续消化。操作方法:将组织

剪成 $1\sim2\,mm^3$ 的小块,置于事先放置有磁性搅拌棒的三角烧瓶内,再注入 $3\sim5$ 倍组织量的 $37\,℃$ 的胰蛋白酶,放在磁力搅拌器上进行搅拌,速度要慢一些,一般消化 $20\sim60\,min$。也可以放入水浴或培养箱中,每隔 $5\sim10$ 分钟摇动一次。如需长时间消化,可每隔 15 分钟取出 2/3 上清液,移入另一离心管,冰浴,或离心后去除胰蛋白酶,收集沉淀细胞,加入含血清培养液,然后给原三角烧瓶添加新的胰蛋白酶继续消化。也可放入 $4\,℃$ 冰箱中过夜进行消化,消化完毕后将消化液和分次收集的细胞悬液通过 100 目不锈钢网过滤,以除掉未充分消化的大块组织。离心去除胰蛋白酶,用 Hank's 液或培养液漂洗 $1\sim2$ 次,每次 $800\sim1\,000\,r/min$ 离心 $3\sim5\,min$。细胞计数后,一般按每毫升 $5\times10^5\sim1\times10^6$ 个接种培养瓶。如果采用 $4\,℃$ 下的冷消化,时间可长达 $12\sim24\,h$。从冰箱取出离心后,可再添加胰蛋白酶,置于 $37\,℃$ 培养箱中,继续温热消化 $20\sim30\,min$,效果可能更好。

(2)原代培养方法:原代培养也是建立各种细胞株必经的阶段。通过一定的选择或纯化方法,从原代培养物或细胞系中获得的具有特殊性质的细胞称为细胞株。原代培养是获取细胞的主要手段,但原代培养的细胞部分生物学特征尚不稳定,细胞成分多且比较复杂,即使生长出同一类型细胞如成纤维细胞或上皮细胞,细胞间也存在很大差异。如果供体不同,即使组织类型、部位相同,个体间也存在很大差异。如要做较为严格的对比性实验研究,还需对细胞进行短期传代后再进行。原代培养方法很多,最常用的有两种,即组织块培养法和消化培养法。

1)组织块培养法。组织块培养法是常用的、简便易行且成功率较高的原代培养方法。其基本方法是将组织剪切成小块后,接种于培养瓶中。培养瓶可根据不同细胞生长的需要作适当处理。操作方法:按照前述培养细胞取材的基本原则和方法取材、修剪,将组织剪或切成 $1\,mm^3$ 左右的小块。在剪切过程中,可以适当向组织上滴加 $1\sim2$ 滴培养液,以保持湿润;将剪切好的组织小块,用眼科镊送入培养瓶中。用牙科探针或弯头吸管将组织块均匀摆在瓶壁上,每小块间距 $0.2\sim0.5\,cm$。一般以 $25\,mL$ 培养瓶放置 $20\sim30$ 个组织小块为宜。将组织块放置好后,轻轻将培养瓶翻转过来。将适量培养液加到非细胞生长面上,盖好瓶盖,将培养瓶倾斜放置在 $37\,℃$ 培养箱内;放置 $2\sim4\,h$,待组织小块贴附后,将培养瓶缓慢翻转平放,让液体缓缓覆盖组织小块,静置培养。

2)消化培养法。消化培养法是采用前述的组织消化分离法将妨碍细胞生长的细胞间质去除,使细胞分散,形成悬液,然后分瓶培养。本方法适用于培养大量组织,原代细胞产量高,但操作烦琐、易污染,一些消化酶价格昂贵,实验成本高。操作方法:按消化分离法收获细胞;在消化过程中,可随时吸取少量消化液在镜下观察,如发现组织已分散成细胞团或单个细胞,则终止消化。将已过滤的消化液 $800\sim1\,000\,r/min$ 离心 $5\,min$ 后,去除上清液,加含血清培养液,轻轻吹打形成细胞悬液。细胞计数后,接种于培养瓶,置于 $5\%CO_2$ 培养箱中培养。

(3)原代细胞的培养要求。

1)贴壁细胞的培养要求:凡经消化液处理的实体组织来源的细胞要经过充分漂洗,以除去消化液的毒性;细胞接种时浓度要稍大一些,至少为 5×10^8 个/L;培养基可用

DMEM;小牛血清浓度为 $10\%\sim20\%$;创造适宜的培养环境,应在 37℃、5% CO_2 培养箱中培养。在起始的 2d 中保持静止,以防止刚贴壁的细胞发生脱落、漂浮;待细胞贴壁伸展并逐渐形成网状,此时的 pH 若有明显变化,应将原代细胞换液,倒去旧液,换入新鲜的培养基,以便除去衰老、死亡的细胞和陈旧的培养基,使贴壁细胞能获得充足的营养。

2) 悬浮细胞的培养要求:凡来自胸腔积液、腹水、羊水的组织材料,在原代培养时要尽量去除红细胞;若为用于实验的短期培养,可在含 10% 小牛血清的培养基中进行;细胞浓度可在 $5\times10^9\sim8\times10^9$ 个/L 范围内,然后进行分瓶培养;一般待细胞开始增殖甚至结成小团块时,培养基中 pH 变小,说明细胞生长繁殖良好,每隔 3 天换液 1 次;一般待细胞增殖加快,浓度明显增加,pH 发生明显变化时,可考虑传代。

2. 细胞传代的方法　根据不同细胞采取不同的培养细胞传代方法。悬浮生长的细胞可以直接加入等量新鲜培养基后直接吹打或离心分离后传代,或自然沉降后吸去上清液,再吹打传代。贴壁生长的细胞用消化法传代。细胞传代培养时常用的酶为胰蛋白酶,它可以破坏细胞与细胞、细胞与培养瓶之间的细胞连接或接触,从而使它们之间的连接减弱或完全消失。经胰蛋白酶处理后的贴壁细胞在外力(如吹打)的作用下可以分散成单个细胞,再经稀释和接种就可以为细胞生长提供足够的营养和空间。达到细胞传代培养的目的。

(1) 贴壁细胞的消化法传代:①吸去或倒掉瓶内旧培养液;②向瓶内加入适量消化液(胰蛋白酶或胰蛋白酶与 EDTA 的混合液),轻轻摇动培养瓶,使消化液铺满所有细胞表面,待细胞层略有松动,肉眼可观察到"薄膜"现象时,吸去或倒掉消化液后再加 1～2 mL 新的消化液,轻轻摇动后再倒掉大部分消化液,仅留少许进行消化。也可不采用上述步骤,直接加 1～2 mL 消化液进行消化,但要注意尽量减少消化液的剩余量,因为消化液过多对细胞有损伤,同时也需要较多的含血清培养液去中和;③消化在 25℃ 以上(最好在 37℃)进行,消化 2～5 min 后把培养瓶放置在显微镜下进行观察,发现细胞质回缩、细胞间隙增大后,应立即终止消化;④如仅用胰蛋白酶,可直接加少许含血清的培养液终止消化;⑤吸取培养液,按顺序反复吹打瓶壁细胞,从培养瓶底部一边开始到另一边结束,以确保所有底部都被吹到。吹打时动作要轻柔,不要用力过猛,同时尽可能不要出现泡沫,以免对细胞造成损伤。细胞脱离瓶壁后形成细胞悬液;⑥计数后,按要求的接种量接种在新的培养瓶内。

(2) 悬浮细胞的传代:因悬浮细胞生长不贴壁,故传代时不必采用酶消化方法,而可直接传代或离心,收集细胞后传代。①直接传代即让悬浮细胞慢慢沉淀在瓶底后将上清液吸去 1/2～2/3,然后用吸管吹打,形成细胞悬液后再传代。②悬浮细胞多采用离心方法传代,即将细胞连同培养液一并转移到离心管内,800～1000r/min 离心 5 min,然后去掉上清液,加新的培养液到离心管内,用吸管吹打使之形成细胞悬液,然后传代接种。

八、细胞形态的观察方法——显微技术

1. 普通复试光学显微镜　主要由照明系统、光学放大系统构成。经物镜形成倒立

实像,经目镜放大成虚像。普通光线的波长为 400～700 nm,因此显微镜的最大有效倍数为 1 000×。

2. 荧光显微镜　光源为短波光,有两个特殊的滤光片,照明方式通常为落射式。用于观察能激发出荧光的结构。主要用于免疫荧光观察,基因定位,疾病诊断。

3. 激光共聚焦扫描显微镜　用激光作光源,逐点、逐行、逐面快速扫描,形成立体图像,可重构样品的三维结构。能显示细胞样品的立体结构。分辨力是普通光学显微镜的 3 倍。主要用途类似荧光显微镜,但可以排除焦平面以外光的干扰,增强图像反差和提高分辨率。

4. 相差显微镜　把透过标本的可见光的光程差或相位差转换成振幅差,从而提高了各种结构间的对比度,使各种结构变得清晰可见。主要用于观察活细胞。在构造上,相差显微镜有不同于普通光学显微镜的两个特殊之处:①环形光阑(annular diaphragm)位于光源与聚光器之间;②相位板(annular phase plate),物镜中加了涂有氟化镁的相位板,可将直射光或衍射光的相位推迟 $1/4\lambda$。

5. 透射电子显微镜　以电子束作光源,电磁场作透镜。电子束波长与加速电压(通常 50～120 kV)的平方根成反比。由电子照明系统、电磁透镜成像系统、真空系统、记录系统、电源系统 5 个部分构成。分辨力 0.2 nm,放大倍数可达百万倍。用于观察超微结构(小于 0.2 μm)。

6. 扫描电子显微镜　20 世纪 60 年代问世,主要用于观察标本表面结构。分辨力为 6～10 nm,由于人眼的分辨力(区别荧光屏上距离最近两个观点的能力)为 0.2 mm,扫描电镜的有效放大倍率为 0.2 mm/10 nm=20 000×。电子"探针"扫描,激发样品表面放出二次电子,探测器收集二次电子成像。CO_2 临界点干燥法防止引起样品变形的表面张力问题。工作原理:是用一束极细的电子束扫描样品,在样品表面激发出次级电子,次级电子的多少与样品表面结构有关,次级电子由探测器收集,并经闪烁器转变成光信号,再经光电倍增管和放大器转变成电压信号来调制荧光屏上电子束的强度,显示出与电子束同步的扫描图像。为了使标本表面发射出次级电子,标本在固定、脱水后,要喷涂上一层重金属膜,重金属在电子束的轰击下发出次级电子信号。

(孙　婧　董竞成)

第四节　常用分子生物学技术

一、离心技术

离心技术是利用旋转运动所产生的离心力及物质的沉降系数或浮力密度的差异而发展起来的一种分离技术,主要用于物质的分离、制备、纯化和分析。

1. 离心的基本原理 离心是利用机械的旋转运动产生的离心力对液体中的颗粒物进行分离、沉淀的一种实验技术和方法。液体中的颗粒物在容器内做圆周运动时受到一个向外的离心力的作用，同时也受到浮力的作用，颗粒物在离心场中沉降与否取决于两者的大小。当悬浮液静置不动时，由于受到重力场的作用，悬浮液中密度比液体大的颗粒状物逐渐沉降，粒子密度越大下沉越快，反之密度比液体小的粒子就向上浮。微粒在重力场中移动的速率与微粒的密度、大小和形状有关，并且又与重力场的强度和液体的黏度有关。像红细胞大小的直径为数微米的微粒可以利用重力来观察它们的沉降速率。小于几个微米的微粒、病毒和蛋白质分子，则不可能仅仅利用重力作用来观察它们的沉降过程，因为微粒越小沉降越慢，而扩散现象则越严重，所以需要利用离心作用产生强大的离心力场，克服溶液中微粒的扩散以加速其沉降的过程。

2. 离心机的分类 按用途可分为制备型离心机和分析型离心机。按转速可分为：转速 $<10\,kr/min$ 为普通离心机，分离形式为固液沉淀分离；转速 $10\sim25\,kr/min$ 为高速离心机，分离形式为固液沉淀分离；转速 $25\sim75\,kr/min$ 为超速离心机，分离形式为差速离心和密度梯度离心。

3. 离心方法 离心方法根据目的不同可分为制备离心和分析离心。制备离心法又可分为两大类型：差速离心法与密度梯度区带离心法。

（1）差速离心法：采用逐渐增加离心速率或低速与高速交替进行离心，使沉降速率不同的颗粒，在不同离心速率及不同离心时间下分批离心的方法，称为差速离心法。差速离心一般用于分离沉降系数相差较大的颗粒。进行差速离心时，首先要选择好颗粒沉降所需的离心力和离心时间，离心力过大或离心时间过长，容易导致大部分或全部颗粒沉降及颗粒被挤压损伤。当以一定离心力在一定的离心时间内进行离心时，在离心管底部就会得到最大和最重颗粒的沉淀，进一步加大转速对分出的上清液再次进行离心，又得到第二部分较大、较重颗粒的沉淀及含更小而轻颗粒的上清液。如此多次离心处理，即能把液体中的不同颗粒较好地分离开。此法所得沉淀是不均一的，仍混杂有其他成分，需经再悬浮和再离心（2～3次），才能得到较纯的颗粒。差速离心法主要用于分离细胞器和病毒。其优点是：操作简单，离心后用倾倒法即可将上清液与沉淀分开。缺点是：分离效果差，不能一次得到纯颗粒；壁效应严重，特别是当颗粒很大或浓度很高时，在离心管一侧会出现沉淀；颗粒被挤压，离心力过大、离心时间过长会使颗粒变形、聚集而失活。

（2）密度梯度区带离心法：区带离心法是样品在一定惰性梯度介质中进行离心沉降或沉降平衡，在一定离心力下把颗粒分配到梯度中某些特定位置上，形成不同区带的分离方法。该法的优点是：分离效果好，可一次获得较纯颗粒；适用范围广，既能分离具有沉降系数差的颗粒，又能分离有一定浮力密度差的颗粒；颗粒不会挤压变形，能保持颗粒活性，并防止已形成的区带由于对流而引起混合。缺点是：离心时间较长；需要制备梯度；操作严格，不易掌握。区带离心法又可分为差速区带离心法（动态法或沉降速率法）和等密度离心法（平衡法或沉降平衡法）。

4. 离心机的使用操作

（1）将离心机放在平整坚固的台面或地上，对于低速转动离心机则应检查离心机转动状态是否平稳。

（2）检查套管与离心管大小是否相配，离心管应能在套管内自由转动而不至太紧。

（3）将各对已平衡的套管连同内容物放置于离心机内，两个等重的管必须放在对称位置，严禁在对称两侧离心管套中仅一侧放置离心管。离心时，离心机内不得留有其他离心管套。将离心管放入后，应先盖好离心机盖，检查所需电源电压的大小，再按要求将电源接通。

（4）接通电源开关，逐步旋转转速旋钮，速度调节应缓慢，增加离心机转速直至所需的转速。

（5）离心机转动时，如果机身不稳或声音不均匀，那么应立即停止离心，重新检查重量是否对称和离心机是否放平稳。

（6）离心至规定时间后，将转速旋钮逐步回转到零，再关闭电源。不可以用手强制停止，这样既损伤离心机，同时沉淀又可能被搅动浮起，待离心机停稳后，取出离心管及管套。

二、电泳技术

电泳是指带电颗粒在电场中的泳动。许多重要的生物分子如氨基酸、多肽、蛋白质、核苷酸、核酸等都含有可电离基团，在非等电点条件下均带有电荷，在电场力的作用下，它们向着与其所带电荷相反的电极移动。电泳技术就是利用样品中各种分子带电性质、分子大小、形状等的差异，在电场中的迁移速率不同，从而对样品进行分离、纯化和鉴定的一种综合技术。电泳可用于样品的制备、纯度鉴定、相对分子质量测定等。

1. 电泳的基本原理　当带电分子被置于电场中时，其在电场中所受到的力(F)等于电场强度(E)与该物质所带净电荷的数量(Q)的乘积，即 $F = EQ$。这个作用力使得带电分子向其电荷相反的电极方向移动。在移动过程中，分子会受到介质黏滞力的阻碍。黏滞力(F')的大小与分子大小、形状、电泳介质孔径大小及缓冲液黏度等有关，并与带电分子的移动速率成正比。

由于粒子在电场中的迁移率在一定条件下取决于粒子所带电荷及其分子大小和形状，因而具有各自不同电荷和形状大小的分子在电泳过程中具有不同的迁移速率，形成了依次排列的不同区带而被分开。有些类型的电泳几乎完全依赖于分子所带的电荷不同进行分离，如等电聚焦电泳；而有些类型的电泳则主要依靠分子大小的不同即电泳过程中产生的阻力不同而得到分离，如十二烷基硫酸钠（sodium dodecyl sulfate, SDS）-聚丙烯酰胺凝胶电泳（polyacrylamide gel electrophoresis, PAGE）。

2. 常用的电泳方法

（1）聚丙烯酰胺凝胶电泳：以聚丙烯酰胺凝胶为支持物的电泳方法称为聚丙烯酰胺凝胶电泳。它是在淀粉凝胶电泳的基础上发展起来的。聚丙烯酰胺凝胶是一种人工合成的凝胶，具有机械强度好、弹性大、透明、化学稳定性高、无电渗作用、设备简单、样品用量小（$1 \sim 100 \, \mu g$）、分辨率高等优点，并可通过控制单体浓度或与交联剂的比例制备不同大小孔径的凝胶。可用于蛋白质、核酸等分子大小不同的物质的分离、定性分析和定量分析;还可结合去垢剂 SDS 以测定蛋白质亚基的相对分子质量。聚丙烯酰胺凝胶是由丙烯酰胺与交联剂亚甲基双丙烯酰胺在催化剂作用下,经过聚合交联形成含有亲水性酰胺基侧链的脂肪族长链,相邻的两个链通过亚甲基桥交联起来的三维网状结构的凝胶。决定凝胶孔径大小的主要因素是凝胶的浓度,例如,7.5%的凝胶孔径平均 5 nm,30%的凝胶孔径为 2 nm 左右。但交联剂对电泳泳动率亦有影响,交联剂质量对总单体质量的百分比愈大,电泳泳动率愈小。为了使实验的重复性较高,在制备凝胶时对交联剂的浓度、交联剂与丙烯酰胺的比例、催化剂的浓度、聚胶所需时间这些影响泳动率的因素都应尽可能保持恒定。常用的所谓标准凝胶是指浓度为 7.5%的凝胶,大多数生物体内的蛋白质在此凝胶中电泳都能得到较好的结果。当分析一个未知样品时,常先用 7.5%的标准凝胶或用 4%~10%的凝胶梯度来测试,选出适宜的凝胶浓度。蛋白质在聚丙烯酰胺凝胶中电泳时,它的迁移率取决于它所带净电荷及分子的大小和形状等因素。

(2) SDS‑PAGE:聚丙烯酰胺凝胶电泳具有较高分辨率,用它分离、检测蛋白质混合样品,主要是根据各蛋白质组分的分子大小和形状,以及所带净电荷多少等因素所造成的电泳迁移率的差别。在聚丙烯酰胺凝胶中加入 SDS 后,与 SDS 结合的蛋白质带有一致的负电荷,电泳时其迁移速率主要取决于其相对分子量,而与所带电荷的形状无关。

3. SDS‑PAGE 的基本操作

(1) 安装垂直板型电泳装置:将玻璃板用蒸馏水洗净晾干;把玻璃板在灌胶支架上固定好,固定玻璃板时,两边用力一定要均匀,防止夹坏玻璃板。

(2) 凝胶的制备。①分离胶的制备:在一个干净的小烧杯中,按固定配比的试剂用量配制。由于凝胶聚合时间受温度的影响,应根据室温来调节四甲基乙二胺(TEMED)的加入量。将所配制的凝胶液沿着凝胶的长玻璃片的内面用细长头的滴管加至长、短玻璃片的窄缝内,加胶高度距样品槽模板下缘约 1 cm。用滴管沿玻璃片内壁加一层蒸馏水(用于隔绝空气,使胶面平整)。30~60 min 后凝胶完全聚合,用滴管吸去分离胶胶面的水封层,并用无毛边的滤纸条吸去残留的水液。凝胶配制过程要迅速,加速剂 TEMED 要在注胶前再加入,否则会提前凝结无法注胶。注胶过程最好一次性完成,避免产生气泡。②浓缩胶的制备:在另一个干净的小烧杯中,按固定配比的试剂用量配制浓缩胶,应根据室温来调节 TEMED 的加入量。混匀后用细长头的滴管将凝胶溶液加到已聚合的分离胶上方,直至距短玻璃片上缘 0.5 cm 处,轻轻将"梳子"插入浓缩胶内(插入"梳子"的目的是使胶液聚合后,在凝胶顶部形成数个相互隔开的凹槽)。约 30 min 后凝胶聚合,再放置 30 min。小心拔去"梳子",用窄条滤纸吸去样品凹槽内多余的水分。

(3) 标准蛋白质样品的处理:称标准蛋白质混合样品 1 mg 左右,转移至带塞的小试管中按 1.0~1.5 g/L 溶液比例,向样品中加入"样品溶解液",溶解后轻轻盖上盖子(不要盖紧,以免加热时进出),在 100℃沸水浴中保温 2~3 min,取出冷至室温。如处理好的样品暂时不用,可放在−20℃冰箱保存较长时间。使用前在 100℃水中加热 3 min,以除去可能出现的亚稳态聚合物。

(4) 加样:将电极缓冲溶液倒入上、下贮槽中,应没过短玻璃片。在同一块凝胶上两组分别用微量注射器在样品凹槽内加入 2～3 个提取的蛋白质样本和混合标准蛋白质样本,两组之间间隔 1～2 个泳道,一般加样体积为 20～30 μL。由于样品溶解液中含有比重较大的甘油,故样品溶液会自动沉降在凝胶表面形成样品层。

(5) 电泳:将上槽接负极,下槽接正极,打开电源,开始时将电流控制在 15～20 mA(或 60～80 V),待样品进入分离胶后,改为 30～50 mA(或 150 V 左右)。待蓝色染料迁移至下端 1～1.5 cm 时,停止电泳。

三、组织细胞中蛋白质的提取

1. 基本原理 离体不久的组织,在适宜的温度及 pH 等条件下,可以进行一定程度的物质代谢。因此在生物化学实验中,常利用离体组织来研究各种物质代谢的途径与酶系作用,也可以从组织中提取各种代谢物质或酶进行研究。但生物组织离体过久,其所含物质的含量和生物活性都将发生变化。例如,组织中的某些酶在久置后会发生变性而失活;有些组织成分如糖原、ATP 等,甚至在动物死亡数分钟至十几分钟内,其含量即有明显的降低。因此,利用离体组织作代谢研究或作为提取材料时,都必须迅速将它取出,并尽快进行提取或测定。一般采用断头法处死动物,放出血液,立即取出实验所需的脏器或组织,除去外层的脂肪及结缔组织后,用冰冷的 0.9%氯化钠溶液洗去血液(必要时可用冰冷的 0.9%氯化钠溶液灌注脏器以洗去血液),再用滤纸吸干,即可用于实验。取出的脏器或组织,可根据不同的方法制成不同的组织样品。①组织糜:将组织用剪刀迅速剪碎,或用绞肉机绞成糜状即可。②组织匀浆:向剪碎的新鲜组织中加入适量的冰冷的匀浆制备液,用于高速电动匀浆制备液有 0.9%氯化钠溶液、缓冲液或 0.25 mol/L 蔗糖等,可根据实验之不同要求,加以选择。③组织浸出液:将组织剪碎、浸泡于一定的缓冲液内,其上清液也即为组织浸出液。

2. 蛋白质提取的基本过程 ①用颈椎脱臼法处死小鼠,取出需要的组织,放入盛有冷 0.9%氯化钠溶液的烧杯中漂洗干净。②取出大约 0.5 g 的组织,在称量纸上剪碎,放入玻璃匀浆管中。③按 1:15 的比例往玻璃匀浆管中加入匀浆缓冲液,手动匀浆。注意用力均匀。④匀浆完成后,取两支 1.5 mL 离心管,各加入 1.2 mL 匀浆液后,置入冷冻离心机中。⑤于 4℃,13 000r/min 离心 20 min 后,小心取出上清液至 1.5 mL 离心管中,上清液可用于蛋白质含量的测定。

四、BCA 法测定蛋白质的浓度

1. 基本原理 二喹啉甲酸(bicinchoninic acid,BCA)与硫酸铜及其他试剂混合在一起即成为苹果绿的 BCA 工作试剂。在碱性条件下,BCA 工作试剂与蛋白质反应时,蛋白质将 Cu^{2+} 还原为 Cu^+,一个 Cu 螯合 2 个 BCA 分子,工作试剂由原来的苹果绿变成紫色复合物,最大光吸收峰在 562 nm 处,颜色的深浅在一定范围内与蛋白质的浓度成正比。BCA 法的优点是操作简便、快速,45 min 内可以完成实验,比 Lowry 法快很多;试剂的稳定性好,检测灵敏度高,抗试剂的干扰能力强,不受样品中离子型和非离子型去垢剂的影响。BCA 法检测蛋白质浓度范围为 $20\sim200\ \mu g/mL$,微量 BCA 法的测定范围为 $0.5\sim10\ \mu g/mL$。现在 BCA 法适用范围较为广泛。

2. BCA 法测定蛋白质浓度的基本过程

(1) 取 16 mm×150 mm 试管 8 支,标号,放置在试管架上,在 1~6 号试管内分别加入标准牛血清白蛋白(使用时取贮液用双蒸水稀释至 0.5 mg/mL)0、60、120、180、240、300 μL,用双蒸水补足至每管总体积 300 μL,在 7、8 号试管内分别加入待测样品 25、50 μL,并用双蒸水补足至 300 μL。如需要可考虑做重复管,取算术平均值作为检测结果。

(2) 各管加入 BCA 工作试剂 2 mL,混匀,37℃水浴 30 min,冷却至室温。

(3) 以 1 号管作为空白对照调零,562 nm 检测各管的吸光度值。

(4) 根据已知含量的标准样品测得的吸光度作标准曲线,然后根据待测样品的吸光度在标准曲线上查出其蛋白质含量。根据稀释倍数计算出组织的蛋白质含量。

五、蛋白印迹技术

1. 蛋白印迹技术的原理　蛋白质印迹技术又称免疫印迹技术或 Western 印迹技术(western blotting),是鉴别蛋白质的分子杂交技术。其原理是将经过 SDS - PAGE 分离的蛋白质样品转移到固相载体(如硝酸纤维素薄膜、尼龙膜或 PVDF 膜)上,固相载体以非共价键形式吸附蛋白质,且能保持电泳分离的蛋白质的相对位置不变。以固相载体上的蛋白质或多肽作为抗原,与对应的未标记的抗体起免疫反应,再与酶或同位素标记的二抗反应,经过底物显色、化学发光或放射自显影,可以检测电泳分离的某种特定蛋白成分的存在和含量。该技术也广泛应用于检测某种蛋白的表达水平。

2. Western blotting 的基本过程

(1) SDS - PAGE 分离待检测的蛋白质。

(2) 转膜:将 SDS - PAGE 分离的蛋白质转移到膜上。

(3) 封闭:即利用非反应活性物质分子封闭固相载体膜上未吸附结合蛋白质的区域。

(4) 抗体结合:即利用相应蛋白质的抗体(一抗)与待测蛋白质进行免疫结合,再与酶或同位素标记的第二抗体起反应。

(5) 底物显色或放射自显影检测电泳分离的特异性目的蛋白的存在与否和含量。

western blotting 的转膜方式以电转移最为常用,固相载体主要有:硝酸纤维素薄膜、尼龙膜和聚偏二氟乙烯膜(PVDF 膜)。硝酸纤维素薄膜结合蛋白的能力为 $100\ \mu g/cm^2$,综合性能较好,以往使用的人较多;尼龙膜结合蛋白质的能力较强($48\ \mu g/cm^2$),有很高的灵敏度,但结合背景较高;PVDF 膜具有较好的结合蛋白质的能力($200\ \mu g/cm^2$),且能较牢固地结合蛋白质,该膜的机械性能和化学特性强,不易卷曲或撕裂,在 90% 甲醇的脱色条件下也不会影响膜的结构,结合在膜上的蛋白质可以直接进行序列分析,具有较好的染色和检测的兼容性。

常用的二抗标记物有辣根过氧化物酶(HRP)、碱性磷酸酶(AP)等,辣根过氧化物酶(HRP)最敏感的底物是 3,3'-二氨基联苯胺,它在过氧化物酶所在部位被反应转变成棕色沉淀。在钴或镍离子存在下进行反应可以加深沉淀的颜色并提高反应的灵敏度。但是,使用辣根过氧化物酶不可能完全排除背景颜色,因此须十分小心地观察生色反应,一旦特异性染色蛋白带清晰可见,就应尽快终止生色反应。碱性磷酸酶可催化底物 5-溴-4-氯-3-吲哚磷酸/氮蓝四唑(BIP/NBT)在原位转变为深蓝色化合物。这是利用二抗标记物进行的显色反应,是最早的 western blotting 检测方法,现在主要用于免疫组化,在显微镜下观察。该方法的灵敏度相对较低,可以检测 ng 水平的目标蛋白。

ECL 化学发光检测试剂是基于 Luminol 的新一代增强型化学发光底物试剂,它由辣根过氧化物酶催化发生化学反应,发出荧光,结果可以通过 X 线片压片和其他显影技术展现,或使用 Luminometer 检测。溶液 A 主要成分为 Luminol 及特制发光增强剂,溶液 B 主要成分为 H_2O_2 及特殊稳定剂发光液。A 和 B 在 HRP 的催化作用下 Luminol 与 H_2O_2 反应生成一种过氧化物,过氧化物不稳定随即分解,形成一种能发光的电子激发中间体,当后者由激发态返回至基态,就会产生荧光。ECL 化学发光检测灵敏度较高,可以检测 pg 水平的目标蛋白。

六、聚合酶链反应技术

聚合酶链反应(polymerase chain reaction, PCR)是一种体外 DNA 扩增技术,是 1985 年由美国 PE-Cetus 公司人类遗传研究室的 Kary mullis 发明的。PCR 技术的发明具有划时代的意义,极大地促进了分子生物学的发展,在基因克隆、基因分析、基因表达检测和基因突变检测上具有广泛的应用,克服了微量 DNA 操作困难的障碍。PCR 技术具有特异性好、灵敏度高、扩增倍数大、重复性好及快速、简便、易自动化等特点,自发明以来不断地完善和发展,目前已报道的 PCR 方法有几十种,被广泛地应用到生命科学的各个领域。

1. PCR 的原理　PCR 扩增的原理类似于细胞内 DNA 的复制过程,它是一种能在较短时间内(1~3 h)在体外大量扩增 DNA 片段的技术。在试管内建立 DNA 合成的反应体系(包括模板 DNA、引物对、4 种 dNTPs、Mg^{2+}、耐热的 DNA 聚合酶和缓冲体系),经过变性、复性和延伸 3 个基本反应过程的重复,短时间内可以将某个 DNA 片段进行大量扩增(扩增 10^6 倍以上)。

2. PCR 的基本过程

(1) DNA 变性:即在 90~95℃高温条件下使 DNA 双链解离成单链。

(2) 复性:又称退火,即将温度快速下降到某一温度(一般为 50~60℃),使引物和模板 DNA 配对形成双链。

(3) 延伸:即在耐热的 DNA 聚合酶催化作用下,引物以变性的单链 DNA 为模板进行 DNA 的合成反应,一般的延伸温度条件为 67~72℃。

以上 3 个步骤重复 25~35 次,就可以将引物对之间的 DNA 片段扩增 10^6 倍以上。

3. PCR 的反应体系　PCR 的反应体系包括模板 DNA、引物对、4 种 dNTPs、Mg^{2+}、耐热的 DNA 聚合酶和缓冲体系,反应体系中各组分的变化都会最终影响 PCR 的结果。

(1) 耐热的 DNA 聚合酶:PCR 中最常用的 DNA 聚合酶是 Tag DNA 聚合酶,在 74℃,pH 8.0 以上表现出最大的反应活性,它具有 $5'{\rightarrow}3'$ 的聚合酶活性和 $5'{\rightarrow}3'$ 的外切酶活性,但缺乏 $3'{\rightarrow}5'$ 核酸外切酶活性(即没有对错配碱基的校对功能)。一般经典的 $50\,\mu L$ PCR 反应体系中需加入 1 个活力单位的 Tag DNA 聚合酶,而对于具有纠错功能的聚合酶,往往需要适当加大酶量,可参考试剂的说明书使用。聚合酶用量过大会导致 PCR 的非特异性扩增区带增多,PCR 的特异性下降。

(2) PCR 的引物:通常的 PCR 引物是成对的,分别与待扩增的 DNA 片段两侧的单链序列互补,一条称为上游引物或正向引物(forward primer),另一条称为下游引物或反向引物(reverse primer)。引物设计的好坏是关系到 PCR 扩增成败最为关键的因素之一,好的 PCR 引物在合适的 PCR 反应条件下只产生特异性的扩增产物,而不产生非特异性的扩增产物,现在有许多软件可根据一定的原则来设计 PCR 的引物,引物的设计遵循以下原则:引物的长度一般为 15～30 个碱基,引物越长,相对来说与模板结合的特异性越好;引物中(G+C)％在 45％～50％之间,引物中应避免连续 5 个以上的嘌呤或嘧啶排列在一起。引物的 $3'$ 端通常必须严格地与模板 DNA 链互补配对,这是因为引物 $3'$ 端与模板的配对与否关系到 DNA 聚合酶的延伸效率和 PCR 的扩增与否,引物的 $5'$ 端与模板的配对关系相对不那么严格;引物之间应不具有连续 4 个以上的碱基的配对关系,特别是 $3'$ 端;两个引物应具有相当的 Tm 值,所以引物的长度也应该基本相当,一般不要相差 3 个碱基以上;PCR 反应体系中聚合酶的终浓度一般为 $0.1～0.6\,\mu mol/L$,浓度过高会产生非特异性扩增区带。

(3) 缓冲体系:PCR 的缓冲液都是商业化购买的,为 Tris-HCl 缓冲液,其 pH 一般在 8.5～9.0,$MgCl_2$ 一般是单独加的,通常使用的浓度为 $2.0\,mmol/L$,Mg^{2+} 浓度的高低会影响变性过程中双链的解离、引物的退火、产物的特异性和非特异性扩增片段的多少等,所以在摸索 PCR 条件时,除了退火温度外,Mg^{2+} 也是需要优化的条件之一。

4. 逆转录聚合酶链反应(reverse transcription coupled polymerase chain reaction,RT-PCR)　RT-PCR 是一种广泛地应用于基因表达检测和真核基因克隆的实验技术,其是将 RNA 的逆转录(RT)和 cDNA 的聚合酶链反应(PCR)相结合的一种实验技术。真核生物的结构基因由外显子和内含子组成,转录生成的 mRNA 前体经过剪接等转录后的加工过程生成成熟的 mRNA,成熟的 mRNA 可以作为蛋白质生物合成的模板。人们目前尚不能完全确定真核基因组中每个基因的内含子位置,也无法在 DNA 水平上对结构基因进行准确的拼接。因此获取成熟的 mRNA 是真核生物结构基因研究的一种重要方式,但是目前还没有一种方法能够直接扩增 RNA,所以将 RNA 的逆转录(RT)技术和 DNA 的 PCR 技术相结合,建立了 RT-PCR 技术。RT-PCR 技术的主要技术路线是:首先提取组织或细胞中的总 RNA,然后以 RNA(主要是 mRNA)为模板,以与 RNA $3'$ 端互补序列为引物或 Oligo-dT 为引物,在逆转录酶的作用下进行逆转录,生成与 RNA 互补的 DNA 链(complementary DNA,cDNA),然后以 cDNA 3′端互补序列及 RNA 3′端互补序列为引物组成引物对,对 mRNA-DNA 杂合分子进行 PCR 扩增,通过电泳检测是否产生 PCR 的扩增区带来判别 RT-PCR 是否成功。为了避免由于 RNA 的降解而导致阴性的实验结果,所以在进行 RT-PCR 时往往要设立一个内参照(管家基因的表达产物),以避免由于假阴性结果而造成对实验结果的误判,同时内参照可以对基因表达的变化起到半定量的作用。RT-PCR 的特点是检测灵敏度高,且用途广泛,常用于基因表达检测、真核基因 cDNA 文库的构建和直接克隆特定基因。目前用于逆转录的引物有 3 种:随机引物、Oligo-dT 及基因特异引物。

七、流式细胞术

流式细胞术(flow cytometry,FCM)是利用流式细胞仪对悬浮的细胞或微粒(生物粒子)等进行快速、多参数的理化及生物学特性分析的方法。它集单克隆抗体技术、激光技术、计算机技术、细胞化学和免疫化学技术于一体,能同时检测单个细胞的多项指标,对细胞进行自动分析和分选。它可以快速测量、存贮、显示悬浮在液体中的分散细胞的一系列重要的生物物理与生物化学方面的特征参数,并可以根据预选的参数范围把指定的细胞亚群从中分选出来,因而已广泛应用于生命科学的各项研究领域中。其特点是:测量速度快,最快可在 1s 内计测数万个细胞;可进行多参数测量:可以对同一个细胞做有关物理、化学特性的多参数测量,并具有明显的统计学意义;是一种高科技、综合性的实验技术和方法,它综合了激光技术、计算机技术、流体力学、细胞化学、图像技术等多领域的知识和成果;既是细胞分析技术又是精确的分选技术。

1. 流式细胞术的原理　流式细胞仪安装有一根或多根激光管,用于激发特异荧光染色的细胞或微粒发出荧光供收集检测。首先待测细胞或微粒被制备成单细胞悬液,经特异性荧光染料染色后置于专用样品管中,在恒定的气体压力推动下被压入流动室,流动室内充满鞘液(不含细胞或微粒的缓冲液),在高压作用下从鞘液管喷出包裹细胞,使细胞排成单列形成细胞液柱,依次通过检测区。液柱与高度聚焦的激光束垂直相交,被荧光染料染色的细胞受到激光激发产生荧光信号和散射光信号,这些光信号通过波长选择的滤光片,由相应的光电管和电子检测器接收并转换成电信号。这两种信号同时被前向光电二极管和 90°方向的光电倍增管接收。光散射信号在前向小角度进行检测,称为前向散射,这种信号基本上反映细胞体积的大小;90°散射光又称侧向散射,是指与激光束-液流平面垂直的散射光,其信号强度可反映细胞部分结构的信息。荧光信号的接收方向与激光束垂直,经过一系列双色性反射镜和带通滤光片的分离,形成多个不同波长的荧光信号。这些荧光信号的强度代表所测细胞膜表面抗原的强度或其细胞内、核内物质的浓度,经光电倍增管接收后可转换为电信号,再通过模/数转换器,将连续的电信号转换为可被计算机识别的数字信号,经放大器放大后送入计算机并进行分析显示和结果输出。

2. 流式细胞术的应用　流式细胞术的应用十分广泛,凡是能被荧光分子标记的细胞或微粒均能用流式细胞仪检测。流式细胞术是通过测量细胞的多种参数来获取信息的。细胞参数分为结构参数和功能参数两大类。结构参数主要用于描述细胞的化学组分和形态特征，功能参数主要描述细胞整体的理化和生物特性。下面举例介绍研究中几种常用的方法。

（1）细胞内 DNA 的检测和分析：先把单细胞悬液经过透性处理，加入 DNA 荧光染料，通过流式细胞仪检测出的荧光强度代表细胞中 DNA 的含量。对细胞内 DNA 含量的测定可用于细胞生物学方面的研究和临床肿瘤学的诊断、区别细胞周期中的 G_0 和 G_1 期。常用的荧光探针有吖啶橙、派洛宁 Y 等。利用 HO/CA_3 双染色还可分析 DNA 的碱基组成。还可以结合溴脱氧尿嘧啶核苷单克隆抗体免疫荧光来测定细胞内 DNA 合成。

（2）蛋白质检测和分析：流式细胞术可以通过测定细胞中蛋白质的总含量，以检测一个细胞群体生长和代谢的状态，或区别具有不同蛋白含量的细胞亚群，如血液中白细胞的分类。检测总蛋白的常用荧光探针为异硫氰基荧光素，以共价键方式与蛋白上带正电的残基结合。另外，可以将可溶性蛋白固化在细胞样微粒上，再加入相应的荧光抗体就可以通过流式细胞术进行定性和定量分析。

（3）特殊配体的测定：配体是与不同的细胞结构特异结合很强的各种大分子和小分子。通过对特异性荧光标记的配体的测定，可以获得不少有关结构参数和功能参数的信息。例如，用标记的外源凝集素可检测细胞表面糖；用标记抗体可测表面抗原；用标记多聚阳离子可检测细胞表面电荷；用标记的激素、生长因子、神经递质和病毒等可检测细胞受体；用标记的大分子、微生物等可检测细胞的内吞性；用荧光素标记的亲和素及带有 DUTP 的生物素衍生物的 DNA 探针跟靶细胞的 DNA 杂交能够检测原位的特殊基因等。这方面的应用范围广、有前途，已经成为研究细胞和组织中的抗原、基因和各种生化过程强有力的新技术。

（4）生物活性的测定：主要包括细胞本身的死活及活细胞生物功能发挥的强弱。流式细胞术用来判断细胞死活的常用荧光探针有两大类：一类是能透过活的细胞膜进入细胞内而发出荧光的物质，例如醋酸酯荧光素可被活细胞持留而发出黄绿色荧光；若细胞有损伤则会从细胞中流失，观察不到荧光。另一类是不能透过活细胞膜，但能对固定的细胞及膜有破损的细胞的核进行染色，例如碘化丙啶和溴乙啶就是常用的第二类荧光探针。

目前流式细胞术已经得到广泛应用，如在临床医学中用于淋巴细胞亚群分析、血小板分析、网织红细胞分析、白血病和淋巴瘤免疫分析、HLAB27 表型分析、PNH 诊断、人类同种异体器官移植、获得性免疫缺陷综合征的诊断和治疗、临床肿瘤学分析、临床微生物学分析等。在基础研究中用于 DNA 分析、细胞凋亡分析、树突状细胞研究、造血干/祖细胞研究、细胞膜电位测定、胞内钙离子测定、胞内 pH 测定、细胞内活性氧检测、蛋白质磷酸化检测、染色体分析等。

（孙　婧　董竞成）

第五节 单细胞测序技术

医学现在已进入细胞和分子时代,实验生物学家和临床医师试图通过有针对性的分子方法来理解和改变细胞行为。为了深化对细胞在分子层面的理解,可以通过多种方式评估细胞,包括分析其基因组 DNA,染色质结构,信使 RNA(messenger RNA, mRNA),非编码 RNA(non-coding RNA, ncRNA),蛋白质表达和修饰,以及代谢物等。用于高通量的单细胞基因测序(single cell RNA sequencing, scRNA-seq)的新技术正在引领生物学中的重要新发现。在细胞层面获取大量转录组数据的能力代表了变革性的进步,使得我们能够鉴别新的细胞类型、细胞状态和分化动态。

从历史上看,scRNA-seq 技术在样本量有限的情况下尤为适用,例如研究早期胚胎发育的细胞。实际上,此项技术为阐明发育的第一阶段基因表达变化的全视角提供了重要的见解。具体而言,高通量 scRNA-seq 技术可以同时分析数十万个细胞,提供对细胞群体中单个细胞异质性的无偏展示。这种类型的数据为解决多种生物学问题打开了大门:特定样本的细胞群中存在哪些具体的细胞亚型? 影响细胞功能状态的可能分子开关是什么? 如何理解基因表达的随机性和等位基因的特异性? 如何使用基因-基因表达相关性构建基因调控网络?

scRNA-seq 的应用深刻地改变了人们对许多生物现象的理解,包括器官发育,致癌作用,免疫系统的调节,遗传疾病和靶向药物的研发等。在此简单讨论 scRNA-seq 的基本方法和其在医学生物学中的应用。

一、单细胞 mRNA 测序方法

1. 单细胞分离　尽管看起来微不足道,但高效、快速、准确地捕获单个细胞是单细胞测序的主要挑战之一。微操作技术可用于从细胞数目极少的样品中捕获单细胞,例如早期胚胎。虽然这种方法耗时且通量低,但对细胞分离的微观监督可确保在每次分离尝试时都能成功捕获到单个细胞。为了从组织特异区域(比如病灶)中捕获单个细胞,还可以使用激光捕获显微切割(laser capture microdissection, LCM)技术,通过激光将单个细胞从组织中剥离并附着到薄膜,随后便可以将其移除从而实现单细胞的精准捕获。

为了增加通量,可以将来自组织的细胞分离并悬浮在缓冲液中。然而,细胞分离在某些情况下可能非常具有挑战性,因为用胰蛋白酶或胶原酶对组织进行酶处理可能对细胞活力具有影响,并可能改变某些细胞的转录组特征。使用荧光激活细胞分选仪(flow cytometry assay, FACS)将单个细胞分选到微孔板中是一种高效的方法,并且可以通过生物标志物容易地收集目标细胞或者排除干扰细胞。一个合适的 FACS 仪器,可以支持"索引分类",即能够存储每个细胞的蛋白质荧光强度和细胞大小信息。然而,使用微量滴定板的主要缺点在于,与微流控技术相比,反应体积不能缩小到纳升级别,这可能导致每个细胞的试剂成本更高。

在 Fluidigm C1 微流控平台上，使用集成的流体回路系统捕获细胞，目前该平台能够在每个芯片上分析多达 96 个细胞。随后可以在显微镜下检查这些捕获的细胞。细胞捕获之后，平台自动进行纳升级别的逆转录和片上预扩增。然而，该方法存在一些限制。首先，它仅适用于尺寸相对均匀的细胞，因为捕获位点设计有 3 个尺寸范围：直径 5～10 μm，10～17 μm 和 17～25 μm。其次，黏性或非球形细胞的捕获效率可能较低，这可能导致捕获和测序的细胞数量少于 50 个。此外，每次捕获至少需要 1 000 个细胞作为输入，因此如果细胞数量有限，此方法可能不适用。从成本的角度来看，尽管每个集成流体回路芯片都是一笔可观的费用，但它确实可以节省试剂成本，因为反应是以纳升体积进行的。

另一种有前景的即将出现的技术是基于微滴的微流控方法，例如 CytoSeq，有可能在一次实验中捕获数千个细胞和微滴。基于微滴的技术还可以通过液滴融合或诸如微注射器之类的仪器实现向每个液滴的高通量递送。这将以高度并行的方式缩小对纳升和皮升体积的反应，进一步降低成本。

2. RNA 测序　每个 scRNA-seq 方案可分为 3 个步骤：逆转录、cDNA 扩增、测序文库制备。

在单细胞测序中，通常会尽量简化操作步骤和开发单管反应来避免材料的部分损失。通过逆转录来合成 cDNA，并选取多腺苷酸化的 RNA 分子。为实现这一目标，除设计的基于引物的 RNA 测序 DP‐Seq 外，所有已发表的方法都使用 poly(T) 引物来进行逆转录。这是一个关键步骤，scRNA-seq 的灵敏度很大程度上取决于其效率。据估计，只有 10%～20% 的转录本能够被成功逆转录，这会导致高技术噪音，特别是对于低表达基因，因为这一阶段的转录本选择是基于泊松分布的随机采样。

逆转录反应中的第二链 cDNA 合成可以使用两种不同的方法完成：①使用 poly(A) 拖尾，如 Tang 程序和 QuartzSeq 方法；②利用模板切换机制，如 Smart Seq（利用 RNA 模板的 5′末端进行切换）和 STRT‐Seq（单细胞标记的逆转录）方法。

逆转录完成后，为了扩增得到的少量 cDNA，可通过 PCR 或体外转录（in vitro transcription, IVT）来实现，每一种方法都可能导致偏差。用于 Smart Seq 及其优化版本 Smart Seq2，START，Tang 程序和 SC3-seq 的 PCR 扩增是一个非线性过程，其效率受到序列影响。IVT 则是一种替代方法，被整合到 CEL‐Seq（通过线性扩增进行细胞表达测序）和 MARS‐Seq（大规模单细胞 RNA 平行测序）方案中。IVT 允许线性扩增，但需要对逆转录后的 RNA 进行一次额外扩增，这可能导致额外的 3′末端覆盖偏差。

3. 基本步骤

（1）单细胞悬液的制备：首先将每个组织样本切成小块（每块 1～2 mm^3）。在组织消化之前，加入 35 mL 预冷的 PBS 以清除组织匀浆中的血液，然后轻轻摇动并用离心管收集组织，并用 70 μm 过滤器过滤。随后，用 10 mL 0.1% 胶原酶消化液对组织进行消化；消化完成后，将细胞重悬于含有 2%FBS 的 1 mL 溶液中，并使用自动计数（Countess® Ⅱ Automated Cell Counter）和/或血球计数板进行人工计数，以确保细胞活力高于 85%。最后，将大约 25 万个细胞重悬于含 0.04% 牛血清白蛋白的 2.5 mL PBS 中，以达到最终上样所需的细胞浓度。

（2）建库：根据10X Genomics单细胞5′试剂盒的标准实验流程进行操作。首先，将制备好的细胞悬液、barcode凝胶磁珠和油相分别加入Chromium Chip的不同小室，经由10X Genomics Chromium系统使得每个单细胞液滴外有一层油相包裹，形成油包水的微滴结构——GEM（Gel beads-in-emulsion）。之后，将GEM转入PCR仪进行反转录，接着使用磁珠纯化一链cDNA。纯化后的cDNA经过PCR扩增，然后利用Qubit检测浓度，Agilent 2100检测片段大小。接下来，对cDNA进行酶切片段化，并用磁珠筛选最适片段。通过末端修复、加A尾和连接Read2测序引物，进一步以PCR方式构建含有P5和P7接头的测序文库。文库经磁珠进行纯化后，同样使用Qubit和Agilent 2100检测浓度和片段大小。最后，使用Ilumina NovaSeq6000测序仪，按照PE150模式进行测序。每个样本预期获得约100 Gb原始数据，每个细胞可达到50 000个reads的平均覆盖度。

（3）数据质量控制：最佳的组织解离条件因不同的细胞类型而异，因此在处理混合组织样品时可能会导致一定程度的细胞裂解。这一现象可能会导致单细胞悬液中环境RNA背景水平随样本中细胞类型的不同而变化，因此复旦大学中西医结合团队使用SoupX进行背景校正。通过单独分析每个样本，复旦大学中西医结合团队排除具有高于中位数＋2SD的许多基因的细胞。此外，也需要进一步排除具有大量独特分子标识符和高百分比线粒体读数的细胞。

（4）数据分析：利用单细胞测序生物信息学软件，可进行批次矫正、细胞聚类、注释、构成比分析、标志基因的确定、差异基因的筛选、基因功能和通路富集、Bulk mRNA测序相关性分析、细胞发育/分化轨迹、细胞-细胞相互作用、基因网络调控分析、转录因子分析等。

（董竞成　吾尼且木·吐拉克）

第六节　类器官技术在肺部疾病研究中的运用

类器官之父汉斯·克里夫（Hans Clevers）在2009年成功建立上皮样的小肠道类器官模型后，类器官新时代由此开启。类器官的"二次革命"为生命科学领域的研究带来了鼓舞人心的新契机。经历了十几年的奠基与发展，类器官技术成了科研的新方法之一，也为精准医学和再生医学提供了无限可能。如今，研究者不仅已经成功在体外生成多种类型的类器官实体，而且正逐步应用于实验模型、药物筛选、再生医学、生物样本库等领域。学习类器官技术，有必要了解它的发展历程，不同细胞类型衍生的类器官的特点，以及类器官相较于其他模型的异同。呼吸系统疾病研究者应特别学习肺类器官的构建要素，着重探讨肺类器官对于肺部疾病的应用进展，以及类器官技术目前可预见的前景与挑战，感受肺类器官技术所带来的相对时空效应。为今后解决肺癌、哮喘、慢阻肺、囊性纤维化（cystic fibrosis, CF）、肺纤维化（idiopathic pulmonary fibrosis, IPF）和间质性肺病（interstitial lung disease, ILD）等肺部疾病的机制与诊疗、基础研究与临床应用提供借鉴,亦为后续结合高通量测序的手段提供新思路。

一、肺类器官简介

作为一种在体外利用健康人或患者的原代组织(单细胞或组织亚基)或干细胞[多能干细胞(pluripotent stem cells,PSCs)或成体干细胞(adult stem cell,ASCs)]构建的三维(three-dimensional,3D)微型结构,类器官因其能在体外经过起始细胞的持续扩展和自我组织,生成具有器官特异性的多类型细胞集合体,且与人类原始器官的组成、结构和功能高度相似的同时保留多谱系能力,从而具有增殖性、自主性、异质性和同源性的特点。

关于类器官的发展历史,可象征性地划分为前现代类器官时代和现代类器官时代。1946 年,作为"畸胎瘤"的同义词,史密斯(Smith)和科克伦(Cochrane)首次提出"类器官"这一概念。而类器官首次流行于 20 世纪 60~80 年代的发育生物学实验中,当时主要用于通过细胞解离和重组实验来描述器官的生成。21 世纪初,佐才(Sasai)等生成了第一个来自胚胎干细胞(embryonic stem cell,ESCs)的具有自组织能力的 3D 皮质组织。2009 年,克里夫利用小鼠的 LRG5+肠道干细胞建立了肠道类器官模型,并成功模拟了部分肠道的特征及功能,并在 2011 年构建了人的肠道类器官,可以说是类器官技术的奠基人。自此,类器官以一种新的形式兴起:具有器官特异性的干细胞利用细胞分选和空间限制的谱系命运自我重组后的 3D 结构。如今,研究者已经成功在体外生成多种类型的类器官实体,如脑、视网膜、肾、肝、胰腺、肺、胃肠、甲状腺、前列腺、乳腺、心脏和血管等。目前正逐步应用于实验模型、疾病诊疗、药物筛选、再生医学、个性化医疗等领域,并向类器官芯片等新技术不断发展。

肺类器官主要由肺部的 ASCs 或 PSCs 衍生而来,接种在基质上的干细胞被多种细胞因子刺激,干细胞扩展发育并分化,再现三维肺结构(肺泡、气道和肺芽)。

肺类器官的历史可以追溯至 19 世纪 80 年代,自首次提出小鼠肺类器官的概念之后,关于 ESCs、Ⅱ型肺泡细胞(AT 2)、肺癌细胞、小鼠基底细胞、人类基底细胞、人肺泡上皮祖细胞(AEPs)、纤毛细胞、肺芽器官的体外培养循序渐进。其中获得突破性进展的是 2015 年首次由人多能干细胞(human pleuripotent stem cell,hPSCs)产生人肺类器官,该模型包括所有肺细胞类型,如近端气道上皮细胞、肺泡上皮细胞和间充质细胞,以及之后成功获得人类近端气道类器官和远端肺泡类器官。很明显,肺类器官的研究已然登上历史舞台的中心。

呼吸系统疾病尤其是肺部疾病是目前全球最常见的发病和死亡原因之一,临床上常见于肺癌、哮喘、慢阻肺、囊性纤维化、特发性肺纤维化、间质性肺病和病毒性感染等。许多肺疾病目前只能缓解症状,尚且不能做到真正的治愈。其中,肺癌是全球致死率最高的癌症,哮喘、慢阻肺和特发性肺纤维化等慢性疾病所造成的高致残率和高致死率也严重影响患者的生理和心理。

笔者所在团队一直以来都致力于哮喘、慢阻肺、特发性肺纤维化和肺癌等慢性肺疾病及相关致炎抑炎平衡调控机制的研究。在下文中,我们将了解类器官技术的过去与现在,总结 PSCs 和 ASCs 衍生的器官的特点,比较类器官与动物模型和传统 2D 细胞系模型的异同,特别学习肺类器官的构建要素,着重探讨肺类器官对于肺疾病的应用进展,以及类器官技术目前可预见的前景和挑战(图7-1)。

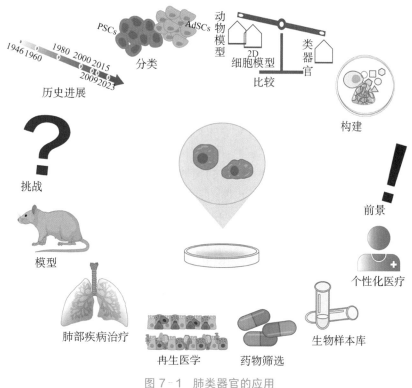

图7-1　肺类器官的应用

二、类器官与动物模型和传统 2D 细胞系模型的异同

　　动物模型和传统 2D 细胞系模型对于生命科学研究的贡献不容置喙。但不可否认的是,动物模型与人类之间的物种差异始终是一道不可逾越的鸿沟。常用动物模型与人体在解剖学、部分疾病表型、细胞类型与功能上存在差异,如小鼠呼吸系统不同区域的气道上皮组成与人类不同,以及药物反应的易感性差异、病原体的宿主特异性、可获取细胞数量的有限性、伦理负担等限制了使用动物模型作为部分特定疾病研究的对象。传统 2D 细胞系虽然相对经济、易于处理且具有一定的高通量,但迫使细胞生长在刚性环境中,发生形态、结构、功能、代谢等的非生理变化,偏离细胞的自然状态。而且低维度细胞系模型缺少细胞与细胞、细胞与基质、细胞与周围微环境之间的交互,同时培养过程中易被诱导突变和污染,因偏离自然生理环境而最终无法建立细胞与器官之间的联系。对比之下,三维立体的类器官模型细胞组成多样,可以建立细胞与器官的联系,更方便地研究细胞与细胞之间的交互,能够以几乎无限的起始原料连续扩展的同时保持基因组的稳定性或进行体外基因修饰,再现体内真实器官的复杂性,模拟体内微环境,并可以长时间传

代扩增,且具有高活性和高一致的特点,是理想的实验模型之一,适用于药物筛选,且由于实验成本较动物实验低,具备其经济优势。

三、类器官的分类:PSCs 和 ASCs 衍生的器官体的异同

迄今为止,各项证据表明,利用干细胞近似无限的增殖能力和干细胞生态位,PSCs和 ASCs 衍生的组织都可以形成三维器官样的聚合体,两者或有望成为互补系统。PSCs衍生的类器官以囊胚或体细胞为起始细胞,囊胚分化成 ESCs,体细胞必须通过引入OCT4、KLF4、SOX2 和 MYC29 4 个转录因子被重新编程转化为诱导多能干细胞(induced pluripotent stem cells, iPSCs),ESCs 和 iPSCs 进一步发育形成 3 个胚层:内胚层、中胚层和外胚层,各自定向分化为相应的类器官。胚胎内胚层随后产生胃、肠道、肝脏、肺等;中胚层发育成心脏、血管、肾脏等;而外胚层则能形成表皮和神经系统。基于组织修复与更新原理,ASCs 衍生的类器官起源于具有一定再生能力的成人原代组织或祖细胞,主要是内胚层来源的上皮组织(肠、结肠、胃、肝、胰腺、肺和前列腺)、少数外胚层来源的上皮组织(乳腺、视网膜和唾液腺)和中胚层来源的上皮组织(输卵管),经解离成干细胞,在体外适当培养条件处理下再生成类器官(表 7-1)。

表 7-1 PSCs 和 ASCs 类器官生成对比

项目	多能干细胞(PSCs)	成体干细胞(ASCs)
培养时间	几个月	时间更短
起始细胞	囊胚或体细胞	成人器官中的未分化细胞
程序	程序复杂,每一步都需要特定的协议: (1) 囊胚→ESCs→三胚层→类器官; (2) 体细胞→(OCT3/4、KLF4、SOX2 和 C - MYC29 4 个转录因子诱导编程转化)iPSC→(胚层和组织特异性模式因子)三胚层→(各类功能因子)定向发育成相应器官	程序简单。ASCs 直接从具有一定再生能力的成人原代组织或祖细胞中获取,经解离成干细胞,再利用生长因子混合物和细胞外基质(extracellular matrix, ECM)矩阵进行培养
特点	(1) 类似于早期着床后的胚胎发育; (2) 起始细胞来源稳定; (3) 扩展性受限,细胞终末分化后停止扩展; (4) 衍生器官的细胞成分复杂,包括间质、上皮甚至内皮成分; (5) 免疫细胞群被剥夺; (6) 成熟度受限,很难达到成人组织阶段; (7) 高度依赖周围环境,对培养条件的精确度要求高; (8) 易产生批量变异; (9) 培养时间长	(1) 人类 ASCs 来源的类器官是典型的囊性、极化的上皮结构; (2) 更好地呈现成人组织的修复; (3) 高度再现原始组织的稳态和再生能力; (4) 衍生器官的成熟度更接近成人组织的成熟度; (5) 原始组织可在体外长期扩增并保持基因稳定性; (6) 衍生器官成分单纯,只由上皮细胞组成; (7) ASCs 只能来自具有一定再生能力的原代组织;部分如脑、心脏、胰岛等无法从成人器官获得具有干性的组织; (8) 细胞类型数量有限

（续表）

项目	多能干细胞（PSCs）	成体干细胞（ASCs）
应用	人类发育生物学中的早期器官生成、发育缺陷性疾病	疾病建模：癌症、感染性疾病、神经退行性疾病[阿尔茨海默病、帕金森病、额颞叶痴呆（frontotemporal dementia，FTD）]

四、肺上皮细胞和肺的再生与修复

肺作为气体交换的主要场所,有4种气道上皮细胞(杯状细胞、纤毛细胞、克拉克细胞、基底细胞)和2种肺泡细胞[Ⅰ型肺泡细胞(alveolar type Ⅰ cell，AT1)、Ⅱ型肺泡细胞(alveolar type Ⅱ cell，AT2)]。作为具有半开放结构特征的器官,肺存在一个生理的内环境稳态。正常稳态下,呼吸系统高度静止,其中的干细胞更新较慢,但是一旦受损,近远端气管、支气管、肺泡中含有的干细胞类群具有较强的损伤后再生、修复和重塑能力。肺的多种上皮细胞亚群已经确定了潜在的干细胞生态位,尤其是气道上皮细胞中的基底细胞和分泌性克拉克细胞作为能自我更新的祖细胞,以及肺泡上皮细胞中的AT2,都表现出良好的衍生能力,能在特定区域作为祖细胞或兼性干细胞,再现体外功能肺器官。例如,基底细胞存在于近端气管、支气管和细支气管,具有增殖潜能和自我更新能力,也能分化为纤毛细胞、杯状细胞、克拉克细胞、神经内分泌细胞、丛状细胞、离子细胞。神经内分泌细胞和分泌性克拉克细胞是兼性祖细胞,位于整个气道上皮,尤其是末端细支气管,自我更新能力有限,在稳态时具有分化为纤毛细胞和杯状细胞,甚至去分化为基底细胞的潜力。AT2存在于肺的远端气体交换区,兼有分化成AT1的作用。在此,需要注意的是,在小鼠(尚未在人类中得到证实)的生态位支气管肺泡导管连接处(bronchioalveolar juct junctions，BADJs)鉴定出一种边界细胞,即支气管肺泡干细胞(bronchioalveolar stem cells，BASCs)同时表达支气管上皮棒状细胞分子标记Scgb1a1(又称为CC10)和Ⅱ型肺泡上皮细胞分子标记Sftpc(又称为SPC)的特点。在稳定状态下或气道和肺泡损伤后,它们能够自我更新并多能分化为克拉克细胞(club cell)、AT1和AT2。

越来越多的证据表明,许多呼吸系统疾病,如支气管哮喘、慢阻肺、特发性肺纤维化、肺癌、过敏性炎症等,在保有特性的同时,通常也具有一定的共性,如上皮屏障破坏、感染易感性增加和炎症风暴等。上皮细胞的再生机制表现出肺内疾病特异性。这一过程通常是通过细胞群的增殖和分化失衡,改变组织的形态和功能,以及改变天然细胞外基质的物理或化学性质实现的。例如,哮喘患者的气道可以通过减少纤毛细胞和克拉克细胞增殖,增强杯状细胞分化,纤维化、平滑肌增生、血管化等方式进行重塑。

肺的适当再生能力有助于维持肺内环境稳态。因此,研究肺损伤与修复过程中细胞与细胞之间、细胞与基质之间的相互作用,不同肺疾病信号通路的调节机制等,对研究气道炎症性疾病、间质性肺病、肺癌等具有重要意义,激发了对体外培养3D模型肺类器官的需求。

肺上皮细胞的结构和肺上皮细胞的分化如图 7 - 2、7 - 3 所示。

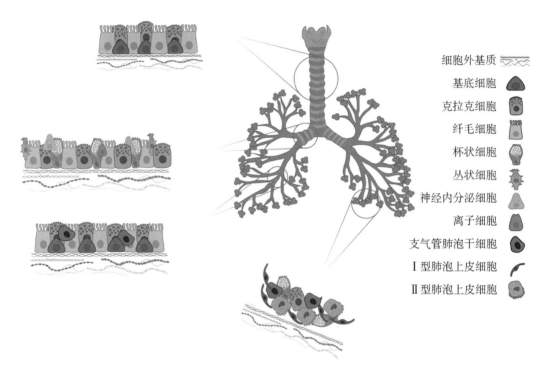

图 7 - 2　肺上皮细胞的结构

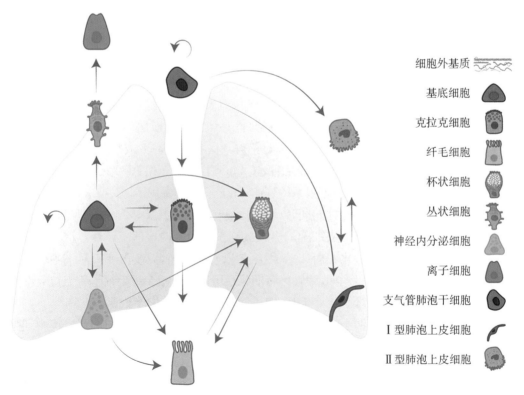

图 7 - 3　肺上皮细胞的分化

五、类器官的构建

体外构建类器官就像在播种,与植物生长需要种子、养料和环境类似,体外构建类器官具有三要素:起始细胞、系统信号和培养环境。这是一种基于自模式下具有时空效应的动态培养,包括细胞的趋化运动、环境交互、细胞分选、对称破坏、形态重排、结构重排和空间限制的谱系命运等。

起始细胞的类型决定了最终类器官的特性,应根据不同的研究目的选择合适的起始细胞。类器官的类型取决于每个时期的诱导策略和试剂类型,如内源性或外源性信号(各种形态因子、生态位因子、生长因子、成熟因子、分化因子、衍生因子和额外因子)的刺激下,如 Wnt-3a、R-Spondins、表皮生长因子(epidermal growth factor, EGF)、成纤维细胞生长因子(fibroblast growth factor, FGF)、noggin 和胃泌素等,激活发育。结构支架是维持类器官 3D 特性的关键,常用天然细胞外基质、基质凝胶 martrigel、合成水凝胶等作为附着点。而目前的类器官培养系统可以大致分为悬浮培养系统、ECM(Matrigigel)支架、旋转生物反应器及气液界面培养 4 种方法。

六、肺类器官的构建

目前,已经成功生成源自小鼠胚胎肺尖祖细胞、人类胚胎肺尖祖细胞、小鼠成体肺、人类成体肺、小鼠多能干细胞(mPSCs)和人类多能干细胞(hPSCs)等基于肺上皮的肺类器官,以及更多肺体外 3D 培养技术。ASCs 来源的肺类器官包含主要的气道细胞类型(克拉克、纤毛和基底细胞类型)或肺泡细胞(AT1 和 AT2),而 PSCs 来源的模型还包含非上皮细胞。

上皮细胞是 PSCs 研究中的主要细胞类型,在所有呼吸道的上皮细胞中,基底细胞、克拉克细胞、BASCs 和 AT2 在小鼠和人类中产生肺类器官的能力尤为明显。基于 PSCs 的肺类器官最成功的培养方案表示,首先通过引入各种生长因子和小分子(转化生长因子-β 家族成员 Nodal、激活素 A、GSK3β 抑制剂如 CHIR-99021 或 McX-928、巴豆酸)诱导 hiPSCs,经内胚层((definitive endoderm, DE)阶段(GSC+/SOX 17 +/FOXA 2 高/CXCR+)和肠管阶段后,再通过双重抑制 TGF-β 和骨形态发生蛋白(bone morphogenetic protein, BMP)信号通路进入前部前肠内胚层(anterior foregut endoderm, AFE)阶段(AFE 细胞 SOX 2 +/FOXA 2 +/NKX2.1−),从 AFE 细胞中特异化肺祖细胞 NKX2.1+/FOXA 2+(支气管祖细胞 SOX2+或肺泡祖细胞 SOX9+)后,再利用细胞支架和 3D 微环境,最终生成肺类器官(支气管类器官或肺泡类器官)。基于 PSCs 的发育过程,ASCs 可以在生理组织自我更新或损伤修复期间利用模拟干细胞生态环境强制形成类器官。ASCs 生成肺类器官的最重要因素是由 WNT 和 FGF 作为激活通路,ROCK、MAPK、TGF 和 BMP 作为抑制通路。

来自肺不同部位的类器官往往由不同的细胞类型组成,如气道基底细胞形成由基底细胞、纤毛细胞、克拉克细胞和杯状细胞组成的支气管球或气管球；AT2 与成人肺间充质细胞共培养可以产生由更多的克拉克细胞、纤毛细胞、基底细胞和杯状细胞组成的细支气管类器官；支气管肺泡类器官主要由 AT2、AT1、肺祖细胞、纤毛细胞和间充质细胞组成；而肺泡球主要包含 AT2、AT1 和脂成纤维细胞。研究表明，在肺泡球的基础上，经改进的 AT2 诱导方案，最终建立了肺泡类器官。

气道上皮细胞的培养首次报道于 20 世纪 80 年代初，如今已用于研究伤口修复和细胞再生。相较于气道上皮类器官，肺泡的重建则更具挑战性。Wnt 信号是 AT2 分化的关键调控因子。肺泡类器官的特征是 AT2（SFTPC ＋，ProSPC ＋、AQP5 ＋，HT2 - 280 ＋）和 AT1 的标志物的表达。

肺类器官的培养过程是动态可变的。上皮细胞分化方案是现有的肺细胞分化方案中最丰富的，除此之外，研究者正致力于开展间充质干细胞（mesenchymal stem cell，MSCs）、血管结构、免疫细胞及其他气道细胞和多细胞结构的分化方案。

肺类器官的构建如图 7 - 4 所示。

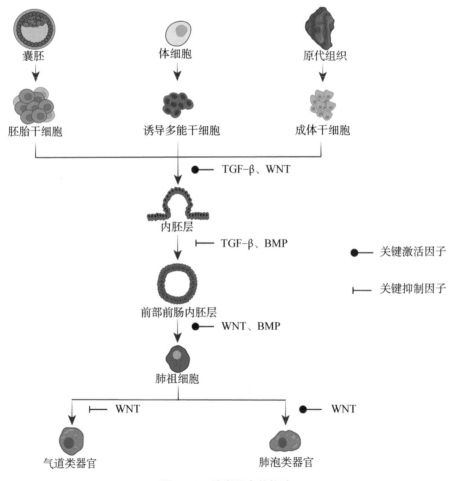

图 7 - 4　肺类器官的构建

七、肺类器官的应用

呼吸系统疾病,尤其是具有高发病率和高流行率的慢阻肺、哮喘、肺纤维化和肺癌等,一直以来都是团队研究的重点。肺类器官可通过激活内源性肺上皮干细胞/祖细胞,诱导或抑制疾病的途径,寻找药物靶点,诱导肺的再生,治疗某些肺疾病。利用回顾性研究方法学习肺类器官的各项研究进展,肺类器官在肺部疾病中的研究应用大致可以分为气道炎症性疾病、间质性肺疾病、肿瘤、感染性疾病等四大方面,以及肺结核、香烟烟雾等的研究进展。

(一) 支气管哮喘和慢阻肺

支气管哮喘是一种以气道炎症、气道高反应性和气道重塑为特征的异质性疾病。慢阻肺是一种具有持续气流受限特征的进行性发展的疾病。通过体外呼吸模型生成呼吸上皮,其基因组、转录组、蛋白质组学分析可用于研究哮喘和慢阻肺中的核心信号机制和相关通路数据,如刺猬信号、Notch 信号、维甲酸途径和转化生长因子- β(TGF - β)途径等,以及肺部疾病与肺上皮干细胞之间的联系。支气管球中 Notch 亚型特异性阻断抗体筛选发现,Notch2 是细胞因子诱导的杯状细胞化生(goblet cell metaplasia, GCM)所必需的,或成为气道疾病中杯状细胞化生的一个新的潜在的治疗干预靶点。有研究表明,通过静脉注射 hPSCs 来源的骨髓间充质干细胞,过敏性哮喘小鼠模型会出现抑制炎症细胞浸润的短期影响,慢性哮喘小鼠模型可以长期免受慢性过敏性气道炎症的典型影响,以及体现间充质干细胞移植在治疗类固醇耐药中性粒细胞性哮喘中的潜力。相较于骨髓来源的间充质干细胞在哮喘患者中的安全使用,hPSCs 来源的间充质干细胞或上皮细胞或上皮类器官移植到病变或受损的肺中,或许可以帮助缓解哮喘患者的过敏反应,改善和恢复气道功能,防止器官发生排斥。但体外的哮喘类器官模型仍未完全建立。Louisa L. Y. Chan 等展示了慢阻肺肺类器官的建立和表征,并将其应用于宿主-病原体相互作用的研究,包括 SARS - CoV - 2 和铜绿假单胞菌。研究者正在探索将原代支气管上皮细胞与 hPSCs 来源的上皮细胞进行比较,并用该上皮细胞经烟草诱导获得慢阻肺疾病模型;验证了 FAM13A 可以确定香烟烟雾暴露引起的肺气肿的易感性;以及评估上皮-成纤维细胞的相互作用及其在慢阻肺发病机制中的作用。另外,来自人类基底细胞的肺类器官既可用于筛选影响纤毛细胞和分泌细胞比例的细胞因子和其他蛋白质,如IL - 6 和 IL - 17,也可能用于筛选慢性哮喘、慢阻肺等致炎抑炎平衡被破坏的疾病的潜在治疗药物。

(二) 囊性纤维化和特发性肺纤维化

囊性纤维化是一种由囊性纤维化跨膜传导调节蛋白(cystic fibrosis transmembrane conductance regulator, CFTR)氯离子通道的一系列突变引起的常见的遗传性疾病。患者经气道阻塞、反复感染、慢性炎症,渐进性组织重塑和肺功能下降,最终导致呼吸衰竭。已有实验证明,从囊性纤维化患者中产生的 iPSCs 细胞可以通过 CRISPR/Cas9 基因编辑技术纠正突变的基因,转化为成熟的气道上皮细胞,从而恢复正常的 CFTR 功能。赫尔曼斯基-普德拉克综合征(Hermansky-Pudlak syndrome, HPS)是一种单突变性疾病，可导致早发性肺纤维化。利用 CRISPR/Cas9 引入 *HPS* 基因的移码突变，可生成人类 ESCs 来源的肺类器官，模拟特发性肺纤维化。这些类器官可用于发现导致纤维化的常见上调基因，如 *IL - 11*。特发性肺纤维化是一种以上皮细胞增生、肺泡实变、肌成纤维细胞活化、胶原蛋白和细胞外基质蛋白的沉积为特征的致命性的间质性肺疾病。肺类器官已被用于研究肺发育过程中的促纤维化信号通路，之后或比较研究博来霉素诱导和球状体/类器官培养之间的药物反应的差异。已有研究者通过使用 TGF - β 处理诱导的 hPSCs 来源的间充质细胞类器官，生成了一个类似于人类特发性肺纤维化的模型。来自特发性肺纤维化患者的 AT2 和/或其他肺泡干细胞/祖细胞的类器官培养可用于检测这些干细胞/祖细胞的修复和/或分泌功能。进一步将成纤维细胞、COL15A1$^+$ 内皮细胞群与 AT2 共培养或将阐明它们在特发性肺纤维化发病机制中调节 AT2 中的潜在作用。

(三) 肺癌

肺癌是全球发病率和死亡率最高的癌症类型。肺癌类器官作为肺癌临床前模型，兼具肿瘤的体内生长模式、肿瘤异质性、肿瘤微环境(tumor mircroenvirment, TEM)和体外肿瘤的三维复杂性，具有基因表达、信号通路活性、药物特异性反应、单细胞图谱分析和免疫治疗方面的优势。Sachs 等首次报道了从健康组织和癌症组织中提取的人类气道类器官的培养，并产生了不同亚型的人类 NSCLC 类器官，包括 LUSC 类器官。部分患者来源的非小细胞肺癌(non-small cell lung carcinoma, NSCLC)类器官的培养方案已经达成一致。多个已有的初步研究表明，临床试验结果与患者来源的肺癌类器官(patient derived organoid, PDO)模型的药物反应一致。TME 成分复杂，通过 LCOs 剖析肿瘤- TME 之间的相互作用，有望用来开发针对 TME 的新疗法。

(四) 感染性疾病

类器官能有效模拟病毒、细菌和原生生物感染，构建宿主-病原体共培养感染模型。尤其是 AT2 能分化为 AT1 这一点为理解人类肺泡空间的生态位及病毒的发病机制和与宿主的相互作用提供了新的视角。气道类器官，尤其是近端分化的气道类器官可用于快速评估新出现的呼吸道病毒在人类中的传染性。PSC 衍生的肺类器官的一个关键优势在于评估肺发育不同阶段的任何病毒性呼吸道感染的可能性。

气道类器官在快速评估新型呼吸道病毒在人类中的传染性方面具有优势。SARS - CoV - 2 导致严重呼吸衰竭并最终死亡的机制主要是肺部的细胞因子风暴，且因为 SARS - CoV - 2 病毒可以有效地结合人 ACE2 (hACE2)，但不能结合鼠 ACE2 (mACE2)，导致相关小鼠模型的缺乏，类器官在其中发挥重要作用，在过去的几年里，人类干细胞衍生的类器官已成为 COVID - 19 研究的有力工具，弥合了细胞系和体内动物模型之间差距。肺类器官有助于确定新冠病毒的感染机制、比较个体差异与新冠病毒感染严重程度之间的关系、病毒感染后的气道再生，从而促进精准治疗。源自 AT2、近端或远端气道基底细胞、hPSCs 衍生、2D ALI 培养等的气道/肺泡类器官模型都被成功建立并模拟新冠病毒感染。肺类器官有助于识别在肺中表达 SARS - CoV - 2 受体的特定细胞群的定位和富集，以及特定器官中具有感染倾向的脆弱细胞类型。有研究发现，人气道上皮细胞是 SARS-CoV-2 的主要靶点,SARS-CoV-2 或优先感染克拉克细胞。由 hiPSCs 衍生的肺类器官经过高通量药物筛选,鉴定了几种 SARS-CoV-2 抑制剂,如伊马替尼、麦考酚酸和卡莫司他等。除此之外,流感病毒、副流感病毒(human parainfluenza virus,HPIV)和呼吸道合胞病毒(respiratory syncytial virus,RSV)也被证明成功感染人气道类器官。

(五) 药物筛选与毒性评估

类器官利用其体外反应与原始组织的体内反应相似,模拟人体生理病理,或将解决以往药物筛选时个体差异、耗时、难以预测结果等问题,可用于临床前阶段药物的药理作用和毒性反应的预测与评估。尤其是肝、肾、肺、肠道类器官模型作为体内生理的替代系统,对于肝损伤性药物、肾损伤性药物、肺损伤性药物和肠上皮损伤性药物的高通量筛选至关重要。在临床前阶段评估药物诱导的肺损伤的风险具有很高的临床价值。如博来霉素、吉非替尼等分子靶向药物和免疫检查点抑制剂在作为临床治疗性药物的同时也存在肺损伤副作用。

(六) 共培养模型

共培养模型中所包含的伴随细胞类型复杂,包括结构细胞(成纤维细胞、气道平滑肌细胞、内皮细胞)或炎症细胞和免疫细胞(巨噬细胞、树突状细胞、B 细胞、T 细胞、中性粒细胞或嗜酸性粒细胞)等。研究各种共培养模型可以更好地再现体内结构和功能的复杂性,促进我们对干细胞与动态微环境相互作用的理解。已有研究表明,利用间充质细胞与基质细胞和上皮细胞的三维共培养可能有助于肺纤维化中上皮-间充质相互作用的再现,从而进一步了解哮喘、慢阻肺、特发性肺纤维化等疾病中上皮屏障与间充质之间的联系。还有研究将肺上皮细胞 AT2 与巨噬细胞共培养,以此探索两者之间的作用关系。

(七) 再生医学

类器官作为可移植组织,可用于损伤后基因修复,在脑、视网膜、肠道和肝肾模型的移植实验中已得到证实。肺再生医学是指利用肺气道上皮类器官或肺泡上皮类器官,实现肺损伤后基于细胞的结构和功能的修复。三维共培养/共移植类器官模式已经开始关注肺上皮祖细胞、内皮细胞和间充质细胞之间的交互作用。已有研究将来自小鼠和人类肺组织的肺类器官单位移植到免疫缺陷小鼠中,并能在含有多种类型的肺上皮细胞(包括肺神经内分泌细胞)的组织工程肺中生长。类器官或具有成为高级治疗药物产品的潜力,有望解决有限供体和组织排斥在再生医学领域中的问题。

除此之外,类器官技术在基础研究和临床应用中的研究进展还体现在遗传性疾病的诊疗、血管类器官,生物样本库,以及与其他技术(如 CRISPR/Cas9 基因编辑技术、单细胞测序等)联合等方面,致力于打造个性化医疗与精准医疗模式。

八、肺类器官的前景与挑战

纵观类器官的发展进程,大体呈螺旋式上升、波浪式前进,但仍存在若干可预见的挑战。①目前常用的细胞外基质多来源于动物,易涉及动物伦理问题。而合成水凝胶不失为一种合理的替代品,同样能给予类器官培养以实现结构、信号及营养支持。②由于缺乏神经、血管、免疫细胞等成分,器官培养时常受到扩展受限、后期发育缓慢、成熟度低等困扰。可以通过植入血管化组织或与内皮细胞或祖细胞共培养的方式实现血管化,或加入小分子化合物预处理,或引入生物反应器,或微制造的血管通道(3D 打印的血管系统)加速成熟,可见类器官芯片的运用或许是未来的研究方向之一。其能在体外模拟人类器官功能,通过芯片承载而成的生理微系统,以反映人体组织器官的结构和功能。Huh 等人最早提出肺器官芯片。③已有各项研究报道,在长期移植的 hPSC 来源的肺类器官中观察到神经元样细胞簇,可能与肺祖细胞发生相互作用。在人肺中已有几种驻留免疫细胞,包括树突状细胞、巨噬细胞和先天淋巴样细胞。RNA - Seq 数据显示,免疫细胞相关基因在含有巨噬细胞样细胞的 hPSC 来源的肺类器官中表达水平较高。综上所述,内皮细胞、神经前体、间充质细胞或免疫细胞可能并入肺类器官,通过 hPSC 共培养或共分化方案,实现肺类器官的神经化/免疫化,产生更复杂的 hPSCs 来源的肺类器官。④在类器官模型的基础上结合以单细胞测序技术分选细胞、RNA 断层扫描提供不同细胞在器官中的位置信息、生物打印方法,或采用逆向工程、微流控技术等生物工程方法设计细胞参数和环境参数,有望解决不同细胞类型的精准分配问题。⑤为实现类器官与周围成分的交互作用,可采用脱细胞化和再细胞化的组织和器官,复制复杂的体内组织结构及其周围的 ECM。⑥结合标记表达数据与空间信息、转录组分析和细胞器特征,减少对于标记的表达依赖,解决表型的高度可变性问题。

此外,还有类器官的验证、类器官到器官的可重复性、类器官结构真实性、肿瘤类器官纯度等问题,都有望通过各项生物工程技术得到改善。类器官技术贯通了体外模型与体内器官,从某种意义上来说是一种相对时空的转换。既能从细胞衍生研究器官的组成、结构和功能,又能从器官中细究细胞,即"器官微观化,细胞宏观化"。实现了模型制造从 2D - 3D、体内-体外的转换,真正做到体内器官体外化,即体内器官体外可及,从多维度、具象化角度思考问题。虽然依旧存在一些科学、技术、伦理上的问题,但这仍是目前最具潜力的新兴模型之一。利用干细胞/祖细胞的生态位,研究组织或细胞间的串扰机制,实现肺的修复与再生,填补肺类器官在哮喘、慢阻肺、特发性肺纤维化等肺疾病研究中的空缺,为肺部疾病的"可造模性""可治疗性""可移植性"搭建新的研究平台。类器官技术始于人体,终于人类,有始有终,循环往复,可致远矣。

（董竞成　朱学懿　汤蔚峰　石玉婷）

思考与练习

1. 常用实验动物的分类方法有哪些?
2. 简述体外培养细胞的生长过程。
3. 单细胞测序的基本步骤是什么?
4. 谈谈类器官在肺部疾病中的应用。

第 八 章　系统生物学研究方法

第一节｜系统生物学概述

随着生物医学研究技术的进步，人们逐渐意识到人类复杂疾病的发病过程中往往涉及多基因、多分子途径的改变与协同。在以假说演绎法为主导思维的传统研究中，科学家一般先根据先验知识或者经验，经过缜密的逻辑思考与推导，得到一个从特定角度出发的假设，再基于这种假设去设计实验，最后验证假设或是基于实验结果修正假设。这类由假设驱动的研究模式因受还原论思维影响，研究时往往将高阶的复杂对象分解为较低阶的、简单的对象来处理，导致研究结果仅基于局部现象，难以摆脱盲人摸象的困境。为了解决这一难题，系统生物学的概念应运而生。

系统生物学是一门系统性地研究一个生物系统中所有组成成分的构成，以及在特定条件下这些组分间的相互关系，并分析生物系统的动力学过程的科学。作为系统生物医学研究的核心技术，组学（omics）技术是能全面揭示生物系统组成成分的高通量检测平台。可以说，传统生物学研究是假设驱动的，依靠人的逻辑思维对先验知识进行分析思考后，设计并开展研究；而系统生物学研究是发现驱动或是数据驱动的，依靠仪器对生物体的海量组分进行精确表征，用数学方法从中发现数据特征和动态变化，再针对其开展研究，不依赖于先验知识，而是依靠"广撒网"式的组学分析获得科学新发现和新认知或者研究切入点。

第二节｜系统生物学的研究方法

目前，系统生物学的主要技术平台以各种组学分析方法为主，包括在基因组、转录组、蛋白质组、代谢组等不同层次上进行全部组分的高通量检测和分析。

一、基因组学

基因组学的研究技术手段主要包括基因芯片技术与 DNA 测序技术，后者相关技术发展迅速,日益成为主流方法。目前,基因组学已经衍生出了多个分支,主要包括功能基因组学、结构基因组学、比较基因组学、药物基因组学、宏基因组学等。

1977 年,Maxam-Gilbert 基于马克萨姆(Allan Maxam)和吉尔伯特(Walter Gilbert)对某些碱基的化学修饰,开发了 DNA 测序方法,开启了 DNA 测序的时代。而后,桑格(Frederick Sanger)开发了一种使用双脱氧核苷酸的链末端方法,即 Sanger 测序法。这种革命性的新技术在整个 20 世纪 80 年代占据主导地位,也是人类基因组计划所采用的主要方法。人类基因组计划之后,随着 DNA 测序技术的开发速度不断加快,随之而来的是科学数据和知识呈现指数级增长。

然而,Sanger 测序属于劳动密集型技术,测序消耗时间长且费用高昂,难以广泛普及,尤其很难进行多样本大规模的 DNA 测序。即便是当时最先进的技术——毛细管阵列电泳(capillary array electrophoresis, CAE)用于 Sanger 测序,需要大约 1 000 万美元的高昂价格才能制作出一份高质量的哺乳动物基因组序列草图,根本无法满足人们的实际需求。为此,在 2004 年,美国国家人类基因组研究所(National Human Genome Research Institute, NHGRI)启动了一项计划,期望将全基因组测序成本降低至 1 000 美元。该计划推动了测序技术向更便宜、更快捷的方向发展。

(一) 新一代测序技术

继第一代的 Sanger 测序之后,新一代 DNA 测序(next generation sequencing, NGS)技术于 2004 年出现在市场上,并在 NHGRI 的计划推动下,不断更新进步并积极商业化。NGS 是第二代 DNA 测序技术,通过降低成本和产生大量测序数据,大大促进了 DNA 测序的发展。NGS 法主要有 3 个明显进步:①基于无细胞系统制备 NGS 文库,而不需要细菌克隆 DNA 片段;②数千到数百万个测序反应并行发生,测序通量大幅提高;③DNA 序列直接被检测并输出,无须电泳。然而,NGS 方法仍存在几个缺点,其中最明显的是其读长较短,使得基因组测序结果的组装更加困难,需要新算法来保证组装结果的准确性。尽管如此,NGS 的出现使许多小型实验室都能进行全基因组测序,从而使基因组学研究发生了革命性的变化,得到了真正的推广。

边合成边测序是 NGS 技术的核心原理,其基本步骤包括文库制备、单克隆 DNA 簇的产生和测序反应。NGS 测序技术中具代表性的有:Illumina 测序技术、454 测序技术、半导体(ion torrent)测序技术等。

1. Illumina 测序技术　Illumina 测序技术原本由 Solexa 公司发明,后被 Illumina 公司收购,并在此之后又开发了 GA II X、Hi Seq 2500、Hi Seq 3000 等系统。Illumina 技术的所有酶促反应过程和成像步骤都发生在一个流通池中。根据独立通道数量,该平台可以具体细分为 1 条(miSeq)、2 条(HiSeq2500)或 8 条(HiSeq2000, HiSeq2500)独立通道的系统。Illumina 平台使用桥式扩增法生成多聚物,并采用了边合成边测序(sequencing by synthesis, SBS)方法。该方法的基本原理和步骤为,①制备测序文库:将提取的基因组 DNA 打断成片段,每个片段大小为 100～200 bp,并在两端加上已知序列接头。②进行桥式扩增:含有接头序列的单链 DNA 与固定在基片上的序列互补,固定在基片表面形成寡核苷酸桥,基片置于流通池内,以互补片段为引物,经过 PCR 扩增产生单克隆 DNA 簇,用以放大后续荧光信号。③测序:加入的带有 4 种荧光可逆终止的 dNTP 和经改造的 DNA 合成酶进行合成反应时,每一个被添加的荧光标记核苷酸分子的荧光信号都会被机器检测,从而测出合成的是哪种核苷酸,之后 dNTP 3′端的延长终止基团会被切掉,以添加碱基继续测序反应。该系统成本较低,因此应用最广泛,目前在基因组学、转录组学和表观组学中都有着广泛应用(图 8 - 1)。

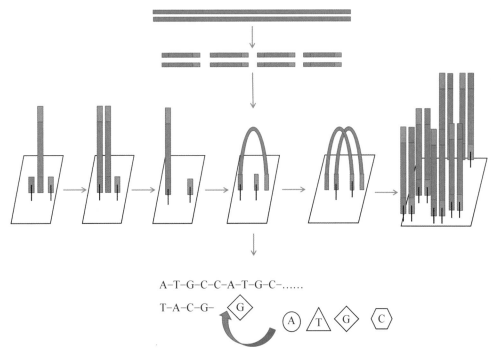

图 8 - 1　Illumina 测序技术原理

2. 454 测序技术　该技术基于焦磷酸测序法。该方法的基本原理和步骤为,①制备测序文库:将提取的基因组 DNA 打断成片段,每个片段大小为 300~800 bp,并在片段两端连接上特定的锚定接头。②乳液 PCR(emulsion PCR, emPCR)扩增:将固化引物的微球与上述单链 DNA 片段及必要的 PCR 体系物质进行混合并调整比例,基本保持每个微球只结合一条 DNA 片段后控制温度,进行扩增。③测序:将所有微球转移至微孔板中,每个微孔仅可进入一个微球。将微孔板置于流通池内,将 4 种 dNTPs 依次加入流通池内,每次仅进入一种 dNTP,若发生碱基配对就会释放一个焦磷酸。这个焦磷酸在多种酶的协同作用下,产生一次荧光信号的释放并被检测,从而记录下碱基的测序结果,而后进入下一个循环。

3. 半导体测序技术　半导体测序技术的扩增反应也是基于乳液 PCR,与上述两种方法的不同之处在于,其检测的并非荧光信号。在半导体测序技术中,单核苷酸与芯片上固定的模板链配对时,会释放导致 pH 变化的氢离子,以此作为测序检测信号。该方法的前期操作与常规测序实验相同,即制备文库、乳液 PCR 扩增、聚合酶聚合单种

dNTP 测序。当 4 种 dNTPs 依次进入微孔后,遇到可以互补的碱基时发生化学反应释放 H^+,从而使孔径内部的电压发生改变,进而被感知电压的探头检测并判断合成的碱基序列。

(二) 第三代 DNA 测序技术

针对二代测序技术在基因组的组装、基因组中复杂结构序列的解析、基因异构体(gene isoform)鉴定等方面的表现不尽如人意等问题,三代 DNA 测序技术即单分子实时测序[single-molecule real-time (SMRT) sequencing]技术的开发,为科研工作者提供了一个更好的解决方法。第三代测序技术以第二代测序技术为基础进行诸多改进,如读长增加,运行速度加快,试剂成本降低。在第三代测序中,单个核酸直接测序,即直接进行边合成边测序而不经 PCR,以避免由扩增过程引入错配偏差,同时通量更高,读长达到数千 bp。此外,这项技术可以直接检测天然 DNA 上的表观遗传修饰。这些优点正是第三代测序技术相较于 NGS 技术的明显革新。

此外,基于纳米孔技术的单分子测序技术与以往的测序技术皆不同,它的测序技术是基于电信号而不是光信号。该技术由 Oxford Nanopore Technologies 公司开发,他们设计了一种特殊的有分子接头共价结合的纳米孔。当 DNA 碱基通过纳米孔时,使电荷发生变化,从而短暂地影响流过纳米孔的电流强度,产生电信号。每种碱基所影响的电流变化幅度是不同的,这些变化被灵敏的电子设备检测从而鉴定所通过的碱基。该技术具有很大的应用潜力。

(三) 基因芯片技术

生物芯片指将核酸、多肽或蛋白质等生物大分子或细胞组织等制成探针,高密度且有序地排列在玻片或硅片等载体上形成的二维分子阵列,又称微阵列。基因芯片又称 DNA 芯片、DNA 微阵列,于 1996 年第一次投入商用,是将一定数量的 DNA 片段作为探针,规则有序地排列并固化于固相介质表面,生成二维 DNA 探针阵列的技术,具有高通量、高效率及高自动化的优势。基因芯片在使用过程中,要先通过聚合酶链式反应扩增、体外转录等技术使样品 DNA/RNA 被荧光分子标记,随后与基因芯片上对应位置的核酸探针产生互补匹配,再通过荧光显影法、同位素法、酶标法等对杂交信号强度进行检测分析,最终用计算机软件比较和综合分析数据,即可获得样品中分子数量和大量基因表达信息。根据特定的科研应用内容,基因芯片可以细分为 SNP 基因芯片、微小 RNA(miRNA)基因芯片、DNA 甲基化基因芯片、微阵列比较基因组杂交(a - CGH)基因芯片、染色质免疫共沉淀芯片和表达谱基因芯片等。芯片上有序排列的数万探针是基因芯片高通量检测的基础,因此可一次性对数万个已知序列进行检测分析。除了用于基因组学研究,基因芯片在转录组学研究中也有应用。

二、转录组学

转录组(transcriptome)是指特定细胞或组织中全部转录产物的总和,包括信使 RNA(mRNA),核糖体 RNA(rRNA)、转运 RNA(tRNA)及非编码 RNA(ncRNA)。转录组学是从整体转录水平系统研究基因转录图谱并揭示复杂生物学通路和性状相关的分子调控网络机制。从整体水平系统地研究转录组学离不开快速发展的高通量测序技术。转录组分析已形成两种较为成熟和常用的实验技术策略，分别是 RNA 测序（RNA-seq）与基因芯片技术。其中，RNA-seq 技术已经逐渐成为转录组分析的主流。目前，最常用的 RNA-seq 是基于二代测序技术，具体测序平台以 Illumina 的 NGS 为主。这种方法需要对 RNA 样本依实验要求进行处理，将 mRNA、miRNA、长非编码 RNA（long noncoding RNA，lncRNA）等部分或全部反转录后，得到 cDNA 文库，再通过高通量测序平台进行测序。通常情况下，在人类组织或细胞抽提到的总 RNA 中，约占总量的95％左右都是 rRNA，而由于 rRNA 高度保守，因此这类 RNA 通常不作为研究对象。

最常见的测序组分是 mRNA。对于 mRNA 测序，通常根据真核生物成熟 mRNA 在 3′端具有多聚腺嘌呤核苷酸（poly-A tail）结构的特性，如采用 poly-T 方法富集出要研究的组织或细胞在特定时空条件下转录形成的不含内含子序列的 mRNA 分子，反转录为 cDNA 并建库测序。miRNA 基因数量众多，调控功能复杂，是细胞基因调控网络的重点研究领域之一，因此，它也常被作为 RNA-seq 的目标组分。在 miRNA 测序的文库构建中，一般是根据 RNA 尺寸针对性地构建小 RNA 文库，而不是针对其生物学特征构建 miRNA 的特异性文库。具体的做法是在提取总 RNA 时，采用更高浓度的盐沉淀，确保小 RNA 的回收。lncRNA 是一类转录本长度大于 200nt 的非编码 RNA，由 RNA 聚合酶Ⅱ或 RNA 聚合酶Ⅲ转录而来，往往具有很强的物种、组织特异性。lncRNA 通常不具备或很少具备蛋白质编码功能，部分 lncRNA 位于基因的增强子区域，通过自身的转录而实现增强子的功能。寻找差异表达的 lncRNA 分子是目前研究的一般思路，主要依据 lncRNA 与关键编码基因的位置关系，进一步预测两者之间的调控关系，以研究 lncRNA 的功能。

目前，在单细胞水平进行转录组学分析正在成为一种强有力的工具，可以在基因组转录水平上分析细胞间的异质性。它的出现极大地影响或改变了人们对各种生物过程的概念理解，在基础医学和临床医学研究中都有广泛的应用。单细胞转录组测序（single-cell RNA-seq，scRNA-seq）是指对单个细胞内的转录本进行高通量测序，由此可以分析单个细胞之间的基因表达差异。过去，从整个器官或组织的群体细胞中提取 RNA 进行测序后，其转录组研究都是在"群体水平"上进行的，通常是数百万个细胞的平均转录组，往往仅代表细胞群体中占主体的细胞亚群，而低丰度细胞亚群易被平均表达水平掩盖和忽略，难以鉴别组织内细胞群体的异质性。这种缺点在研究干细胞、循环肿瘤细胞和其他罕见细胞亚群时尤为突出，即整体批量检测方法无法检测到看似相同的细胞之间细微但可能具有重要生物学意义的差异。而单细胞水平的转录组测序能够提高研究的分辨率，有效反映每个细胞的转录本情况，能更特异、精准地探索每个细胞的基因表达特征及它们之间的表达差异，有助于理解表达特征显著的"异常"细胞是如何影响疾病过程。在单细胞转录组测序过程中，先从培养物、组织或游离细胞悬浮液中分离感兴趣的单个细胞，再将微量细胞 RNA 转化为 cDNA 后，最终用 NGS 方法对 cDNA 文库进行大规模平行测序。目前已有多种较成熟的单细胞分析技术用于研究，这些技术具有不同特点，可以根据研究目的不同加以选用。

三、蛋白质组学

蛋白质组学概念最早于1994年由澳大利亚的威尔金斯（Marc Wilkins）等于第一届国际双向电泳会议上首次提出，随后这一概念逐渐引起关注，最终蛋白质组学作为一门新学科由此诞生。蛋白质组指由一个基因组所表达的全套蛋白质，或一个细胞、组织表达的所有蛋白质的集合。而蛋白质组学的主要目标就是描述和研究蛋白质组，包括蛋白质序列的鉴定和表征，以及蛋白质成分的定量。由于翻译效率及蛋白质半衰期差异等因素，基因转录水平与对应蛋白的翻译水平并不完全一致；同时基因组和转录组研究虽然能分析基因转录的mRNA水平，提供关于基因编码的蛋白质信息，但这些技术需要得到功能蛋白质组研究的补充，以便更好地了解蛋白质的活动、表达水平和相互作用，因此蛋白质组的研究具有不可取代的作用。

最初的蛋白质组学研究方法主要包括双向凝胶电泳（2D-PAGE）和氨基酸序列测定（Edman化学降解法）。2D-PAGE主要是基于蛋白质的分子量和等电点两个属性的差异，构造两个不同的分离方向，在二维平面上从两个方向分离复杂的蛋白混合物中的蛋白质。Edman化学降解法的主要原理是通过化学反应对氨基酸进行特异性修饰，包括异硫氰酸苯酯与蛋白质或多肽的N末端残基偶联、苯氨基硫甲酰酞（PTC-肽）环化裂解、噻唑啉酮苯胺（ATZ）转化为苯异硫脲-氨基酸（PTH-氨基酸）等，最终所有生成的PTH-氨基酸会通过液相色谱（liquid chromatography, LC）进行分析从而得到测序结果。由于这两种技术在灵敏度和通量上较低，重复性较差，因此现阶段的研究中已很少使用。

随着质谱仪的出现及相关质谱技术的不断发展，具备更高分辨率和灵敏度的质谱设备不断出现。质谱以其灵敏度好、准确度高的优势，成为蛋白质组学研究，尤其是定性研究中的主要分析方式。

（一）基于质谱技术的蛋白质组学

1. 基于质谱技术的蛋白质组定性分析　蛋白质定性分析可分为自上而下（top-down）方法和自下而上（bottom-up）方法。Top-down方法是将完整的蛋白质不经过酶解，直接在质谱中进行碎片化，通过对碎片分子的检测推导蛋白质的序列。Bottom-up方法在蛋白质研究领域被称为"鸟枪法"，该方法先将蛋白质在特定位点通过蛋白酶酶切成长度合适的肽段，再利用质谱技术，依据肽指纹图谱或者串联质谱法鉴定肽段，最终结合肽段序列和数据库检索鉴定蛋白质序列。

由于没有经过蛋白酶处理，与bottom-up的方法相比，top-down的方法检测的是从对应基因翻译而来的完整蛋白质的一级结构，具有蛋白质翻译后修饰（protein translational modifications, PTMs）、剪接变体和遗传变异的精确表征和定位组合，提供了更多层次的信息。具体表现为top-down可以检测到多肽样品在酶解处理过程中会被删除或干扰的修饰（如蛋白巯基化），更好地描述药物与靶点的相互作用，更好地阐明同一蛋白质分子上 PTMs 之间的功能关系和相互作用,并且蛋白质质谱检测样品制备过程步骤更少。

虽然 top-down 方法获得的信息更加全面,但由于其处理的是完整蛋白质分子,较酶解后肽段而言相对分子质量更大,导致质谱分析时蛋白质分馏、电离和气相碎裂等过程更为困难。Top-down 方法与 bottom-up 方法的蛋白质组学相比仍存在很大的局限性。Bottom-up 方法一次鉴定可获得大量谱图,能够高通量获取多肽和蛋白质信息,目前已成为复杂蛋白质样本高通量分析中最受欢迎的方法。与 top-down 方法相比,bottom-up 方法的灵敏度更高,对仪器分辨率的要求更低,同时更容易分馏、离子化及对碎片化的肽段进行分析。由于 bottom-up 方法的肽段鉴定是通过将肽裂解得到的质谱数据和从蛋白质数据库中的数据进行比较得到的,因此 bottom-up 方法的蛋白质序列鉴定依赖于数据库检索,数据库的数据量是 bottom-up 方法最大的限制。

在此基础上,一种将自下而上和自上而下相结合的方法——自中向下(middle-down)方法也被应用于蛋白质组研究中。本质上,middle-down 方法比 bottom-up 方法分析的肽段要更大,通常在 3~9 kDa 范围内,可以在很大程度上保留一些 PTMs,使其在进行质谱分析时产生了与 top-down 方法类似的优势——例如既便于了解 PTMs,但又不需要分析完整的蛋白质,使得 bottom-up 在质谱过程中分馏、离子化和碎片化的优势仍然保留。

常用于蛋白质定性分析的技术有液相色谱–串联质谱联用(liquid chromatography-mass spectrometer/mass spectrometer, LC – MS/MS)和基质辅助激光解吸电离飞行时间质谱(matrix-assisted laser desorption/ionization time of flight mass spectrometer, MALDI – TOF/MS)。LC – MS/MS 法使用液相色谱分离多肽,再使用质谱鉴定多肽,结合了质谱的高灵敏度、高专属性与液相色谱的高分离性能的优点。以 LC – MS/MS 法为例,蛋白质样品首先被蛋白酶水解成肽段,通过各肽段在疏水性、等电点、分子量等性质上的差异,在液相色谱仪中实现分离,再进入质谱仪检测。质谱技术的基本原理是通过将待测样品离子化,产生一系列不同质荷比的离子,质量分析器接收这些离子后,能够测定该样品中不同离子的分子量,按照从小到大的顺序依次排列,最终得到一张质谱图。在质谱仪中,各肽段会被解离成碎片,随后通过所得的肽段碎片信息,经过软件分析和数据库搜索,即可鉴定蛋白质。

2. 基于质谱技术的蛋白质组定量分析　蛋白质组定量方法包括相对定量和绝对定量两种。相对定量蛋白质组学(也称比较蛋白质组学)是指比较分析不同生理病理状态下细胞、组织或体液蛋白质表达量的相对变化,如细胞在实验处理前后或不同样本中蛋白质表达的差异;绝对定量蛋白质组学是测定细胞、组织或体液蛋白质组中每种蛋白质的绝对量或浓度。尽管定量蛋白质组的价格相对昂贵,但其对研究的帮助还是毋庸置疑的。双向凝胶电泳或双向差异凝胶作为早期的蛋白质组定量技术在现阶段已应用较少。目前基于质谱技术的蛋白质定量方法可被分为两大类:①稳定同位素标记方法;②无标记方法(label free quantitation, LFQ)。根据同位素引入的方式,稳定同位素标记方法可以分为代谢标记法、化学标记法和酶解标记法。

在稳定同位素标记法中,不同蛋白质或多肽样品被具有稳定同位素标记的小分子(如 ^{2}H、^{13}C、^{15}N、^{18}O)标记,通过同位素标记后所产生的质量差来识别肽段的来源。由于同位素标记对蛋白质的物理化学性质没有影响,故在同一次质谱扫描中标记"轻"和"重"同位素的多肽具有相同的色谱行为和离子化效率,仅因分子质量差异表现为具有一定峰间距的成对峰,因此比较成对出现的"轻"和"重"质谱峰的信号强度就可以计算出同种蛋白质在不同样品中的相对含量。基于稳定同位素标记的蛋白质组相对定量方法分为:细胞培养条件下必需氨基酸的稳定同位素标记法(stable isotope labeling by amino acids in cell culture,SILAC)、^{18}O 标记法、等重肽末端标记方法(isobaric peptide termini labeling,IPTL)、伯胺标记法(primary amine labeling)。其中,伯胺标记法又包括二甲基标记法、同位素标记相对与绝对定量法(isobaric tags for relative and absolute quantitation,iTRAQ)、串联质量标签法(tandem mass tags,TMT)。基于稳定同位素标记的绝对定量方法分为:基于抗体的绝对定量方法(如酶联免疫吸附测定)、绝对定量法(absolute quantitation,AQUA)、绝对 SI-LAC 方法(absolute SILAC)、定量串联体(QconCAT)法等。

无标记方法(LFQ)通过光谱计数、质谱/质谱碎片离子的总和、从质谱扫描中提取相应的母离子强度或将上述三者进行组合来获得定量结果。相较标记法,无标记方法不需要昂贵的标签试剂和可能繁琐的标记步骤。最常用的是基于光谱计数和峰强度的无标记方法,用于比较分析蛋白质的相对丰度。

(二) 基于芯片技术的蛋白质组学

蛋白质芯片也被称为蛋白质微阵列,是一种新兴的蛋白质组学技术,具备从少量的样品中进行快速、高效、高通量检测的优点。蛋白质芯片主要分为 3 类:分析性蛋白质芯片、功能性蛋白质芯片和反相蛋白质芯片(reverse-phase protein microarray)。分析性蛋白质芯片主要通过在微阵列上排列的亲和分子(如抗体)或抗原,在与样品的接触中经过各种特异性反应,与样品中的研究对象蛋白相结合,从而分析蛋白质的表达情况,或在复杂样品(如血清)中量化抗体。抗体微阵列的应用包括生物标志物的发现和检测信号通路中的蛋白质数量和活性状态。抗原阵列可用于分析自身免疫、癌症、感染或接种疫苗后的抗体复合物。两者本质上都是通过抗体-抗原特异性结合反应从样品中分离出目标蛋白质。分析性蛋白芯片中以抗体微阵列最具代表性。功能性蛋白质芯片是由纯化的蛋白质构建,用以研究微阵列上的蛋白质与样品中各种成分之间的相互作用,例如蛋白质-DNA、蛋白质-RNA 和蛋白质-蛋白质、蛋白质-药物、蛋白质-脂质、酶-底物的相互作用,故常用于筛选分子相互作用,研究蛋白质通路,研究药物作用机制,确定 PTMs 的修饰对象和分析酶的活性。

从不同状态下的细胞获得的细胞裂解物被排列在硝酸纤维素玻片上,作为反相蛋白质芯片的探测单元。这些玻片用针对目标蛋白的抗体进行探测,之后采用荧光、化学发光和比色法检测抗体以判断抗体是否和裂解物相结合。前两种蛋白质芯片都是将探测物或捕获分子结合在微阵列上,而反相蛋白质芯片则是在每个阵列点上固定一个单独的测试样本,使得整个阵列包含数百个不同的患者样本或细胞裂解物。反相蛋白质芯片常被用于确定某种蛋白是否与某种疾病或功能障碍相关。

四、代谢组学

代谢物是参与生物代谢的底物和产物，驱动着细胞的基本功能。代谢组是生物样本中所有代谢物的集合。在细胞内，代谢物的生物化学作用包括调节表观遗传机制、调节影响蛋白质活性（如 ATP、乙酰 CoA、NAD^+ 等）、启动信号级联促进细胞反应等。而在胞外，代谢物影响着细胞周围环境，保证稳态控制。因此，代谢组的研究不容忽视。代谢组学一词是 1998 年通过与基因组、转录组和蛋白质组的类比而产生的，是系统生物学的重要分支，其分析策略旨在通过采用色谱、质谱、核磁共振等技术，描述所研究样品的全部代谢物，然后将其浓度与样品的特征或属性联系起来，探究实验组和对照组的代谢状况之间的差异。虽然分析代谢组的技术并不单一，但遗憾的是，现阶段没有任何一个单一方法可以描述整个代谢组。

（一）基于色谱质谱联用的代谢组学分析方法

高分辨率质谱为代谢组学提供了巨大的帮助，凭借其高普适性、高灵敏度和准确度，可用于分析并确定每个分样品的确切化学组成。LC‑MS 能够分离和检测各类分子如蛋白质、氨基酸及其他代谢产物，已成为代谢组学研究的主要分析技术。根据代谢组学分析样品的理化性质和实验要求，可选择多种色谱固定相模式进行分离，如正相（normal phase，NP）、反相（reverse phase，RP）、亲水性相互作用（hydrophilic interaction chromatography，HILIC）和离子交换（ion exchange chromatography，IEC）等。目前在代谢组学中最常用的分离模式是 RP 和 HILIC。但由于缺乏一种能够分析所有代谢物的单一液相色谱方法，故若为了获得最佳的检测覆盖率，通常采用多种 LC‑MS 联用方法开展研究。

气相色谱‑质谱法（gas chromatography-mass spectrometry，GC‑MS）的应用早于 LC‑MS，是分析挥发性和半挥发性物质的首选方法，并能检测大多数初级水溶性代谢物。GC‑MS 的分析方法是：色谱图中每个峰代表样品中的一个化学组分，通过对比每个峰的质谱碎片信息和数据库中信息，可以判断该组分是何种化合物，由此进行定性分析。通过计算机把采集到的每个质谱的所有离子强度相加得到总离子强度，峰面积和化学组分含量成正比，由此进行定量分析。GC‑MS 的优势在于对低分子量和挥发性分析物的测量，包括通常在液相色谱法中不能很好保留的小分子和电喷雾法电离效果差的不带电分子。同时对于部分化合物，特别是精油和挥发性物质，GC‑MS 是唯一普遍适用的分析方法。

（二）基于核磁共振的代谢组学分析技术

核磁共振（nuclear magnetic resonance，NMR）是代谢组学早期研究的主要方法，是代谢组学发展历程中的重要技术，也是当前代谢组学研究中除质谱外最常用的分析技术。与基于质谱的方法相比，NMR 的优势在于它能检测到样品中所有的有机分子，且其信号强度与代谢物浓度呈正比。NMR 还能提供被检测物质的结构信息，这是质谱法无法做到的。不过相对于质谱而言,NMR 最广为人知的缺点是其灵敏度较低。氢谱、碳谱和磷谱是生物学领域中最常用的,可用于细胞提取液、生物组织和活体的代谢组学分析。由于氢谱对自然界中大部分含氢化合物都有反应,使用最为广泛。

第三节 │ 系统生物学在中医研究中的应用

一、系统生物学在中医证候学中的应用

(一)中医证候概述

辨证论治是中医的特色和优势所在,完善的辨证论治体系对充实中医理论、指导中医临床有着重要意义。而当下面对全球化的背景,中医辨证论治体系要想实现现代化、国际化,首先要实现中医辨证的客观化、标准化及规范化。"证"本身的生物学基础,即"证本质"的问题是建立现代完善的辨证论治体系仍需深入探究的关键问题。中医证候临床通常以一组相关症状和体征的集合为表征,揭示人体在疾病中的病理本质,包含了病位、病因、病性及正邪强弱关系等信息,是中医关于疾病发生演变中某一阶段病理本质的认识。证候作为中医临床诊治的重要依据,是中医学研究中的核心要素与学理支点。

证候具有整体的特性,表现为从"望、闻、问、切"四诊所获得的信息出发,对患者症状和特征进行全面的描述与评估;证候具有动态的特性,表现为患者症状和特征随着疾病发生、发展与治疗进行发生相应的变化,具有跨系统和随时相演变的特征。而同时,证候具有模糊和不确定性,表现为临床辨证中的信息粗放和诊断标准不统一。传统的"望、闻、问、切"4 种诊察方式,证候信息的收集均依靠医师的视觉、触觉、听觉、嗅觉等感觉器官完成,其信息获取主要依靠医师的主观感觉而非器械检查,判断结果主要依靠医师的个人经验而非数据分析,从原始数据的收集到疾病状态的判断都缺乏定量标准。同时因对主观感觉的依靠,诊察信息采集结果易受采集者差异的影响,难以保证客观性。目前,中医临床研究中对症状信息的采集方式仍然主要是采集者个人的主观感觉和外部体征的诊察。由于建立在整体、动态观基础上的中医证候复杂度高,临床的经验性又使中医证候具有一定模糊性和不确定性,因此中医证候的现代研究常常受到质疑。

(二)系统生物学与中医证候研究

系统生物学系统性地研究一个生物系统中所有组成成分的构成及其之间的动态关系,而不是将机体作为多个相互孤立的部分单独研究,这与中医证候体系的"整体观""动态观""辨证观"有相似之处。因此,中医证候能通过系统生物学策略进行研究,同时充实系统生物学的内涵。一方面,证候的科学表征及其实质的研究一直是中医药现代化研究的热点问题,研究认为中医证候之间的差异性具有特定的生命物质基础。中医证候能通过系统生物学研究所得的各组学数据,更精确、客观地表征对应的证候,解决传统证候描述中的模糊性和不确定性问题,探究引起证候差异的物质基础以寻求证候本质。另一方

面,系统生物学通过组学研究获得的庞大的微观数据,需要在宏观、整体水平上进行抽象的概括和解释,而从中医证候的角度出发去表述组学数据的意义,描述患者的整体病症与状态,是一个不错的选择。基因组学、转录组学、蛋白质组学和代谢组学作为新兴技术,其整体性、系统性及动态性与中医学整体观念、辨证论治的特点相契合。在中医证候与系统生物学相结合的研究中,最为常见的研究思路是通过各种组学方法,探究某一疾病证候的基因、转录物、蛋白质、代谢物组成,及其相互之间的差异,并与正常人群进行比较,得到中医证候从系统生物学角度进行定性和定量的描述和解释。

1. 基因组学技术与中医证候研究　基因组学用于中医证本质的研究,即中医证候基因组学,是指在证候理论指导下,运用功能基因组学的方法进行证候探讨,认为证候的产生与特定基因的表达相关,并揭示与某一证候形成相关的所有基因及其功能,尤其是同病异证或异病同证时基因的变异及差异表达情况,从整体基因表达的水平阐明证候的本质,形成"证-整体观-基因组学"和"证-体质观-基因组学"两种思想。

基因表达差异及基因序列的多态性决定了个体的差异,在临床则表现为不同的证候群,表明证候的形成受基因组成和表达的影响。有研究通过对慢性胃炎脾气虚证的特征性基因进行差异表达图谱分析,寻找到差异表达基因54条,其中72.2%呈下调趋势,结果与患者消化吸收不良、营养障碍、体质虚弱的临床表现相符合,对从基因分子水平揭示脾气虚本质有较大的科学意义。原发性膝骨关节炎(primary knee osteoarthritis, PKOA)属于中医"痹证"范畴,气滞血瘀、肝肾亏虚是其发病基础。有研究应用聚合酶链式反应-限制性片段长度多态性分析(PCR - RFLP),对所选不同证候的 PKOA 患者及健康人的 TGF - β1 - 509 位点基因和基因型进行检测,发现 TGF - β1 - 509 位点与瘀血阻滞型 PKOA 相关,相较 TGF - β1 - 509 位点 TT 基因型而言,CC 基因型是瘀血阻滞型 PKOA 易感基因型。

2. 转录组学技术与中医证候研究　研究转录组可以解读基因组功能元件的调控原理和结果,运用大规模、高通量的基因表达检测技术,定量分析同一证型疾病状态下的各类组织和细胞的 mRNA、lncRNA、miRNA 水平,绘制基因表达谱,有利于解释证候的发生、发展机制。随着转录组学技术的发展及中医证候学理论研究的深入,近年来将转录组学运用于中医证候分析的成功案例正逐渐增多,取得了良好的进展。研究通过使用高通量测序技术,分别基于冠心病血瘀证、冠心病非血瘀证和正常 lncRNA、miRNA 和 mRNA 的表达情况检测,构建基因间调控网络,从转录组层面研究冠心病血瘀证物质基础和病理机制,为结合转录组分析的中医证候相关研究提供了一定的科学基础。另有研究采用 Aglient 基因表达谱芯片,对正常健康者、肝郁脾虚证及脾胃湿热证患者的总 RNA 进行基因芯片检测,发现 LOC340508、HIST2H2BE、MPL 等9个表达差异最显著的基因,主要涉及免疫反应、细胞生长、DNA 损伤等生命过程,提示中医证候分类学具有基因表达谱差异基础。

此外,转录组相关技术还用于绝经后骨质疏松肾阴虚证、冠心病血瘀证、高血压病血瘀证等证候研究,除了发现编码蛋白的基因表达差异外,还发现较多的 lncRNA、miRNA 表达也有差异,涉及免疫系统中多个免疫细胞活化分子信号通路、炎症反应及细胞浸润、增殖、凋亡和谷胱甘肽代谢通路等,进一步说明转录组学研究有助于揭示中医证候分类背后的分子调控网络基础,具体研究成果如表 8-1 所示。

表 8-1 转录组学探究中医疾病证候与健康状态在基因表达上的差异

中医证候	相关基因	涉及通路	主要研究方法
绝经后骨质疏松肾阴虚证	GSTM5,MUC12 上调;GPR27,C3orf35,ASB1,CLCF1 和 PROK2 下调	谷胱甘肽代谢通路、细胞因子与其受体相互作用通路和 JAK-STAT 信号转导通路	基因表达谱的差异性分析
冠心病血瘀证	共有 76 个调控关系,涉及 9 个 lncRNA(均为下调)、31 个 mRNA(11 个上调,20 个下调)和 24 个 miRNA(14 个上调,10 个下调)	主要与免疫和炎症相关:免疫反应的激活信号转导、干扰素 γ 介导的信号通路、T 细胞共刺激、白细胞介导的免疫反应、Toll 样受体信号通路等	基因芯片、高通量测序
高血压病血瘀证	miR-199a-5p 和 miR-1283 在血瘀证组表达显著下调	可能与炎症,细胞浸润、增殖、凋亡相关	Ilumina Hi Seq2000 测序和 qRT-PCR 技术

3. 蛋白质组学技术与中医证候研究 蛋白质组学研究蛋白质表达的差异性,以及蛋白质的多样性和分子间的复杂网络关系,是机体即时性功能状态的反映,能够在分子层面通过分析证候的蛋白质组成与差异,解释复杂多样的中医证候的差异来源,进而实现微观辨证。在证候研究中,蛋白质组学主要探究各类中医证候之间的蛋白表达特征,寻找差异表达蛋白,用以解释各类证候之间的差异,建立“证蛋白质表达谱”。脾气虚证是结直肠肿瘤的常见证候之一,有研究运用同位素标记相对和绝对定量法(iTRAQ),比较术后肿瘤组织和远端正常组织的差异表达蛋白,并应用基因功能分析网站 Metascape进行富集和分析,发现结直肠肿瘤脾气虚证患者肿瘤组织与正常组织的蛋白表达存在差异,涉及的生物过程主要集中在平滑肌收缩、气体运输、中性粒细胞激活等通路中。

目前,蛋白质组学也被应用于研究慢性乙型肝炎(chronic hepatitis B, CHB)中常见的中医证候差异,并取得了一定的进展。CHB 是指机体感染乙型肝炎病毒后,可检测到乙肝病毒阳性的传染性肝病。CHB 中医诊疗指南将 CHB 中医证型分为肝郁脾虚证、肝胆湿热证、瘀血阻络证、肝肾阴虚证、脾肾阳虚证。随着蛋白质组学的应用,许多研究正在逐渐系统化 CHB 证候的差异蛋白研究,证实蛋白质组学与中医证候的动态变化明显相关,发现许多中医证候具有对应的特定蛋白质组成,含有标志性差异蛋白,如表 8-2 所示。

表 8-2 4 种 CHB 中医证候与健康状态相比的标志性差异表达蛋白及其研究方法

CHB 中医证候	标志性差异表达蛋白	可能涉及的功能	研究方法
肝郁脾虚证	PSMA6(proteasome subunit alpha type-6)、PF4V(platelet factor 4 variant) 特异性表达	细胞增殖、免疫相关	iTRAQ

（续表）

CHB中医证候	标志性差异表达蛋白	可能涉及的功能	研究方法
肝胆湿热证	FETUA(alpha-HS-glycoproteine)、CATC (dipetidyl peptidase 1)、PLTP(phospholipid transfer protein)、TUBAIA (tubulin alpha-1A chain)特异性表达	酶活性调节代谢过程、脂质代谢、细胞发育、细胞转运、细胞凋亡、免疫应答	iTRAQ联合 LC - MS/ MS技术
湿热中阻证	C反应蛋白(CRP)、血清淀粉蛋白酶P (serum amyloid P-component, SAMP)升高,但特异性不足	炎症和脂质代谢	双向电泳技术
瘀血阻络证	J链(joining chain)特异性表达,结合珠蛋白(haptoglobin, HPT)大幅度降低	免疫和炎症反应相关	双向电泳技术

4. 代谢组学技术与中医证候研究　近年来,随着代谢组学技术的不断进步,代谢组学技术被广泛应用于中医证候研究中并取得了重要进展。有研究通过NMR对人体血液样品和尿液样品进行检测,发现慢性萎缩性胃炎脾胃湿热证存在客观的物质基础,缬氨酸、乳果糖、异丁酸、甲酸、肌肽等差异代谢物可能是区别脾胃湿热证的潜在生物学标志物。还有研究采用GC/MS法对非小细胞肺癌(non-small cell lung cancer, NSCLC)虚证组、实证组和肺部结节良性者各60例组织进行检测后,发现两肿瘤组有16个化合物存在差异,证实NSCLC中医证型与肺癌组织代谢组学存在一定相关性,乳酸、葡萄糖、肌醇、磷酸胆碱有助于诊断和分型。

5. 多组学技术与中医证候研究　在单个组学的研究基础上,采用多组学方式对疾病证候进行分析,能够更全面、整体地去认知疾病证候,进而为辨证论治提供参考。刘进娜等将系统生物学的组学研究方法与病证相结合,构建了2型糖尿病(diabetes mellitus type 2, T2DM)病证演变大鼠模型,试图通过多组学技术对动物模型因时演变中跨系统多维指标群的系统观测,对中医证候表征进行研究。他们通过跨系统多组数据观测和多种分析方法,系统分析了高脂饲料喂养＋小剂量STZ腹腔注射诱导的T2DM大鼠模型的病证演变特征,并将中医证候的理论认识用于结果分析,初步提出该模型各阶段中医证候现代内涵的表征,同时进一步依据方证关联的原理设计3种不同方剂,系统比较该模型处于不同阶段证候时使用3种方剂的干预效应。该研究以现代医学思路构建实验动物模型,以多组学方式对实验模型进行数据观测,在统计学基础上结合中医证候对数据进行解释,进而设计针对疾病不同阶段证候的方剂治疗,最终通过实验得到因证治方的干预效用。

（三）中医证候学与组学方法结合研究实例

1. 类风湿关节炎　类风湿关节炎(rheumatoid arthritis, RΛ)是一种复杂的免疫相关性疾病,累及多脏器、多系统。体现在遗传、生化、组织病理、全身体征和症状等多方面异常,并且治疗效果不佳。中医通过辨证论治对该疾病进行研究,而在此过程中,系统生物学通过组学方法探究基因转录、蛋白质表达、代谢产物水平等因素对疾病发生、发展过程的影响,从更为客观的角度描述 RA 的中医证候学,为中医研究 RA 提供强有力的支撑。在基因组学方面,吕诚等利用基因芯片检测和分析技术,在基因表达水平上研究正常人与 RA 寒热证候患者 CD4$^+$ T 淋巴细胞的差异,证实 RA 寒热证候患者之间及类风湿关节炎患者和正常人之间的基因表达谱存在差异,提示 RA 中医证候分类学具有基因表达谱依据。在蛋白质组学方面,孙志岭等将 RA 患者按中医辨证分型分为寒湿痹阻证组和湿热痹阻证组,结合健康组样本,采用双向凝胶电泳技术分析各组蛋白图谱,分别比较 3 组图谱,发现 4.1 蛋白、DLC-1 蛋白、α-1B-糖蛋白等 9 个差异表达蛋白与 RA 寒湿痹阻证相关,提示蛋白质组学可推动中医诊断客观化的发展。在代谢组学方面,Gu 等采用液相色谱-质谱(LC-MS)和气相色谱-质谱(GC-MS)对 RA 及其中医亚型的代谢特征进行了非靶向代谢组学研究,分析 RA 寒热证候患者代谢表型的差异,表明在寒湿证候状态下,脂肪和蛋白质可能具有更高的动员率,而在湿热证候状态下,氧化应激和胶原蛋白的破坏可能更为严重。

2. 冠心病　冠心病(coronary heart disease, CHD)是冠状动脉发生动脉粥样硬化病变而引起血管腔狭窄或阻塞,造成心肌缺血、缺氧或坏死所致的心脏病,发病呈逐年上升趋势。冠心病的中医证候类型主要有痰浊、血瘀、气虚、气滞、阴虚,其中血瘀证是冠心病最为常见的证候类型。近几年来随着组学技术的不断发展,基于基因组学、蛋白质组学、代谢组学技术的证候研究为冠心病的中医临床辨证施治提供了重要依据。

在基因组学研究方面,聚合酶链反应检测限制性片段长度多态性(PCR-RFLP)方法被应用于冠心病的研究,研究了冠心病血瘀证患者的血管紧张素转换酶(angiotensin converting enzyme, *ACE*)基因、白细胞介素-8-251(*IL-8-251*)基因及细胞色素 P2C19 (cytochrome P2C19, *CYP2C19*)*2 基因的单核苷酸多态性(SNP)与冠心病的关系。以 *CYP2C19* * 2 基因研究为例,在冠心病治疗中,经皮冠状动脉介入术(percutaneous coronary intervention, PCI)是冠心病血运重建的重要手段,气虚血瘀是 PCI 术后效果不佳的主要病机。研究通过 PCR-RFLP 基因分析方法检测患者 *CYP2C19* * 2 基因多态性,发现气虚血瘀证组 *CYP2C19* * 2 基因突变型(GA+AA)显著高于非气虚血瘀证组,提示 *CYP2C19* * 2 基因的突变是该类患者在 PCI 后易患气虚血瘀证的原因。除此之外,聚合酶链反应检测可变串联重复序列(PCR-VNTR)、多重 SNaPshot 技术、高通量测序技术等也被应用于冠心病的研究。

在蛋白质组方面,表面增强激光解析离子化飞行时间质谱技术、同位素标记相对和绝对定量(iTRAQ)技术、双向凝胶电泳联合质谱技术、高解析离子淌度质谱(HDMS)与纳升级超高效液相色谱(UPLC)联用技术均在研究冠心病血瘀证中得到应用。研究者应用表面增强激光解析离子化飞行时间质谱技术进行蛋白质组学检测,分析冠心病急性心肌梗死痰瘀证、血瘀证患者的血清,并和正常对照者比较,证实 3 组的血清有 35 个差异蛋白,提示冠心病的中医证候分型在蛋白质组成方面具有物质基础;应用 iTRAQ 技术,分离、鉴定冠心病血瘀证与非血瘀证两组的差异蛋白,发现冠心病血瘀证影响免疫反应和血小板凝血反应,以及与血小板形态变化和血小板间、血管内皮细胞与血小板的粘附迁移有密切关系。

在代谢组学方面,研究者通过核磁共振法和气相色谱-质谱联用法,对冠心病血瘀证患者的血浆与尿液进行代谢组学的研究,通过检测样本中各种代谢产物的含量,以筛选冠心病血瘀证相关的特征性代谢产物,尝试在代谢层面建立冠心病气虚证的识别模式。研究者利用核磁共振法对冠心病血瘀证患者、非血瘀证患者及健康人的血浆进行检测,筛选出缬氨酸和丙酮两种特异性代谢产物,提示冠心病血瘀证的异常代谢可能涉及氨基酸和脂质代谢过程。研究者还利用气相色谱-质谱联用技术对冠心病血瘀证患者、非血瘀证患者及健康人的血浆、尿液进行检测。在血浆中,筛选出 7 种反映冠心病心血瘀阻证的特异代谢产物,分别为花生四烯酸、乳酸、尿素、硬脂酸、β-羟基丁酸、柠檬酸、油酸,推测冠心病心血瘀阻证可能涉及脂质代谢、糖代谢,同时也与缺氧、剧痛引起的应激相关;在尿液中,发现 6 种物质组成冠心病心血瘀阻证相关的生物代谢产物谱,分别为葡萄糖、甘油、油酸酰胺、马尿酸、木糖醇、丙酮,推测冠心病心血瘀阻证代谢途径可能涉及脂质代谢紊乱及应激因素。

二、系统生物学在中药研究中的应用

中药是以中医理论为指导用以防病和治病的药物总称,是中华民族智慧的结晶,是数千年来实践的产物。中药经炮制加工后,既可以单方用药,也可以复方用药。现有研究表明,虽然中医药治疗部分疾病有较大的优势,拥有大量的良药验方,但许多重要的具体作用靶点和作用机制仍无定论。近年来,中药逐渐走向国际,但由于缺乏高质量的科学证据证明其有效性和安全性,导致中药在国际上难以被现代医学界普遍认可。中药的标准化、现代化对于中药的国际化推广非常重要。中药现代化研究的内容包括:中药有效成分分析筛选及基于中药成分进行新药研发、中药药物机制研究、中药复方研究、中药质量控制及安全性评价等诸多方面,其中关键就是要探明中药的组分和作用机制。

（一）系统生物学在中药药物作用机制中的应用

由于中药含有多种化学成分,基于每种组分自身的作用机制,治疗时可对疾病产生多靶点、多通路、多系统的联合干预作用。系统生物学能够对药物治疗疾病过程的基因、转录物、蛋白质及代谢物进行全面的分析,其系统、整体和动态的思维方式,克服了常规分子生物学、细胞生物学技术只分析某一特定时空条件下一个或几个相关分子的动态变化,而忽视不同物质间存在着复杂相互作用的不足,进而整体地、动态地研究中药药物作用机制。

系统生物学往往先从中药提取物和单味中药的化学组成出发,主要通过高效液相色谱（HPLC）、超高效液相色谱（UPLC）的方式从头分离并定性、定量探究中药成分组成,若药物成分并非首次被研究,也可以通过数据库查询获知药物化学成分。在获得中药化学组成的基础上,可以参考 GeneCards、DrugBank、STRING 等数据库,利用 Molinspiration、PharmMapper 和 KEGG 等生物信息学手段对其进行药物吸收、作用靶点及分子通路的预测,并结合各类细胞、动物模型实验,分别采用各种组学技术手段,研究其对基因、转录物、蛋白质和代谢物影响,这样可以深入认识中药提取物和单味中药的药物作用机制。

在中药提取物和单味中药研究的基础上,系统生物学能对药物组成与作用机制更为复杂的中药复方进行研究。中药复方体现了中医学的整体观、动态观、辩证观,体现了君、臣、佐、使等配伍理论,通过祛邪扶正、标本同治等发挥调节机体功能和维护机体稳态的作用,这些都和系统生物学的内涵有相似之处。但中药复方由于组成成分复杂,具有多靶点、多条作用通路等特点,导致其作用机制研究十分困难。系统生物学通过各种组学方法,以系统性和整体性为指导理念,从多个角度探究中药复方或其有效组分给药前后实验对象的各种变化,以阐释中药复方的复杂药物机制。近年来,越来越多的科研工作者利用系统生物学开展中药复方的研究,并取得了实质性的进展。

1. 基于网络药理学的中药药物作用机制研究　2007 年,随着以"组学"技术为基础的系统生物学和以计算机技术为基础的生物信息学的快速发展,英国邓迪大学霍普金斯(Andrew Hopkins)首次提出网络药理学的概念。目前,网络药理学在中医药药理基础与作用机制研究中发挥着重要作用,是中药现代化研究的重要方法,是系统生物学在中药药物研究中的重要应用。网络药理学是基于系统生物学及其基因组学、转录组学、蛋白质组学、代谢组学等学科理论,通过网络数据库检索已有研究成果、高通量组学获取并分析数据、计算机模拟预设分子模型等方式,揭示药物-基因-靶点-疾病相互作用的网络关系,依据网络关系预测药物的作用机制,以预测为基础结合多种生物学实验进行验证,最终评估药物的药效、不良反应和应用前景等,是发掘高效低毒药物的常用手段。其中,网络药理学常常与分子对接技术联用。分子对接技术又称为分子对接虚拟筛选技术,用于研究药物中活性成分与靶点的相互作用,是计算机辅助药物设计领域的重要技术。

网络药理学在中药领域的研究思路如图 8 - 2 所示。

网络药理学已广泛应用于中药领域的研究中。以研究紫草对癌症的治疗机制为例,研究首先通过检索数据库获取紫草和癌症的靶点信息——即通过检索中药系统药理学数据库与分析平台(TCMSP)数据库获取紫草的有效成分及其作用靶点,再检索 GeneCards 数据库和 DrugBank 数据库得到癌症疾病靶点信息。在得到药物靶点和疾病靶点后,以 STRING 数据库为基础,使用 Cytoscape 3.7.1 软件构建药物组分紫草素对癌症疾病共同靶点的蛋白质-蛋白质相互作用(protein-protein interaction, PPI)网络,最终发现 ESR1、AR、PGR 等可能是紫草作用于癌症疾病的关键靶点。研究者运用网络药理学结合生物信息学探讨小柴胡汤治疗阿尔茨海默病(Alzheimer disease, AD)的潜在作用机制,共筛选出 190 个小柴胡汤可能的活性成分,获得 41 个小柴胡汤治疗 AD 的可能靶点,并通过通路富集分析发现小柴胡汤治疗 AD 的潜在机制主要与细胞凋亡、病毒感染通路、脂质和动脉粥样硬化相关通路、癌症相关通路等相关,具有多靶点、多信号途径的特点。网络药理学方法在中风回春片治疗缺血性卒中、川芎治疗紧张型头痛、搜风愈喘方拆方"祛宿痰方"调控儿童哮喘、清解化攻方治疗重症急性胰腺炎等方面有类似的研究运用。

组学方法经常融入网络药理学研究中。在基因组学角度,有研究通过网络药理学方法推断草药-基因相互作用、草药-途径相互作用等。白花蛇舌草是中医临床上用于抗

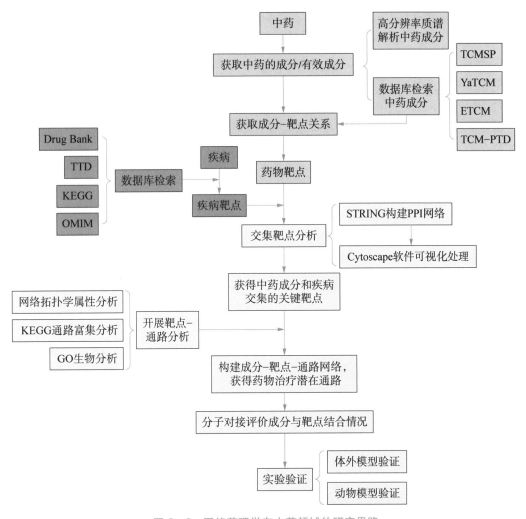

图 8-2　网络药理学在中药领域的研究思路

癌、抗氧化、抗炎和抗成纤维细胞治疗的一种中药。研究者结合中药临床实践和药理研究,从基因组学角度分析白花蛇舌草的作用机制,在缺乏先验知识的情况下,预测的药物作用基因和信号途径与中医临床经验和现有白花蛇舌草药理学研究似有一致。此外,转录组学、蛋白质组学和代谢组学也能参与到网络药理学研究中。

　　网络药理学研究也存在一些不足。①网络药理学需要从数据库中匹配信息,但现有数据库的完整性和准确性需要进一步提高,因此在具体研究过程中遇到数据库信息不够充分的情况,需要自行设计一些实验来补足信息。②一些中药本身成分复杂,经过人体吸收后,在体内代谢酶的作用下转为其他代谢物,这些次级代谢产物可以发挥药物治疗作用,因此起到作用的并非全是中药的原型成分。同时中药的生物利用度、组织分布等无法客观量化,所以网络药理学需要结合血清化学、药效学与药代动力学的相关知识,对中药化学成分进行量化分析。

　　尽管网络药理学尚处于初级阶段且需要进一步发展,但其已广泛应用于药物重新认识和定位、中药活性成分筛选、中药配伍机制探索及中医药多成分、多靶点、多通路的作用机制阐释,体现了系统生物学对中药药物研究的重要贡献。

2. 组学技术与中药方剂研究　中医方剂是根据患者的不同证候,在中医药理论指导下建立的由多种中药形成的合理组合,是在单味药物治疗的基础上发展起来的多药物配合治疗方法。针对不同患者的不同证候,配方中的中药选择及其相对含量比例需要灵活调整。在这个意义上,中药配方可以视为一种古老的个性化医疗实践。随着系统生物学策略和方法出现,人们可以从整体上研究方剂,研究其复杂的作用机制、有效成分和配方的兼容性规则。

利用组学方法研究中药方剂的实验设计主要包括 3 个方面:①确定一个配方或一个配方的几个组成部分,作为研究对象;②选择合适的细胞株、动物模型或患者作为实验或观察对象用以研究病理变化或方剂药效;③选定组学技术平台,对药物处理过的样本进行相应的组学分析。实验对象经不同浓度、种类的中药处理后,结合生物信息学手段分析相关基因组、蛋白质组、代谢组组成差异,是系统生物学的组学方法在中药药物作用机制研究中的常规思路。

利用转录组学技术,通过提取样本 RNA 并测序,比较中药复方或有效成分给药前后样品基因表达水平的变化,可从分子调控水平分析复方或配方作用情况。有研究采用大鼠全基因组表达谱芯片,利用急性心肌梗死大鼠模型分别筛选出新双龙方与有效组分人参总皂苷和丹参总酚酸给药前后的差异表达基因,发现新双龙方与组分均主要通过调控钙信号转导通路、丝裂原活化蛋白激酶信号转导通路(MAPK)等发挥药效作用,且相较有效组分而言,复方涉及更多通路。该研究还对比了中药复方与其有效组分之间药效差异在基因表达上的表现,筛选出了复方与组分共同调控的靶点基因,发现两种给药方式下有 3 组基因的表达趋势具有差异,而复方具有更积极的调控作用,从影响基因表达的角度证实了复方新双龙方的配伍优势。另有研究为探究天花粉蛋白对人宫颈癌 HeLa 细胞的促凋亡作用,利用基因芯片技术研究给药后 HeLa 细胞基因表达谱的变化,发现天花粉蛋白给药能促进 NOP56、TN-FSF10、DFFB、CASP9 等 62 个基因表达上调,而这些基因与促进细胞凋亡密切相关,进一步揭示了其诱导 HeLa 细胞凋亡的作用机制。

应用蛋白质组学技术可以比较中药方剂不同组合对蛋白质数量、种类的改变,建立中药方剂蛋白质图谱,进而寻找与中药方剂调控疾病相关的蛋白质靶点和通路,能从分子水平揭示中药方剂干预疾病的作用机制,揭示药物与机体的相互作用。有研究通过非标记(label-free)蛋白质组学分析小鼠血清外泌体的差异蛋白,结合定量 PCR 和免疫组化,发现大黄（庶虫）虫丸抑制 CCL2 介导的巨噬细胞 M2 极化,改善肝纤维化微环境,抑制结直肠癌肝转移。另有研究通过蛋白质芯片技术,发现血府逐瘀汤、温胆汤、天麻钩藤饮可抑制大鼠心肌组织应激活化蛋白激酶(JNK)、细胞外调节蛋白激酶 5(ERK5)、p38 MAPK 的表达,在一定程度上揭示了中药方剂降压的分子机制。

运用代谢组学技术能从代谢水平角度研究中药方剂。有研究运用 HPLC/MS 手段进行高分辨质谱检测,分析葛根芩连汤方剂治疗 2 型糖尿病大鼠的作用机制,通过生物标志物的检测推断方剂治疗可能影响的代谢通路,发现葛根芩连汤通过多靶点调节嘌呤代谢,从而促使整个机体内部的疾病紊乱状态可能转归为正常水平。

3. 基于高通量筛选的中药药物作用机制研究　高通量筛选(high throughput screening, HTS)是以疾病相关的酶和受体为作用靶点,以药物和靶点之间的相互作用为检测指标,高通量地对天然或合成化合物进行活性测试,筛选与特定靶点具有亲和力的样品。该方法具有微量、快速、灵敏、准确等特点,能从一次筛选中获得大量信息。基于长期已有的中药研究,目前中药相关数据库能够为研究者提供大量中药相关化合物,这些化合物有的已在实践中被证明可以治疗某种疾病,但却缺乏作用机制研究;有的在已有的治疗作用基础上,还具备其他未开发的潜在药用价值。

HTS 可以用于发掘中药数据库中化合物的潜在药用价值,为开发新药物和旧药新用提供帮助。有研究为筛选具有抗流感作用的中药来源小分子化合物,以流感病毒神经氨酸酶为受体,中药小分子化合物数据库作为配体库,进行高通量分子对接筛选实验,发现小龙叶阔苞菊、膜蕨、桑实、庵摩勒、小构树、假马齿苋几类植物包含多个能够结合于流感病毒神经氨酸酶药物靶点的中药来源小分子化合物,最终筛出 28 个有潜力作为抗流感化学药物制剂的小分子化合物。研究者除了可以将这些小分子化合物直接制备成抗流感药物外,还可以进一步通过查询这些化合物的药材来源,为设计中药组方药物治疗流感提供参考。

除去通过分子对接技术从分子层面筛选小分子化合物外,HTS 也可以通过细胞层面筛选中药。有研究基于斑马鱼高通量筛选平台,应用 Zlyz-EGFP 斑马鱼急性炎症疾病模型,以巨噬细胞向急性炎症损伤处聚集量为指标,筛选 296 种中药(民族药),发现血人参和飞龙掌血的乙醇提取物能影响巨噬细胞,显著抑制其向急性炎症部位迁移,且有一定剂量依赖关系,并通过小鼠炎症实验验证两药均具有较好的抗炎效果。

(二) 系统生物学在中药组分和生产研究中的应用

中药是一个复杂的分子系统,相较现代医药而言,其物质组成更为复杂,研究难度更大。中药的药效物质是中药临床疗效的基本来源。研究中药的药效物质组成,可以进一步阐释中医药理论,明确中药复方的配伍规律和作用机制,进而指导中药新药的研发与配伍。色谱-质谱联用的技术以其高选择性、高灵敏和高质量精度的特点,是中药成分分析的有力手段,常被用于检测复杂药物(尤其是中药复方)的物质组成。复方木尼孜其颗粒是一种由甘草、骆驼蓬子、黑种草子等 13 味药材组成复方中药,组成复杂。有研究通过超高效液相色谱-四极杆-飞行时间质谱技术(UPLC－Q－TOF－MS)研究复方木尼孜其颗粒的物质组成,成功分离检测出 118 个化合物,推测或鉴定出 75 个化合物,为后续复方木尼孜其颗粒质量标准的建立及药物机制的研究奠定了基础。

近年来,为了进一步提高中药成分鉴定的分辨率、准确性和覆盖度,一些针对中药成分鉴定的质谱新技术和新策略不断涌现。例如,在原有的 UPLC－Q－TOF－MS 基础上,将色谱分离从 UPLC 变更为 UHPLC(ultra-high performance liquid chromatography)后,添加离子淌度质谱(IM－MS)的联用,即形成 UHPLC/IM－Q－TOF/MS 方法,能够极大地提高对中药成分的分析和鉴定能力。在中药血栓通胶囊的成分鉴定研究中,UHPLC/

IM‑Q‑TOF/MS 法所鉴定的中药成分数目较原方法即超高效液相色谱-四极杆/静电场轨道阱高分辨质谱（UHPLC‑Q‑Orbitrap HRMS）提高了 4.4 倍,由 52 种提升到 230 种。这些新表征的成分主要涉及人参皂苷,解决了血栓通胶囊成分原有表征不充分的问题,有助于后续的药理学和质量控制研究,推动了中药成分鉴定的研究发展。

合成生物学被广泛用于植物代谢物的合成研究,这对研究中药植物药用成分的合成与生产有着重要意义。基因组学通过测序技术,用于研究中药材中与药用成分合成相关的酶基因,探究其代谢通路。丹参（*Salvia miltiorrhiza*）是中医应用最广泛的草药之一,以其根茎药用价值较高,生物活性成分包括丹参酮（tanshinone）。丹参基因组和转录组数据为药用活性化合物的生物合成和调控的分子机制提供了重要依据,推动了丹参分子育种的发展。该研究通过 NGS 和 SMRT DNA 测序技术研究丹参酮的生物合成,分析了 3 种不同根组织——周皮、韧皮部和木质部的序列,不仅为周皮定位的丹参酮生物合成提供了证据,得出酶基因 *SmCPS1*、*SmKSL1* 和 *CYP76AH1* 的共表达在丹参酮代谢中起作用的结论,还为研究其他物种的次生代谢提供了一个范例,即结合 NGS 和 SMRT 的混合测序方法可以避免基因和基因家族因高度同源而产生错误组装。通过 NGS、SMRT 技术进行基因测序的研究方法,在黄芪（*Astragalus mongholicus Bunge*）、椭圆叶花锚（*Halenia elliptica*）、当归[*Angelica sinensis*（*Oliv.*）*Diels*]等中药材的合成生物学研究中都有应用。

三、系统生物学在针灸治疗研究中的应用

针灸是我国最古老的治疗手段之一,也是中医治疗的主要方式之一。针灸利用针刺和艾灸等刺激人体体表穴位,并通过经络传导,以达到调和脏腑、扶正祛邪、治病保健的目的,具有整体性调节和双向性调节的作用。

经穴是针灸学的一个重要概念,其原始含义为"气穴""脉气所发",是针灸疗法发挥其治疗作用的基础。随着从系统生物学角度出发研究针灸治疗的机制,其机制正被逐步阐释,而其中对于经穴的研究尤为重要。常规研究思路是对实验对象进行不同经穴刺激后,检测其基因、蛋白质表达差异,或血清、尿液、皮层等代谢物的变化,研究经穴刺激对实验对象的影响。

经穴特异性被认为是针灸实践的核心科学问题之一,而系统生物学可通过代谢组学的方法研究经穴特异性。这些研究从代谢组学角度,通过对比实验对象经经穴刺激前后,其血清、尿液、皮层中各类代谢物的变化,观察经穴治疗是否存在特异性。有研究采用基于 [1]H‑NMR 和模式识别技术的代谢组学方法,在针刺健康男性阳明经穴（足三里、梁门、巨髎）与其他经穴（阳陵泉、委中）后,通过对健康男性尿液代谢产物进行检测,探讨阳明经穴的特异性。结果表明,针刺阳明经穴均可以使尿液中马尿酸和氧化三甲胺的含量升高,降低甘氨酸含量,具有一定的共性和特异性,提示针刺刺激阳明经穴对机体的影响可能具有特异性。[1]H‑NMR 还被用于研究健康雄性大鼠的足阳明胃经或足少阳胆经穴位经电针（EA）刺激后,其血清、尿液、皮层和胃组织提取物代谢变化。研究者发现了

一些经络特异性代谢变化,观察到电针刺激足阳明胃经和足少阳胆经穴位时产生的代谢反应间存在显著差异。

随着针灸治疗的不断发展,其治疗效果也越来越得到国际的认可,但目前传统的针灸理论仍不能明确地解释其治疗机制,而系统生物学正是针灸疗效作用机制研究的较好方式。有研究通过同位素标记相对和绝对定量结合高分辨率液相色谱-串联质谱(iTRAQ-LC-MS/MS)技术,分析血管性痴呆模型鼠在针灸治疗前后的蛋白质表达差异。研究者共发现了 31 种差异表达蛋白质,它们与氧化应激、凋亡和突触功能相关,表明针灸可以通过调节氧化应激、细胞凋亡或突触功能,成为治疗血管性痴呆患者的一种潜在临床候选疗法。在对阿尔茨海默病的研究中,研究者通过亚细胞器蛋白质组学技术,对比 SAMP8(senescence-accelerated mouse prone 8)小鼠针灸治疗前后的蛋白质表达差异,发现大多数差异表达的蛋白质涉及线粒体功能和结构的调节,提示针灸可能通过调节线粒体的结构和功能而达到治疗阿尔茨海默病的潜在作用。

针灸背后的神经解剖学基础仍然知之甚少。使用交叉遗传策略消融 NPY+去甲肾上腺素能神经元和/或肾上腺嗜铬细胞。以内毒素诱导的全身炎症为模型,发现电针刺激(ES)驱动交感神经通路的躯体和强度依赖性的方式。后肢区域的低强度 ES 驱动迷走-肾上腺轴,产生依赖于 NPY+肾上腺嗜铬细胞的抗炎作用。腹部高强度 ES 通过脊髓交感神经轴激活 NPY+脾去甲肾上腺素能神经元;这些神经元通过激活不同的肾上腺素能受体(adrenergic receptor, AR)参与不连贯的前馈调节回路,并且由于 AR 谱的疾病状态依赖性变化,其 ES 诱发的激活产生抗炎或促炎作用。揭示驱动不同自主神经通路的体感组织和强度依赖性可以形成优化刺激参数的路线图,以提高针灸作为治疗方式的有效性和安全性。

ES 躯体感觉自主反射以调节远端部位的身体生理学(如抑制严重的全身性炎症)。自 20 世纪 70 年代以来,关于这些反射的一个新兴的组织规则表明身体区域特异性的存在。例如,ES 在小鼠后肢 ST 36 穴位,而不是腹部 ST 25 穴位可以驱动迷走神经-肾上腺抗炎轴。然而,这种躯体组织的神经解剖学基础尚不清楚。PROKR 2Cre 标记的感觉神经元支配后肢深筋膜(如骨膜),但不是腹部筋膜(如腹膜)是至关重要的驱动迷走神经肾上腺轴。在具有消融的 PROKR 2Cre 标记的感觉神经元的小鼠中,ST 36 位点处的低强度 ES 未能激活后脑迷走神经传出神经元,也无法驱动肾上腺释放儿茶酚胺。因此,ES 不再能抑制细菌内毒素诱发的全身炎症。相比之下,高强度 ES 在 ST25 和 ST36 位点诱发的脊髓交感神经反射则不受影响。此外,通过 ST 36 位点的 PROKR 2Cre 标记的神经末梢的光遗传学刺激足以驱动迷走神经-肾上腺轴,但不足以驱动交感神经反射。PROKR 2Cre 神经纤维的分布模式可以回顾性地预测低强度 ES 将会或将不会有效地产生抗炎作用的身体区域。该研究为穴位在驱动特定自主神经通路中的选择性和特异性提供了神经解剖学基础。

艾灸是中医针灸疗法的一部分,它利用艾材燃烧作用于人体表面,通过热、光、药物等综合因素刺激穴位,以达到预防和治疗疾病的效果。系统生物学通常采用代谢组学技术,对艾灸后的血液、尿液、各组织提取物进行研究。有研究通过 ^{1}H-NMR 技术,对比相同治疗频率下作用于右侧足三里穴的艾灸和针刺疗法,对人体血清代谢物的调节作用差异,发现艾灸更倾向于对骨骼肌能量代谢、合成代谢的调节,针刺更倾向于对脂质代谢的调节,同时艾灸的调节作用比针刺更为迅速,表明艾灸在针灸疗法中具有独特的价值。

(蒋逸凡　韩泽广)

思考与练习

1. 什么是系统生物学?它包含哪些研究方法?
2. 系统生物学为中医证候研究提供了哪些帮助?
3. 如何通过系统生物学研究中药药物组分及其作用机制?

第 九 章　大尺度组织透明化三维成像技术

第一节 | 组织透明化技术简介

　　哺乳动物的组织器官是高度协调、复杂的细胞网络。它们形状各异,如心脏为 4 个空腔组成的功能泵,肾脏像光滑的蚕豆,脑则由皮层、海马、胼胝体、丘脑等多脑区核团组成,具有高度异质性。我们对某一器官生理学和病理学的了解都将基于对器官组织结构,乃至生物体的整体研究。然而,由于科学技术的限制,致使大多数生物及医学的基础或临床研究只能关注器官组织的局部、平面和细节,这将不可避免地引起后续实验的偏差或矛盾。尤其在神经科学领域,科学家迫切希望获得人体最复杂的器官——脑的全景解析图像,不仅可以从神经递质、信号通路、突触连接等细节入手,也能将脑作为一个整体,系统地了解神经的投射、脑区的动态协同和相互作用,从而更加深入地探究自闭、抑郁、焦虑、失眠、记忆障碍和植物人意识丧失等功能障碍的大脑奥秘。

　　随着美国、欧洲、日本和中国相继推出"人类脑计划",对于全脑乃至整个生物体结构与功能的研究需求迅速增长。组织透明化技术的发展与进步,为全景解析整个器官乃至整个生物体的组织结构奠定了基础。与传统二维切片技术相比,组织透明化技术既保留了整体组织器官复杂的细胞间通路和微环境特征,又能够以前所未有的宏观角度研究组织器官的三维结构,获取精确标记和大数据证据,将有利于研究疾病状态下特有的病理特征和组织规律。

　　小鼠全脑透明过程如图 9-1 所示。

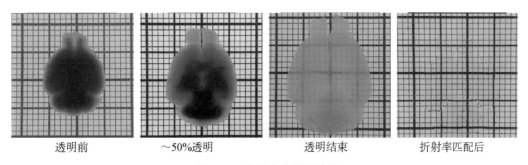

透明前　　　　　～50%透明　　　　　透明结束　　　　折射率匹配后

图 9-1　小鼠全脑透明过程

一、透明化技术的起源和发展

100多年前,德国解剖学家斯帕特霍尔茨(Werner Spalteholz)观察到自然界中树脂包裹的昆虫、树叶等样品,可以长时间保存而不腐烂,因此他在实验室中利用有机溶剂苯甲醇和水杨酸甲酯保存生物样本,极大程度上推动了解剖学的发展。组织在有机溶剂的作用下,可以呈现部分透明,但该操作过程复杂、操作周期长,组织表面破坏和组织皱缩,以及有机试剂对研究人员的副作用和毒性反应,使得该技术在后期并没有被广泛应用。

100年后,激光共聚焦显微镜、超高分辨率显微镜、光片显微镜等成像工具的研发成功,使得科学家再一次将视野投入对生物不规则复杂组织结构的探索追求中。2012—2013年,多种组织透明化方法相继发表,使该领域迅速活跃起来,以DISCO(dimensional imaging of solvent-cleared organs)、CUBIC、CLARITY、PEGASOS(polyethylene glycol associated solvent system)等为代表的透明化方法的成功应用和示范,揭开了组织器官微观与宏观相结合,重新审视结构与功能关系的研究序幕。

小鼠全脑神经、血管、淋巴管等脉管结构成像如图9-2所示。

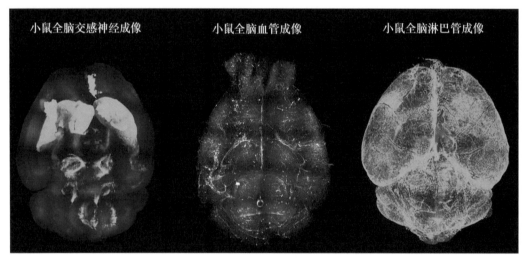

图9-2 小鼠全脑神经、血管、淋巴管等脉管结构成像

图片来源:复旦大学组织透明3D成像分析平台。

二、透明化技术的分类

根据组织样本透明的机制不同,生物组织光学透明化技术主要有疏水性、亲水性和水凝胶法三大类。

1. 疏水性透明化方法　此类方法沿用了有机溶剂型透明方法,以DISCO,BABB

(benzylbenzoate, benzylalcohol)，DBE（benzyl ether），PEGASOS 等透明化方法为代表。原理为先用脱水剂渐进地脱去生物组织样本中的水分，然后用三氯甲烷等脂溶性试剂脱脂，最后用高折射率的有机溶剂进行折射率匹配。疏水性透明方法对组织样品的透明效率和透明度高，但存在组织皱缩、体积变硬变小等弊端，对组织中的荧光蛋白信号保存度低。另外，经此方法透明的样本整体颜色偏黄，但是不影响透明度，对显微镜下的荧光成像效果影响不大。疏水性透明化方法对抗体染色的要求高，多应用于已带有内源性荧光标记的组织样本（图 9 - 3）。

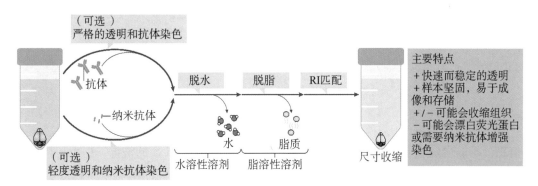

图 9 - 3　疏水性透明化方法的流程和特点

图片来源：UEDA HR, ERTÜRK A, CHUNG K, et al. Tissue clearing and its applications in neuroscience [J]. Nat Rev Neurosci, 2020,21(2):61 - 79.

2. 亲水性透明化方法　亲水性透明化方法中使用的试剂具有亲水性，与组织中荧光蛋白分子带有的亲水基团兼容，更有利于荧光蛋白信号的保存，以 CUBIC，Scale，SeeDB 等透明化方法为代表。该类方法步骤简单，多通过简单浸泡就可以在一周左右完成组织透明。该方法中使用的试剂毒性反应和副作用小，生物兼容性高，可选择的商业抗体较多，试剂温和，可更好地保存组织样本原有的三维结构和内部的蛋白荧光信号。针对肝脏、脾脏、肾脏等富含血细胞着色较深的组织器官，可以加入氨水脱色。利用该方法可以对已带有内源性荧光的生物组织进行透明，也可以对手术取材样本或活检组织等透明后，进行后续免疫染色。透明化过程中，样本因接触亲水性试剂，体积会有少许膨胀，通过折射率匹配后，基本恢复原始大小。但在操作过程中，应注意有包膜的组织器官，如睾丸或晶状体，会因为包膜和组织内部的膨胀系数不一致，可能造成组织破损（图 9 - 4）。

3. 水凝胶法　以 CLARITY（clear lipid-exchanged anatomically rigid imaging/immunostaining compatible tissue hydrogel）为代表的水凝胶法，应用温度调控水凝胶单体的结构形态，低温时水凝胶单体渗透入组织内部；在 37℃ 时，由温度引发剂诱导水凝胶单体形成长链，并原位固定组织内部的蛋白质、DNA、RNA 及其他生物分子。在此基础上，利用十二烷基硫酸钠溶液（sodium dodecyl sulfate solution, SDS）清洗组织中挡光的脂质，达到透明组织的效果。经过折射率校正后，可与显微镜的参数匹配。因为水凝胶同时有效固定了蛋白质和核苷酸，此种方法兼容度高，可以在三维空间同时分析一种

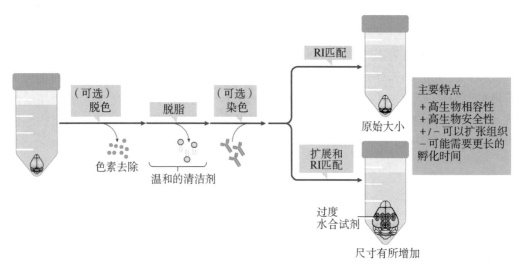

图9-4 亲水性透明化方法的流程和特点

信息分子的蛋白质和核苷酸的分布表达信息。还可以通过 SDS 的洗涤,在同一个组织标本上进行多轮不同抗体的染色成像。在珍贵的人体组织标本上,有科学家进行了多达20轮、每轮4种通道染色的实验。更可以利用水凝胶配方的变化,对样本进行 4~5 倍的放大,从而更加清晰地观察神经突触、囊泡或亚细胞结构等细节(图9-5)。

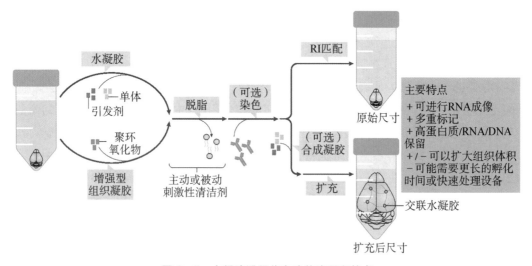

图9-5 水凝胶透明化方法的流程和特点

三、常用透明化技术的优势和特点

1. 3DISCO、iDISCO 和 uDISCO 法　德国科学家用两种基于有机溶剂的光透明方法 3DISCO 和 iDISCO,能够使荧光蛋白的信号维持数天。首先,利用二苄醚(dibenzyl

ether，DBE），发现这个透明试剂配方可用于脑和其他各种生物组织。但荧光信号只能在透明组织中保存 1～2 天。之后的 iDISCO 方法用二甲基亚砜、表面活性剂等水溶液对组织样本进行预处理，以荧光标记的方式对组织样品进行免疫标记，可使信号保持 2～4 天。2016 年又进一步发展了 uDISCO 透明化方法，应用叔丁醇溶液对生物组织进行脱水处理，应用 BABB、二苯醚（diphenyl ether，DPE）和抗氧化剂维生素 E 混合溶液解决了荧光蛋白极易淬灭的问题，对透明化组织进行折射率校正，以更好地保存透明化组织中的内源性荧光信号。同时可以实现小型生物体的全身透明。以 DISCO 技术为基础，Jiang 等研究者研发了专门针对脂肪组织透明的 Adipose CLEAR 方法，相比其他透明化方法，该技术针对脂肪组织，透明效果快速且成像质量高，对内源性荧光和组织成分保存效果好。

uDISCO 方法透明小鼠全身效果展示如图 9-6 所示。

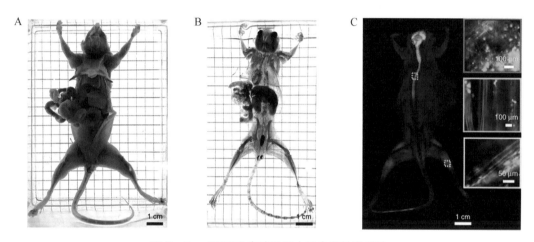

图 9-6 uDISCO 方法透明小鼠全身效果展示

注：图 A 为 3 月龄 GFP 转基因小鼠经心脏灌注后的全貌；图 B 为使用 uDISCO 法透明后的小鼠；图 C 为借助荧光显微镜成像后的小鼠全身荧光信号及脑、脊髓和腿部放大图。
图片来源：PAN C，CAI R，QUACQUARELLI FP，et al. Shrinkage-mediated imaging of entire organs and organisms using uDISOC [J]. Nat Methods，2016，13(10)：859-867.

2. PEGASOS 法 PEGASOS[polyethylene glycol（PEG）-associated solvent system]是一种基于聚乙二醇等溶剂的有机溶剂型组织透明化技术，利用该方法透明后的生物组织具有更高的透明度，同时可以长时间保持组织的内源性荧光信号。PEGASOS 法几乎适用于任何组织，包括骨骼、牙齿和肌肉。早期有人用 PEGASOS 方法追踪了小鼠完整脑组织中的远距离神经元和单个轴突的走向，同时对椎骨进行了透明和成像，不仅揭示了骨髓腔内的神经分布模式，还阐释了中枢神经系统和周围神经系统之间的关系。PEGASOS 法还可以对骨性复杂结构进行研究，如带有骨质结构的耳蜗，或带有颅骨和脑膜的全脑，不仅避免了从骨质结构剥离时的组织损害，还对骨、软骨和内部软组织的结构关系有了全新的认识。PEGASOS 用于小鼠耳蜗透明及染色成像如图 9-7 所示。

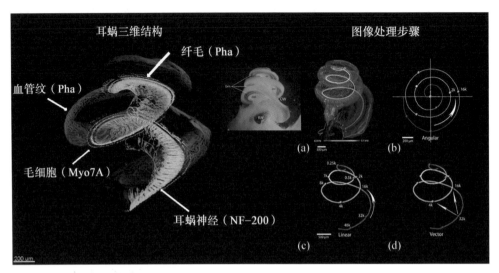

图 9-7　PEGASOS 用于小鼠耳蜗透明及染色成像

图片来源:复旦大学组织透明 3D 成像分析平台。

3. CUBIC　日本科学家 Susaki 等在 Scale 透明技术的基础上,提出全脑水平、具有单细胞分辨率的透明方法 CUBIC(clear, unobstructed brain/body imaging cocktails)。该方法通过利用尿素、TritonX-100、醇胺类物质按不同的比例配制的光透明试剂对组织进行浸泡处理,从而快速、有效地使组织达到较好的透明程度。由于脑组织的高散射主要来自脂质成分,此方法在尿素的水化作用基础上,引入了能使磷脂溶剂化且偏碱性的醇胺类物质,以去除组织样本中的脂类成分。并加入蔗糖,提高透明试剂的折射率。但由于加入了高浓度的去污剂(15% TritonX-100),可能会一定程度上破坏细胞膜结构,使组织中的蛋白有一定程度的损失。目前,CUBIC 多适用于含有转基因荧光蛋白的组织样品的透明化处理及组织成像,亦可选择合适抗体进行一轮免疫染色技术。该方法中所用到的透明试剂价格低廉且生物兼容度高,因此该透明化方法被广泛应用。

CUBIC 用于小鼠全身透明化效果如图 9-8 所示。

4. CLARITY 法　2013 年美国科学家发表以水凝胶为组织支架的透明化方法——CLARITY,水凝胶能与整体组织的绝大多数含有氨基的生物大分子原位交联,如 DNA、RNA 和蛋白质等,从而达到保存更多生物信息分子的目的。该方法通过低温向心脏灌注水凝胶溶液,在 37℃ 条件下快速转变组织水凝胶复合物,从而固定组织内各成分。借助电场装置设备及十二烷基硫酸钠溶液(sodium dodecyl sulfate solution, SDS)去除组织中的脂质,形成一个大分子通透的组织结构,使得光线及生物大分子可轻易地渗入该组织凝胶复合物。在该透明化技术方法中,水凝胶强而有力的交联使组织样品在后续的去垢剂作用过程中,蛋白质流失非常少,极好地保护了组织的各种精细结构。此外,这种完美的交联保护可以在同一块组织样品上进行多轮染色成像,该方法很好地实现了生物组织三维大尺度成像。

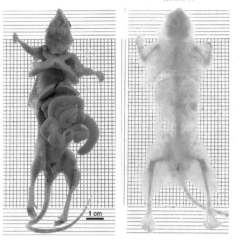

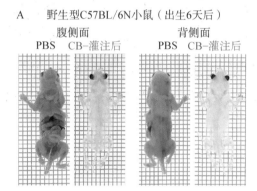

图 9-8　CUBIC 用于小鼠全身透明化效果展示

注:野生型 C57BL/6N 小鼠出生 6 天后(A)与成年后(B)经 PBS 或 CUBIC 透明化试剂灌注后的图像。

图片来源:TAINAKA K, KUBOTA SI, SUYAMA TQ, et al. Whole-body imaging with single-cell resolution by tissue decolorization [J]. Cell, 2014,159(4):911-924.

尽管 CLARITY 技术的透明能力强,但仍存在电泳法难以操控和组织褐化等问题,通过被动透明法可以缓解该技术的弊端,但透明时间会相对延长。

利用 CLARITY 技术获得的人脑组织荧光染色图如图 9-9 所示。

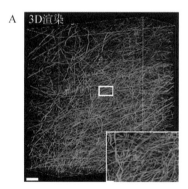
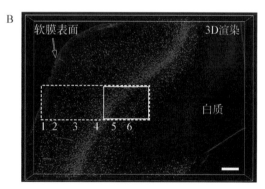

图 9-9　利用 CLARITY 技术获得的人脑组织荧光染色图

注:A 为经 CLARITY 技术透明后人脑额叶的神经丝蛋白和髓鞘碱性蛋白质染色与示踪;B 为孤独症患者新皮质中小清蛋白阳性神经元的可视化展示。

图片来源:CHUNG K, WALLACE J, KIM SY, et al. Structural and molecular interrogation of intact biological systems [J]. Nature, 2013,497(7449):332-337.

复旦大学中西医结合研究院课题组建立了 FACT(free of acylamide clearing tissue)透明化方法,用于临床组织的快速透明。利用该方法透明后的组织结构及荧光信号在透明前后保存良好,蛋白质流失与 CLARITY 相比无明显变化。在没有水凝胶加入的情况下,组织透明的速度加快,抗体渗透更加容易,但由于没有水凝胶聚合时所形成的骨架支撑,组织透明后相对更脆,在处理过程中应加倍小心。

利用不同透明技术获得的小鼠脑组织 Iba1 的表达对比见图 9‑10。

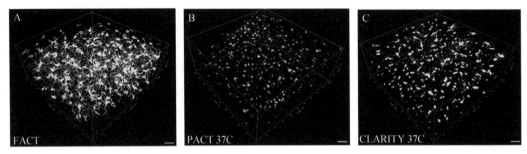

图 9‑10　利用不同透明技术获得的小鼠脑组织 Iba1 的表达对比图

注:利用 FACT(A)、PACT(B)、CLARITY(C)技术获得的标有 Iba1 的转基因小鼠脑组织图像,组织厚度为 400 μm。从图中可以看出利用 FACT 透明后的组织荧光信号并无减弱。
图片来源:XU N, TAMADON A, LIU Y, et al. Fast free-of-acrylamide clearing tissue (FACT)—an optimized new protocol for rapid, high-resolution imaging of three-dimensional brain tissue [J]. Sci Rep, 2017, 7(1):9895.

不同透明技术小鼠脑组织透明时间对比如图 9‑11 所示。

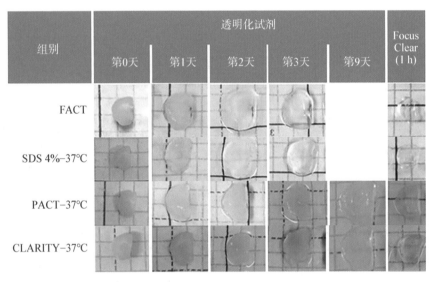

图 9‑11　不同透明技术小鼠脑组织透明时间对比

注:小鼠部分脑组织在 37℃ 条件下在 FACT、4% SDS、PACT 及 CLARITY 透明溶液中透明所需时间不同。从图中可以看出,利用 FACT 技术透明组织所需时间最短。
图片来源:XU N, TAMADON A, LIU Y, et al. Fast free-of-acrylamide clearing tissue (FACT)—an optimized new protocol for rapid, high-resolution imaging of three-dimensional brain tissue [J]. Sci Rep, 2017, 7(1):9895.

由于生物学系统常跨越多个尺度,大到宏观细胞群体的全组织,小至分子的亚纳米尺度。研究人员以 CLARITY 为基础,建立了一种可对完整组织进行多尺度超分辨率成像的新技术,称作蛋白质体的放大分析技术(magnified analysis of the proteome, MAP)。该技术可在保留组织中蛋白质完整结构及细节的条件下,将高致密度的丙烯酰胺凝胶聚合物嵌入固定后的组织,经过组织变性、水中扩散等步骤,可逆性地将组织样本扩展到其原始体积大小的4~5倍,以实现对组织进行多尺度成像的目的。成像结束后,可以利用Focusclear将组织恢复到原有尺寸。MAP技术的发展使得借用普通3D成像显微镜观察到细胞器、神经突触、神经囊泡、树突棘等更精细的结构成为可能。与电镜相比,其显示的细微结构是经过免疫组织化学染色的,特异性强,并具有确定的三维空间关系。

MAP技术可用于小鼠多种组织透明化效果如图9-12所示。

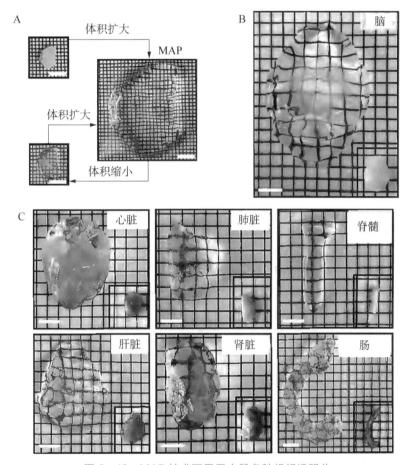

图 9-12　MAP 技术可用于小鼠多种组织透明化

注:(A)大脑在透明前的原始状态及 MAP 技术透明后大脑体积的变化;(B、C)为 MAP 技术应用于整个大脑和其他器官的透明图。可以看到与原始体积相比,MAP 技术透明后组织体积扩大可达4倍。
图片来源:KU T, SWANEY J, PARK JY, et al. Multiplexed and scalable super-resolution imaging of three-dimensional protein localization in size-adjustable tissues [J]. Nat Biotechnol, 2016,34(9):973-981.

2016年,Murray 研究团队在 CLARITY 透明化技术的基础上创建了化学物质相互作用时间和动力学系统级控制技术(system wide control of interaction time and kinetics of chemicals, SWITCH)。通过缓冲液(SWITCH-On 和 SWITCH-Off),严格控制其在生物组织中的化学反应,以提高组织样品固定效果及荧光染色效果。

SWITCH 技术流程及透明化效果展示见图 9-13。

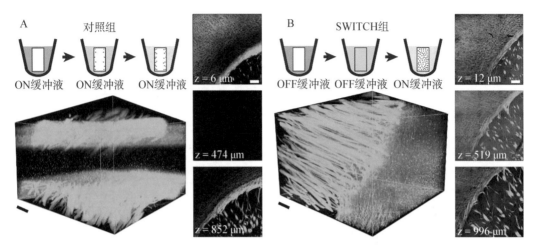

图 9-13 SWITCH 技术流程及透明化效果展示

注：（A）使用 PBST 在 37℃下对小鼠脑组织进行 1.5 天的 DiD 染色，可以看到染料仅标记了组织表面；（B）为使用 SWITCH 缓冲液对小鼠脑组织进行 DiD 染色效果图，可以看到组织内部也被充分染色。

图片来源：MURRAY E, CHO J H, GOODWIN D, et al. Simple, Scalable proteomic imaging for High-Dimensional Profiling of intact systems [J]. Cell, 2015, 163(6): 1500-1514.

　　SWITCH 技术处理后的生物组织具有耐热、耐化学物质等特性，适合于多重荧光免疫染色标记和成像。该方法简单易行，不需要灌注处理和特殊化学试剂及仪器设备即可快速透明生物组织，适用于动物和大型人体样本。另外，在 CLARITY 技术的基础上发展了 SHIELD 技术，对心脏、胃肠等组织中有空腔的结构可以进行塑形，保证透明后的组织不塌陷，仍有比较保真的 3D 结构和细节。

　　SHIELD 技术可保证有空腔的组织器官在透明后仍保持较好的形态（图 9-14）。

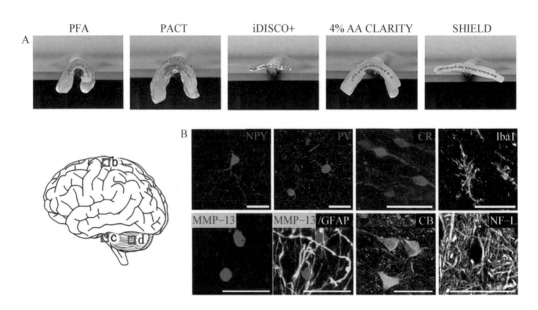

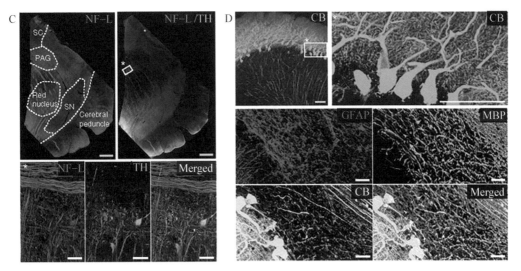

图 9-14　SHIELD 技术可保证有空腔的组织器官在透明后仍保持较好的形态

注：(A)不同透明化技术对脑组织透明后的形状展示；(B、C、D)为经 SHIELD 技术处理后的人脑皮质(B)中脑(C)和小脑(D)的免疫染色图像。

图片来源：PARK YG，SOHN CH，CHEN R，et al. Protection of tissue physicochemical properties using polyfunctional crosslinkers [J]. Nat Biotechnol,2018,10:103.

第二节 | 组织透明化技术操作流程

一、组织透明

1. 组织灌注及固定

(1) 灌注液准备：将准备好的 $1\times$PBS(或 0.9%氯化钠溶液)及 CFA 或水凝胶放置在冰上或 4℃冰箱中备用。另外，整个灌注过程需在通风橱中进行。

(2) 麻醉：大鼠及小鼠按 $35\sim70$ mg/kg 剂量，腹腔注射 2%戊巴比妥钠进行深度麻醉，所有相关操作必须符合相关学校及动物伦理组织的规定。

(3) 灌注：可以采用心脏灌注或腹股沟灌注等方式，先用 $1\times$PBS 或生理盐水快速灌注，将血液完全冲洗干净，然后用预冷的水凝胶或 CFA 先快后慢灌注，试剂逐渐渗透入组织深部。大鼠灌注液体积约为 200 mL，小鼠灌注液体积为 $30\sim50$ mL。如需要染料标记，可按一定工作浓度溶于灌注液中，在灌注时进行标记。

(4) 按照实验要求取下相应组织，根据组织大小将其放入水凝胶或 CFA 中，于 4℃冰箱中继续后固定，时间从数小时至数天不等。

2. 水凝胶聚合　如使用 CLARITY 方法需要水凝胶聚合这一过程，包括去气、聚合、剥除多余的水凝胶几个步骤。去气的目的是因为氧气影响了水凝胶聚合的过程，可以采用氮气替换法，利用抽气泵抽出空气，再使氮气充满容器；也可采用二氧化碳替换法，在较深的容器底部放置干冰,在合适的密闭容器中约 10 min 后可完成置换。亦可采用花生油隔绝水凝胶和空气等替代方法。之后,将装有组织的离心管放置于 37℃水浴锅中 3 h,在此过程中可轻轻晃动管子以加快聚合。聚合完成后,取出凝胶状的组织。在通风橱中,佩戴保护手套用手剥离干净组织周围的水凝胶(水凝胶需按有毒物品进行处理),以备后续使用。

3. 组织透明　将组织放入装有 SDS 硼酸洗液或其他透明试剂的离心管中,置于 37℃摇床中旋转或摇晃,利用液体的流动进行样本被动透明。组织透明的时间与组织大小、组织的脂质含量多少、丙烯酰胺与双丙烯酰胺含量、pH 及温度有关,一般温度适当升高(最高不超过 45℃)会加快透明过程,但要注意对组织结构及荧光信号的影响。

亦可利用组织透明仪进行主动透明,将组织放入相应的容纳盒中,再向液体循环器及盛放组织的容纳盒中倒入洗液;打开液体循环器开关,利用温度调节装置将温度调至设定值,然后打开电源开关,电压可以根据组织的性质及实验需要进行调节。如用于小鼠全脑的透明时,推荐使用 25 V,温度 37℃。此外,在电泳过程中应当及时检测洗液的 pH,控制在 7.5 左右。

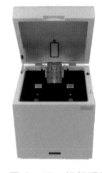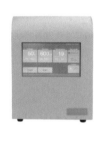

组织透明仪进行组织主动透明如图 9-15 所示。

4. 成像前确认和清洗　当组织完成透明后,将其小心取出,放于绘有格子线或打印有文字的纸上,若可清晰、均匀地看到底部的线条或文字,可转入 0.1% PBST 或硼酸溶液(1M/pH 8.5, 0.1% Triton X-100)中,在 37℃清洗 1 天,中间换液一次。为了更加高效地清洗组织内残留的 SDS,推荐先用硼酸溶液清洗再转到 PBST 中,然后进行后续染色。

图 9-15　组织透明仪进行组织主动透明

二、染色或标记

1. 免疫荧光染色

(1) 含内源荧光的组织:若组织为转基因鼠或含其他方法标记的荧光分子,则不需要进行免疫荧光染色,样本经透明清洗后可直接进行反射系数同质化处理及成像过程。对于这种组织在灌注后取材直至透明完成,均需要采取措施保护荧光信号避免淬灭。值得一提的是,组织含有内源性荧光分子时,仍可以同时使用抗体染色。

(2) 免疫荧光染色:此过程是较为简化的免疫组织化学染色步骤。在染色之前,先将组织在硼酸溶液及 0.1% PBST 中清洗 1 天。按照实验需要选择合适、可靠的一抗(一般需要在免疫组化实验组织切片中经过验证或已有文献证实抗体可靠),根据组织大小和厚度确定合适的抗体浓度(一般为普通免疫组化实验抗体浓度的 3~5 倍)。用 0.1% PBST 溶液(加 0.01%叠氮化钠抗菌)稀释一抗,根据组织大小和体积决定一抗的孵育时间。也可以采用抗体浓度梯度染色,即将染色分为几轮,依次递加抗体浓度以达到良好的抗体渗透效果。在染色过程中,一般可以同时标记 2 种抗体外加一种核染料如

$4',6$-二脒基-2-苯基吲哚($4',6$-diamidino-2-phenylindole，DAPI），当超过 3 种时会由于荧光间相互影响而降低染色效果。一抗孵育结束后，将样本置于 0.01% PBST 溶液中在 37℃ 下清洗。根据一抗的种属确定二抗，二抗的稀释浓度一般为 1∶50～1∶100，继续孵育 2 天到一周不等。加入二抗后注意避光防止荧光淬灭。染色结束后，用上述缓冲液继续清洗，注意避光，组织可以立即进行成像或于 4℃ PBST 溶液中保存一周。染色过程中一般不再需要抗原修复和封闭液封闭。

2. 探针标记　探针（probe）是带有标记物的已知序列的 DNA 或 RNA 片段，探针标记是指利用探针在组织切片上原位检测细胞核酸表达，从而了解细胞中核酸表达变化及其意义，在遗传层面探究组织细胞生理病理学改变及其机制。当前，CLARUTY 技术是唯一可以在立体标本上进行探针标记的透明化技术。CLARITY 方法中，以 EDC - CLARITY 最适合 RNA 探针检测，该透明化过程中 RNA 通过与多聚甲醛和 EDC（可固定 RNA 并使 RNA 酶无活性）交联而不易降解，有助于提高组织透明过程中 RNA 的保留，便于后续检测。

（1）灌注与固定：进行探针标记前，需要对样本进行灌注和固定，通过固定 RNA 周围蛋白质或水凝胶基质，使得 RNA 分子更加稳固，便于结合 RNA 的探针进入。利用预冷的 PBS 或水凝胶对实验动物进行心脏灌注，灌注结束后将样本置于水凝胶中固定 3 天，去气处理后，于 37℃ 下孵育样本 3 h，用于交联水凝胶基质。将组织转移至 EDC 固定剂中，于 37℃ 下孵育过夜，用于保存和检测小 RNA，进而将组织转移至 Clear 溶液。

（2）反应体系配置：样本经 Clear 溶液清洗透明后，选择合适的探针标记杂交解决方案。根据样本类型及实验目的，配置相应的反应体系。包括 DIG 标记的 LNAs，50merDIG 或引发剂标记的寡核苷酸，以及 20mer"smFISH"引发剂标记的寡核苷酸等，具体反应体系配置方案可通过查阅相关文献获取。

（3）核酸探针标记及信号放大：根据所需的探针类型，将组织置于杂交溶液中平衡 1 h，进而转移到包含探针的杂交溶液中，该溶液中含有针对目标 RNA 的探针和 10Nm N50 探针。将样本在杂交温度孵育后进行洗涤。探针信号放大可分为 TSA 扩增与 HCR 扩增，其中 TSA 扩增流程包括 PBST 清洗样本，DIG - POD Fab 片段抗体孵育后进行 TSA 反应。样本洗涤后校正折射率，进行成像。而 HCR 扩增需准备发夹溶液，将 CLARITY 透明的组织转移到发夹溶液中后，在室温下孵育过夜，洗涤后进行成像。

三、成像

1. 折射系数校正　由于组织的固有折射系数与成像装置的发射及吸收光不一致，使得光线无法穿过组织获得相应的图像信息，因此需要在成像前将组织的折射系数进行校正。常用的校正溶液有 Focus Clear、甘油、山梨醇等，根据组织大小与体积的不同浸泡时间从半小时到数小时，直至肉眼可见组织与校正液折光系数一致。

2. 立体封片　可以选用载玻片加 Wellco 的专用皿或者两个皿背靠背叠加在一起，用黏附性较强的橡皮泥做一个带有小缺口的"围墙"样结构，高度与宽度根据组织大小确定；将组织放入"围墙"内，加入成像液，尽量赶走组织周围的气泡。亦可将整体组织包埋在折射系数相似的琼脂糖中，固定在扫描支架上。现在也有专门的样品仓，利用不同的方法将组织固定在成像液中，直接利用空气镜进行扫描。

3. 三维扫描　选择光片显微镜、正置激光共聚焦显微镜等进行整个组织的三维扫描。一般来讲，光片显微镜成像速度快，对于组织较大者较适合，但对细节的成像效果稍差；激光共聚焦显微镜成像速度较慢，但对细节的捕捉具有优势。此外，镜头的 NA 及工作距离 WD 也是影响成像效果的重要因素。一般 NA 越大，成像的分辨率越高，但同时会影响工作距离，导致较大组织无法完全成像；因此，为了满足较大组织(1～5 mm)的成像要求，可以根据预算选用商品化或者定制合适的镜头。

将固定好的组织放在载物台上，选择镜头的放大倍数(一般 5× 与 10× 镜头用于组织全景的扫描，20×、25× 或更高倍用于细节的获取)及镜头类别(水镜与油镜)。先在肉眼模式下通过自然光或 DAPI 条件下找到标本，然后切换至扫描模式调节各项成像参数，包括激发光种类、波长、强度、对比度及增益等，开始扫描并在观察标本的同时继续调节各项参数直至图像清晰。

由于所透明组织在 XY 平面及 Z 轴深度上均超出显微镜视野范围，因此，需要利用分区扫描后拼接功能实现组织的离体扫描，常用的功能有 tiling function(Leica)及 scan large image(Nikon)等。

利用 Imaris stitcher 软件进行图像拼接如图 9-16 所示。

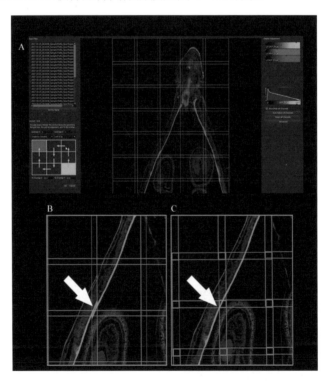

图 9-16　利用 Imaris stitcher 软件进行图像拼接

注：(A)imaris 软件拼接图像界面；(B)箭头指示处为拼接前，可以看到拍摄所得图像并未完全重合；(C)示经软件拼接后，图像已完全重合。

四、三维数据分析

1. 常用软件　专业的三维图像处理软件如 Imaris，Amira 等，具备多个模块和算法，可对大型数据进行高效运算，并可以根据用户需求，提供不同的运算方法和图像呈现方式，对软件用户非常友好。

2. 处理过程　首先利用扫描装置自带功能或者上述处理软件，将所扫描的分层图像叠加到一起。然后利用相应软件的特殊功能如特定形态的实验目标计数（细胞数目等）、形态描绘（血管、神经走行等）获得所需要的实验数据。另外，当扫描结果难以利用软件自动处理模式时，可以使用软件的半自动功能，通过人为修正相关参数，结合软件功能实现更为准确的数据处理。更多专业操作可参考相关软件的具体步骤或请图像处理专业人员协助。

3. 三维图片和视频制作　分析好的图片和数据可以用多种角度、颜色和可视化的3D 效果图进行展示，并可在此基础上制作视频，更加直观地展示科学发现。创建好数据可视化后，进而创建一个适当的摄像机路径，沿着这条路径记录一个三维效果呈现视频。软件均有较好的引导步骤，使用相机轨道模块进行场景拍摄和截图、放大或深入，旋转或调整角度、集中到感兴趣的区域或沿某一血管、神经循行等。将电影制作模块附加到具有时间滑块端口的模块上，就可以将动画场景记录到电影文件中。

Imaris 图像处理软件操作方便、快捷，其简单、舒适的操作界面为使用者快速学习图像处理流程提供了便利，多样化的操作模块为使用者制备个性化图像展示方式提供了平台；而 Amira 强大又灵活，除了很多基础应用外，还有很多扩展程序可以用来处理数据，甚至可以进行软件编程来扩展图像分析，以创建新的自定义模块。在处理三维数据时，可以根据软件自身特点及个人喜好和需要来选择两款不同的软件。

第三节│中西医结合组织透明化研究思路

三维成像和可视化从整体组织器官水平进行系统全面的观察，又有不同尺度的细节展示和分析，非常适合中西医结合研究多器官、多靶点、多水平、多环节的学科特点。下文将介绍近几年来复旦大学相关课题组及合作课题组的研究案例。

一、经络腧穴的研究

在应用透明化技术进行肌肉组织透明的实验过程中，偶然发现了小腿肌肉中神经和血管存在部分特异性结构。不同尺寸的神经血管在肌肉深层和浅层的走行不同，且在某个区域聚集，在此基础上设计了更完善的任脉腧穴实验，用于探究神经血管走行与经络腧穴的关系。既往研究认为，腧穴可能是由血管、神经和淋巴管等共同构成的特异性功能单位。但由于实验方法和技术的限制，难以在大尺度标本中实现对脉管结构精确的三维定位定量观察。近年来,在神经科学领域率先使用的组织透明化三维成像技术,可能成为帮助打开古老中医神秘之门的一把钥匙。复旦大学相关课题组将具有典型解剖学标志的一段任脉(脐至耻骨联合的腹白线),从浅(皮肤)到深(腹膜)完整取材。经过整体组织的透明和对神经及血管进行特异性染色,在光片显微镜下,根据严格的任脉穴位定位,观察"阴交""石门""关元""中极"四穴,及"关元"穴上下左右的非穴位区的神经血管分布规律,并将准确的定位、定量数据,结合数学拓扑分析,寻找腧穴的空间共性规律。初步研究发现:腧穴具有拓扑结构的紧凑性和增幅潜能,比起非穴位区,神经血管的效应能级高,分支多、支配范围广。应用数学 TDA 和 Mapper 拓扑分析表明,越接近腧穴,生物信号传递时遇到的血管分叉越少,且腧穴区交叉点较少,意味着其交感神经-血管耦合的空间结构越紧密,具有放大增幅的潜能。此外,基于近红外 II 活体探针对活体腧穴区的血管实时成像表明,手针或电针均能引起腧穴相较于非腧穴区明显的血流增加,且电针引起的血流增加幅度更大,持续时间更长。因此,腧穴具有特异性,且其功能效应的发挥有解剖形态学基础。

任脉腧穴的组织透明化和拓扑学分析如图 9 - 17 所示。

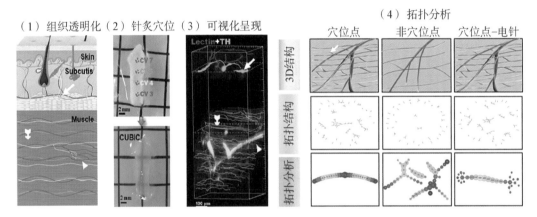

图 9 - 17　任脉腧穴的组织透明化和拓扑学分析

图片来源:HU W, CHEN J, SUN C, et al. Spatial topological analysis of sympathetic neurovascular characteristic of acupoints in Ren meridian using advanced tissue-clearing and near infrared II imaging [J]. Comput Struct Biotechnol J, 2021,19:2236 - 2245.

二、针灸效应研究

卵巢是主管女性生长、发育和生殖的重要器官,是人体除子宫内膜以外,惟一一个可以发生周期性血管新生和重构的正常组织,卵巢的血管新生非常活跃,对于卵巢功能维持发挥着重要作用。卵泡是卵巢的基本功能单位。近年来,研究发现卵泡发育和闭锁、成熟卵泡的形成、排卵、排卵后黄体形成和退化可能都与局部血管的分布和功能相关。

针灸作为一种传统自然疗法,在治疗妇科疾病方面有着悠久历史,以其操作简便、效果显著等独特优势被临床广泛应用。研究表明,针刺可以通过下丘脑-垂体-卵巢轴(hypothalamic-pituitary-ovarianaxis, HPOA)进行神经内分泌系统的中枢调节,也可以直接作用于卵巢、肾上腺、脂肪等外周组织,通过影响外周组织血管结构及分布,增加局部血流量,调控激素分泌异常。临床上针灸对不孕症患者也有很好的治疗作用。

研究利用组织透明染色技术及三维成像技术(CLARITY),描绘卵巢血管的三维空间分布和时空变化规律,探讨卵巢血管在卵泡发育和成熟中的作用,以及血管新生在电针促进双氢睾酮(DHT)诱导多囊卵巢综合征(polycystic ovary syndrome, PCOS)模型大鼠卵泡发育和排卵中的作用。选取不同发育阶段的 C57/BL6N 雌性小鼠,水凝胶灌注固定后,收集卵巢,经过聚合、去氧、透明、染色、扫描和三维重构等步骤,描绘不同年龄阶段小鼠卵巢内部血管形态;选取性成熟的雌性小鼠,按动情前期、动情期、动情后期和动情间期分为 4 组,观察不同动情周期内小鼠卵巢血管的形态及血管与卵巢的关系;使用 3D 图像处理软件分别截取原始卵泡、初级卵泡、次级卵泡、窦状卵泡、排卵前卵泡和黄体,观察不同卵泡周围的血管末梢分布和密度。在未成年雌性 Wistar 大鼠颈后皮下植入 DHT 缓释剂,建立大鼠 PCOS 的模型,低频电针双侧"归来"(ST 29)、"三阴交"(SP 6)穴,对 PCOS 大鼠进行连续 4 周的处理。实验结束后处死大鼠并收集双侧卵巢。通过组织透明化、免疫组织化学染色,激光共聚焦或光片(light sheet)共聚焦扫描得到原始图像,使用 Imaris 软件进行数据分析。

实验结果发现:随着小鼠年龄的增长,卵巢内的血管主干直径、分支、支配范围等随之增加,在性成熟期达到顶峰;育龄期时,动情前期卵巢血管比动情期时增加,但动情后期因为黄体形成,富集丰富的血管,之后在动情间期减少;在卵泡由原始卵泡发育至排卵前卵泡的过程中,卵泡周围的血管密度不断增加,排卵前卵泡最为明显;排卵后黄体形成有直接的血管分支供应。PCOS 模型大鼠卵巢内血管分布较对照组稀疏,且新生血管明显减少,排卵前卵泡和黄体的数目也明显少于对照组。电针促进了 PCOS 大鼠卵巢血管密度及支配面积明显增加;血管新生增多并且存在统计学差异,在窦状卵泡上表现最为明显。因此,卵泡发育和排卵与卵巢局部血管的关系密切。排卵障碍性疾病 PCOS 卵巢中血管的密度、分布及对窦状卵泡的供给异常,可能是卵泡无法成熟和排卵的主要原因;电针可能可以通过促进血管新生和血管重塑,改善卵巢局部卵泡发育微环境,为卵泡发育成熟、排卵和后续妊娠提供营养和激素支持(图 9-18)。

更进一步,应用特异性抗体标记卵巢不同级别神经和血管、卵泡的关系,发现卵巢固有神经网络和分布特点,阐明卵巢固有神经在卵巢发育和 PCOS 卵泡发育障碍中的病理变化和可能的机制;低频电针促排卵可能是通过促进卵巢固有神经向卵泡迁移和神经血管耦合作用为卵泡提供血液、营养和激素而实现的;卵巢神经系统的完整性可能是电针促排卵的结构基础(图 9-19)。

此后,应用改进的 IDISCO 技术对脂肪组织进行透明,并对其中的交感神经进行观察。脂肪的透明方法与卵巢等其他组织不同,它需要保存完好的脂肪组织和细胞,不能够去掉脂质成分完成透明,染色上对抗体的要求也更高。应用 TH 的抗体标记棕色脂肪内的交感神经,UCP1 抗体标记棕色脂肪中的解偶联蛋白 1,发现棕色脂肪中有部分交感神经密度高的区域,其附近 UCP1 的表达也较高,说明针刺似乎可以如冷刺激或运动一样,可以作为激活棕色脂肪活性的手段之一(图 9-20)。

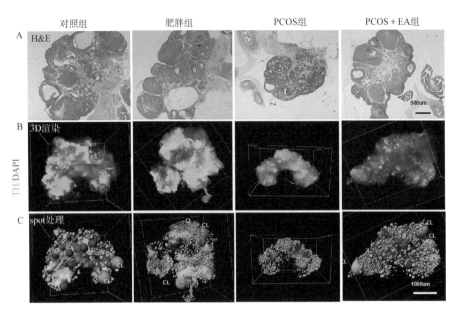

图 9-18 利用组织透明和特异性染色研究针刺对卵泡发育的影响

注：(A)不同组卵泡二维切片的 HE 染色效果图；(B)使用 DAPI(蓝色)和 TH(绿色)的抗体对卵巢及其神经支配进行渲染和 3D 效果呈现；(C)利用 Imaris 软件的 spots 功能对卵泡和黄体进行数量和体积统计。

图片来源：TONG X，LIU Y，XU X，et al. Ovarian innervation coupling with vascularity：the role of electro-acupuncture in follicular maturation in a rat model of polycystic ovary syndrome [J]. Front Physiol，2020，11：474.

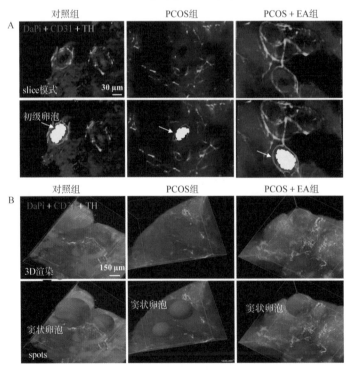

图 9-19 低频电针可以引导卵巢固有交感神经向卵泡膜周围迁移

注：(A)初级卵泡的卵巢神经支配。利用 CD31(红色)，TH(绿色)和 DAPI(蓝色)抗体对不同组卵泡周围血管和神经进行染色。(B)窦状卵泡周围神经血管的分布及 3D 渲染呈现。

图片来源：TONG X，LIU Y，XU X，et al. Ovarian innervation coupling with vascularity：the role of electro-acupuncture in follicular maturation in a rat model of polycystic ovary syndrome [J]. Front Physiol，2020，11：474.

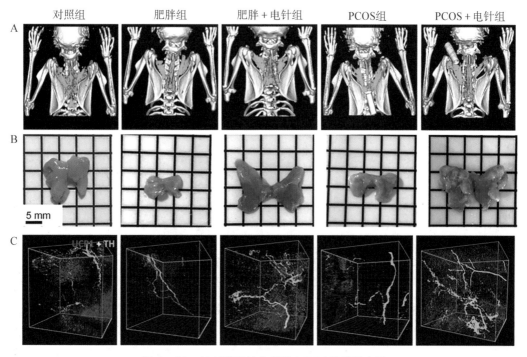

对照组　　　肥胖组　　　肥胖 + 电针组　　　PCOS组　　　PCOS + 电针组

图 9‑20　针刺激活棕色脂肪 UCP1 异质性表达

注:(A、B)各组大鼠棕色脂分布及体积统计;(C)利用 UCP1(红色)和 TH(绿色)对棕色脂肪中的交感神经进行标记和 3D 呈现。

图片来源:复旦大学组织透明 3D 成像分析平台。

三、艾灸研究

炎症性肠病(inflammatory bowel disease, IBD)包括溃疡性结肠炎和克罗恩病,是一类非特异性的慢性肠道炎性疾病,临床表现多为腹痛、腹泻、便血等。本病较难根治,多数患者终生反复发作,具有潜在的癌变风险。临床上利用艾灸治疗 IBD 获得了较好的疗效。采用 2,4,6 三硝基苯磺酸(TNBS)灌肠法诱导的实验性结肠炎大鼠,随机分为正常组、模型组、隔药灸组和抑制剂组,每组 8 只。隔药灸组采用隔药灸"天枢(ST25)""气海(CV6)"穴治疗;抑制剂组采用 10 mg/mL 的血管内皮细胞生长因子受体(VEGFR)抑制剂溶液,按 1 mL/kg 体质量进行腹腔注射治疗。采用苏木素‑伊红(HE)染色法观察各组结肠组织病理学改变;采用 CUBIC 组织透明化技术对各组大鼠结肠组织进行透明化处理,通过血小板内皮细胞黏附分子 1(PECAM‑1/CD31)染色标记血小板内皮细胞。采用 Imaris 三维图像处理软件对结肠血管网络进行三维测量和分析。HE 染色结果显示,模型组大鼠结肠形态结构紊乱,黏膜固有层有明显裂隙样溃疡,并有大量炎症细胞浸润;隔药灸组和抑制剂组上述病理改变均减轻,可见新生的黏膜上皮修复。结肠血管网络三维测量和分析结果显示:与正常组比较,模型组结肠组织病理学评分显著升高,结肠平均血管密度增加,分支等级增加,血管直径降低;与模型组比较,隔药灸组和抑制剂组结肠组织病理学评分均显著降低,结肠平均血管密度降低,分支等级降低,血管直径增加,而隔药灸组和抑制剂组无明显差异。因此,隔药灸似乎能有效减轻结肠炎大鼠结肠炎症和组织损伤,抑制结肠炎大鼠结肠血管生成,从而发挥对结肠炎的治疗作用(图9-21)。

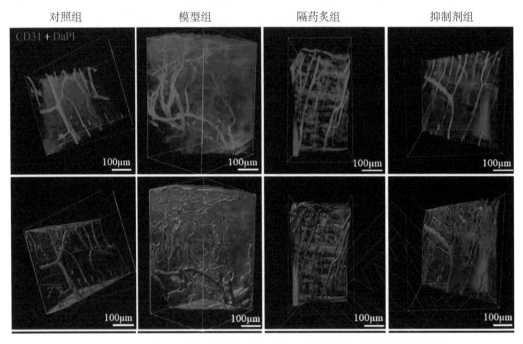

图9-21 组织透明化研究艾灸对炎症性肠病大鼠结肠组织血管的影响

注:利用 CD31(红色)标记结肠组织的血管,利用 DAPI 标记组织形态。

四、机制研究

1. 舌　舌作为中医学四诊合参、辨证论治的重要工具,在疾病诊断及病程发展的判断中发挥着不可替代的作用。但疾病进展过程中,舌象发生变化的原因与机制尚不十分清楚。舌接受广泛的神经支配以执行感觉和味觉功能,同时也受自主神经系统的调节,由交感神经和副交感神经调控唾液分泌和舌体运动等功能。然而由于神经血管网络的分散性,当前组织学无法提供舌神经血管分布的全景视图,且二维组织切片无法呈现舌乳头等特殊组织的形态。3D组织透明化技术带来的舌解剖学微观细节及神经血管支配的可视化呈现,将为研究舌体生理病理学机制提供良好契机。有研究将小鼠舌进行透明,研究不同舌乳头和味觉感受器分布,揭示舌的神经血管支配的空间特征,描绘舌体神经血管网络,从而为中医舌诊奠定解剖学与机制研究基础(图9-22)。

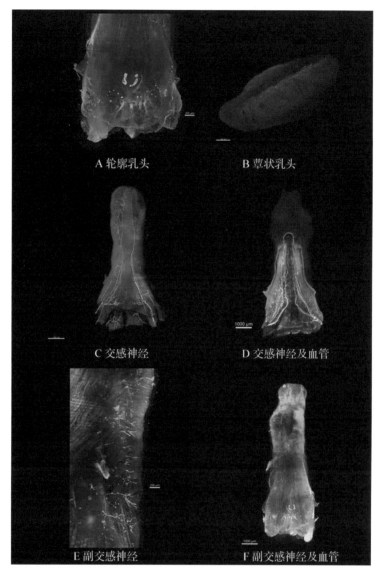

图 9-22　舌的透明过程和神经血管分布呈现

图片来源:复旦大学组织透明 3D 成像分析平台。

2. 类器官(类脑)　类器官是指在体外生产的微型化及简化器官,主要用于在三维层面展示微观解剖结构。由于类器官的细胞类型组成、结构和功能与各自的体内组织相近,因此对于了解生物体基本发育动力学及药物治疗个性化或自体细胞治疗的适应性具有显著优势。自 2010 年出现以来,器官培养技术迅速发展,近年来开发的脑、胰腺及肾脏等类器官模型已具备与人类器官高度的相似性,而对类器官的三维大尺度解析需求也逐年攀升。研究人员利用培养的类器官,进行组织透明化处理,使透明化技术成为研究中药小分子作用的工具(图 9-23)。

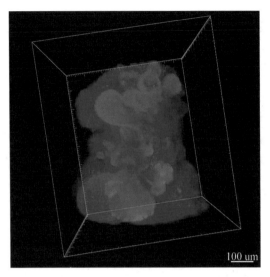

图 9-23　培养的可标记出神经元、神经胶质细胞的类脑

图片来源:复旦大学组织透明 3D 成像分析平台。

第四节｜组织透明化技术的应用前景

组织透明化技术自问世以来,极大程度上推动了三维结构解析和功能研究手段的进步,该技术不仅在神经科学领域作出了重要贡献,使研究者能够更加精确地分析和评估神经系统的结构与功能,也为医学、生物学和信息学等多领域的科学研究提供了新的技术支持,推动了跨学科合作。新时代学科发展呈现出不断交叉、融合、渗透的趋势,透明化技术为多学科共同发展搭建了一个良好平台。透明化三维成像技术将利用可视化与大数据,引领科学革命性的进步,主要表现在以下几个方面。

一、精准医疗

在复杂的组织器官内部,针对成千万上亿的细胞,临床医师难以直接通过肉眼迅速分辨疾病的性质与病程发展阶段,透明化技术直观的呈现方式与计算机独一无二的高效数据采集技术,便于医师从空间角度和时间模式下获得浩瀚的大脑或其他组织的高分辨率结构和功能数据集。该技术符合精准医疗个性化、针对性和适时性的治疗原则,将大大推动精准医疗的发展。

目前,研究人员已经成功地在模式动物上应用神经生物学技术手段记录了单细胞分辨率水平的全脑影像和脑活动,用于确定在不同行为活动范式和疾病状态下,整脑的时空活动模式,并借助计算机技术将采集到的信息形成大数据库。全脑时空活动模式整合及大数据库的建立,将为精准医疗提供庞大的数据库储备资源,便于后期个性化诊疗方案的制订及实施。研究人员利用 CLARITY 透明化方法,对健康人脑样本的皮质椎体神经元和中间神经元等进行了三维大尺度成像,并针对孤独症、阿尔茨海默病和帕金森病等神经系统疾病患者的多巴胺能神经元轴突、浦肯野细胞、线粒体和淀粉样蛋白斑块等进行了可视化研究,从而为神经系统病变提供了更为直接的病理学诊断依据。在肿瘤诊治上,基于肿瘤组织和周围组织结构复杂的微环境理化特征,可以通过加强数学建模、标准化体外模型的表征重构等,借助透明三维成像和生理学实验设计,增加体外肿瘤模型的可靠性、加强对肿瘤发生、发展的病理机制理解,制订个性化诊疗方案,促进精准医疗的发展。

精准医疗不仅仅停留在基因组、蛋白组测序及诊疗手段精准化上,还要从宏观和整体水平进行生物信息与大数据科学交叉应用,对于大样本人群与特定疾病类型进行生物标志物的分析与鉴定、验证与应用,从而精确寻找到疾病的原因和治疗的靶点。透明化技术所获得的大量分析数据将有利于推动计算机大数据科学发展,实现对于特定疾病和特定患者进行个性化精准治疗的目的,提高疾病诊治与预防的效益。

二、临床转化

透明化技术的特点及其优势使得该技术存在巨大的临床转化潜能,以临床病理学为例,由于人体器官或病理标本往往体积较大,存在色素沉积和淀粉样蛋白积累等特点,临床病理学切片制作时,需要对样本进行石蜡包埋或福尔马林固定,这将不可避免地破坏组织结构。研究人员通过改良透明化技术,延长 SDS 处理时间,实现了对福尔马林固定 50 年的人脑标本的透明和成像,并较好地保持了细胞脂质膜的完整性(图 9-24)。1,2-乙二醇已被用于清除死亡患者脑内脂质,同时有效保留病理染色模式。

病理切片由于厚度限制,往往难以直观地展示病理标本全貌。但以病理切片为主的微小空间的生物学特征差异会影响诊断和后续治疗。例如,对前哨淋巴结的活检评估对于检测肿瘤早期扩散和转移至关重要。然而,指南建议每个淋巴结只读取一张切片,或每间隔 2 mm 进行切片,以获取恶性肿瘤的证据,结果导致诊断的假阴性率高达 5%～10%或更多。此外,许多病

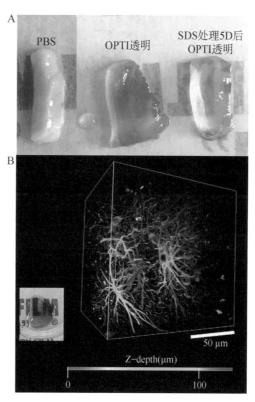

图 9-24 福尔马林固定 50 年的人脑扣带皮层标本透明化及成像

注:(A)不同透明化试剂对人脑组织的透明效果展示;(B)PFA 长期固定后,人脑的前扣代皮层经透明化处理后 GFAP 染色效果。
图片来源:LAI HM, LIU AKL, NG HHM, et al. Next generation histology methods for three-dimensional imaging of fresh and archival human brain tissues [J]. Nat Commun. 2018,9(1):1066.

理组织表现出高度异质性,例如,肿瘤的有丝分裂活性不均匀,但从间距较大的切片取样的偏倚导致诊断可靠性低至 40%。当前,透明化技术所透明的标本尺寸范围从几毫米到几厘米不等,研究人员借助 MAP 透明化技术已实现对小鼠全脑体积扩大 5 倍后的成像。组织透明化技术持续优化,对于 300 μm 的脑片可以在 2 分钟内实现完全透明。透明化技术解决了病理切片存在厚度限制的弊端,为全景化呈现病理组织的特征奠定了基础。

与此同时,透明化技术可以与荧光探针技术结合,实现荧光活体成像。多尺度结构染色(MASH)快速直接地实现了人类大脑皮层的透明与探针标记。借助透明化成像技术,部分荧光探针已进入临床试验阶段,包括受体介导的靶向荧光探针、可激活型靶向荧光探针和近红外二区荧光探针等,均可用于活体成像及手术导航等。透明后的组织标本,仍保持与核酸和蛋白质相容性的优点。利用核酸探针、小分子染料或抗体,能够在同一样品中进行多轮染色,保持内源性荧光信号,达到基因鉴定、类型验证、药物筛选等精确诊断。如图 9-25 为人胰腺样本透明后,仍可在临床病理实验室进行冷冻切片处理和常规苏木精/伊红染色,苏木精/伊红染色标记仍可以可靠地标记组织的完整结构。配合病理诊断的核酸探针、染料和抗体,临床医师可以借助简单便利的桌面病理光片显微镜,有效提高标本三维成像速度和分析水平,可预期在一周内出具详细精确的病理诊断报告,大大提高病理诊断的准确率,以及提供针对性、个性化的精准治疗方案,使病理"金标准"更有指导意义。

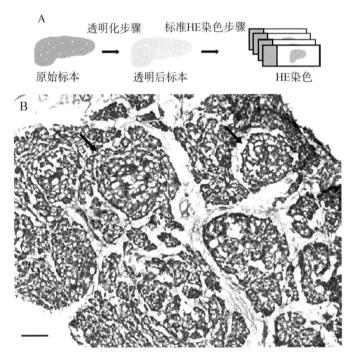

图 9-25 透明后组织标本的病理诊断

图片来源:HSUEH B, BURNS VM, PAUERSTEIN P, et al. Pathways to clinical CLARITY: Volumetric analysis of irregular, soft, and heterogeneous tissues in development and disease [J]. Sci Rep, 2017,7(1):5899.

三、人工智能

人工智能(artificial intelligence, AI)的迅速发展为人类未来医疗行业的走势亮出了风向标,AI已经在病理诊断的影像识别和医疗保健数据分析等方面展示出了高超的能力和效率。以临床问题为导向,强大的AI技术可以解开隐藏在海量数据中的相关信息,从而辅助临床医师进行决策。当前,AI主要应用的疾病领域包括癌症、神经系统疾病和心脑血管疾病。透明化技术所带来的直观图像呈现和庞大数据库,势必将与AI相辅相成,互相促进。

由透明化技术所获得的大批高清图像和待分析数据,将在极大程度上推动AI图像识别及数据处理等功能的进步。当前临床病理学诊断中,多将样本分割成二维切片,图像识别和病理诊断往往依赖临床医师的经验,难以准确定位和定量分析。而借助透明化三维成像技术和计算机图像分析软件,可有效解决这一难题。例如,在对肿瘤组织的诊断和鉴别中,二维切片难以完全捕捉到肿瘤边缘复杂的表面形态,而三维成像技术可以精确地识别和计算肿瘤的表面积和体积、肿瘤的迁移、肿瘤与周围组织关系等。近年来,AI对病理图像的识别功能已经有了重大进步,意大利巴里大学的研究人员发现,AI可以协助诊断阿尔茨海默病,利用AI检测正常人和阿尔茨海默病患者的脑部磁共振成像(MRI),AI以86%的准确率检测出了阿尔茨海默病患者。韩国东国大学开发出了一款利用脑部MRI图像和临床大数据诊断脑梗死的AI辅助诊断技术,目前已申请在临床进行推广。由谷歌旗下Deep Mind Health公司、Moorfields眼科医院NHS信托基金和伦敦大学学院眼科研究所共同创建的AI系统,可以分析视网膜病变并进行诊断,比如青光眼、年龄相关性黄斑变性、糖尿病性视网膜病变等50多种眼疾,准确率高达94%,与顶级人类专家不相上下。尽管当前AI对于二维病理图片已经可以较好地鉴别,但对于三维医学影像的分析仍需要进一步发展与更新,通过AI深度学习、优化算法和大数据分析等才能实现应用于三维医学影像的高效分析。透明化三维成像和特异性标记的三维图像会使AI通过运算识别变得简单而清晰,从而提高三维诊断的效率和准确率。

通过多模态3D卷积神经网络诊断阿尔茨海默病如图9-26所示。

四、3D打印

日新月异的3D打印技术与透明化技术的结合主要体现在两个方面:①对透明化现有技术的改进和优化装置;②对透明化成像获得的三维生物信息大数据进行特定组织结构的重构建,这方面极具应用前景和挑战性。

3D打印技术将各类生物材料通过逐层叠加的方式构成三维实体,随着3D打印技术在血管、细胞和骨科植入体等医疗领域的应用,越来越多的新型3D打印材料被发掘,该技术在实验室设备开发中也占据了一席之地。研究人员利用3D打印装置制备了小鼠神经刺激仪(图9-27)。3D打印技术对于透明化技术的成像过程和成像效果也提供了

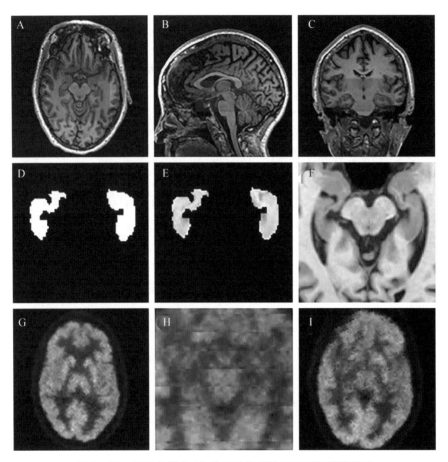

图 9-26　通过多模态 3D 卷积神经网络诊断阿尔茨海默病

注：(A～I)利用 AI 图像处理工具将患者脑图像进行裁剪和分析，用于疾病诊断。
图片来源：HUANG Y，XU J，ZHOU Y，et al. Diagnosis of alzheimer's disease via multi-modality 3D convolutional neural network [J]. Front Neurosci，2019，13：509.

便利。研究人员利用标准的 3D 打印机制备了实验动物脑组织切片槽及用于成像的专用腔室，大大降低了透明化过程中的耗材支出。3D 打印为研究人员提供了一种可复制、灵活、简单和经济有效的方法，以快速生产各类透明化新方法所需的设备和装置。

　　3D 生物打印技术是一种以计算机三维模型为"图纸"，装配特制"生物墨水"，最终制造出人造器官和生物医学产品的新科技手段。科学技术和医疗领域的快速发展使得 3D 打印心脏成为现实，其包含正常心脏所有的细胞、血管和腔室等结构，在功能方面也毫不逊色。且 3D 打印技术在肿瘤药物开发和仿生器官制备等方面也大放异彩。3D 生物打印技术最关键的"图纸"可利用透明化三维成像技术获取、采用、分析和优化。透明化三维成像技术利用原本生物器官的组织特性，不仅在整体器官水平，而且在分子水平，精确地提供特定组织细胞的空间定位、细胞类型、血管神经等脉管系统的分布走行和相互关系。目前，3D 生物打印的图像来源还可以是临床计算机体层成像(CT)、磁共振成像(MRI)和超声检查(如超声心动图)等任何 3D 成像数据集。尽管对成人中枢神经系统的

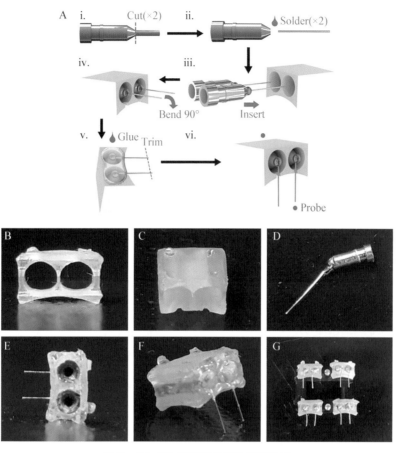

图 9‑27　3D 打印制备的神经刺激仪

注：(A)该神经刺激仪分步生产及组装示意图；(B～G)神经刺激仪成品效果展示图。
图片来源：MORRISON TJ，SEFTON E，MARGUEZ‑CHIN M，et al．A 3D printed device for low cost neural stimulation in mice[J]．Front Neurosci，2019，13：784．

三维透明化成像仍处于起步阶段，但小直径类脑器官的三维图像已被清晰地勾勒。透明化方法已被用于人类胚胎脑和胰腺的三维成像，对于神经系统内的神经支配和神经递质分泌有了清晰的展示，为后期全脑成像及构建三维全脑图谱夯实了基础。透明化三维成像技术揭开了生物体组织器官的神秘面纱，未来面对复杂的人体器官，3D 打印技术将更加有据可循。

除了提供正常形态与组织架构，透明化三维成像还能呈现病理状态下组织器官变异，从而便于研究人员分析出现病理状态的原因，并借助 3D 打印技术修复组织损伤。当前，利用 3D 打印材料修复病变坏死器官已经在临床广泛应用。3D 打印在断肢再植、术前规划、口腔正畸、骨缺损修复等方面发挥重要作用，目前已有心脏、肝脏、血管、颅颌面、肌肉骨骼，生殖器和乳腺等多种可成功进行 3D 打印的样品，可以用于教学、虚拟手术（数字化外科规划、计算机辅助手术模拟）、类器官、药物筛选、确定临床方案等。未来在透明化三维成像技术的辅助下，3D 打印将在医疗领域发挥更加重要的作用。

（冯　昇　童小雨　王　钰）

———— 思考与练习 ————

1. 透明化是一项什么技术？其中哪几项透明化方法适用于标本的抗体或染料染色？

2. 组织标本透明时间的长短与哪些因素相关？有哪些可以加速的方法？

3. 3D 标本扫描可以利用什么显微镜完成？各有什么优缺点？

4. 如果想实现纳米级别的图像扫描，可以进行哪些操作？

5. 标本扫描时，显微镜的操作流程是：_____→_____→_____→_____→_____→_____。

  A. 选择激光通道   B. 选择镜头和成像倍数

  C. 调整滤光参数   D. 载物台和移动平台校准

  E. 确定保存路径   F. 确定感兴趣的扫描区域

6. 用于 3D 图像处理和分析的软件有哪些？计数主要用什么功能？

第 十 章

数据利用与中西医结合研究

第一节 医学数据分析的稀疏优化方法

稀疏优化是指在优化模型中,通过增加稀疏约束或与稀疏性相关的正则化项,使模型的解具有稀疏性。在实际医学问题中,所测得的与某些目标指标或疾病相关的特征往往是高维的,但其中只有少数特征是与目标指标相关的,引入稀疏性约束可以将目标函数的解稀疏化,从而找到与目标指标最相关的少量特征。例如,生物标志物的识别便是从大量指标中挖掘与疾病相关的少数指标。随着生物医学技术的快速发展,可以获得针对单个样本的大量特征,但样本数量往往很有限。当数据中样本数量远小于特征个数时,通过引入稀疏性约束,可以降低模型复杂度,避免模型过拟合,提高模型预测的准确性。稀疏模型由于只提取了数据中的关键特征,其结果也会具有更好的解释性,少量特征的提取也有利于后续的实验验证。本节主要介绍稀疏线性回归、稀疏逻辑回归和稀疏主成分分析等方法。

一、稀疏线性回归

线性回归分析是一种常见的统计技术,通过构建线性模型来研究变量或特征之间的线性关系。具体而言,线性回归试图找到一条直线(或超平面),最好地表示自变量(特征)与因变量(目标)之间的关系,使得使用该模型得到的预测值与实际观测值之间的误差最小。线性回归通常使用最小二乘法来估计自变量的系数,通过最小化实际观测值与模型预测值的残差平方和来求解最佳拟合直线,即求解问题:

$$\min \frac{1}{2}\|Y - X\beta\|_2^2$$

其中,Y 为大小 $n \times 1$ 的因变量,X 为大小 $n \times p$ 的自变量,$\beta : p \times 1$ 为所求的系数。这里 n 为样本数量,p 为特征数量。

在该模型中,当数据中变量个数远远大于样本个数($p \gg n$)时,模型会产生过拟合现象。当 X 中的变量存在共线性关系时,得到的变量系数方差会很大。同时,一般线性回归模型假设所有 X 中的特征均与 Y 相关,即系数 β 中每个元素均为非零。然而在实际问题中,我们更感兴趣 X 中与 Y 有显著线性关系的少数变量。对变量系数增加稀疏性约束可以实现变量选择,同时简化模型,避免模型过拟合,提高模型的解释性。

稀疏线性回归最典型的方法是 Lasso 回归。该方法将 l_1 约束增加至一般的多元线性回归模型或等价地将 l_1 正则化项增加至线性回归的最小二乘中,即求解:

$$\min \frac{1}{2} \|Y - X\beta\|_2^2, \text{ s. t. } \|\beta\|_1 \leqslant t, \text{ 或}$$

$$\min \frac{1}{2} \|Y - X\beta\|_2^2 + \lambda \|\beta\|_1$$

通过增加 $\|\beta\|_1$,使 β 为稀疏向量,即 β 中只有少数元素非零。

该方法在提出时便被应用于前列腺癌数据分析中。数据中记录了即将接受彻底前列腺切除术的男性前列腺特异性抗原(prostate-specific antigen, PSA)水平与许多临床指标,包括癌症体积、前列腺重量、年龄、良性前列腺增生量、精囊侵袭、囊膜穿透、格里森(Gleason)评分,和格里森评分 4 或 5 的百分比。通过将 PSA 水平作为因变量,计算 PSA 与所测指标间的线性关系。结果发现,当癌症体积、前列腺重量及精囊侵袭的系数为非零时,模型具有最好的预测效果,这也说明这 3 个变量与 PSA 最相关。

在 Lasso 回归方法提出后,陆续有多个稀疏模型和算法被提出,其目标均是在估计变量间回归关系的同时,实现变量选择。弹性网络(elastic net)回归是一种综合了 l_1(Lasso)和 l_2(岭回归)正则化项的线性回归方法。该方法结合 l_1 和 l_2 的优点,同时考虑稀疏性和岭回归的平滑特性,目的是克服 Lasso 回归对于高度相关特征的不稳定性,可以同时选择出高度线性相关的特征。具体优化问题为:

$$\min \frac{1}{2} \|Y - X\beta\|_2^2 + \lambda \left(\alpha \|\beta\|_1 + \frac{1}{2}(1-\alpha) \|\beta\|_2^2 \right)$$

最小角回归(LARS)则采取迭代的方式,逐步选择与目标变量最相关的特征,同时更新目标变量与自变量之间的回归系数。该方法计算速度快,尤其适用于特征维度高且样本量小的数据。SCAD 将原有 l_1 正则化项改为非凸正则化项,可以实现更准确的变量选择。这些方法都可以根据实际医学问题和数据的具体情况,应用于变量选择和预测。

二、稀疏逻辑回归

逻辑回归(logistic regression)是一种广义线性模型,实际上是一种分类模型,用于预测离散目标变量值出现的概率。逻辑回归可用于二分类任务和多分类任务,在医学数据分析中已有广泛应用。该方法通过将线性回归结果输入到逻辑函数(Sigmoid 函数)中,将线性的输出映射到[0, 1]之间的概率值。模型通过最大化似然函数或最小化损失函数来估计参数,通常使用梯度下降等方法进行优化求解。

与稀疏线性回归类似，稀疏逻辑回归是指在求解逻辑回归的最大似然问题或最小化损失函数中引入稀疏约束或增加稀疏正则化项，使模型的最优解具有稀疏性。在逻辑回归中，使用 l_1 正则化来实现对模型系数的稀疏化，促使大部分系数为零，仍然是最常见的方式。

稀疏逻辑回归在医学数据分析中有着广泛的应用。稀疏逻辑回归曾应用于结肠癌数据集，对每个样本具有 2 000 个特征的微阵列数据来区分肿瘤组织和正常组织。原始数据包括 22 个正常组织和 40 个癌症组织。最终，选择出 8 个基因对数据的分类效果最好（图 10‑1A）。在乳腺癌数据集的分析中，原始数据集由 49 个肿瘤样本组成，每个样本的基因数量为 7 129 个，目的是将这些肿瘤样本分为雌激素受体阳性（ER＋）和雌激素受体阴性（ER－）。稀疏逻辑回归发现在只有 6 个基因时，模型的分类效果最佳（图 10‑1B）。在研究肝癌与 PreS 区的位点关联性的工作中，稀疏逻辑回归在实现特征（位点）选择的同时，表现出更好的预测效果。

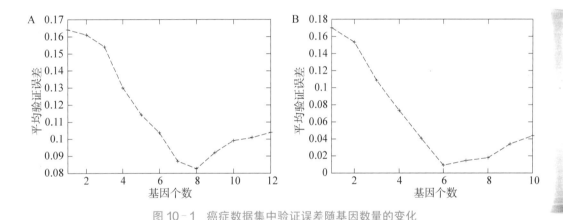

图 10‑1　癌症数据集中验证误差随基因数量的变化

注：(A)结肠癌癌症数据集；(B)乳腺癌症数据集。

线性回归模型中所提出的相关稀疏优化模型都可以推广至逻辑回归中。稀疏逻辑回归作为一种结合逻辑回归和稀疏性约束的模型，可以实现特征选择，发现重要的特征并建立更加准确的分类器，具有鲁棒性等优点，在医学数据分析中有着重要的应用前景。通过稀疏逻辑回归，可以帮助医师进行疾病诊断、预测和治疗决策，为医学研究和临床实践提供有力的支持。

三、稀疏主成分分析

主成分分析（principal component analysis, PCA）是最常用的数据降维方法，其基本思想是通过线性变换将原始数据投影到一个新的坐标系中，转换为一组各维度之间不相关的新变量，通过最大化数据在新坐标系中的方差，确定新坐标系。在主成分分析中，第一主成分是数据中方差最大的方向，第二主成分是与第一主成分正交且具有最大方差的方向,以此类推。通过保留最重要的少数主成分,可以实现数据的降维,在减少数据复杂度的同时保留最重要的信息。主成分分析作为数据分析的基础方法,通常用于数据分析的初始阶段。

稀疏主成分分析(sparse PCA)是主成分分析的一种扩展形式,目的是在尽量保持原有主成分性质的同时,尽可能使这些主成分稀疏(大部分系数为零)。由此得到的主成分可以清晰看出有哪些具体变量构成,提高主成分的可解释性。相比于传统 PCA,稀疏 PCA 更适用于处理高维数据,发现具有解释性的特征,方便后续的模型解释和推断。

最初的稀疏主成分分析方法是在原有主成分分析的基础上,直接对荷载(loading)加稀疏约束,使最终得到的稀疏主成分是少数特征的线性组合。稀疏主成分分析的一个典型方法是将主成分分析问题规划为回归问题,通过对系数增加稀疏性正则化项,实现对主成分的稀疏化。这些方法的目的都是既能够识别出数据中与主成分高度相关的少数特征,又能尽可能保留原有主成分的信息。

在医学数据分析中,稀疏 PCA 可以帮助医师发现潜在的疾病特征、挖掘隐藏的病理标志物,对于疾病诊断和预测有着重要的帮助。在新型冠状病毒数据的分析中,直接应用 PCA 难以看出重症和轻症样本间的差异,通过应用稀疏主成分分析,可以比较清晰地看出新冠重症与轻症之间的差异,基于找到的主成分,可以使用 3 个指标定义分数判断新冠轻症和重症。

总的来说,稀疏主成分分析作为主成分分析的一种拓展形式,在医学数据分析及其他领域具有重要意义。主成分分析通常用于高维数据分析最前端的预处理,其目的是尽可能保留数据中的主要信息。当我们需要对主成分包含的特征作出具体分析时,应用稀疏主成分分析可以更准确地找到数据中的重要特征,从而为医学决策和研究提供更多有力的支持。

四、其他稀疏优化方法

稀疏优化的思想可以被推广至其他数据分析方法中。在自变量与因变量均是多个变量的偏最小二乘回归分析中,增加稀疏约束可以在选择变量的同时达到更好的预测效果,并被应用于基因组数据分析。在数据的分类模型中,稀疏支持向量机,稀疏线性判别方法可以实现在高准确率分类的同时提取最有利于数据分类的关键特征。适用于非负数据降维的稀疏非负矩阵分解也可以提取出尽可能稀疏的特征,并被应用于微阵列数据等生物医学数据分析中。这些稀疏方法的基本思想也是通过对所关注的变量增加稀疏性相关的正则化项或稀疏性约束,达到变量选择的目的,提高模型的准确度和鲁棒性。

上述稀疏优化相关方法是一些常用方法,除此之外,还有很多策略可以实现模型特征选择。其中一类方法是对模型所包含的变量系数采用非凸范数,例如在逻辑回归中,对变量系数采用 $l_{1/2}$ 范数时,应用微阵列基因表达数据对癌症分类会取得很好的效果。采用这类范数,理论上在特征选择会有更好效果,由于其计算更加复杂,可根据实际问题选择是否应用。在解决实际问题的过程中,有时已知某几个变量有很强的相关性,特征选择时希望它们会整组被选择,这类问题可以根据先验信息,提前把相关变量归为一组,采用组变量回归或组变量逻辑回归等方法实现回归或分类的功能,同时选择出起关键作用的组变量。

综上,稀疏优化在医学数据分析中具有重要的价值。稀疏优化技术可以帮助从大规模数据中选择最相关的特征,降低数据维度,提高模型的泛化能力和预测准确性。通过稀疏优化方法得到的稀疏模型更易解释,有助于揭示数据背后的规律。稀疏优化方法有助于从生物数据中筛选出与疾病相关的关键特征和生物标志物,有助于疾病原因和机制的研究,在临床数据分析中能够辅助医师进行精准诊断和治疗决策,实现个性化医疗服务。随着稀疏优化技术的发展,这类方法在医学数据分析中将会有更多有价值的应用。

(张淑芹)

第二节　大数据与人工智能方法

中医具有悠久的历史,已经在常见病、多发病和重大疫情防治中发挥了重要作用。然而,传统的中医研究手段难以适应现代中医的发展,运用人工智能(artificial intelligence, AI)、大数据(big data)等技术正在推动中医诊疗方式迈向数字化、智能化。智慧中医药建设已经被写入国家战略性文件。2019 年 10 月,中共中央、国务院出台的《关于促进中医药传承创新发展的意见》指出,"鼓励开发中医智能辅助诊疗系统,推动开展线上线下一体化服务和远程医疗服务"。本节介绍大数据和人工智能技术,以及其在中医药发展中的研究与应用,包括疾病预测、临床决策支持、传承规律发现和药物研发等。

一、大数据技术

系统性和整体性是传统中医临床诊断的基础,采用"望、闻、问、切"四诊合参进行辨证论治。传统中医积累了丰富的经验,但在传承与发展中面临诸多挑战,例如,临床数据收集难度大、规模化受限、量化科学性体现难等。因此,如何借助大数据技术收集和分析相关数据,开展数据驱动的中医研究,发现中医治疗的规律和特点,实现多元化、精准化辩证与治疗,提高中医的临床治疗效果,并为中医治疗提供更科学的依据,成为推动中医发展的关键手段和途径。

(一) 数据与大数据

数据是网络空间的唯一存在,进入数字经济时代,数据成为一种重要生产要素,数据积累到一定规模后形成数据资源。数据资源是重要的现代战略资源,其重要程度将越来越显现,在 21 世纪有可能超过石油、煤炭、矿产,成为最重要的人类资源。大数据是数据资源开发利用的一种表现形式,从早期的数据仓库和数据挖掘技术的提出,到决策支持系统和商业智能的应用,都是数据资源的开发利用工作。

大数据是指为决策问题提供服务的大数据集、大数据技术和大数据应用的总称。其中,大数据集是指一个决策问题所用到的所有可能的数据,通常数据量巨大、来源多样、类型多样;大数据技术是指大数据资源获取、存储管理、挖掘分析、可视展现等技术;大数据应用是指用大数据集和大数据技术来支持决策活动,是新的决策方法。"望、闻、问、切"是中医获得个体数据的重要途径,也是中医判断病情的最主要依据。随着信息技术的发展,中医数据也逐步聚集,包括诊疗过程和诊疗结果数据等,为中医的数字化、智能化发展提供数据基础。下文将对中医相关数据及其存储进行介绍。

(二) 数据整合与存储

中医数据包括中医典籍、医案、疾病诊断、中药用药等数据,也包括与之相关的科研文献、组学数据、药物研发等数据。这些数据产生来源多样,例如疾病诊断数据来自患者就医过程中产生的相关数据;药物研发数据来自科研活动中产生的数据;还有如可穿戴设备、四诊仪设备等产生的数据;此外,也包括支付和医保结算的数据等。产生这些数据的设备也是多样的,相应的数据格式和类型多样,包括非结构化文本数据,如中医典籍;也包括结构化的用药记录数据,还包括与之相关的医学影像、病理图像等中西医结合诊疗过程中的数据。这些数据是多模态的,既有表格、文本类型的,也有图像类型等。因此,如何将多源、多模态的数据进行合理整合,消除实体多元指代、减少数据不完整等问题,构建高质量的中西医结合数据库成为推动中医数字化、智能化的基础工作。

除了采用传统的结构化数据存储和文本方式存储外,用图(graph)组织建模多源异质数据成为一种重要的方法,已经形成诸多中医药知识图谱。本节将在第七部分介绍知识图谱构建及其对齐方法,为中医领域数据存储管理提供方法参考,并为数据驱动的中医精准诊疗提供高质量数据基础。

(三) 数据挖掘

数据挖掘是大数据的关键技术,用于发现大数据价值。大数据挖掘的定义是从大数据集中寻找其规律的技术。按照数据价值发现的目标,大数据挖掘任务主要包括以下几类。

1. 关联分析　寻找数据项之间的关联关系。例如,通过对名老中医医案记录数据的分析,可能得出"药物 A 同时和药物 B 使用"这样一条药物之间的关联规则,用于名老中医用药规律研究。关联分析的实质是在数据集中发现超过用户指定的出现频率阈值的关联项,即找到一个数据集中出现次数超过一定阈值的项集。常见的频繁模式挖掘算法有 Apriori、FP - Growth 和 PrefixSpan 等。

2. 聚类分析　用于对未知类别的数据进行划分,即在没有训练的条件下把数据划分为若干个簇,是一种无监督学习方法。具体地,聚类分析是根据最大化簇内的相似性、最小化簇间的相似性的原则,将数据集合划分成若干个簇的过程。例如,通过对医案数据的分析可以用于流派划分。代表性的聚类算法有 K - Means 和 DBSCAN 等。

3. 分类分析　找出描述并区分数据类的模型以便能够使用模型预测给定数据所属的数据类。例如,某疾病的证候分类研究。分类分析通过对数据及其类标签的学习分析得到一个分类模型,然后,对于一个新的记录,根据特征预测其类别。代表性的分类算法有 XGBoost、LightGBM、BP 神经网络等。

4. 异常分析　一个数据集中往往包含一些特别的数据,其行为和模式与一般的数据不同,这些数据称为"异常"。对"异常"数据的分析称为"异常分析"。例如,在对患者健康监测的过程中,发现心跳明显不同于以往的情况。

5. 演变分析　描述时间序列数据随时间变化的数据的规律或趋势,并对其建模。例如流派传承的演化规律分析和疾病的发展预测等。

值得指出的是,面向高价值低密度的大数据集,除了上述数据挖掘任务外,特异群组挖掘分析是一类新型的大数据挖掘任务,已经被应用于例如医保基金欺诈风险防控等场景。

如何更好地应用大数据技术支持中医诊疗的精准化提升是非常重要的,本节将在第三部分至第七部分介绍大数据挖掘方法在中医场景中的应用。

二、人工智能技术

人工智能技术已经受到广泛关注,中医药方面虽然已经开始应用人工智能技术并取得一定的进展,例如中医辅助诊断的面诊和舌象识别、中医文献和病案分析及中医药健康管理等。下面分别介绍人工智能及其相关代表性技术。

(一) 人工智能

人工智能是研究和探索如何使计算机能够模拟和执行人类行为和任务的技术,其产生可以追溯到 20 世纪 50 年代,早期研究主要为基于规则的推理和专家系统。然而,由于计算机处理能力的限制、数据的缺乏和算法能力的不足,人工智能发展缓慢。随着计算机、大数据技术的进步,人工智能发展迅速,其研究包括机器学习、深度学习、强化学习、迁移学习等方法研究,也包括自然语言处理、计算机视觉和知识表示与推理等多方面的研究。其应用范围和应用潜力也不断扩大,在中医领域,已被用于辅助诊断、治疗和预防疾病等。

(二) 深度学习

深度学习(deep learning, DL)由辛顿(Hinton)等于 2006 年提出,利用多层神经网络来模拟人脑处理信息的方式。深度学习的概念起源于人工神经网络,以下介绍深度学习的基础背景知识,包括神经网络、图神经网络和注意力机制等。

1. 神经网络　神经元是神经网络中最基本的结构,也是神经网络的基本单元,早期的人工神经元模型是麦卡洛克(McCulloch)等提出的。在这个模型中,神经元接收来自其他神经元传递过来的输入信号,这些信号通过带有权重的连接进行传递,随后,神经元汇总这些输入信号,将其与所设定的阈值进行比较,再通过激活函数处理以得到最终输出。

理想状态下的激活函数为阶跃函数,它将输入值映射为输出值 0 或 1。然而,阶跃函数具有不连续、不光滑等不足,所以实际应用中一般采用 Sigmoid 函数作为激活函数。

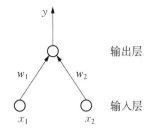

图 10 - 2 感知机网络结构
示意图

将多个神经元按照一定的层次结构连接起来,就得到了神经网络。图 10 - 2 展示了由两层神经元组成的简单神经网络——感知机。输入层接收外界信号后传递给输出层。

常见的神经网络是如图 10 - 3 的层级结构,每层神经元与下一层神经元互相连接。这样的网络结构被称为"多层前馈神经网络",其中输入层神经元接收外界输入,隐藏层对输入信号进行加工,最终输出层神经元输出结果。神经网络的学习过程,就是根据训练数据来调整神经元之间连接的权重及神经元的阈值的过程。也就是说,权重和阈值蕴涵了神经网络所学习到的内容。

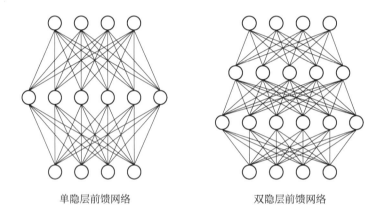

单隐层前馈网络   双隐层前馈网络

图 10 - 3 多层前馈神经网络示意

2. 图神经网络 图神经网络是一类定义在图上的深度学习模型,其通过邻域聚合的方式进行图上的表征学习(representation learning),可支持一系列下游任务,例如图节点分类、链接预测等。

传统的图表征学习通常需要对邻接矩阵、Laplacian 矩阵、亲和度矩阵(affinity matrix)等进行特征值分解,利用特征向量作为节点表示。随着自然语言领域词嵌入(word embedding)技术的发展,有一系列工作利用神经网络对图数据进行表征学习。例如,DeepWalk 与 node2vec 将一个节点的上下文定义为节点在一次随机游走序列中的前后节点,即首先利用随机游走生成若干节点序列,将其视为自然语言处理中的语料库,再将这些序列输入到词嵌入模型如 word2vec 中得到节点的表征向量。LINE 中定义了一阶邻近性和二阶邻近性,并基于此定义了显式的优化目标,通过保证节点在表征空间中也满足原图上的邻近性来计算得到节点表征。

图神经网络可以分为基于谱域(spectral-based)与基于空域(spatial-based)两类。基于谱域的图神经网络以图卷积网络(graph convolutional network, GCN)为代表,对节点属性进行图傅里叶变换,利用卷积定理在谱域上进行计算。目前更多的研究聚焦在空域上,即通过定义节点聚合函数设计图神经网络。例如,图注意力网络(graph attention network，GAT）利用自注意力机制对邻居信息进行聚合。

3. 注意力机制　　视觉注意力机制是人类大脑的一种天生的能力。当看到一幅图片时，先是快速扫过图片，然后锁定需要重点关注的目标区域。深度学习中的注意力机制是一种模仿人类视觉和认知系统的方法，它允许神经网络在处理输入数据时集中注意力于相关的部分。通过引入注意力机制，神经网络能够自动地学习并选择性地关注输入中的重要信息，提高模型的性能和泛化能力。

注意力机制是从大量信息中筛选出少量重要信息，并聚焦这些重要信息，忽略大多不重要的信息。如图 10-4 所示，对于一条查询 Query，注意力机制通过将 Query 和 Key 进行匹配，也就是计算相似度，从而得到为每个 Key 分配的权重，权重越大代表越聚焦于其对应的 Value 值上，即权重代表了信息的重要性，而 Value 是其对应的信息。

注意力机制的具体计算过程可以归纳为两个步骤：第一步，根据 Query 和 Key 计算权重系数；第二步，根据权重系数对 Value 进行加权求和。其中，第一步可以分为两个阶段：第一个阶段，根据 Query 和 Key 计算两者的相似性或者相关性；第二个阶段，对第一阶段的原始分值进行归一化处理。

总体来说，注意力机制本质上是学习一个权重分布，使得网络能够关注那些重要的信息，而忽略大多不重要的信息。

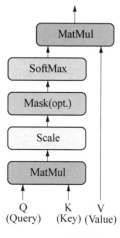

图 10-4　注意力机制的本质

（三）大模型

预训练语言模型是一种使用大规模语料库进行训练的语言模型。它通过学习大量的语料数据，从而实现对自然语言的理解和生成。传统的神经网络在进行训练时，一般基于反向传播 BP 算法等，先对网络中的参数进行随机初始化，再利用随机梯度下降等优化算法不断优化模型参数。而预训练的思想是，模型参数不再是随机初始化的，而是通过一些任务进行预先训练，得到一套模型参数，然后用这套参数对模型进行初始化，再针对特定任务进行微调。预训练语言模型把自然语言处理带入一个新的发展阶段。通过大规模语料的预训练加小数据微调，自然语言处理任务无须再依赖大量的人工调参。

2013 年 word2vec 的提出，可以看作预训练语言模型研究的开始。随着上下文动态词向量表示 ELMo，以及使用自注意力机制的特征提取器 Transformer 的提出，预训练语言模型的效果得到了提升。此后，BERT、RoBERTa、GPT 等模型，不断刷新自然语言处理领域任务的 SOTA 表现。按照生成语言符号语义表示的方式不同，预训练语言模型被分为自回归（autoregressive）和自编码（autoencoder）两种类型。其中，自回归预训练语言模型根据上文预测下一个单词，或者根据下文预测前面的单词。例如，ELMo 将两个方向（从左至右和从右至左）的自回归模型进行拼接，实现双向语言模型。而 GPT 则采用 Transformer 的解码器，根据上文信息，预测后续的语言符号，也属于自回归预训练语言模型。自编码预训练语言模型，例如 BERT，可以在输入中随机掩盖一个单词（相当于加入噪声），在预训练过程中，根据上下文预测被掩码词，因此可以认为是一个降噪的过程。这种模型的优点是可以同时利用被预测单词的上下文信息,不足是在下游的微调阶段不会出现掩码词,因此掩码[MASK]标记会导致预训练和微调阶段不一致的问题。BERT 的应对策略通常是针对掩码词,以 80% 的概率对这个单词进行掩码操作,10% 的概率使用一个随机单词,而 10% 的概率使用原始单词(即不进行任何操作),这样可以增强对上下文的依赖,进而提升纠错能力。

大语言模型(large language model, LLM),如 LLaMA, GPT4, ChatGLM 等,通过在大量文本数据上进行预训练来学习语言的统计规律和知识,已成为近年来人工智能领域研究与应用的焦点之一。它通常分为以下几个主要步骤进行训练。

1. 预训练(pre-training) 大语言模型的预训练是其学习过程的核心,主要通过在大规模文本数据集上采用无监督学习来实施。这一阶段通常使用 Transformer 架构,通过自回归方式预测下一个词,以此学习语言的统计规律和结构。预训练过程涉及大量的数据准备和预处理工作,旨在使模型能够理解和生成自然语言。模型在此过程中不断调整和优化参数,通过反向传播算法改善性能。这一阶段的目标是让模型掌握足够的语言知识,为后续针对特定任务的微调打下坚实的基础。

2. 监督微调(supervised fine-tuning, SFT) 是指在预训练大语言模型的基础上,进一步提升其在特定任务中表现的一个过程。在预训练阶段,模型通过大量无标签数据学习语言的广泛规律和知识。而在监督微调阶段,则利用较小规模的、针对特定任务标注好的数据集来调整模型参数,使模型更好地适应该任务。

3. 基于人类反馈的强化学习(reinforcement learning from human feedback, RLHF) RLHF 是一种结合了人类知识和强化学习技术的方法,旨在提高人工智能系统的性能和可靠性。这种方法特别适用于难以通过传统数据集直接学习优秀行为的场景,如语言模型的进一步优化、决策制定等领域。常见的反馈包括对模型输出的直接评价(如好或坏)、较为复杂的打分系统等。

在中医药领域,预训练语言模型也开始得到应用,例如中医药问答系统 MedicalGPT、岐黄问道,以及用于病症诊断和预测的 TCMLLM 和 CPLLM。这些方法的主要思想是利用预训练语言模型在大规模中医药文本上进行预训练,随后采用微调或者迁移学习的方式,以实现中医药文本的挖掘、实体识别、关系抽取及知识图谱的构建等任务。

三、基于序列深度学习的疾病预测方法

分析疾病历史诊断记录,挖掘各种疾病病情变化模式,发现病情演变规律,可以为针对性诊断提供指导。例如,临床和研究表明,消化系统是最早发生慢性疾病的系统。如果人体出现亚健康状态或发病,首先是肠胃出现亚健康状态或发病,然后逐渐影响到全身。通过挖掘这样的演变模式,可以分析和预测慢性疾病发生的规律和趋势,为慢性疾病防治提供服务。本部分介绍基于序列深度学习的疾病诊断预测方法。主要包括基于序列模型的方法、具有时间感知的方法、利用层次结构的方法、引入医疗本体知识的方法

和基于相似性学习的方法等。

序列模型考虑到就诊记录之间存在序列关系,采用基于循环神经网络(recurrent neural network, RNN)的模型对历史就诊记录的序列关系进行建模;具有时间感知的方法建模就诊之间的时间间隔信息以跟踪疾病的进展情况;利用电子病历 EHR 数据层次结构的方法采用多层级注意力机制学习患者表征;引入医疗本体的方法利用外部医学知识作为补充信息增强疾病表示;基于相似性学习的方法通过挖掘电子健康数据捕获相似患者信息,学习患者表征。

下面介绍几种基于序列模型的方法。Retain 采用两个反向的循环神经网络学习就诊级别和变量级别的权重信息,分别识别出重要的就诊嵌入表示和就诊嵌入表示中重要的变量,赋予更高的权重数值。Retain 为预测结果提供一定程度的解释,在性能和可解释性之间存在平衡,因此 Retain 的性能可能不如其他使用注意力机制的序列模型,例如 Dipole。Dipole 采用双向递归循环神经网络对电子健康记录数据进行建模,提出基于位置的注意力、通用注意力和基于拼接的注意力 3 种注意力机制学习不同就诊记录的重要性,用于执行预测任务。CONTENT 采用混合主题的循环神经网络模型从患者电子健康记录中捕获局部和全局上下文信息,不仅利用循环神经网络捕捉局部上下文信息,即短期疾病进展情况,而且利用主题模型学习全局上下文信息,即患者的整体健康状况,更好地学习患者表征。

基于序列模型的方法仅考虑就诊记录之间的序列性,但是忽略了就诊记录间重要的时间信息。例如,短时间内同一事件的突然暴发可能预示着一种严重疾病的发生,而事件之间长时间无明显变化可能表明它们对诊断没有影响。

为了利用患者电子健康记录中重要的时间信息,研究者提出具有时间感知的方法,即处理就诊记录之间不规则的时间间隔信息。代表性的工作包括:

Doctor AI 是一个基于 RNN 的时间模型,将每次就诊的诊断编码、药物编码、治疗编码和就诊时间戳输入循环神经网络中,学习就诊记录的隐状态表示,预测后续就诊的编码和时间。T－LSTM 设计了具有时间感知能力的长短期记忆网络单元 T－LSTM 建模不同就诊之间的时间间隔信息,提出时间衰减函数,将经过的时间转换为权重分数,使得长期记忆对当前输出的影响降低,然后采用基于 T－LSTM 的自编码器学习患者表征。Doctor AI 和 T－LSTM 为每次就诊学习一个相应的时间衰减值,Timeline 则是为每个医疗编码学习时间衰减因子,采用具有时间感知的疾病特定进展函数建模每种疾病有多少信息流入循环神经网络中,同时采用注意力机制聚合就诊记录的上下文信息。RetainEX 在 Retain 的基础上采用双向循环神经网络建模就诊序列,并将同一时间间隔的 3 种不同时间表示作为输入向量的附加特征输入到 RNN 模型中,学习患者每次就诊时的隐状态表示。

在评估患者风险时,医师根据患者的历史就诊和当前的健康状态,可以推断出一些与疾病进展有关的关键时间戳。由于患者之间的差异,不同患者的这些重要时间戳应该有所不同。为了识别出患者历史就诊中重要的时间戳,HiTANet 提出了基于时间感知的局部注意力机制和全局注意力机制,设计了一个时间敏感的 Transformer 将时间信息嵌入到就诊表示中,并学习每次就诊的局部注意力权重;此外,提出一种基于时间的键值查询注意力机制,从全局角度识别出患者历史就诊中关键的时间步骤。Men 等基于长短期记忆网络建模 EHR,利用时间感知机制处理临床就诊之间时间间隔的不规则性,利用注意力机制确定每次就诊对最终预测任务的重要性,执行多种疾病预测任务。

总的来说,相比于不考虑时间值的序列模型,具有时间感知的方法利用患者历史就诊记录的时间戳信息,采用不同方式处理就诊之间不规则的时间间隔,提高预测任务的性能。但是这些方法对每次就诊中出现的编码同等看待,通过计算编码嵌入的平均值获得就诊表示,无法识别出就诊中重要的编码信息并给予更高的关注度。研究者提出利用电子病历数据层次结构的方法,下面将具体介绍。

电子病历数据具有天然的层次结构,包括患者层级、就诊层级和编码层级。每次就诊包含一组医疗编码,例如诊断编码、药物编码和治疗编码等。如图 10 - 5 所示,患者 p_1 的电子健康数据中共有 4 次就诊记录,按照时间顺序进行排列,第 1 次就诊 v_1 包含 c_1、c_2、c_3 三个医疗编码。

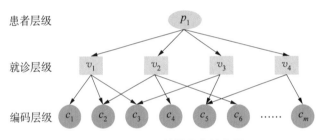

图 10 - 5　EHR 数据层次结构图

注:EHR 数据包含患者层级、就诊层级和编码层级信息,每位患者可能包含多次就诊记录,每次就诊可能包含多个医疗编码。

层次结构方法采用多层级的方式学习就诊级嵌入和患者表征,捕获潜在的层次和语义信息,以提升预测性能。为了充分利用 EHR 数据的层次结构,提出基于可寻址记忆网络的疾病诊断预测模型(hierarchical encoder-decoder with addressable memory network,HAMNet),由分层编码器-解码器结构和可寻址记忆网络组成。通过采用分层编码器-解码器结构,在患者表征学习阶段和诊断预测阶段均利用患者 EHR 数据的分层结构。首先,分层编码器利用多层注意力机制,分别识别出对患者健康状况有重要影响的核心疾病(关键诊断编码)和重要的就诊记录。其次,分层解码器在预测阶段利用层次结构,先通过可寻址记忆网络挖掘患者之间细粒度的潜在共性信息以预测患者未来就诊时的嵌入表征,再预测下次就诊可能发生的疾病,捕获潜在的层次化结构和语义。

四、基于大数据挖掘的中医传承规律发现

通过梳理名老中医的学术思想、临证经验、理法方药,明确中医传承核心要素,采用大数据挖掘技术发现中医传承规律,包括不同时期、地域的流派间源流和衍生关系。下

面介绍几种通过大数据挖掘技术分析名老中医用药规律的方法。

（一）关联分析

关联分析寻找数据项之间的关联关系，从而得到形如 X→Y 的关联规则。关联规则的常用度量为支持度和置信度，其中支持度表达的是 X 和 Y 这两个项集在所有记录中同时出现的概率，置信度描述了在出现项集 X 的记录数据集中项集 Y 也同时出现的概率，支持度反映规则的普遍性，而置信度反映规则的可靠性。满足一定支持度和置信度阈值的规则被称为强关联规则，例如，有超过 80％的记录中（假设支持度阈值为 60％），使用药物 A 的同时也使用了药物 B，即可以得到一条满足支持度阈值的关联规则：药物 A→药物 B（支持度为 80％）。在数据集中找到同时出现满足支持度阈值的 X 和 Y 项集的发现方法采用的是诸如前文提到的频繁模式挖掘 FP-Growth 方法等。

关联分析可用于名老中医用药规律研究等。已有的研究例如，Lu 等通过 Apriori 算法识别用于治疗糖尿病胃痉挛的穴位组合；Tian 等基于 FP-Growth 算法发现中医诊断、治疗肺病相关症状的模式，例如常见症状组合、有效草药疗法等，为临床治疗提供数据支持；Wang 等通过研究分析中医处方数据，揭示治疗中风的处方规律；李潇然等研究吕仁和教授治疗慢性肾衰竭经验得出药物核心关联药对 31 组；王立国等通过研究 100 则名老中医肺癌的医案，利用关联规则得出医案中肺癌症状、证候、转移部位及年龄的内在联系；马林纳等研究中医治疗肺纤维化的文献，得到高频关联强度中药组合 6 组。关联分析是中医临床资料研究中运用广泛、也较为成熟的数据挖掘方法，主要聚焦于病-证-症-药之间关联的研究。关联分析的优点是非常简单，其分析结果常以类似产生式规则的形式表达，相对比较清晰直观，因而更容易被解释和理解。

（二）聚类分析

聚类分析是按"物以类聚"原则研究数据划分的一种方法，是在事先不知道有几类的情况下分析数据间的相似程度，根据类间不同、类内相似的原则将数据归类。常见的聚类分析算法有 K-means, DBSCAN 等。它在中药研究、证候研究、组方用药规律研究等方面应用广泛。例如，唐香香等通过对 179 例糖尿病下肢血管病变患者进行中医证候聚类分析，将该病分为 4 型：阴虚火旺、脉络瘀热证，寒湿困脾、气滞血瘀证，肝胃火盛、湿热瘀滞证，气血亏虚、筋脉失养证。刘安平等通过研究刘吉善教授门诊病案，将使用频次大于 500 的前 40 味中药进行聚类分析，得出常用药的 4 类药物组合。陈振东等探索名老中医治疗反流性食管炎的用药规律，聚类分析得出 9 组常用药物。Si 等针对不同模态的中医数据，提出了多模态的中医数据聚类方法。Chen 等针对异质多类型中医数据，提出了基于异质网络分析的聚类方法。聚类分析过程中没有一个已知类别归属的学习样本集，是一种无监督学习，因此，可以避免传统分类方法的人为主观性。对于名老中医用药规律研究而言，它可以从药物客观属性（四性、五味、归经、功效）出发，将药物分成不同的类别，并获得具有临床治疗意义的基础方。

（三）因子分析

因子分析是从分析多个原始指标的相关关系出发，找到支配这种相关关系的有限的不可观测的潜在变量（或特征），并用这些潜在变量来解释原始指标之间相关性的多元统计分析方法。常用的算法包括主成分分析(principal component analysis, PCA)、探索性因子分析(exploratory factor analysis, EFA)和验证性因子分析(confirmatory factor analysis, CFA)等。中医药中常被用于寻找关联紧密的药物,陈丽平等通过对 341 例以二陈汤为主方的名老中医医案进行数据挖掘,利用因子分析得到 9 组有意义的因子组,指出二陈汤主治证型为痰浊阻肺、脾虚湿困。李玲等研究周仲瑛教授诊疗类风湿关节炎经验,应用因子分析方法得到药物核心组合 8 组。因子分析可以消除人为干扰,从大量处方数据中概括出治疗疾病的药物群组,进而推断疾病病机特点。

(四) 分类分析

分类分析通常通过训练数据集获得分类器,从而实现对未知类别的样本进行分类。神经网络是一种代表性的分类模型,如前所述,它由大量的人工神经元(或称为节点)组成,通过连接这些神经元的边(或称为权重)来传递和处理信息。神经网络在进行训练时,一般基于反向传播 BP 算法等,先对网络中的参数进行随机初始化,再利用随机梯度下降等优化算法不断优化模型参数。它通过模拟神经元之间的连接和信息传递来实现对数据的学习和处理。神经网络在中医领域的应用尚处于探索阶段,但已经开始展现出一些潜在的应用前景,如辅助诊断、药效预测等。罗悦等采用 BP 神经网络构建咳嗽疾病归经预测模型,通过对不同患者咳嗽的症状预测出咳嗽的病位。吴燎等将真实的中医胃病临床数据通过数据清洗、数据编码、BP 神经网络模型配置、模型训练,构建出 BP 神经网络模型,用于支持中医胃病病型的辅助诊断。通过利用大量的中医医案和药物数据,神经网络能够有效辅助医师进行病症诊断、药物配伍和药效预测,提高治疗效果和个性化医疗水平。随着积累数据的增多和算力的提升,深度神经网络被更为广泛的使用。但是,由于神经网络的可解释性是一个挑战,因此决策树等模型因其易于理解的优势,也成为分类分析中的常用方法。目前诸多的研究工作致力于如何提高深度神经网络方法的可解释性。

五、医学图像分析

(一) 医学图像特征提取

如何提取到高质量的特征对于下游任务至关重要。基于深度神经网络模型的特征提取方法通常需要大规模有标签的数据对模型进行训练,进一步利用训练完毕的模型作为特征提取器,将特定层的输出作为特征。然而,医学图像领域中有标签的数据集规模远不及自然图像(natural image)领域的数据集规模。当使用小规模的医学图像数据集训练模型时,会使得模型泛化能力弱,并且由于不同患者的病理图像存在的异质性,即病理图像之间的差异性,使得模型可能会去拟合特定的病理图像,最终导致模型不能很好地进行特征提取。目前,医学图像领域基于神经网络模型的提取特征方法主要分为以下3 类。

1. 迁移学习结合微调　这类方法加载基于自然图像训练完毕的模型参数,并利用目标领域的数据对模型参数进行微调(fine tune),利用微调后的模型进行提取特征。例如,Shouno 等利用弥漫性肺部 CT 图像进行微调。Antony 等利用膝骨关节炎 X 线图像进行微调。

2. 无监督结合微调　无监督结合微调技术的特征提取方法在模型训练过程中一般分为两个步骤:①基于无监督模型用大量无标签的数据对模型进行预训练;②利用少量有标签的数据以有监督的方式对模型进行微调,并利用微调完毕模型进行特征提取。例如,Chen 等提出卷积自动编码器(convolutional auto encoder)模型,首先从原始图像块中进行无监督特征学习,然后利用少量有标签的数据对模型进行微调,进而提取肺部结节的特征。Li 等利用高斯 RBM 对肺组织图像进行多尺度的特征提取。

3. 数据增强　基于数据增强的特征提取方法的核心思想是通过扩充数据量来改善模型的性能和泛化能力。主要包括合成数据和标注数据两类方法。合成数据方法通过合成数据的方式扩充数据集规模,以供模型进行学习。例如,通过旋转、归一化强度、反转、缩放、剪切、混入高斯噪声等操作扩充数据集规模。又如,在进行肝脏相关的图像分析任务时,为了保护肝脏的形状特征,就要避免使用剪切、反转等可能引起肝脏形变的数据增强方法;前列腺扩散成像数据相比于其他的医学图像分辨率较低,如果使用放大数据增强技术将会使得图像的分辨率变得更低。另一种合成数据方法是基于生成式网络的方法,目前多数研究工作基于生成式对抗网络(generative adversarial networks,GAN)。相比于基本的数据合成方法,这类方法通常合成的医学图像质量更高,即丰富度高、关联度小。

除合成数据方法外,标注数据主要通过利用自然语言处理技术或工具,从医学图像对应的非结构或半结构化的文档或报告中挖掘语义标签而实现。例如,Wang 等利用自然语言处理工具 DNorm 和 MetaMap,结合疾病本体和语义匹配常见的病理类型,构建了目前医学图像多标签分类任务基准数据集 ChestX-ray8。文献中利用了两个开源的标签工具 NegBio 和 CheXpert 从报告中挖掘胸腔 X 线图像对应的疾病标签,构建了MIMIC - CXR 数据集。

(二) 医学图像分类

图像筛查作为最基本的医学图像分析任务,是指将图像作为模型的输入,并输出一(多)个变量以表示该样本是否存在某疾病(二分类)、某疾病的良恶性(二分类)或严重程度分级(多分类)。

目前,多数医学图像筛查的研究工作基于 CNNs 模型。模型训练过程中同时结合使用迁移学习、批规范化(batch normalization)、图像增强技术、提前停止技术等,以确保模型的快速收敛。例如,在乳腺癌早期筛查任务方面,纽约大学团队 2019 年提出了一种两阶段的基于 ResNet 的筛查模型,相比于该团队之前的研究,除了使用了更大的数据集(1 001 093 张乳腺 X 线图像),该模型同时使用块级别的网络和图像级的网络,通过分别从像素级标签和图像级标签进行学习,以将乳腺 X 线图像的全局和局部信息结合起来。该模型的实验结果证明了迁移学习对于模型在乳腺癌筛查识别任务中的重要性。Google 团队同样对乳腺癌的早期筛查做了研究。除了乳腺癌筛查任务,还有众多基于CNNs 的其他疾病的早期筛查模型被提出。例如,斯坦福大学团队基于 InceptioV3 皮肤癌的良恶性肿瘤判定模型。谷歌团队基于 InceptionV3 的糖尿病视网膜 X 线图像病变严重程度的预测模型。文献论证了基于 CNN 模型的肺癌早筛方法相比于医师的人工阅读能提高小结节肺癌筛查的阳性预测值,同时降低假阳性率。

一些工作尝试将无监督的深度模型应用于图像筛查任务中。这类模型进行图像筛查的方式大致可以分为两个关键步骤。第一步:利用无监督深度模型对医学图像进行特征提取;第二步:选取分类算法,将第一步中提取到的特征作为输入,并输出分类结果。例如,Kumar 等利用自编码器对肺结节图像进行特征提取,该自编码器共计 5 层,选取第 4 层的 200 维的向量作为每张结节图像的特征,结合决策树分类算法将肺结节分为良性和恶性。

相比于基于有监督模型的图像筛查方法,基于无监督深度模型的筛查方法的优势在于可以利用大量无标签的数据作为训练集,从一定程度上缓解了"数据饥饿"问题。其劣势在于基于无监督的模型可能会导致分类的次优结果,其原因在于无监督模型倾向于学习可以反映数据中差异较强的特征,而这些特征不一定有助于区分类,因为分类器需要的是区分类之间的特征。如果同一类样本之间的特征差异远强于类之间的特征差异,那么无监督特征学习模型可能会主要捕获类内差异的特征,从而影响最终的分类效果。众多学者认为:机器学习算法在高维空间中作出最佳决策边界时,所依赖的是从图像中提取出的类判别特征。因此,提取到可以捕获类间差异的特征是图像筛查任务的关键。

六、基于异质图表示学习的疾病关联分析

现代生物技术的发展产生了大量的基因组学、蛋白质组学、代谢组学等方面的数据,使得研究者可以更好地分析复杂疾病背后的机制。疾病关联数据可以表示成网络(network),其中节点代表基因、miRNA 等实体,边代表这些实体间的关系。由于网络中存在多种节点类型,所以节点间对应的关系类型也应该是不同的(如蛋白质交互关系,基因-疾病关联关系)。此外,节点和边可能包含辅助信息,例如节点特征、节点标签和链接(边)权重,它们进一步描述了对应的实体和关系的性质。传统的网络表示学习算法是为同质网络设计的,不能区分不同类型的关系,无法捕获网络中丰富的语义信息,不能很好地处理复杂的大型网络。为了能充分利用网络包含的丰富信息,本部分介绍基于异质网络表示学习(network embedding)的疾病关联分析方法。

(一)异质网络表示学习方法

网络表示学习的目标是将网络数据映射到连续的低维向量空间,同时保持网络原有的拓扑结构、节点内容等信息,尤其是实体间的关系。每个实体(例如蛋白质、疾病)都映射到向量空间中的某个点,而且如果两个实体之间有更强的关系,则它们在向量空间中也会更接近。例如,一种基因在一种疾病中起了关键作用,那么它很有可能在一种相似疾病中也有相似的作用。这样可以根据网络中已存在的关系预测未知的疾病关联。图10-6 展示了包含一种疾病(前列腺癌,prostate cancer)、两种 miRNA (hsa-mir-223、hsa-mir-21)和两种基因(ATM、ZNF804A)的子网络,实线表示它们之间存在的关联。

图 10 - 7 展示了 prostate cancer 周边子网络通过网络表示学习在二维向量空间的映射。4 条红色的虚线代表由算法预测的与前列腺癌(prostate cancer)没有直接链接但是最相关的两个 miRNA 和基因。

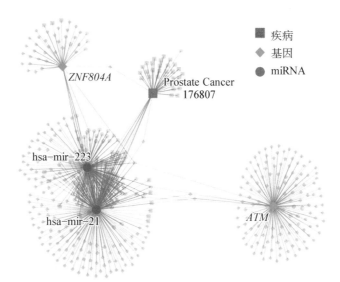

图 10 - 6　疾病、基因和 miRNA 关联关系

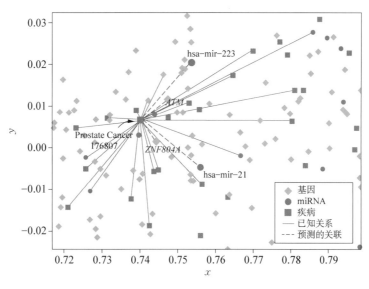

图 10 - 7　前列腺癌周边子网络示例

　　传统的网络表示学习方法(如 DeepWalk、Node2vec、GCN 等)针对同质网络(homogeneous network),即网络中只包含一种类型的节点和边,不能区分不同类型的关系,忽视网络中丰富且复杂的语义信息。但是实际疾病关联数据往往来源于不同机构收集整理的多种数据集,整合多源数据构建的网络中的节点往往代表不同类型的实体(如基因、疾病、miRNA),实体间通过多种关系相互作用,即异质网络(heterogeneous network）。

在异质网络中,一种疾病可能和其他疾病、多种基因或 miRNA 相连。为了更好地捕捉丰富的上下文语义信息,跨越直接相连的节点关系可能会对表示学习有所帮助。例如,如果一种基因和一种疾病通过一条包含多个链接的路径间接相连,如 $Gene\text{-}^{sim} \rightarrow Gene\text{-}^{assoc} \rightarrow Disease$,它们之间可能也是存在关联的。

元路径是描述特定类型节点之间的间接关系的有效方法,不同的元路径提供解释网络上下文特征的信息。不同元路径的数目随着实体和关系类型数目及元路径长度指数增长。异质网络中的两个节点可能具有多个关系,这些关系可以按不同的元路径进行分类。例如,元路径 $Gene \,\text{-}^{assoc} \rightarrow Disease$ 描述了一个直接的基因-疾病关联关系;元路径 $Gene \,\text{-}^{sim} \rightarrow Gene \,\text{-}^{assoc} \rightarrow Disease$ 描述了一种基因与某疾病通过一种相似基因间接关联的关系;$Gene \,\text{-}^{assoc} \rightarrow miRNA \,\text{-}^{assoc} \rightarrow Disease$ 描述了一种基因和一种疾病都和一种给定的 miRNA 关联。这些元路径包含的语义信息是不同的。

有代表性的异质网络表示学习算法主要包括:①基于元路径的随机游走及利用节点级别和语义级别的注意力(attention)机制生成节点表示向量,它们存在的问题都是过于依赖元路径的选择且需要人工经验;②如 PTE、AspEm 等方法将异质网络分解为一系列子图后分别进行网络表示学习后进行信息融合,但其忽略了子图中不同的关系蕴含的语义信息,且在分解和融合过程中可能会丢失重要信息;一些网络表示学习方法的损失函数需要节点标签来更新网络表示,但面向没有节点类别标签的网络,需要无监督的表示学习方法。

为了应对上述挑战,提出了一种基于元路径和链接权重的随机游走生成节点序列,然后采用异质 skip-gram 得到表示向量的网络学习算法。该方法将词向量表示学习(word embedding)方法 skip-gram 扩展到异质网络中,其思想是基于有相似上下文的单词倾向于携带相似的语义信息且拥有相似的特征表示。具体地,将网络中的节点看作单词,节点序列当作句子。为了学习网络的有效节点表示,给定其相连的节点,最大化该节点出现的概率,即给定一个节点 v_i 及其相连的邻居节点 $N_t(v_i)$,$t \in A$ 指定一种节点类型,最大化已知节点 v_i 情况下 $N_t(v_i)$ 出现的条件概率。

（二）疾病关联预测

在进行网络表示学习后,异质网络中的所有类型的节点(基因、疾病、miRNA)被映射到同一向量空间。使用余弦相似度(归一化后的点积)来衡量它们之间的关系。对于疾病关联预测,如果一个疾病表示向量和一个基因(或 miRNA)向量在真实网络中没有直接链接,但是在向量空间中相似,即余弦相似度得分高,则它们有很大可能性存在关联。

七、中医药知识图谱构建及其应用

中医药知识图谱构建是将中医药相关数据以图的形式进行整合建模,从而有助于知识的管理与应用,帮助赋能智能系统推理决策。本部分将从知识图谱表示学习、知识图谱对齐和基于知识图谱的问答等方面进行介绍。

（一）知识图谱表示学习

知识图谱表示学习（knowledge graph representation learning）将知识图谱中的实体和关系投影到连续的向量空间中，以学习知识图谱中实体和关系的向量表示，并用于实现知识图谱相关的下游任务（例如基于知识图谱的问答）。知识图谱表示学习的方法根据评分函数的不同可以分为基于翻译距离的方法（translation distance-based approach）和基于语义匹配的方法（semantic matching-based approach）。

基于翻译距离的方法采用基于距离的损失函数来评价两个实体之间是否具有特定的关系。其中，TransE 是最具有代表性的翻译距离模型，同时学习实体和关系的向量嵌入。但是，TransE 不能应用于一对多、多对一或者多对多的关系。TransR 模型可以使得头实体和尾实体对应不同的关系，但是由于 TransR 的每个关系都需要引入一个映射矩阵，因此其复杂度变高。TransD 模型在 TransR 模型的基础上进行改进和简化，将映射矩阵变为两个向量。

基于语义匹配的方法主要通过计算语义相似度来评价两个实体之间是否具有某种特定的关系。DistMult 采用双线性形式计算头尾实体在某种关系上的语义相似性。在此基础上，HolE 提出一种嵌入向量之间的循环相关（circular correlation）操作以建模三元组之间的组合关系。ComplEx 模型是 HolE 在复数空间的扩展。为了能够捕捉到元素对之间更多的交互信息，ConvE 采用更具表达力的二维卷积提取知识三元组特征，能够捕捉到元素间更多的交互信息。QuatE 则是在 ComplEx 上的进一步扩展，其采用更加具有表示表达能力的超复数表示（hypercomplex representation）来建模实体和关系。

在中医药领域，除了直接引入上述通用场景的知识图谱表示学习方法外，应该结合中医药领域的特点，开展基于中医药数据的知识图谱表示学习研究。

（二）知识图谱对齐

随着技术的发展，学术界和业界已经构建了各种知识图谱，单个知识图谱所包含的知识覆盖程度不够，在决策时往往需要联合使用多个不同的知识图谱。然而，不同知识图谱之间存在实体多元指代问题，容易引起知识的冗余和知识噪音。知识图谱对齐（knowledge graph alignment）任务开始受到关注。知识图谱对齐的目标是识别出知识图谱中指向现实世界同一元素的实体对。如图 10-8 所示，在 OwnThink 和 Medbaike 两个异构知识图谱中，"广泛性焦虑障碍"和"广泛焦虑症"指向了同一种疾病，然而它们具有不同的实体名称。将两者对齐后，针对上述疾病的治疗药物可以增加为 3 种。

基于嵌入的方法是知识图谱对齐的主要方法。这种方法的优点是不依赖于人工构建的特征或规则。该方法利用一组种子对齐对知识图谱结构进行建模，以学习如何将不同知识图谱之间的等效实体映射到统一的向量空间，并通过计算嵌入之间的距离来衡量两个实体是否可以对齐。基于嵌入的方法主要建立在一个重要假设上，即两个知识图谱之间待对齐的实体对具有相似的邻域结构，因此，两个知识图谱中的等效实体生成的嵌入式类似的。然而，由于知识图谱的不完整性和异构性，现实场景中该假设并不总是适用。例如，图 10-8 中的两个实体的邻域结构和拓扑结构并不相同。并且，在医疗领域，大多数知识图谱包含的实体属于多种类型,例如,"抑郁症"既是一种疾病名称,也是并发症的一种。因此,需要考虑多类型实体的特征以提升知识图谱对齐能力。针对多类型实体对齐问题,提出了基于注意力机制的异构知识图谱多类型实体对齐模型。该方法为知识图谱构造了实体多类型信息嵌入矩阵,融入实体的多个类型信息特征来联合对齐多种类型的实体,并设计了关系集体聚合模块充分利用不同关系的特征提高对齐精度。

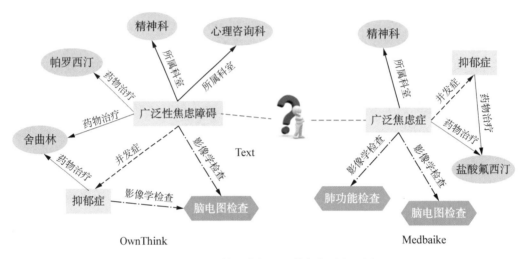

图 10-8 异构医疗知识图谱实体对齐示例

(三) 基于知识图谱的知识问答

智能问答能够为用户提供更直接、高效的交互方式,使用户能够针对性地解决具体问题。针对特定领域的智能问答,由于领域内知识的特殊性,基于通用环境构建的问答系统往往无法满足领域内特定的需求。在这种背景下,基于知识图谱构建问答系统(knowledge-graph-based question answering, KGQA)是一个通用的解决方案。因此,在构建好的中医药知识图谱的基础上,构建基于知识图谱的智能问答系统可以满足在中医药领域的智能问答应用需求。

基于知识图谱的知识问答是以自然语言形式提出问题,通过知识推理生成问题答案。一般步骤为:理解用户问题的语义,根据用户的问题语义及问题中出现的实体(称为主题实体),从构建好的知识图谱中筛选出相关的事实,从而选出可能的答案实体;随后,基于以主题实体和候选答案实体为起点和终点的所有关系路径中最优的一条,确定最终的答案。因此,需要同时理解知识图谱中的结构事实,以及用户问题中的自然语言语义,并且将这两者建立起适当的联系。

KGQA 主要分为基于模板的方法、基于语义解析的方法和基于表示学习的方法。基于模板的方法根据特定知识领域和用户问题设计具有针对性的问题模板,然后利用模板匹配生成答案,此类方法性能依赖于模板质量和数量,难以覆盖用户所有问题和完整知识库。基于语义解析的方法通过分析用户问题的语义,将用户问题转换为逻辑形式或结构化查询,该类方法的性能依赖于语义分析的效果,较差的语义分析将降低答案的准确性。基于表示学习的方法将知识和用户问题投影到低维向量空间,通过向量计算进行知识推理。

下面主要介绍基于表示学习的方法。

BAMnet 提出一种问题描述和知识图谱交互的方式,并且利用双向的注意力机制实现知识问答。Bauer 等则扩展上述工作到多跳(multi-hop)双向注意力机制,从而更有效地利用知识图谱中的多跳事实关系,以获得更完善的问答质量。CogQA 提出一种结合知识图谱及非结构化文本数据的知识抽取和基于知识图谱实体关系发现的知识问答的新方式。TransferNet 从问题的主题实体出发在知识图谱上通过逐步推理寻求问题的答案,可以处理多跳范围的问题,但是这种方法忽略了在处理多跳问题时,关系路径中所蕴含的结构和语义信息,难以充分捕捉实体之间的复杂关系。KGRPN 对关系路径进行编码,实现推理答案实体的同时,给出主题实体与答案实体之间的关系路径。

另外,随着语言模型的发展,以生成式预训练 Transformer 模型(generative pre-trained transformer, GPT)系列为代表的大语言模型(large language models, LLMs)获得了令人瞩目的效果。最近,结合 LLMs 和知识图谱,将 LLMs 用于连接自然语言问题和知识图谱的中间桥梁的工作不断出现。主要包括利用 LLMs 作为实体/关系的抽取器和利用 LLMs 作为答案推理器等方法。

以上基于知识图谱的问答的相关研究通常针对的是通用领域的数据。相比于通用领域,中医药领域的数据具有特殊性,也具有通用领域的一般性特征,因此通用领域的方法对中医药领域的相关应用具有借鉴意义。

八、基于大模型的问答系统实现方法

前面介绍了基于知识图谱的问答方法,随着大语言模型的广泛应用,传统的生成式大语言模型在生成文本时会受限于已有的语料库,无法充分利用外部知识库或大规模语料库中的信息。相较而言,检索和生成的框架(retrieval-augmented generation,RAG)方法可以先从大规模语料库中检索与当前上下文相关的信息片段,再基于检索到的信息及当前上下文来生成最终的文本,这样使得模型在生成文本时更加准确和丰富,同时也可以利用外部知识库中的信息来提升模型的性能。

下面以使用 langchain 等为例,介绍如何构建一个基于 RAG 方法的中医药垂直领域大语言模型,用户可以在网页端向其提出网页所展示的中医药相关问题,并获得准确和详细的回答。具体任务包括:

(1) 构建中医药语料库并进行预处理:对于相关中医药的语料库,使用 langchain 中的 CharacterTextSplitter 将语料库分成适当大小的文本块,以便后续处理。

(2) 文本嵌入表示:即将中医药文本块转换为嵌入表示。利用 m3e-base 模型将文本块转换为嵌入表示,用于后续的 RAG 相似性搜索。

(3) 相似性搜索:即实现相似性搜索算法以在提问时快速检索相关文本块。使用 FAISS 库实现相似性搜索算法,以在用户提问时快速检索出与问题相关的文本块。

（4）利用 RAG 方法构建交互中医药大语言模型：用于回答用户提出的中医药问题。具体地，将检索的文本块与用户在网页端的输入构成提示 prompt，输入给中文大语言模型 ChatGLM，再返回模型回答到网页端。

例如，用户提问："介绍一下芪胶升白胶囊的功效。"根据用户提问，从本地的嵌入文件中检索出与问题相关的文本块，并结合问题形成提示。利用模型生成回答："芪胶升白胶囊是一种中药，由血人参、黄芪、阿胶、苦参、当归、大枣和淫羊藿七味药材组成。根据中医理论，该药物具有补气益血的功效……"

以上是一个较为简单基础的示例，对于实际应用中的中医药大语言模型需要更多方法和技术的融合，目前这方面的工作已经成为一个热点。

（熊　赟）

第三节 | 数智化临床研究平台设计与建设

传统临床研究的数据采集方式主要是手工采集，通常以纸质病例报告表（case report form，CRF）的形式由研究人员进行受试者的数据登记，研究小组最后汇总 CRF 数据到 Excel 中进行整理，再交由医学统计人员进行数据分析以获得相应结果。在传统临床研究开展过程中，CRF 存在难存储、难溯源、易篡改、难质控、难汇总等多种研究及管理问题，给研究结果可信程度、执行速度、管理等带来了各方面挑战。随着移动互联网、产业互联网、人工智能等新兴技术的发展，利用浏览器和移动终端建立以患者为中心的数智化临床研究平台，将对上述问题进行针对性解决，同时经过良好的设计，能够提高研究执行效率、扩大产出。

1. 工程学设计基本要求

（1）数据库、数据标准、数据交换：临床研究数据库在考虑与 CRF 相符合的同时，需要对字段进行分类，且分类与临床研究方法学相适应，逐渐形成了一种临床数据模型（clinical data model, CDM）。它提供了一种结构化的方法，用于收集、存储、整合和分析临床数据，以便更好地支持医疗决策、研究和质量控制。全球范围内通过临床数据交换标准协会（the Clinical Data Interchange Standards Consortium, CDISC）制定的 CDM 标准，是临床研究数据标准化的重要组成部分，这些标准涵盖了临床试验设计、数据收集、数据管理、数据分析和数据报告等方面。CDISC 标准的核心是 SDTM（study data tabulation model），这是一个临床试验数据整合和交换的标准模型。它规定了临床试验数据的组织结构、命名规范和数据格式等，以便不同研究机构和组织之间能够更加方便地交换和共享临床试验数据。此外，CDISC 标准还包括 ADaM（analysis data model）、CDASH（clinical data acquisition standards harmonization）和 SEND（study event notification data）等其他标准。此外，对于术语的表达，通常考虑使用由 WHO 制定的国际疾病分类（international classification of diseases, ICD）家族术语进行统计前的归一化其中手术操作等方面现行是 ICD‐9‐CM 版本,疾病诊断方面现行是 ICD‐10 版本。ICD 不仅用于确定疾病的分类,也用于编码医疗服务,如手术操作、实验室检查等。这个编码系统有助于医疗机构、政府和保险公司进行数据的统计和分析,例如确定疾病的发生频率、医疗资源的使用情况等。

数智化临床研究平台在工程设计上还需要符合 ALCOA＋CCEA 9 项原则,设计者应假定自己是研究者,确保数据是从医院信息系统(HIS)、临床试验源文件或试验记录中获得的,具有可归因性、易读性、同时性、原始性、准确性、完整性、一致性和持久性,每次研究数据的修改应当留痕,不能掩盖初始数据,并记录修改的理由。

在多系统的数据交换中,通常考虑使用应用程序编程接口(application programming interface,API)方式进行系统的交互和数据对接。其中的传输标准协议有常规视图、HL7 等方式。在实际进行临床数据批处理的过程中,通常通过 ETL 技术,用于描述将数据从来源系统提取(extract)、转换(transform)并加载(load)到目标数据库或数据仓库。在多中心数据交换中,由于存在数据安全、隐私保护等各种困难,目前较为前沿的是应用隐私计算,是指在保护数据本身不对外泄漏的前提下实现数据分析计算的技术集合,达到对数据"可用、不可见"的目的。

(2)工程学设计的重要问题:首先需要解决宏观的功能设计问题,要考虑基础资源,包括 IT 环境中的网络设备、服务器、存储和算力设施及算法设施,是整个平台稳定可靠运行的基础,基础资源需要结合研究实地环境所能提供的上限进行储备。然后是数据源层,针对海量多源异构数据及数据孤岛,通过 NLP、ETL 聚合、录入及文书等方式实现数据一体化采集与治理,将临床诊疗数据进行结构模型转换、代码转换、数据清洗、数据归约、实体提取等相应处理,如将病历文书中医师随意填写、模糊填写等多样性语法、语义的诊疗数据通过 NLP 算法等技术,将非结构化数据转换成结构化数据。这里通常构建算法支撑层,以 RAAS 方式(研究即服务)提供丰富的接口能力给上层的应用模块,用于完成更加复杂的实际业务逻辑处理、统计分析等。业务应用层面向科研应用场景为临床研究提供相关工具,如中央随机化入组、EDC、MDA、CTM、RWS、CTMS 等,帮助临床完成项目管理、病因研究、诊断研究、治疗分析、纳排等。

同时,由于医疗信息系统建设方标准各异、隐私保护及开发者的个性化习惯,通常同一个患者的身份识别号不唯一,也不是身份证号,因此将不同来源的同一个患者进行识别也是很重要的工作。目前主要方式是查询和识别构建患者的唯一主索引 EMPI:通过将健康卡号、就诊卡号、各系统主键、手机号等索引号与身份证号建立一一关联,并有必要从隐私保护的角度在身份证号之外额外建立一套单独索引体系进行患者查询。其中涉及缺失填充、相似患者匹配、重名患者问题等,都可以通过患者唯一主索引进行管理。构建 EMPI 后,将能进一步在数智化研究平台范围内进行以 EMPI 为中心的内部应用索引建设。

EMPI 系统架构:需要重点考虑集成医院范围内的历史数据和实时数据,并进行体系化治理,方便研究人员建立自己的主题库和研究应用、保持系统弹性,并能够兼容更多的研究场景。具体路径:基础架构设计,采用云计算技术构建弹性、可扩展的基础架构,支持高并发、大数据量处理,并预留足够的扩容空间以应对未来的研究需求增长。具体建设功能框架:由标准数据域、知识中台、科研一体化平台及专病数据库3层组成。通过原始数据集成全院业务系统数据,经过数据整合、数据标准化、数据结构化处理完成基于CDM的全域数据治理,形成高质量的标准数据域(HDR数据库),为上层应用提供数据基础支撑。在此之上搭建知识中台,将术语中心、变量中心、应用中心嵌入,满足统一生产维护术语、变量、更进一步的数据应用需求,保障术语和变量的一致性、准确性、复用性,可以根据实际需求进行专病库的高效构建。另外,提供数据溯源工具、智能搜索工具、标注工具等,给研究者提供便捷友好的自主管理能力,在使用过程中可以随时修正完善数据质量,实现专病科研数据的持续优化。同时,面向科研应用场景,提供覆盖科研全流程的数据搜索、采集、清洗、统计分析等工具。包括基于REAL的智能搜索、科研队列发现、科研专科视图、科研数据采集、数据探索、随访管理等功能模块,使研究者通过平台一站式完成从问题挖掘、病历招募,到数据挖掘和统计分析的全流程科研工作。

最后,需要全过程注意其中的数据安全、伦理及隐私保护问题,除了控制功能和用户权限之外,对重要的个人信息如身份证号、姓名等应采取脱敏技术,如利用自然语言处理技术,可找到临床文本中的患者隐私字段,并对这些隐私字段进行脱敏处理,如利用 * 等代替文中的隐私信息。

2. 管理和运维方法

(1) 管理要求及方案。

1) 强化数据管理及质量管理:数智化临床研究平台在管理方面需进行数据管理、使用管理、运维及安全防护。数据管理需定期进行数据完整性检查,数据应按照统一的标准和规范进行存储,确保数据的结构化和非结构化信息得到有效管理,还应建立完善的数据备份和恢复机制,确保数据在意外情况下能够得到及时恢复,通常设置每天1个还原点,并定期备份数据、测试备份数据的可用性,若数据丢失或损坏则参考日志进行还原处理、及时恢复数据。在质量方面需定期或按里程碑模式进行数据质量检查,确保数据准确反映研究活动的真实情况,增加数据可溯源性检查,对于关键数据变更,应保存变更前后的数据版本,以便后续审计和追溯,应建立数据质量监控体系,对数据进行定期的质量检查和评估。利用数智化研究平台的自身能力,通过设定数据质量指标、建立数据质量报告等手段,及时发现并解决数据质量问题,提高数据的质量和可靠性。

2) 数据共享与隐私:平台应在确保数据安全和隐私的前提下支持数据的有限共享和交换,应通过数据加密、权限控制等措施,确保共享数据的合法性和合规性,同时应遵守相关法律法规和伦理规范,保护研究对象的隐私权益,采取加密、访问控制、安全审计等措施,确保数据不被非法访问、篡改或泄漏。除了制度控制外,还需要设置安全员、进行信息安全等级保护3.0评测,定期进行安全风险评估和漏洞扫描,及时发现并修复潜在的安全问题。

(2) 数据利用的权限控制。在数据驱动的研究环境中,数据管理显得尤为关键。本部分旨在阐述数智化临床研究平台的数据管理方法,包含数据有限共享机制、授权访问控制流程、操作日志记录与分析、数据备份与恢复策略、关键操作点监控、数据传输加密措施、伦理审查和合规性,以及版本控制与变更管理等。①数据有限共享机制。为保障数据的安全与合规性,平台将实施数据有限共享机制。仅允许经过授权的研究人员或团队访问相关数据,且只能访问其研究所需的部分数据。通过权限控制、数据脱敏等技术手段,确保数据在共享过程中的安全。②授权访问控制流程。所有研究人员在使用平台前必须完成身份验证和授权流程。平台将采用多级权限管理体系,根据研究人员的角色、职责和研究需求分配不同的数据访问权限。同时,实施定期权限审查和更新机制,确保权限的准确性和时效性。③操作日志记录与分析。平台将完整记录所有用户的操作日志,包括数据访问、修改、删除等操作。通过对操作日志的分析,可以追溯数据的来源、流向和使用情况,为数据的安全和合规性提供有力保障。④数据备份与恢复策略。为确保数据的可靠性和可用性,平台将制定数据备份与恢复策略。定期对数据进行备份,并存储在安全可靠的地方。同时,建立数据恢复机制,以应对数据丢失或损坏等突发情况。⑤关键操作点监控。平台将对关键操作点进行实时监控,如数据导入导出、权限变更等。通过设置告警机制,及时发现并处理异常操作,保障数据的安全和完整性。⑥数据传输加密措施。在数据传输过程中,平台将采用加密技术,确保数据不被非法截获或篡改。同时,建立安全通道,如 VPN、SSL 等,以保障数据传输的安全性。⑦伦理审查和合规性。平台将严格遵守伦理审查和合规性要求,确保所有研究数据的采集、使用和处理符合相关法律法规和伦理规范。建立伦理审查机制,对涉及敏感数据或隐私数据的研究进行严格的伦理审查。⑧版本控制与变更管理。为确保数据的稳定性和可追溯性,平台将实施版本控制与变更管理。对数据的每一次修改或更新进行版本记录,保存历史版本数据。同时,建立变更管理流程,对数据的变更进行审批和记录,确保变更的合规性和安全性。

（3）运维要求及方案:保证平台稳定运行、数据安全及持续优化。数智化临床研究平台的运维要求及方案从保障平台运行稳定性、数据安全性、用户满意度等方面出发,结合先进技术手段与管理制度,打造全方位、多层次的运维管理体系。以下是针对运维方面的要求与具体方案。

1）运维要求。①稳定性与可用性:平台需要达到高可用性和稳定性,设置了合理的服务水平协议（SLA）,确保系统全年无故障运行时间达标,同时具备容灾备份能力,能在故障发生时迅速恢复服务。②安全性维护:定期进行安全漏洞扫描、安全加固、更新补丁等措施,防止数据泄露、非法入侵和其他安全威胁。制定应急预案,有效应对各类安全事件。③性能监控与优化:实施全面的性能监控,包括但不限于系统资源利用率、响应时间、吞吐量、数据加载速度等关键指标,及时发现并解决性能瓶颈问题。④数据完整性与一致性:定期进行数据校验和备份,保证数据的完整性和一致性,确保在任何情况下都能找回有效数据,避免因数据丢失导致的研究中断。⑤持续集成与部署:采用自动化运维工具进行 CI/CD 流程管理,确保新功能上线和版本迭代过程中系统的连续性和稳定性。⑥用户技术支持:建立有效的用户反馈机制和客户服务团队,提供全天候的技术支持和故障排除服务。

2）运维方案。①基础设施运维:搭建了可靠的云环境和数据中心,实施网络、服务器、存储等硬件设施的运维管理,确保了基础设施稳健运行。②系统级运维:实施日志管理、数据库运维、中间件配置管理等,保证操作系统、数据库及应用软件的正常运行状态。

3)日志管理。①实时收集与存储:通过日志收集工具,实时获取并存储服务器、数据库、应用软件等产生的各类运行日志,确保所有操作和事件都被完整记录。②日志分析与监控:利用日志分析工具,对海量日志数据进行实时分析,监控系统运行状态,及时发现并定位潜在问题。③日志审计与合规:对关键操作进行日志审计,满足合规要求,确保数据安全与隐私保护。

4)数据库运维。①性能优化:定期对数据库进行性能调优,包括 SQL 查询优化、索引优化、内存分配优化等,确保数据访问的高效性。②备份与恢复:实施定期全量和增量备份策略,确保数据安全,并定期进行恢复演练,以应对可能的数据丢失或损坏。③容量规划与扩展:根据业务增长趋势,进行数据库容量规划和扩展,确保数据库能够应对未来数据量的增长需求。

5)中间件配置管理。①配置版本控制:采用版本控制系统,对中间件配置文件进行版本控制,方便回滚和追踪变更历史。②配置更新与同步:在新增、修改或删除中间件配置时,确保配置的准确性和一致性,避免因配置错误导致的服务中断。③监控与告警:实时监控中间件的运行状态,设置合理的性能指标阈值,当出现问题时能够立即发出告警,以便运维人员快速响应和处理。

6)操作系统与应用软件运维。①系统更新与安全加固:定期对操作系统进行更新和安全补丁安装,增强系统安全性,减少安全漏洞。②资源监控与调优:监控 CPU、内存、磁盘 I/O 等系统资源的使用情况,进行必要的资源调整和优化,确保系统稳定运行。③故障排查与恢复:在系统出现故障时,能够迅速定位问题并进行修复,同时总结故障原因,优化运维流程,预防类似问题再次发生。通过系统级的运维管理,可以有效提高数智化临床研究平台的运行效率,降低故障率,保障研究数据的安全和研究活动的顺利开展。

7)监控与报警系统:构建了完善的应用性能监控系统,包括但不限于应用程序监控、服务器资源监控、数据库性能监控等,并设置了合理的告警阈值,确保在出现异常时可以立即响应。①应用程序监控:监控应用程序的运行状态和性能指标,如响应时间、吞吐量、错误率等,实时跟踪业务流程的执行情况,确保各项业务功能正常运行。利用 APM(application performance management)工具,如 New Relic、Dynatrace、SkyWalking 等,进行深度监控和根因分析,帮助快速定位和解决性能瓶颈。②服务器资源监控:监控服务器的 CPU 使用率、内存占用、磁盘 I/O、网络流量等关键资源指标,确保服务器资源得到有效利用且不超出合理范围。利用开源监控工具如 Zabbix、Prometheus 或云服务商提供的监控服务,实现全面且实时的服务器资源监控。③数据库性能监控:监控数据库的查询性能、连接数、事务执行情况、锁等待等性能指标,确保数据访问的高效性与稳定性。通过数据库自带的监控工具或者第三方数据库监控产品,如 MySQL 的 Performance Schema、Oracle Enterprise Manager 等,实现对数据库的深度监控。④告警阈值设置:根据业务需求和历史数据,科学合理地设置各类性能指标的告警阈值,如 CPU 使用率超过 80%、内存使用率接近 100%、数据库查询响应时间过长等,一旦触及阈值,立即触发告警。配置多渠道告警通知方式,如短信、邮件、电话、企业微信、钉钉等,确保运维人员在异常发生时能快速响应。

8) 数据备份与恢复策略:制定并执行定期全量备份和增量备份策略,确保数据安全,并设立数据恢复演练,验证备份的有效性。并构建了以数据资产全生命周期为主线,覆盖数据采集、存储、治理、数据应用全过程的数据质量管理体系,从数据准确性、完整性、一致性、相关性和及时性等多个维度,进行识别、度量、监控、预警等一系列管理。

9) 运维自动化与 DevOps 实践:采用自动化运维工具实现脚本化、容器化、微服务化的运维管理模式,降低人工操作错误,提升运维效率。

脚本化运维:通过编写和维护一系列的自动化运维脚本,例如 Shell、Python、Ansible 等,实现了系统安装、配置、更新、监控、备份、恢复等常规运维任务的自动化执行,减少手动操作带来的失误和耗时,提升运维效率和一致性。

容器化技术:应用 Docker 等容器化技术,将临床研究平台的各个组件打包成可移植、可扩展的容器,便于快速部署、迁移和扩展,同时有效隔离不同组件间的资源争抢和安全风险,提高系统的稳定性和可靠性。

微服务化运维:将临床研究平台拆分为一系列独立、可独立部署和扩展的微服务,每个微服务只负责单一职责,便于运维人员针对单个服务进行性能优化、故障排查和滚动更新,同时提高系统的伸缩性和敏捷性。

CI/CD 流水线:建立持续集成和持续部署(CI/CD)的自动化流水线,通过 Jenkins、GitLab CI/CD、Travis CI 等工具,实现代码提交后的自动构建、测试、部署和发布,保证代码质量,缩短上线周期,快速响应业务需求变化。

监控与告警自动化:使用 Prometheus、Zabbix、ELK Stack 等工具进行系统、应用和业务层面的全方位监控,自动触发告警并在发现问题时自动执行预设的恢复动作,减轻运维人员的负担。

基础设施即代码(Infrastructure as Code, IaC):通过 Terraform、CloudFormation 等工具将基础设施的配置和管理转变为代码形式,实现基础设施的版本控制、自动化部署和一致性管理。

10) 运维知识库与培训:建立完整的应急预案,包含故障排查手册、紧急恢复流程、灾备切换方案等,确保在突发事件下仍能维持业务连续性。积累运维经验,建立运维知识库,并定期对运维团队进行技能培训和实战演练,提升团队整体技术水平和服务能力。

(王玉涛)

思考与练习

1. 何谓大数据,在进行医学大数据研究中应该注意什么问题?
2. 稀疏优化应用于哪些具体医学数据分析问题会更有意义?
3. 在数据满足什么条件时,应用稀疏优化建模会更有效?
4. 采用哪些具体策略可以有效选择重要数据特征?

第十一章　中医文化理论层面的研究

《汉书·艺文志》载："方技者,皆生生之具,王官之一守也",《辞源》将"方技"解释为"医、卜、星、相之术"。毋庸置疑,在几千年的发展过程中,中国传统医学根植优秀中华传统文化,通过吸收中国传统文化中的养分而成长起来,兼具了技术层面和文化层面的知识,是厚重中华文化和具体实践相结合的产物,与中国传统文化的背景一脉相承,成为中国传统文化的重要组成部分。中医理论用宏观的、系统的、普遍联系的形式反映了人类的生理病理变化和生命现象,并在中华文化背景下形成了自己独特的检验中医学理论正确与否的观念与方法,即价值尺度,在这种尺度下中医学实现了几千年的稳步发展。目前世界各地文化传统、技术资源互动交流日趋频繁和深入,试图在完全拒绝和排斥现代医学的情况下继续保持和构建中医药的主体架构,既无必要也无可能。董竞成教授在其《中国传统医学比较研究》一书中,提出"三个融合"理念,其实也只有在与现代医学的深度互动和交融过程中,中医药独特而实用的思想观念和理法方药体系才能真正得到体现,中医药的主体性才能最终建立和稳固。但在一定程度上看,近代以来的中医学与所谓西方医学的交流却带有很强的单向性,更多的是西方医学知识体系和文化观向中医输入。在此过程中,中医学受到了挑战甚至同化,也正是在这个过程中,中医学文化层面的知识得到了更多的重视和挖掘。诚如熊月之先生所言:"现代医学最得西方古典科学重具体、讲实证的精神,中医最得中国传统文化重整体、讲联系的神韵,如果在各种学科中,举出最能体现中西文化特征的一种,我以为医学最为合适。"说明中医学不仅是一门治病救人的应用技术,也包含着深刻的文化内涵。王永炎院士也认为:"中医药学科的一个很重要的属性是科学、人文水乳交融。科学与文化有着密切的联系,特别是大科学与大文化。然而两者并不是等同的,而是两个范畴。两个范畴的东西结合到一块,正是中医药学最可贵的地方,也是最符合医学的内容。"

目前中医药界开展的研究大部分属于技术层面,也即现代的医学家们试图将已经被证明有效的疗法作为发掘中国传统医学现代价值的立足点,而回避对其理论和概念的深刻分析。即使有,也多是非中医药如社会学、历史学等相关专业的专家在研究。虽然这些研究独特的视角促进了中医药的发展,但也无须讳言,由于部分研究者学术背景和知识面覆盖的差异,有些也许并非中医学自身的关注焦点。就像韩启德院士评论历史学家书写科学史时所指出的:"他们重视史料,也往往擅长写故事,但往往对科学理解不够深。"其实中国古代传统的哲学、科学、伦理、宗教等各方面知识,不仅渗透影响且直接参与了中医学理论的建构,并历史性地成为中医学理论的组成部分,即基本实现了文化和技术的高度融合。当然,任何类似中医药这样的非纯自然科学学科,脱离了文化背景而独立发展基本上都是没有前途的,一些中医药大家也反对将中医学仅作为技术层面的研究。所以在进行中医学技术层面研究的同时,有必要针对性地开展中医药文化层面的研究,唯有如此才可能更好地为中医学的传承创新发展服务。黑格尔曾说:"方法,是一切哲学体系的灵魂。"进行中医药文化层面的研究,除传统的文献研究、中医技术方法背后的医道医理研究外,还可以根据中医药文化层面的构成,多学科交叉,借鉴发生学、知识考古学、文化人类学、诠释学、认知语言学等理念和方法对其进行多方位阐释、学科元研究。"借助世界著名人类学家的研究成果,借鉴他们得出的科学结论、原理,可以在重新审视自上古迄今的中医文化现象过程中,发现大量有趣的、过去被忽略的事实;可以重新理解、阐释中医文化的根结与中医理论的本质"(马伯英)。

第一节 ｜ 医学人文学

　　虽然医学人文的思想历史悠久,但是在现代的学科专业体系下,医学和人文社会科学像"两股道上跑的马车",在各自的轨道上驰骋,并无交集。医学人文学作为旨在反思医学目的、维护医学尊严、坚守医学良知等内容的学术思潮、教改实践和社会运动,迟至20世纪初期才出现。1913年,法国人文医师学会(Society of Humanist Doctors)成立。该学会旨在推动医学界的古典研究,尤其是加强医学预科教育中逐渐被忽视的人文学科的教育。1919年5月,时任英国古典学会会长和牛津大学钦定医学教授的美国著名医学家、人文学者威廉·奥斯勒(William Osler)在英国古典学会发表主题演讲,题目为"旧人文与新科学",描述了"科学教育与人文学科应相互了解……人文学科是激素……它对社会所发挥的作用就如同甲状腺对机体所发挥的作用。"奥斯勒在演讲中提出了医学人文学者(medical humanists)的概念,并将医学人文学的传统追溯到文艺复兴时期。奥斯勒敏锐地意识到,现代医学的超常规发展可能对医学起到负面的影响。他认为,虽然医学的分科与专业化是必需的,但专业化可导致临床医学的支离破碎,从而失去自己的特色。临床医师很容易沉迷于疾病的细枝末节而一叶障目。

　　奥斯勒的警世恒言,很快淹没在现代医学技术发展的整体浪潮中。当时,分子生物学领域的革命为医学家探索生命与疾病的奥秘开辟了新路径;随着抗生素、激素、化学药物、心脏外科、器官移植、人工器官等的发明与应用,临床医师拥有了治疗多种疾病的强大能力。人们普遍认为,医学技术的进步将逐步解决所有的疾病问题。但随着现代医学体系架构的基本完成,也逐渐有人清醒地认识到现代医学面临的新挑战,从而重新强调奥斯勒的呼吁,提倡融医学与人文为一体的医学人文主义。这一思潮首先发轫于二战后的美国,并迅速向更广的世界传播。本节首先详述医学人文学的由来,其次观照医学人文学的演变轨迹之于中医人文学发展的意义。

一、医学人文学在美国

美国现代医学教育的开端要归功于亚伯拉罕·弗莱克斯纳(Abraham Flexner)于1910年为卡内基基金会发表的"弗莱克斯纳报告"(*Flexner Report*)。19世纪70年代以来屡有美国医师赴德学习实验室医学,弗莱克斯纳沿袭了这一传统,在报告中批评当时美国医学院校普遍缺乏科学和临床医学教育,课程标准化不足,建议应仿照德国医学模式:重视实验研究、强调知识生产、关注诊疗技术,推动美国医学教育改革。这种对生物科学和医学科学技术的重视,深刻改变了美国医学院校的医学课程体系,自然科学、临床医学、诊疗技术的内容几乎占满了所有的医学课程,原本有限的人文社会科学课程日益受到挤压,致使"冷漠的"科学知识在医疗实践中一路高歌猛进,与之相对,传统床边诊断艺术的分量越来越稀薄,冷漠的医学科学也越来越远离"温暖的"人文医学。

二战期间纳粹医师实施的一系列非人道医学活动,可以说与德国的医学模式不无关联。二战结束后,反思纳粹医师的非人道行径是医学人文学科兴起的原因之一。在美国学术界,最早提出"医学人文学"这一概念的,当属著名科学史家萨顿(George Sarton)。1948年,他在《国际科学史季刊》上发表文章,提倡融汇科学与人文为一体的新人文主义,并指出医学人文学对医学发展具有重要影响。1951年,加拿大多伦多大学威克(H. B. Van Wyck)在加拿大皇家医学会年会上发表演讲,通过回顾30年前奥斯勒发表的"旧人文与新科学"的演讲,重申了人文学科在医学教育中的重要作用。他指出,随着医学知识的迅速增长和技术的发展,医师必然会更加关注疾病与诊疗技术问题而忽视患者,因此他建议医学院校应重视人文学科的教育。

在学者的推动下,1952年,美国凯斯西储大学(Case Western Reserve)医学院首先将医学史作为专业选修课之一,从而开设了一段为期5年的医学人文课程,这也是北美最早的医学人文课程。此后的10年间,以凯斯西储大学为模板,美国医学院掀起了一场课程变革,纷纷在医学教育中引入人文价值。1967年,宾夕法尼亚州立大学医学院首设一个全新的本科医学学制,侧重培养社区医师、慢性病的伦理与身心照护人员,为全美医学人文学学科的建立提供了思想基础。1969年,第一个人文系在美国医学院内设立,旨在使医学生了解宗教、历史、哲学和文学在医学实践中的应用。

同年,美国"健康与人类价值学会"(Society for Health and Human Values)成立,下设"医学人类价值研究所"(Institute on Human Values in Medicine),系全球第一个致力于推动医学人文价值的专业类会员组织。1998年,该学会与美国生命伦理学会(American Society for Bioethics)、美国生命伦理协商学会(American Society for Bioethics Consultation)合并为一个全新的机构——美国生命伦理与人文学会(American Society for Bioethics and Humanities),其目标是推动生命伦理与医学人文领域的研究、教学与奖励。

整个20世纪70年代,在美国医学教育中,生命伦理和医学人文课程齐头并进,尤其生命伦理学更成为一时显学。20 世纪 70 年代美国尚只有 4‰的医学院校开设生命伦理学课程,但到了 1994 年,生命伦理学已成为几乎所有医学院校的必修课程。生命伦理学与医学人文学之间有很多共通之处,尤其是叙事方法的运用。但如同医学史有自己独立的期刊、学会和会议一样,生命伦理学与医学人文学也各自拥有自己的朋友圈。这一点在英国更为明显。《英国医学杂志》(*British Medical Journal*,*BMJ*)旗下创立了两个姐妹期刊:《医学伦理杂志》(*Journal of Medical Ethics*)和《医学人文》杂志(*Medical Humanities*)。

1973 年,得克萨斯大学加尔文斯顿分校(University of Texas, Galveston)建立了医学人文研究所(Institute of Medical Humanities),成为美国医学院校第一所专门的医学人文教育与研究机构,并设置了医学人文学的博士学位培养计划。该所尤为注重文学与医学的研究。文学之于医学的价值,在于叙事医学概念的出现。叙事医学对现代医学的主流价值循证医学提出了挑战,将医学的焦点从面目模糊的群体统计转向特定情境下疾病之于个人的意义,鼓励医学回应作为人的患者诉求,而非仅仅作为解决临床问题的工具。

1979 年,北美《医学人文杂志》(*Journal of Medical Humanities*)创刊,该刊主要刊登人文学科、偏人文的社会科学类、文化研究,以及与医学和卫生相关的生命伦理类文章。该刊的主编苔丝·琼斯(Tess Jones)任职于科罗拉多大学博尔德分校(University of Colorado, Boulder),研究方向是艾滋病与人文学科。2014 年,琼斯主编一本经典著作《健康人文学读本》(*Health Humanities Reader*)。该读本展示了北美医学人文学在新世纪朝向更为包容的方向发展。其编排不是按照传统的学科分类,而是以问题为导向,按不同的主题,如"残疾""身体""性与性别""精神与宗教"等。这标志着一个显著的转变,即超越了以学科划分研究领域,各自为政的教学与研究模式,转向以问题为导向、协同发展的医学/健康人文。新的医学人文学不仅面向临床,也关注整体的健康文化问题,例如政治、法律和政府治理策略,从而大大扩宽了所涉及的学科领域,成为医学人文社会科学。正是在她的努力下,围绕该刊,一批学者逐渐聚拢在一起,形成一个"医学人文"学术圈。1984 年,志在探讨苦难的性质与伦理的医师,埃里克·卡塞尔(Eric Cassell),发布了一份影响巨大的报告"人文学在医学中的地位"(*The Place of the Humanities in Medicine*),进一步强化了北美医学人文学术圈的凝聚力。

经过数十年的缓慢发展,北美医学人文学开始步入成熟期。1984 年,美国著名医学人文学者和生命伦理学家埃德蒙·佩莱格里诺(Edmund D. Pellegrino)认为,医学人文已从学院内的学术研究发展成为一场社会文化运动。1988 年,哥伦比亚大学内外科学院医师阿诺德·戈尔德(Arnold P. Gold)和心理学家兼教育家桑德拉·戈尔德(Sandra Gold)成立戈尔德基金会(Arnold P. Gold Foundation),支持医学人文学科的教育与研究。1992 年美国密苏里大学堪萨斯分校医学院的奠基人塞瑞吉夫妇(Marjorie & William Sirridge)设立塞瑞吉医学人文基金,旨在推动医学生在具备高质量临床技能的基础上,更加深入地研究临床境遇中的社会伦理问题,培养具有人文修养的新一代医师。1994 年纽约大学医学院创建了第一个医学人文学网页,汇集了世界各国的医学人文学科相关信息资源。

之后不久，哥伦比亚大学创办了类似的网页——叙事医学项目（Programe in Narrative Medicine）。该项目由丽塔·卡伦（Rim Claron）创建。卡伦是哥伦比亚大学的内科学教授、内科医师及文学学者。她创造了"叙事医学"这一新兴领域，创立了哥伦比亚大学叙事医学项目并担任执行主任。卡伦于 1978 年获得哈佛大学医学博士学位，1999 年获得哥伦比亚大学英语文学博士学位，主要研究亨利·詹姆斯（Henry James）的作品。她的研究集中在叙事医学训练、反思性医学实践和医疗卫生的团队效率等方面。卡伦在世界范围内进行叙事医学的讲座及教学，出版了叙事医学领域一本重要的专著——《叙事医学：尊重疾病的故事》（*Narrative Medicine：Honoring the Stories of Illness*），并在各主要医学及文学期刊上发表了多篇学术论文。

卡伦不仅执着于叙事医学的学术研究，还与其团队为哥伦比亚大学医科学生开设叙事医学课程，学生在书写传统的循证医学病历的同时，还要学习书写一种平行病历——带有反思性的叙事医学记录。学生定期与导师、同学交换、交流所写所感，讨论对病患的理解与体会。学院还设有一系列相关的人文医学选修课，并定期举办专家讲座，以各种方式鼓励、充实学生的人文医学素养。课程从开设以来便一直受到医学生的广泛欢迎，同类的课程在北美、欧洲等各大医学院迅速流行。时至今日，全世界有相当多的医学院和护理学院把叙事医学正式列入教学大纲，我国的医学和护理科研及教学也在近年开始对叙事医学加以重视。

又经过十年的酝酿，到 2003 年，美国的 *Academic Medicine* 杂志的第 78 卷第 10 期特刊，专题讨论医学人文学与医学教育，标志着医学人文学科在医学界和人文学界均取得了应有的地位。该期特刊共刊载美国、英国、德国、挪威、瑞典、瑞士、加拿大、阿根廷、澳大利亚、新西兰、以色列等国家及中国台湾等地区的医学院校学者所介绍的医学人文学教育及课程设置的情况。综合这些文章可以看出，在医学人文教学内容方面，已从医学伦理学、生命伦理学、医学史等课程拓展到叙事医学、医学与文学、医学与艺术等，并突破传统的授课方式，开展了以问题为中心的学习、以案例为中心的学习、以小组为中心的学习，以及以情感交流为中心的学习等多种形式的医学人文教育改革。医学人文教育改革的核心是，让医学生在成为医师的过程中，必须学会如何进行协商、床边诊断和团队精神。

然而，这期特刊收录的文章重在总结过去，批判性不足。接续该期特刊的全球视野，为展示医学人文学领域迄今整体的研究成果，2009 年，美国芝加哥的赫氏医学研究所（Hektoen Institute of Medicine）创办了一个国际医学人文学电子期刊。该电子杂志刊载世界各国医学人文教育的简要报道及相关论文。

迄今，国际医学人文学界已先后创设了一批富有影响力的期刊或杂志，旨在全球范围内加强医务人员和决策者对医学人文的认识和关注，促进医学人文研究，提升医学人文精神。医学史教授张大庆列表荟萃了这些期刊的基本情况，本节转录于此（表 11-1）。

表 11 - 1 国际医学人文类学术期刊

期 刊	创刊年份	发布国家
The Journal of Law, Medicine & Ethics	1973	美国
Journal of Medical Ethics	1975	英国
Journal of Medicine and Philosophy	1976	英国
Journal of Medical Humanities	1980	美国
Theoretical Medicine and Bioethics	1980	美国
Monash Bioethics Review	1981	美国
Ethics & Medicine	1985	英国
Bioethics	1987	英国
Journal International de Bioethique	1990	法国
Cambridge Quarterly of Healthcare Ethics	1992	英国
Indian Journal of Medicine Ethics	1993	印度
Turkiye Klinikleri Journal of Medical Ethics-Law and History	1993	土耳其
Christian Bioethics	1995	美国
Medicine, Health Care and Philosophy	1998	荷兰
Medical Humanities	2000	美国
BMC Medical Ethics	2000	英国
Developing World Bioethics	2001	英国
The National Catholic Bioethics Quarterly	2001	美国
The American Journal of Bioethics	2001	美国
Journal of Bioethical Inquiry	2004	荷兰
Asian Bioethics Review	2008	英国
International Journal of Feminist Approaches to Bioethics	2008	美国
South African Journal of Bioethics and Law	2008	南非
American Journal of Bioethics Primary Research	2010	美国
Narrative Inquiry in Bioethics	2011	美国

　　除了上述来自学术界的努力,在美国医学人文学术共同体形成的过程中,政府也是重要的推动因素。1991 年美国国立卫生研究院(NIH)在批准人类基因组计划的预算中,划出 5%作为研究人类基因组计划有关社会伦理法律问题的经费。这是联邦科学基金第一次在资助自然科学研究项目的同时,也资助与此项目相关的人文社会科学研究。此后,诸如艾滋病防治、干细胞研究等项目,都设立了有关人文社会科学研究的配套资助,由此推动了全美医学人文学科的长远发展。

二、医学人文学在英国

当然,鉴于各国高等院校学科建制与社会民情的不同,医学人文学在各国的发展均有其独特的演变轨迹。比如,美国之外另一个医学人文学发展的重要阵地英国,就是另外一个完全不同的故事。英国医学人文学的源头,最早可以追溯到1944—1945年的艺术疗法运动。但该运动并未直接与英国的医学教育接轨,直到近半个世纪后的1993年,著名的惠康基金会(Wellcome Trust)组织了一场"艺术与健康"的研讨会。同年,英国医学总会(GMC)发布了《明日之医生》(*Tomorrow's Doctors*)第一版,明确英国医学院校内课程改革的框架,鼓励医学院校在本科核心医学课程外,将医学史、文学等增设为专业选修课。但是,英国医学总会的报告仅限于倡议,之后的很长一段时间并没有给医学院校的课程改革提供任何资金支持,以致于在1993—2002年的10年间,全英医学院校中只设立了3个医学人文学教职。换言之,英国医学人文学研究通常依靠大学各系之间的多学科合作,并未在医学院系内提供真正专门的、跨学科职位。

1998年,两个在伦敦执业的全科医师(GP),黛博拉·柯克林(Deborah Kirklin)和理查德·梅金(Richard Meakin)尝试在伦敦大学学院皇家自由医学院(Royal Free and University College Medical School)内设立医学人文研究中心,后改为医学人文系,以建构一个医学人文学术共同体。尽管该系有着强烈的学术导向和批判趣味,十年后,伦敦大学学院还是以合理化的名义取消了该系的建制。由此表明,医学人文学科在英国学科体系中仍处于边缘,一个具有内在扩张性的学术网络并未形成。

1999年,纳菲尔德基金会(Nuffield Trust)帮助杜伦大学组建了人文艺术与医学健康研究中心(Centre for Arts and Humanities in Health and Medicine, CAHHM),以及一个新的医学人文研究所(Institute for Medical Humanities)。后者进一步发展成为医学人文联合会(Association for Medical Humanities, AMH),首要宗旨是举办医学人文年度会议,游说一些资助性机构比如惠康基金和英格兰艺术委员会(Arts Council England)为英国医学人文的发展提供战略支持。

真正学术共同体的建构还有赖于专业学术期刊的设立。2000年,*BMJ*出版集团创建了一个新的学术期刊——《医学人文杂志》(*Medical Humanities*),与旗下《医学伦理杂志》(*Journal of Medical Ethics*)并立。同年,斯旺西大学(University of Swansea)举办了第一届医学人文论坛。翌年,论坛文稿结集出版,是英国第一本医学人文著作,描绘了英国正在出现的医学人文研究领域发展现况,同时探索如何落实英国医学总会(General Medical Council, GMC)的倡议,将医学人文学融入医学教育。2001年,在纳菲尔德基金会的资助下,威尔士大学主办了第二届医学人文论坛。

自此,威尔士和斯旺西大学一度走在英国医学人文研究的前沿,1997年最早设立医学人文硕士项目。该项目由哲学家马丁·伊文思(Martyn Evans)和医师戴维·格里夫斯(David Greaves)共同发起创建。由于戴维·格里夫斯医师同时拥有伦理学博士学位,因此该项目的内容比较偏向伦理与哲学。马丁·伊文思后来担任医学人文联合会主席,以及《医学人文杂志》联合主编,而后又调任杜伦大学,并成功获得惠康基金会的资助,在杜伦大学成立医学人文研究中心,并担任该中心的联合主任。

经过二十余年的发展,如今,英国医学院校如阿伯丁大学、贝尔法斯特大学、伯明翰大学、布里斯托大学、坎特伯雷大学、杜伦大学、法尔茅斯大学、格拉斯哥大学、基尔大学、利兹大学、莱斯特大学、伦敦国王学院、伦敦大学伯贝克学院、曼彻斯特大学、诺丁汉大学、谢菲尔德大学、南安普顿大学和斯旺西大学都设立了医学人文项目或学位。医学人文学旨在实现医学学科与人文学科的整合。而关于整合程度,从 2000 年英国《医学人文学》(*Medical Humanities*)杂志之创刊号社论可以一窥端倪。该社论认为 20 世纪末"医学人文学"在英国的兴起是对科学技术至上的医学文化的第二轮回应。第一轮回应起自 20 世纪 60—70 年代,其结果是在英国催生了医学社会学、医疗社会史,以及医学伦理学等学科分支,在美国则促成了《医学人文学杂志》(*Journal of Medical Humanities*)的创刊。

总体而言,医学人文学的发展有两种主要形式,第一种是为医学技术增加人文艺术视角,但学科之间并没有紧密联系,可以称之为"附加"(additive)途径。第二种致力于将医学在整体上与完整的人相联系,将技术、人文、临床实践融合在一起,可称之为"整合"(integrated)途径。*BMJ* 主编理查德·史密斯(Richard Smith)在该社论中总结道:"附加"观念认为,医学可以通过将其职业者暴露于人文中而被"软化"(softened);"整合"观念则显得更为雄心勃勃,旨在塑造"医学本身的本质、目标和知识基础"。北大医史学者陈琦指出,目前,不仅在英国,从全球来看,"附加"的医学人文还占据着一定的地位,但"整合"的观念已呈明显趋势。

这一将医学学科与人文学科"整合"的趋向,尤其表现为"健康人文学"(Health Humanities)概念的提出。首倡这一概念的是英国诺丁汉大学健康人文研究中心的克劳福德(Paul Crawford)。2010 年,克劳福德最早提出这一更具包容性的概念,认为除医师之外,护士、医师助手、从事医疗保健服务的相关人员及患者等,都应在医学人文的发展中作出贡献。相较医学人文学主要在医学教育中推进,健康人文学科的建立与实践,不仅可在医学院系,也可在艺术和人文学院系的高校实行,在私人和慈善信托基金会,在诸如国家和国际会议及公共领域,通过公众参与活动如展览等促进医学教育。经过几年的沉淀,2015 年,克劳福德在其与同仁一起合著的《健康人文学》(*Health Humanities*)一书中,进一步阐释了他的健康人文学理念。

三、医学人文学在中国:中医人文学

如上所述,医学人文学起源于英、美,但基于各国学科建制与医学实践的差异,各国医学人文学科的发展往往带有鲜明的民族烙印,中国亦概莫能外。

若论中国医学人文学的发展,最早可追溯到协和医学院早期成立的中文部,其开设的医学史、医学伦理学和医学法学讲座,是中国现代医学院校最早开设的医学人文课程。但医学人文学的教学与研究系统进入中国医学教育还是始于 20 世纪 80 年代,是在原有医学史、医学辩证法等学科传统的基础上逐渐发育出医学人文社会学科群。40 余年来,在课程建设、机构设置、理论研究及走进临床方面，都有长足的发展。

相较于西方各国，我国长期奉行中西医结合、中西医并重的政策，医学院校和学科系统中有着独特的中医及民族医学建制，人文学科与中医和民族医学的结合或者整合，形成独特的中医关怀或中国故事。更有论者，中医学本身具有强烈的人文属性，它的起源、发展与我国古代丰富多彩的传统文化关系密切，可以说，中医学与现代人文学科有着天然的汇通属性，现代人文社会科学多学科的理论与研究方法，比如医学社会学领域中的社会建构论（social constructionism），也自然能惠益中医学的发展。

20 世纪 60 年代开始，社会建构论的理论与方法受到健康与疾病社会学和医学史领域学者的关注，涌现出一批学术研究专著。社会建构论是由 20 世纪著名思想家米歇尔·福柯在其《性史》第一卷中提出的。社会建构主义认为，所有的知识并不是一种独立于外界条件的观念，而是文化建构的结果，而这种建构会随着时代和社会的改变而不同。在这个意义上，医学知识也不是普遍的、独立的，而是现实社会结构中的一部分。因此在考察医学知识的演化与医疗保健活动时，不仅需要考察疾病实体、病痛状态和身体经验，更应关注它们是如何通过社会实践认知和解释的。社会建构论通过解释医学与疾病和身体的社会、文化维度，承认宏观政治过程构成、塑造这些经验和知识，强调医学知识并非像进步主义奉行的那样简单线性发展，其发展与变化取决于社会历史文化境遇。因为将医学的研究视野扩展到更广泛的社会历史文化，所以社会建构论承认非主流医学解释的合理性，它们也是医学知识的社会化产物。

从这个视角出发，在 2000 年左右，包括中医学在内的补充与替代医学（complementary and alternative medicine, CAM）成为健康与疾病社会学的一个重要研究领域，社会学家通过一系列著述试图解释 CAM 在西方社会中的地位及患者信赖的来源。可以说，21 世纪之交，替代医学在临床医学、公共卫生政策、专业学术圈内引起广泛注意，也形成了一批重要研究成果，通过研究替代医学的起落，透视更广泛的社会变迁。

近几年，透过社会建构论视角研究中医和其他补充与替代医学，不再仅仅将中医和其他 CAM 视为社会变迁的缩影，而是更关注社会变迁如何反过来影响、塑造中医和其他替代医学知识的生产过程。在这一研究进程中，科学与技术研究（science and technology studies, STS）塑造了医学社会学和医学人类学新的思考方向。有关的研究已初具规模，但总体还只是刚刚起步，有待进一步深化拓展。其他又如医学人类学，"医学人类学"这个术语译自荷兰 19 世纪的词汇"medische anthropologie"，在欧洲曾使用过"医疗人类学"（anthropology of medicine）、"卫生人类学"（anthropology of health）与"疾病人类学"（anthropology of illness）等术语。19 世纪 40 年代，某些作者选择医学人类学这个术语，用来指称人类学家针对有关卫生、疾病及护理照料行为的社会过程与文化意涵，所做的实证研究与理论探讨。医学人类学与医学社会学有着密切的关系，两者的学科界限比较模糊，其与医学史也有很多相通性。因此，在理论上医学人类学也吸收了相关学科的思想和方法，并随着时代的发展呈现出不同的理论趋向。本章第二节将对医学人类学及其如何惠益中医学研究进行详细阐述。

除了医学社会学和医学人类学，尚有叙事医学与中医、女性主义与中医、身体理论与中医等理论与方法,均有中外学者涉足,并形成可贵的研究成果或尝试。总之,尽管存在国情和文化的差异,中国医学人文学研究者、中医人文学研究者与其他地区的同行一样,也是以探究人类健康、疾病苦痛、医疗制度及人类的生物文化适应性为主,所从事的研究绝非医学科学的配角,也不是急功近利的政策研究,而是从社会文化的视角系统审视和阐述人类健康的多重意义。

(秦 倩)

第二节 医学人类学

人类学直接起源于 15—16 世纪的大航海时代。与其他人文社会科学相比,政治学、经济学、社会学、法学等现代学科是西方国家在处理其内部事务的过程中形成的,而人类学产生于西方国家如何处理与其他群体关系的需要。换言之,人类学是在西方人认识非西方人的过程中形成的,西方人作为主位,"他者"(otherness)或"异文化"(other culture)是其研究对象。虽然自 19 世纪中后期作为一门学科确立以来,人类学在后来的发展过程中,其研究对象逐渐扩展,从土著、部落社会延展到乡村和工业化的城市,但人类学家始终保有一种学科的自觉意识,即敏感于研究对象的文化特殊性,对文化多样性与差异性的认识,是现今人类学各分支学科的基本共识,这也构建了人类学的基本研究方法——重视跨文化比较。在具体的情境中,跨文化比较又被细分为不同的类型。同样,人类学起源于对文化多元和差异的确认,使其研究视角具有整体性(holism),以一种全人类的意识,旨在认识并解释人类的体质与文化差异及其普同性。正是对人的生物性和文化性的双向关注,人类学进一步形成关注体质差异与人种演化的体质人类学(又称生物人类学)和关注文化差异的三大分支:考古人类学、语言人类学与文化人类学。这四大分支横跨人文科学、社会科学、自然科学及健康相关学科,是典型跨学科的综合性学问。

人类学不是一个单一的学科,其具体的分支在研究取向上或偏于科学,如体质人类学,或偏于人文,如文化人类学。但人类学所有分支均共享一些基本的认识论问题,即我们认识人类社会的局限性是什么?这些知识在多大程度上可靠?我们所认识到的事物独立于我们的认识存在吗?人类学应该寻求什么样的知识?它能够获得什么类型的知识?对这些问题的回答显然对包括疾病、治疗、健康等这些人类日常生活领域产生了重要影响。

医学人类学就是采用人类学的基本理论、研究视角与研究方法,着力于研究与健康、疾病及预防和治疗相关认知与行为的学科,是人类学的重要分支。

一、医学人类学的起源

医学人类学作为一门独立的分支学科,确立于 20 世纪 50 年代。但究其内容则与人类学整体相伴而生,可以追溯到体质人类学对人类生长发育、进化与适应的兴趣,以及文化人类学对不同地方医学体系跨文化比较的热衷。除了这两大理论来源,医学人类学的兴起有特殊的国际时代背景和西方社会的内部思潮演变。

（一）西方社会的疾病谱变化与医学反文化(medical counter-culture)思潮的兴起

1959 年,著名历史学家小阿瑟·施莱辛格在《政治新动向》中对当时美国社会有这样一种观察,它预示了 20 世纪 60 年代将席卷美国以至全球的反文化(counter culture)思潮和政治风暴:"正在兴起的政治新纪元犹如崩溃的大坝。在过去麻木不仁的年代里遗留至今的各种问题、被忽视的价值观,以及被闲置的能力,这一切就像咆哮的洪水,顷刻间淹没了干枯的土地……"

所谓"反文化"思潮,如果严格从字面上理解,是指美国 20 世纪 60 年代在青年人中流行的以反战和反主流文化为特征的一种价值观、文化和生活方式。1969 年,美国加利福尼亚州立大学海沃德分校历史学教授西奥多·罗斯扎克出版了《反文化的诞生:反思技术社会及其年轻人的反叛》(*The Making of the Technocratic Society and Its Youthful Opposition*)一书,首次将当时美国高校涌荡的嬉皮辍学者和新左派学生绾合在一起,以"反文化"定义两者之间的思想内核,亦即反抗以技术为主体的工业化社会。在他的定义中,反文化思潮引领了 20 世纪 60 年代发生在美国社会的一切抗议运动,既包括像校园民主运动、妇女解放运动、黑人民权运动、反战和平运动、环境保护运动等方面的政治"革命",也包括摇滚乐、嬉皮文化,以及神秘主义和自我主义的复兴等方面的文化"革命"。这一反文化思潮强调"政治正确"(political correctness),拥抱多元文化(multi-culture),质疑一切主流文化所信守的价值观。其中就包括对于医学主流文化的质疑,从而掀起的医学反文化运动,它撞倒了现代生物医学堡垒的一壁。

医学反文化,反的是当时居于正统和垄断地位的生物医学。这一医学反文化现象之所以发生并逐渐增多,其背后是科学进步所带来的疾病谱变化和与之相伴生的医疗费用的急剧膨胀。20 世纪上半叶是生物医学高歌猛进的时代,在科学进步的护佑下,医学知识进展神速,有确切疗效的药物也不断投入市场,使得传染病和其他急性疾病对人类的威胁大为减少。同时,由于 19 世纪末 20 世纪初开展的公共卫生干预,人的寿命明显延长。寿命的延长伴随的是疾病谱的变化,医学所面临的最紧迫的问题不再是传染病的威胁,而是慢性、退行性疾病的患病率明显增加。诸如关节炎、糖尿病、高血压病、心脏病和癌症,这些慢性疾病既是衰老过程的一部分,也与生活方式紧密相关,这给专注治"病"不治"人"的生物医学带来了不小的压力。

从公众的角度来看,工业化社会生活水平的提高和寿命的延长抬高了公众对健康和治疗的预期。人们的"健康"追求从身体拓展至身体、心理、社会适应等多个维度。而当时的生物医学界强调医学的目的在于"根除人类身体病痛",仍过分关注疾病本身,忽略心理、社会及行为维度。医学的供给与民众的需求之间产生了裂隙。与此同时,像"反应停"这类药害事件的发生,不但使一向挟科学自重的医学界面对医源性或药源性疾病无所适从,也进一步引起了民众对现代医学的质疑和反对。由此,从 20 世纪 50 年代起,全食、膳食补充剂和运动开始改变美国人的饮食观念,人们不仅将其作为维持生命所需,还视其为潜在的治疗药物。

　　十年之间,社会一变再变。作为反文化思潮和运动的高地,美国高校在20世纪60年代增设了许多新的课程,除了本身的文化遗产,还讲授其他民族的文化和思想,比如佛教、犹太教、老子和孔子的哲学。东方的哲学和神秘主义引入了异质的医学思想和传统的卫生保健体系。不少传统医学疗法在自我保健上有出色表现,或在治疗中强调身体、精神、心理与环境协调的整体观念与人们的健康追求相合;传统医学疗法在民众中的使用率不断升高。除使用原汁原味的传统疗法外,也有人将传统医学或常规医学中的方法和产品进行改造,产生了多种常规医学体系之外的非常规疗法。多种自我保健(self-help healthcare)运动由此涌现,到20世纪70年代末和80年代初,这一运动帮助个人和家庭通过饮食或改变生活方式增进健康或减少发病危险,并进入个人健身运动的活跃时期,越来越多地利用其他非常规的医学康复技术,像瑜伽、太极和按摩等。

　　"易俗"虽始于一物一事之微,但之后撼动了整个医疗市场。经过十年的发酵,到20世纪70年代末,美国整体卫生保健运动开始显山露水。"整体医疗"一词来自希腊语言"holos",强调注重整体,包括身体、精神、心理和生态方面的治疗。整体医疗将卫生保健与东方哲学观念及其他文化传统熔于一炉,提倡在常规医疗实践中外用针刺疗法、按摩和松弛技术,配合口服草药,颇受医护人员欢迎。许多医师尤其是家庭医学这一新专业的医师对这一运动异常有兴趣。一时间,美国成立了整体医学协会和整体护理人员协会,举办大型的专业和民间会议,许多整体医学诊所和整体医疗中心也相继开业,到20世纪70年代末,美国已有超过500家整体医疗中心或诊所及上万名相关从业人员。这一整体医疗运动部分缓解了慢性疾病患病率增高及医疗费用高居不下所带来的社会难题。民间组织也为整体卫生保健体系所吸引。1975年洛克菲勒基金会(The Rockefeller Foundation)就"卫生保健未来发展方向"组织学术会议,与会人员讨论了整体医疗相关问题。两年后,凯洛格基金会(The W. K. Kellogg Foundation, WKKF)进一步专题赞助全国整体卫生保健会议。

　　这些随着社会变革大潮的非常规医学,本身并无统一的思想体系,其来源和实践各色各样。如何指称和定义? 由于许多消费者在应用常规或正统的卫生保健措施后不见效果或效果不尽如人意,再转投非常规卫生保健实践,因此最初,20世纪80年代末,美国和欧洲广泛采用"替代医学"(alternative medicine)这一术语。然而,20世纪90年代初的一些调查消除了这种非此即彼的认识,发现消费替代医疗的民众多认为各种卫生保健措施各有短长,为获得最大化治疗效果往往同时应用常规和替代两种卫生保健体系。在这个意义上,替代疗法和常规疗法实质上是相互"补充"。因此,"补充医学"(complementary medicine)这一术语被广泛用于表述辅助常规卫生保健和个体治疗。20世纪90年代初,美国政府正式出台有关替代医学的官方政策时,经多方斟酌,最后选用了"补充与替代医学"(complementary and alternative medicine, CAM)。"替代的""补充的"及"补充与替代的"这类术语的出现表明美国医疗市场格局的变动。而世风的变化,也自然引起了学术界的关注和回应。人类学即以其独特的视角——比较的、情景化的(contextulization)、整体的与历史的——对这些趋势作出了反应,这是医学人类学兴起的第 3 个原因。

(二) 国际卫生项目的开展

国际社会卫生合作起源于 19 世纪中叶。由于欧洲在整个 19 世纪经历了几次霍乱大流行,为控制特定疾病的蔓延,西方国家开始通过召开国际卫生大会的形式,建立卫生合作的规章和标准。但是这样的国际卫生合作关注的是西方国家边境的疾病控制问题,主要应对的也是经过筛选的以霍乱、鼠疫、黄热病等为主的 6 种疾病。国际社会真正深入到对非西方国家疾病和卫生体系的认知和参与,始于 20 世纪早期洛克菲勒基金会,但真正的双边合作项目要到二战期间,美国政府在拉丁美洲启动的双边卫生项目。二战后,美国政府的双边卫生项目扩展到亚洲和非洲。随着 1948 年世界卫生组织的成立,双边与多边卫生项目开始普遍化。这些国际卫生项目着眼于西方先进国家对欠发达国家的发展援助,其中包括以移植美国生物医学与医疗保健体系为核心的公共卫生项目。在项目实施过程中,在跨文化背景下医疗技术移植激发了不同医疗文化的比较问题。在跨文化情境下,医疗卫生工作者认识到,健康、疾病及其防治既是生物学现象,也关乎社会文化因素。作为社会文化专家,人类学者能够告知卫生专家非西方世界的传统信仰与实践如何与西方的生物医学假设冲突,社会与文化因素怎样影响人的健康意识与就医行为。因此,国际卫生项目的顺利开展需要人类学者的参与。20 世纪 50 年代起,国际双边和多边卫生项目开始聘用人类学者。在此过程中,"医学人类学"作为一个独立的人类学学科分支迅速成型,各种地方性医学(local medicine)认知与实践也以一种新的形象进入公共卫生专家与人类学家的视野。1955 年,本杰明·保罗(Benjamin Paul)在其主编的《健康、文化与社区:公众对卫生项目的反应之个案研究》中,首次创设并使用了"医学人类学"(anthropology of medicine)这一术语。1968 年,美国人类学学会首先组建了下属的医学人类学会,医学人类学会进而创办了《医学人类学通讯》这一学术期刊,后在 20 世纪 80 年代进一步创办《医学人类学季刊》,从而奠定了医学人类学作为一门独立学科的基础。

二、医学人类学的基本理论和研究方法

(一) 研究取向

医学人类学的以上 4 个来源塑造了该学科的基本研究取向,使得该学科大体上分化为理论医学人类学和应用医学人类学。在理论层面,受益于人类学早期的民族医学研究,理论医学人类学着重将健康、疾病及其防治作为重要的文化范畴进行考察,并在此基础上就健康、疾病与防治生发出具有解释力的理论。而 20 世纪 50 年代以来西方社会内部的思潮丕变和国际卫生项目中人类学者的参与实践,滋养了应用医学人类学的发展。这一界别往往通过与生物医学和公共卫生专家合作,旨在帮助解决特定语境中的健康与疾病问题。虽然理论和应用是包括医学人类学在内的人类学的二元对立问题,但是在具体的研究中两者的分野并不那么泾渭分明。

总体而言,医学人类学是"关于人的学科",无论理论医学人类学还是应用医学人类

学,其致力于探讨的核心问题不外乎以下 3 种:①在什么意义上,健康和疾病并非仅是一个生物医学的问题,更是有关人类幸福、社会和谐及人类作为一个物种在自然界稳定发展的问题。在当代医学人类学中,批判医学人类学、社会学和历史学对科学技术的批判代表了这种社会科学取向。②在明确健康与疾病的社会历史机制的基础上,探讨人的社会性与生物性相互影响的微观(日常生活的)和宏观(进化史的)机制。对此问题的探讨代表了医学人类学中文理结合的取向,整合了社会历史研究和表观基因学、神经科学和进化生物学。③与哲学家和认知科学家一起,医学人类学家意识到人的社会性与生物性的结合仅是人的整体存在的一个向度。不同医学体系,如中医学、中国的少数民族医学、印度医学等各自探讨了人类整体性的不同侧面。对此问题的探讨,构成医学人类学与认知科学和新兴的科学与技术研究(science and technology studies, STS)的交叉点。前述 3 个问题中第 2 个最关键,其既是前者的基础,也是后者的前提。

（二）研究领域

医学人类学内部流派众多,但同样基于以上 4 个不同的学科发展来源,该学科的研究领域大体可分为以下 3 类。

1. 医学生态学　该领域渊源于体质人类学,将人群视为生物与文化单位,研究生态系统、健康与人类进化之间的互动关系。

2. 民族医学　民族医学是医学人类学最重要的研究领域。民族医学是各民族在历史发展过程中形成的具有文化特点的疾病信仰与治疗实践,包括非西方社会关于疾病和健康的认知与实践,也指西方社会生物医学之外的医疗实践。其中非西方社会的医学体系是研究重点,其在不同语境中又被称为"原始医学"(primitive medicine)、"民间医学"(folk medicine)、"传统医学"(traditional medicine)、"替代医学"(alternative medicine)、"地方性医学"(local medicine)等,与在西方文化基础上发展起来的现代生物医学相对应。但晚近医学人类学的发展已经突破了民族医学与生物医学的二元对立。1995 年,美国医学人类学家罗伯特·哈恩(Robert A. Hahn)在其《疾病与治疗——人类学怎么看》(*Sickness and Healing: An Anthropological Perspective*)一书中提出,"生物医学是人类社会众多'民族医学'类型中的一种,与其他'民族医学'一样,其植根于特定文化的前提假设和价值观,有特定的行为规则,并镶嵌在更大的社会与历史背景之中"。由此扩展了民族医学这一研究领域的主题,从民族科学、民族医药学、替代医学、中医学等传统医学、医学多元到生物医学本身。

3. 应用医学人类学　探讨疾病干预、预防与政策问题,分析影响获得医疗服务的社会经济与权力差异。在这一领域,哈佛大学凯博文(Arthur Kleinman)所开创并由法默(Paul Farmer)和金镛(Jim Kim)继承的医学人类学的"哈佛学派"最具有代表性。早在 1987 年,医学人类学哈佛学派中最具知识分子色彩的法默与金墉就成立了以社区为基础的非营利组织"健康伙伴"(Partners in Health),与美国、海地、秘鲁和墨西哥缺医少药的穷人结成健康伙伴。作为融学术探索与医药服务为一体的平台,健康伙伴成功地将导师凯博文的医患理念从精神病和慢性病引入急性流行病的救治过程,为长期以来困扰当代人类学者的理论——应用二元论展示了一种可能的解决方法。

（三）研究方法

医学人类学有独特的学科气质和研究方法。人类学家强调的田野工作和民族志书写是人类学区别于其他学科的重要标志。

1. 田野调查　田野调查是一种深入到研究现象的生活背景中，以参与观察和非结构访谈的方式收集资料，并通过对这些资料的定性分析来理解和解释现象的社会学研究方式。该法强调在研究地居住多年，学习当地语言，参与和观察当地的日常生活，尽力从当地人的角度全面了解当地社会与文化。文化人类学也重视文献研究，但"参与观察"是田野调查的核心。

田野调查从研究对象和内容可分为综合调查、专题调查、典型调查和个案调查4类。①综合调查：通常是对当地社会、文化和生活各个方面进行全面、系统地调查；研究者以其专业素养，长期居住、生活于研究对象所在地，参与和观察当地居民的生活，做深入、系统、细致的调查，全面了解其文化和社会系统及其运行过程，收集第一手资料作为分析的依据。②专题调查：集中调查文化的某一部分而非文化整体，也就是对一个或几个群体或地区做专题调查，以了解某一问题的现状和发展趋势，或用以验证、检验某一理论的真伪。③典型调查：是从调查总体中有意识地挑选出少数具有代表性、较有特色的地点进行全面、深入的调查，以达到了解整体特征和本质的调查形式。一般采用参与观察、深度访谈和问卷等方法进行收集资料。④个案调查则是以某一个特定的社会单位作为对象而进行详细深入的调查研究。一般采用参与观察、访谈和文献研究等方法收集资料。

田野调查可分为5个阶段：准备阶段、开始阶段、调查阶段、撰写调查研究报告阶段、补充调查阶段。医学的田野调查，重点是要聚焦医学问题或医学现象，或者是聚焦于某一种疾病，选择一个相对固定的时间和地理空间，参与到当地人对特定调查对象的认识、体悟和处置等思想和行为中，通过当地人群对此类医学问题或现象的真实记录，呈现某一群体对特定医学问题和现象的认识，并达到一定的医学研究的目的。

2. 参与观察法　在田野工作诸方法中，实地参与观察是最常用的方法。参与观察（participant observation）是指调查者带有明确目的，加入被观察群体中，在与被观察对象的共同生活中，凭借自己的感觉及辅助工具，直接从社会生活的现场收集资料的调查研究方法。其过程是首先确定研究对象，选择研究"实地"，进入现场后，取得观察群体的信任并与之建立友善关系，然后进行实地观察记录。在此过程中要秉承客观性、全面性、深入性、持久性及遵守法律和道德5项原则。

参与观察是人类学的核心，是人类学区别于其他学科的标志。人类学者朱剑峰将民族志田野研究视为人类学的安身立命之本。按照雪莉·奥特纳（Sherry Orterner）的定义，民族志是指"试图通过自己作为一种认知工具来尽可能多地理解另一种生活"。民族志要求研究者关注和参与研究对象的日常生活，目的在于通过积累本土情景中的经验性数据，培育一种从"本土人的观点"出发理解世界的态度。正是对长期的参与式研究模式和理念的坚持，使得民族志田野研究不仅仅提供了一套研究方法，更提供了一种审视和认知世界的崭新路径。

三、医学人类学与中医

（一）西方医学人类学视野中的中医

长期以来，在西方学术界，一般科学研究都不承认传统医学的价值，要么全盘否定，要么部分截取，其核心问题在于如何按照循证的方法验证传统医学的临床疗效问题。比如在"Tizard v. Medical Counil of New Zealand"一案中，被告新西兰医学会，于案件结束后随即发表了关于替代医学和补充医学的行为指南，再次澄清了对于替代医学的态度和立场：

"医疗领域本无常规（conventional）与替代（alternative）两种医学之分，只可能存在这样两种判然不同的医学：已得到充分验证的（adequately tested）和没有得到充分验证的，有用的和有用与否无法确知的。一种疗法起初是否被归类为替代医学并不重要，端看其有否得到严格验证。一旦它的安全和有效得到合理验证，它就能被接受。但是，断言、臆测和推荐均不能取代证据，替代医学与常规医学一样，都应经受同等严格的科学检验。"

由此可知，对包括中医学在内的传统或替代医学而言，其首先要解决的问题是：①替代医学是否是一种安慰剂（placebo）；②替代医学能否经受科学的验证。而中医学之科学性的欠缺，也是其不为西方科学界所接受，或者被全盘否定或者被部分截取的主要原因。然而，医学人类学对待中医的态度却恰恰相反。

医学人类学与科学相比，并不依赖先验的假定。如前所述，田野调查是人类学的基本研究方法，它是一种观察法，"就是经过专门训练的人类学工作者亲自进入研究对象，通过直接观察、具体访问、居住体验等方式获取第一手研究资料的过程"，因此其搜集的资料来自现实的广阔天地。这种研究法使得人类学家可以既作为参与者又作为观察者的身份深入到研究客体的具体情境中。人类学家将自传与民族志研究相结合，借此寻找影响研究结果的重要因素，而这些是静态的科学方法不能做到的。在医学人类学中，民族志研究首先观察医患之间一对一的互动，因此采集的是人性化和主体际性（intersubjective）数据。田野工作往往一做经年，对研究现象也就相应地进行长时段纵向分析。人类学家的研究工具无他，就是本人，躬耕力行。因此，证据的搜集、评价与解释不要求随机化、标准化或双盲，而是依赖个体的、主观的、直觉的知识构架。

医学人类学特别重视医疗体系的实践、患病经历、医学与社会的关系等，并以此为基础对现代医学过高的权威性提出了批判。从迈克·陶斯格（Michael Taussig）的《病人的物化与意识》（*Reification and Consciousness of the Patient*）一书中可窥一斑。以乔治·卢卡斯（Georg Lukacs）的物化理论为基础，陶斯格认为，在现代医学诊疗实践中，患者被简化和"物化"为一个"病人"。该书的研究主要围绕一位多发性肌炎患者的患病经历展开，这位女性患者因接受激素治疗被迫长期住院。患者认为她之所以罹患该病与她的个人生活史（非疾病史）、社会背景与宗教信仰都有直接的关系，但主治医师对此不以为意，认为这些与疾病的"本质"无关。有一次，这位患者因身体不适产生激烈情绪，医师邀请精神科医师会诊,结果诊断为"器质性脑综合征",并对患者给予相应治疗。这显然是一个错误诊断,医师并未全面考虑患者的实际情况。陶斯格认为该病例恰能充分说明现代医学在认识论上的局限,即对患者的物化,诊断一经作出,病名就成了一个客观存在,患者反而退到病名的后面,成为一个隐形人,患者的生活、情感、历史和个人经历均被抹去。正是由于对人的物化,现代医学不可能全面地认识"患者",只见其病,不见其人。相比之下,中医就有明显的优势,虽然中医也未顾及患者的方方面面,但中医强调"治人",下医才"治病"。中医对"天人合一"的重视,使得它侧重个体化的诊疗手段更具灵活性,较易避免物化的局限,其疗效也是真实存在的。

陶斯格肯定了中医疗效的客观存在,但该书未涉及这一疗效应如何评定。事实上,在医学人类学的研究中,传统医学的疗效是一个核心问题。对此,哈佛大学的凯博文(Arthur Kleinman)认为,传统医学的效果评价受到两种做法的困扰:一是基于片段印象即率性作出科学主义的论断,直接将传统医学指为迷信,否认其临床疗效;二是将生物医学的切割式分析和"见病不见人"的特点与传统医学对照,对传统医学的整体观和语境化优点给予过度浪漫的称赞。无论哪种做法,都着眼于生物医学与传统医学的二元对立。目前,医学人类学家已经达成共识,认为对传统药物、治疗技术及程序的疗效评价不能以生物医学作为金标准,而应该把它们放在各自所处的文化语境中,关注其自身的内容、实施、治疗期待及评定标准,如果治疗活动产生了或有助于产生文化所预期的治疗效果,就是有效的。换言之,在医学人类学那里,一项疗法是否富有疗效,不在其能否迎合生物医学或者科学的标准,更何况生物医学本身也不是绝对的金标准(gold standard),最关键的是要考量这一治疗手段有没有对患者的身体、信念、社会和文化环境产生影响,患者在一次诊疗结束后有否去而复返。从这个意义上说,医学人类学通过对包括中医学和现代医学在内的系统化医学的比较研究,从整体上认识人类应对疾病的本质,从而对科学一元论提出了质疑,使得包括中医在内的一些传统医学受到世界人文科学家甚至西方医学界的重视。

(二)当代中国的中医人类学研究

就中国医学人类学而言,按照清华大学景军教授的描述,由于学科分类的国际惯例,人类学由四大部分组成:社会文化人类学、语言人类学、考古学、体质人类学。在当代中国,人类学列为社会学和民族学二级学科,考古学划在历史学,语言人类学纳入民族语言学和语言学大类,体质人类学归在生物学、法学人类学及古脊椎动物与古人类研究门类。换言之,人类学被界定为社会文化人类学。而医学人类学在中国更是社会文化人类学的一个分支或研究方向。

中国的医学人类学虽早在民国时期就已经有研究学者和零星著述,但严格地说,中国医学人类学是在改革开放一段时间后才开始兴起,2009—2019年才进入迅速发展期,相关研究成果层出不穷。虽然在现代的学科建制中,医学人类学长期处于边缘地位,但经过数十年的经营也取得了长足发展。其中,伴随医学人类学在我国的建立,中医文化人类学(TCM cultural anthropology)也应运而生。这主要是因为医学人类学是用人类学理念和方法,从事有关医学知识、医疗实践、就医行为、健康理念及卫生制度等议题的社会文化研究。人类学最基本的一个学科理念当属文化多样性,而文化多样性理念广泛适用的研究议题之一是医疗多元性(medical pluralism)。鉴于我国现代医学、中医学并存的医疗多元性事实,医学人类学在中国的很多研究成果聚集在以中医为研究对象的医疗多元研究领域。这一领域的研究成果又可进一步细化为以下 3 个方面:

(1) 深耕国内,重视我国民族医学传统和少数民族地区的医疗多元化,在跨文化的视野内解读田野调查材料。

医学人类学对传统、民族医学的研究主要集中在对巫医和地方民族医疗体系的研究这两个方面。关于地方民族性医疗体系的研究,医学人类学将医学体系作为一种文化现象,在文化的情境中对其进行解释。认为在复杂社会,医学现象表现出或多或少的一系列医学体系的混合,即医学多元主义。在地方民族性医疗体系中,患病时都会有两种以上的治疗选择,每一种都可以作为其他方法的替代措施,它们共同在生活中发生作用。在这种多元选择之中,对疾病原因的信仰,起着重要的指导作用,这种信仰是和当地的文化传统紧密联系的。

(2) 外国学者在境内从事的中医人类学田野工作成果。最有代表性的是冯珠娣教授(Judith Farquhar)。冯珠娣主要从事中医的医学人类学研究,她于 1982—1983 年在广州中医药大学做访问学者,并在 1986 年完成其博士论文 *Knowledge and Practice in Chinese Medicine*。随后在 1990 年和 1991 年,冯珠娣继续在山东从事关于中医学的研究。冯珠娣认为,从医学人类学视角研究中医潜力巨大,并对相关研究方向进行了深入的分析。

另外一位代表性学者当属英国牛津大学医学人类学家许小丽(Elisabeth Hsu)。许小丽于 1985 年获得苏黎世联邦理工学院生物学学士和硕士双学位。1987 年和 1992 年先后取得剑桥大学语言学硕士学位和社会人类学博士学位,随后进入苏黎世大学人类学学院任教。2002 年在德国海德堡大学完成了汉学特许教授资格论文。2001 年任职于牛津大学社会与文化人类学学院,目前执医学人类学教授席位,并于 2006 年创立了牛津大学东方医药人类学研究组,旨在推动有关传统医药跨地域和跨学科合作。她于 1988 年9 月至 1989 年 12 月在云南昆明居住了 16 个月,学习中医并做田野调查,并在此基础上完成了博士论文 *The Transmission of Chinese Medicine*。该文选经修改,1999 年由剑桥大学出版社出版,是她的学术代表作之一。该书主要探讨了中医在中国社会学习和传授中的几种不同的方式,尤其聚焦于在这一过程中的一些关键性术语的变化,以及在不同社会环境中理解它们的方式。此外,她还著有其他关于中医研究的专著,如 *Pulse Diagnosis in Early Chinese Medicine*。

(3) 中国学者走出国门取得的田野工作成果。跨出国门的医疗多元性研究较早见于贺霆在法国社会科学高等学院开始的中医西传系列研究。贺霆原为国内现代医学内科医师,后在法国留学并定居。法国高等社会学学院社会人类学博士,研究法国社会居民与中医有关的行为,并在法国国家自然历史博物馆、Xavier Bichart 医学院社会医学系、巴黎第七大学人文学院及尼斯大学人文学院人类学系授课。在云南中医学院(现云南中医药大学)任教后,他协助成立了一个中医西传博物馆(现改为中医西学博物馆),专门展示法语针灸书籍、针灸会议老照片、针灸诊所记录、针灸工具、人体穴位图等实物。自 2013 年起,每年举办中医西学国际论坛,迄今已举办 7 届,旨在推动中医西传现象的人类学研究。

除此之外,中医药国际化研究的田野工作还包括"海外民族志研究"系列。所谓"海外民族志研究",是北京大学高丙中在 2009 年提出的一个学科发展观,也就是组织更多的中国人类学家走出国门从事研究。目前,部分高校先后派遣百余人前往境外从事人类学田野调查,比较有代表性的如任杰慧有关中医在泰国的研究,以及崔佳有关中医在美国的研究。

(三) 总结

总体上看,目前西方的人类学者通过跨文化的视角对中医开展研究,却未必真的理解中医药,因为理解异域观念的能力首先取决于观察者的假设,而这些假设最可能基于观察者自身的文化。他们感兴趣的原因在于中医药不仅有技术层面的知识,还包含丰富的文化层面的内容,正符合人类学研究人类各民族创造的文化,以揭示人类文化的本质这个目的。故而,中医药要更好地实现保持自身特色发展与现代医学的融合发展,更好地"走出去",除了在实证层面开展自然科学研究外,也需要此类阐释性研究;除了在技术层面上的沟通交流,更需要实现隐藏在技术身后文化的融合。由于人类学和中医药都把自然科学和社会科学两者相结合,并把两者看作本研究的基础,中医药已然在几千年的发展过程中实现了两者的高度融合,即中医学历来既注重临床观察,又强调阐释发挥经典著作,故而与医学人类学关系更为密切。可以说,人类学方法对研究中医药文化现象和中医理论本质有很大价值,可以重新审视自古迄今的中医药文化现象,发现大量过去被忽略的事实;可以重新理解、阐释中医药文化的根结与中医理论的本质;剥离出中医理论的科学内核,并构建起中医学现代化的新理论体系。医学人类学对某一民族医药的研究,是探讨和理解该民族医药体系的基础。人类学使用的参与式观察法,即在整个事物的环境中研究经济活动、政治行为、宗教信仰、医药、教育等文化现象。医学人类学通过对中医学与中国文化之间存在的深刻的历史关系的研究,能够帮助人们更加完整地了解中医药的科学价值,不仅有助于中医药自身的发展,也有助于中医药走向世界。30 余年来,中医人类学的研究日趋发展,经历引入介绍国外学说、理论,转向在吸收、借鉴中自觉本土化,与中医药文化紧密结合的过程。

（秦　倩）

第三节 ┃ 发　生　学

发生学(genetics)最早由英国生物学家 W. 贝特逊(W. Bateson)于 1906 年根据希腊语"繁殖"(generatione)一词正式命名,是指在地球历史发展过程中生物种系的发生和发展,主要用于探索生命科学领域生物体的发生、发展和演变规律。发生学作为一种研究方法和范式,其不仅研究科学体系如何发生,也研究科学体系为何发生,于 18 世纪逐渐从生命科学界扩散至更多研究领域,在自然科学和人文科学研究中都普遍适用,成为一种体现并揭示自然或社会形成发展及历史演变规律的研究方法。

一、概述

发生学方法是指发生学运用各种具体手段和方法,对发生点的各个对象进行动态的、实验性的综合研究方法,可以反映和揭示自然界、人类社会和人类思维形式发展、演化的历史阶段、形态和规律等。它起始于自然科学领域,如对胚胎发生的探讨、对物种起源的探讨等。经由人类发生学这个纽带和媒介,发生学研究从自然科学跨入人文社会科学领域。《哲学大辞典》将发生学定义为反映和揭示自然界、人类社会和人类思维形式发展、演化的历史阶段、形态和规律的方法。发生学研究的主要特征是把研究对象作为发展的过程进行动态考察,有分析地注重考察历史过程中主要的、本质的、必然的因素,是观察方法、比较方法、试验方法、分析方法、个案研究、跨学科研究等诸多方法的联合应用。上海社会科学院楼培敏研究员认为发生学方法的一般步骤是:①选择和确定研究的切入口;②广泛收集资料和发现自然事例;③进行实验和资料研究;④进一步交互分析;⑤更广泛、更标准化的检验;⑥自然生活中验证。从目前所能查到的文献看,将发生学方法引入中医学研究至今大约 40 年,当时的研究认为中医理论的形成是先实用后科学、先结构后功能,并充分利用了当时的逻辑思维和哲学思想。

二、发生学与中医药

随着现代生命科学技术的观念和方法逐渐渗透到中医学理论书籍的编写中,甚至对中医经典的解读也存在着现代文化的明显痕迹,这些都模糊了中医学理论传统、经典的本来面目。20 世纪 90 年代就有学者指出,现代的中医学并不等同于传统的中医学,同中有异,正是这些现代中医学与传统中医学貌合神离的方面导致了目前所进行的中医学规范化、方证相应等研究步履维艰。当然,学界也难以要求现今的中医学者完全忽视和忘记现代医学的知识,而仅将思考限定在传统中医学本身的范围。如古人的诊断中"证"到底是什么,与现代中医学所谓"证"的内涵是否一致? 古文献中记载的五脏六腑、现代中医眼中的五脏六腑,若以现代医学观点来看属于什么? 这个问题不搞清楚,方证相应、藏象研究的意义恐怕要大打折扣。恩格斯指出:"我们只能在我们时代的条件下进行认识,而且这些条件达到什么程度,我们便认识到什么程度。"对于古人也是如此。故而,我们要从中医理论/中医药文化产生和发展的全部历程来探讨中医理论/中医药文化的发生问题,不仅要理解中医理论/中医药文化为什么是这样,而且要找到它在发展过程中经过了多少次筛选才演变成这样而不是那样。在这个时候就要大量及合理地利用中医药写本和抄本的内容来补充刻本的不足,须知古代文字初创时的主要目的一定是为了记录圣人的思想意识和指令,一定是为了与神灵沟通的需要,所以《淮南子》在记载仓颉造字时用"昔者仓颉作书，而天雨粟，鬼夜哭"，其实这点也正如艺术史家格罗塞在论述原始艺术的性质时所指出的："原始民族的大半艺术作品都不是纯粹从审美的动机出发，而是同时想使它在实际的目的上有用，而且后者往往还是主要的动机，审美的要求只是满足次要的欲望而已"。因此，经由写本或抄本的研究，可以更好地了解中医药最初的产生与发展。

研究者同时需要深入到中医理论/中医药文化创生时期进行考察，即将所要研究的古籍文献/中医药文化现象放在当时特定的历史条件下加以考察，如在当时哲学的、社会的、农业的、天文的、宗教的、伦理道德的、思想的背景下综合考察，不仅要关注中医理论/中医药文化形成之后中医学的发展规律，还要顾及中医理论/中医药文化赖以发生、发展的整个过程中主要的、本质的、必然的因素，尤其是独特的方法，如原初的基础医学知识、古典哲学、区域性文化、若干群体的信仰、临床经验等中医学构成"五要素"是如何统一于中医学的，各自的作用和定位又如何？比如同样是肾虚证，其概念的内涵和外延诊断的方式和依据又是如何演变的？正本清源，对传统中医学作出比较客观的诠释，所谓"懂得了起源，就洞察了本质"。同时，由于中医文献研究主要集中在医学本体论，而对方法学的涉及较少，故而需要在这方面发力以更好地服务中医药学术发展，于是业界在中医学研究中引进和发展了发生学研究。

三、中医学开展发生学研究的方法步骤

中医学开展发生学研究的步骤大概如下：①确定要研究的中医理论/中医药文化现象基本概念的初始内涵，交代该理论或现象产生的时代背景，并给予合理的界定。②从语言文字的训诂入手，对文献中记载和（或）其他载体所呈现的与中医药有关的字、句、段进行注音，并借助中国民俗学、民间文化学方法辨明文字异同，并对其进行点线式解释，力求真实反映中医药的内涵。③从最初的中医典籍或中华元典出发开展相关研究，中医典籍如《黄帝内经》《伤寒杂病论》《难经》《针灸甲乙经》等早期的重要医学著作，中华元典如《诗》《书》《礼》《易》《春秋》，以及先秦诸子的《论语》《墨子》《孟子》《老子》《庄子》等书，并佐以当时的非文字记载知识，从中找出中医理论/中医药文化形成的过程，明确中医学引进概念的初始内涵，以及在不同年代的内涵演进过程。尤其要关注这些概念、名词术语在引入中医学之前的意义和被引入中医学之后意义的变化，以及其间的过渡及中介。④弄清基于这些概念所进行的原始的归纳和综合、推导与演绎的运演过程，如何从实物所指走向抽象结论（可结合中国古代哲学思辨、象思维、司外揣内的方法、文字学的渗透、原初的基础医学知识及临床经验的验证等），明确中医理论/中医药文化内涵，并进行交互分析。⑤对含义相同的概念进行归类合并，把中医学基本概念的含义精确化，适当扩大或缩小概念的涵盖范围，使之在中医学内部所指专有化，用新建立的概念表征那些词意晦涩的原有概念，对重新认识和发现的文化、学术现象赋予新的概念和定义域。⑥将研究的结果进行更大范围的验证，尽可能结合其他学科的研究成果，除外理论、文化层面的比对，如有可能，还可以在临床实践

层面、民间存在状态层面进行验证。

验证层面对于中医发生学研究来说是比较重要的,是对前期研究的佐证。总体来说除了临床实践层面的佐证外,还可以借鉴医学人类学的部分研究方法。医学人类学属于医学应用学科,是人类学的一个分支,也是医学的一个重要研究领域,其以患者对疾病的社会心理反应为重心,而不是以疾病本身为重心,主要关注生病行为,即患者对疾病的社会心理反应。医学人类学将人类学的理论视角和原则方法运用到人类的身体、健康、疾病、苦痛、医药与治疗的研究中,注重以独特的人类学视角和研究方法审视病患、健康、治疗、社会制度及文化之间的复杂关系,从而加强医学从业者对生命、疾病、衰老、死亡、人性等的理解、尊重和关怀。医学人类学的研究方法主要是田野调查法。一般意义讲,所有实地参与现场的调查研究工作,都可称为"田野研究"或"田野调查"。田野调查涉猎的范畴和领域相当广,举凡语言学、考古学、民族学、行为学、人类学、文学、哲学、艺术、民俗等,都可透过田野资料的收集和记录,架构出新的研究体系和理论基础。"参与当地人的生活,在一个严格定义的空间和时间范围内,体验人们的日常生活与思想境界,通过记录人的生活的方方面面,来展示不同文化如何满足人的普遍的基本需求、社会如何构成",这便是田野调查。

(高　振　董竞成)

第四节 | 知识考古学

知识考古学(knowledge archaeology)是 20 世纪法国思想家、哲学家、历史学家米歇尔·福柯(Michel Foucault)创立的,是借用田野作业寻找发掘历史遗迹的一项比喻性说法,实际是一种挖掘知识的深层,在现存的知识空间中拾取历史时间的因子,发现被现存历史埋没的珍贵的历史线索,进而对现行的知识作进一步解构的思想史方法。话语构成分析是知识考古学的基本内容。

一、简介

"从现今通常使用的情形来看,考古学这一名词主要有 3 种涵义。①第一种涵义是指考古研究所得的历史知识,有时还可引申为记述这种知识的书籍。②第二种涵义是指借以获得这种知识的考古方法和技术,包括搜集和保存资料、审定和考证资料、编排和整理资料的方法和技术。③第三种涵义则是指理论性的研究和解释,用以阐明包含在各种考古资料中的因果关系,论证存在于古代社会历史发展过程中的规律"。考古学的基础在于田野调查发掘工作。而知识考古学是借考古之名将话语分析视作文化解码的突破口,其核心是还原知识产生的历史语境。

换言之,知识考古学就是对知识的现在结构作本原的揭示,其不是在今人的世界发掘古人的遗迹,而是在对古人知识的追忆中揭示现存世界的存在、异变和扭曲的根源。然后对各种话语出现的条件,变化的形式、环节及规律进行分析,通过对语言的研究,揭示语言所指的物与物之间的关系,是怎样被语言建构起来的,又是怎样在语言的控制下存在、断裂和变异的,即"重构和考查作为认知、理论、制度和实践之深层次的可能性条件的知识"(《词与物》),从而达到在具有异质性的知识材料中找到其相互联系的具有特定功能的知识体,构成解析对象的体系性知识,即"结束混乱,引出秩序"的目的。用考古的方法检视目前的成体系知识的构建过程,以此解释中医学知识的合理性及如何获得的这种合理性。其难度在于不仅要还原知识产生之前的原状和原貌,更要对其形成的因素一一进行甄别、检视、敲打、触摸,并辨识其背后的面孔,寻找其形成的根源。

二、知识考古学在中医学中的应用

在对中医学知识体系或整体性知识条分缕析的过程中,学界似乎"忘记"了那些曾经促进中医学发展的所谓凌乱的或异质的元素,而对这些元素的忽视,可能使得"我们的思维消失在文献背后的历史"之中。因为知识不同于知识学,其本身就是一种片段性的存在。话语由一系列陈述构成,陈述为话语的基本单位,也是一个知识体系的基本构成要素,历史中的话语构建首要体现在话语构建的不连续性。故而在讨论中医古文献或是根据中医古文献来建构学说时,需要注意中医古文献之间的内部差异,即寻找其细微之处,这可能是古人治病所关注的细节,而不应该完全以同质的眼光来看待历史,甚至是同一个医家,随着经验的丰富和阅历的增加,其治病方法也可能存在差异。事实上的确存在这种状况,同一个医家文集的不同著作,表达的思想及表达思想的方式可能是不同的。之前有些研究者将之归纳为后世传抄错误,以知识考古学的观点来看也并非尽是如此,需要进行深入研究。

其次,在话语构建的过程中,任何事情都会影响到历史事实的构建,历史资料经后人解读,会丧失其原本含义,所以需要从既有史料的"中医话语"出发,复原其语境和背景,研究构成"中医话语"的这些陈述在历史发展过程中的内涵变化,继而揭示中医学术体系的演变过程。用考古的方法,重新考察现代中医界普遍接受的知识、思想、疗法等被建构的过程,即"历史学家必须在他自己的心灵中重演过去",这种重演,不是按照当代人的逻辑思维方式来加以重演,而应当研究原始人的"前逻辑思维"或"原逻辑思维"方式,才能真实地再现历史。"古代书写著作的形式就是语言,它是精神的表现。因此对古代作品的理解也以古老语言的知识为前提"。今天的研究者通过对某些中医现代文献或翻译后古文献的解读,得到的中医诊疗规律,是原有中医诊疗的本身吗?其名词术语的概念是否相同?在阅读原有中医学古文献,或是建构中医理论体系时,要重视对那些曾被忽视的话语的还原,对中医材料作出详尽的解读与分析,做到"时刻准备在话语介入事件中接受话语的每一时刻"。另外,一些中医固有概念和描述在不同朝代的指代和意义是否因话语场的不同而有了新的内涵改变及如何改变需要进行阐释,即利用时间轴作为依据考察历史背景对概念理论演变的影响,利用新方法解读旧文献以创造新知识、新理论、新结构、新体系。当然,医家本人的著作和门人撰写的医家经验性质的著作是否完全吻合,也需要通过对比揭示。

福柯认为历史学存在着相互影响的两大模式:传统历史分析关注的是事件间的关联、因果关系、总体意义,属于"历时性"分析;与之相反,考古学关注的是如何将历史的各个层面间进行区分、各个层面间的分期原则,偏重作"共时性"分析。在对于中医学术的构建中,有太多的复杂性和主观性,而"考古学的描述,恰恰是对思想史的摈弃,对它的假设和程序有系统性拒绝,它试图创造另外一种已说出东西的历史"(《知识考古学》)。即不能理所当然地把中医学术的一切发展均认为是从中医学术产生源头的一脉相承的具有连续性的演进,而要正视中医学术所谓"源头"与后世中医发展之间的差异性,并揭示后世尤其是"西学东渐"后,中医学理、法、方、药的合理性基础是如何建立起来的,即解构中医学理、法、方、药是如何形成的这个过程。在这个过程中,原话语场被打破,而构成该话语场的若干个陈述被拆分出来,同时这些旧有的"陈述"在新的知识背景下,被赋予了新的内涵,进而重新整合成为了一个新的话语场。尽管这个新的话语场依然是由旧有的"陈述"构成,但这些陈述的内涵已经发生了改变,福柯称之为"转型"或"断裂",这些陈述的"转型"和"断裂"造成了知识体系的演变和学术的进步。例如,有研究者采用知识考古学话语构成分析的方法,考察不同时期医学著作中肝、肝阴、肝阳的对象的形成、陈述方式、概念的扩散、主体策略的选择及概念间的关系等内容。厘清了几个问题,如汉唐时期,在两汉经学的影响下,没有形成肝阴阳理论范式。《中医基础理论》所暗示的肝阴阳理论形成于《黄帝内经》的结论是一种"虚构的历史"。而且中医肝虚实理论及其补泻治法的历史不是线性发展过程,而是一个不断变化、创新并结合新知识的过程。

(高 振 董竞成)

第五节 | 诠 释 学

诠释学(hermeneutics)作为一种西方哲学流派,随着海德格尔的本体论而出现,伽达默尔建立起诠释学哲学。经过发展,目前已演变成众多的诠释学体系,如体验诠释学(狄尔泰)、此在诠释学和语言诠释学(海德格尔)、结构主义诠释学(利科尔)、解构主义诠释学(迭里达)等。20 世纪 80 年代,西方诠释学进入中国并逐渐在中国学术界发展起来。

一、概述

"诠释学"学科初步建立于 17 世纪;19 世纪施莱尔马赫与狄尔泰所做的工作使得诠释学方法论、认识论层面的理论建构接近完成;直至海德格尔时期才实现诠释学存在论层面的转向,诠释学中的理解活动第一次被认为是一种现世的存在方式被抽象出来进行探讨；伽达默尔则进一步取缔了方法论在诠释学研究中的位置，使诠释活动成为人类认识世界的基础。

诠释学目前在我国有"解释学""释义学""阐释学"多种译名，其定义也有多种，在西方，诠释学的发展进程中曾出现过以施莱尔马赫为代表的方法论诠释学对话——作者原意的重建和以伽达默尔为代表的本体论诠释学对话——理解意义的创造两种形态的对话理论。华东师范大学潘德荣教授认为诠释学是具有历史性、整体性和循环性特征的意义的理解与解释理论，是文本意义的理解与解释之方法及其本体论基础的学说。对历史文本的重视与诠释几乎是人类所有文明与文化传统都具有的共同现象。也许正因为人类具有诠释的才能与兴趣，才导致不同的文化传统的产生。诠释学作为一门学科，虽然诞生于 19 世纪的西方哲学界，但从广义上讲，中国古代所特有的训诂与注释的方法可以看作是对诠释学的不自觉运用。中医学的发展自然也不例外，在一定程度上来看中医各家学说和流派的产生，皆与诠释学有着较深的渊源。

二、范围与主要任务

诠释学是"理解、解释（含翻译）和应用"三位一体的科学，它不是一种语言科学或沉思理论，而是一种实践智慧。意大利法学家贝蒂（Betti）提出诠释学的 4 条原则是：诠释的客体之自律性原则、整体原则、理解的现实性原则和诠释意义的和谐原则。其主要任务是：①确立语词、语句和文本的精确意义内容；②找出这些符号形式里所包含的教导性的真理和指示，并把这种真理和指示应用于当前具体情况。"它们都不能完全和谐地用作这样的前提，即作者绝对正确地使用了语言，以及解释者完全理解了语言。诠释学的艺术就是知道在何处一个应当给另一个让路"，而对于中医学经典著作来说，之所以成为经典，首先在于其临床实践有效；其次则与后世中医药学家的考证修订后，不断对其进行诠释，而赋予其新的生命与意义有关，在经过一代代时间之后，往往后者是主要的。所以进行中医学诠释的第一要素是理解，只有明确理解了所诠释的对象，搭建出诠释框架，才能发现框架的瓶颈所在，从而为之输入新的科学元素。

"理解本身是一个与作用过程相反的活动。完全的共同生活要求理解沿着事件本身的路线前行。"当然，理解并非去把握作者的意图，而是对作品意义的把握，需要强调作品的独立性或自立性，不能让作品依附于作者的意图或读者的经验，而要实现读者与作品的视域融合。"理解一种传统无疑需要一种历史视域。但这并不是说，我们是靠着把自身置入一种历史处境中而获得这种视域的。情况正相反，我们为了能这样把自身置入一种处境里，总是必须已经具有一种视域。"其实，做到真正理解的最佳状态就是"视域融合"，所谓"视域融合"即是指现在视域与历史视域的融合。

三、诠释学与中医学

王永炎院士提出，中医诠释学研究是在中医文献学特别是训诂学、注释学等传统中医理论研究方法的基础上,结合现代诠释学理论产生的,目前尚处于起步阶段。诠释学的思想、理念、原则和方法对于中医学研究具有重要的借鉴和应用价值,移植和改造诠释学的相关内容并将其运用于中医学继承与创新过程,创建中医诠释学新学科,是中医学发展的新思路和新途径。诠释学是中医基础理论研究中不可忽视的一门重要学科,中医药经典文献著作使用的是古代语言文字,流传至今经历了含义和语境的变迁,阅读者知识背景的不同,而且还有为数众多的专有名词概念,故而需要进行诠释,这也是中医药发展几千年的通行做法。一般来说,可将中医学的诠释路径分为两类:一类是文本注疏,指的是经学性质的中医学;另一类是观念阐发,指的是哲学性质的中医学。前者文本注疏的方式,讲求将侧重点放在逐字逐句的解释之中,文本的意义在字里行间凸显出来;后者观念阐发的方式,着重强调要透过文本材料解析出其中的内在意义,更加侧重于内在意蕴的创造性阐发与古文献解读的灵活性。历代医家会基于时代特点和需要对中医药经典著作给出对应的解释,比如对《黄帝内经》《伤寒论》《神农本草经》《难经》等的发挥和解释,而且通过纵向的梳理可以发现,之前的解释或多或少影响着后来的解释者。虽然也可将之理解为一种传承,但也从一个侧面反映了在进行中医药经典著作诠释时,有必要对历代的解释一并进行诠释。如汉代的中医学著作为什么这样写,而到了唐代、宋代、元代、明代及至清代就产生了不尽一致的解释。不可否认,随着时代的发展,对于疾病和治疗的知识在不断地丰富,而这个不断丰富的过程也会体现在历代医家对于中医经典的解释和注释中。所以中医经典的生命并不是自其诞生之日起就决定了的,一方面固然主要是其自身临床实践有效性的结果,另一方面也是后代不断对其进行解释与丰富,赋予其持续的生命力的体现。如果说实践也是一种诠释,那么对于中医学来说,无疑"站在前辈中医肩上"的后世中医理应比前辈中医更加接近中医经典著作的所指,因为我们除了训诂、解释,还更加注重论证的过程,而这恰是部分古代医家所欠缺的。

脏腑、气血、阴阳五行、病因病机,甚至证、症、病、辨证等概念皆可以作为诠释学在中医理论中的切入点,而性、味、归经、功效乃至中药的命名则可成为中药研究的切入点,当然目前也涌现了很多用现代生命科学和现代医学诠释中医学的内容。以"中医现代化"为例来说明主次,虽然现代科学的诠释成为中医药研究的重要环节,但此表述的重要前提和立足点应该是"中医学",而不是"现代化"。一种认识认为,如果过分强调"现代化",就相当于在中医学发展过程中过度倚重现代科学技术来研究中医学,而非中医学对现代科学技术的吸收利用,容易使得中医学在发展过程中出现"走样"。其实,对于任何一个现代中医,都或多或少带上了"现代化"的痕迹,所以在这个意义上看"现代化"并非一个需要过分强调的东西。至少在"中医现代化"的最初阶段,应当以"中医学"为主,而"现代化"则不必过分强调。所以有学者提出中医药现代化的目标是建立现代中医理论体系,实现中医理论的概念可以直接与现代科学沟通,成为人人能够听懂明白的现代中医理论,而这正需要诠释学合理与适时地介入。

（高　振　董竞成）

第六节 | 认知语言学

认知语言学(cognitive linguistics)产生于 20 世纪 80 年代初,"是基于人们对世界的经验和对世界进行感知和概念化的方法来研究语言的学科"。

一、概述

认知语言学是认知心理学与语言学相结合而成的一门交叉学科,着重从认知角度深入探讨人类的思维,语言与身体经验、与外部世界之间的种种辩证关系,研究语言与认知模式、知识结构及与神经系统、心理和生物基础的关系。根据认知语言学的体验观,语义如何表达不仅取决于其概念内容,也取决于它是如何被人们感知和理解的。认知语言学认为语言符号记载的是经验现实,它承认客观世界的现实性及其对语言形成的本源作用,但更强调人类认知的参与作用,认为语言不能直接反映客观世界,而是有人对客观世界的认知介于其间,即在形成有意义的概念和进行推理的过程中,人类的生理构造、身体经验及丰富的想象力发挥了重要作用,所以认知语言学的基本假设和工作原则基本都是围绕体验哲学建立起来的,其模式为:客观世界→认知加工→概念→语言符号。

二、认知语言学与中医学

与西方近现代科学的逻辑实证主义(即逻辑、还原和实证)不同,中医学独特的发展历程和内在规律决定了其相对特色鲜明的逻辑和语言体系。从形式上看,与同样取得一定成就的中国古代数学一直用日常语言来表达,而并未进化到用符号和逻辑一样,中医学阐释人体与疾病时也选择了日常用语,"远取诸物,近取诸身"。如《濒湖脉学》对于脉象的描述:"浮脉惟从肉上行,如循榆荚似毛轻……浮如木在水中浮……浮脉轻平似捻葱……散似杨花无定踪……滑脉,往来前却,流利展转,替替然如珠之应指……参伍不调名曰涩,轻刀刮竹短而难……"当然,譬喻不仅仅是一种修辞,更重要的是一种人类的认知现象。如通过对《濒湖脉学》脉象描述的分析,可以得出古人构建脉象理论的体悟过程。在此分析过程中,要注意不同历史年代和语境中词语意义生成方式的差异。也有学者认为中医术语具有抽象性、模糊性、文学性和人文性特点,"言不尽意",多采用"取象比类"的方法,不太注重具体实在过程的机械性描述,具有隐喻特征。

中医学是一种基于身体经验感知而形成的理论,中医语言是一种基于隐喻认知的语言,中医逻辑是一种旨在发现而不重证明的逻辑。虽然历经几千年的发展,这套语言体系本身并没有多大的改变,但是其使用者即后世医家和所处的语言环境却有着较大的变化,患者的认知体系和语言特点也有所不同。尤其是随着生命科学技术和现代医学的快速发展,如何与外部对话以达成广泛共识成为当前中医必须要做的一个功课,究其目的就是达到中医学语言的融通,即在不失其本意的情况下又可以让医家掌握、患者接受、大众理解,达古通今,中西咸宜。这需要基于认知语言学视域分析中医药语言的特色,即不仅要从认知语言学的角度认识中医语言的存在方式、类型和作用,还要基于此方法理解、丰富和完善目前的中医理论,并在此基础上提高中医翻译的质量,最大限度保留中医独特的文化内涵和科学韵味,推动中医学的现代化和国际化步伐。因为"一切理解都是语言问题,一切理解都在语言性的媒介中获得成功或失败"。可以明确的是,对中医学经典著作的翻译,其实并非单纯的语言间的翻译过程,更包含了译者自身的临证经验和经历,是一个现实与古籍的双向互动过程,也是译者认知思维的体现,而且主体认知水平的差异可导致对同一概念的理解大相径庭。当然这个认知水平不仅存在高低的问题,同样受主体知识背景的影响。有学者认为词语的翻译在本质上是一个认知范畴的移植过程,要翻译好原文,译者需要透彻理解原文所表达的意思,在尊重原作与原文作者的基础上,努力处理好作者、译者、读者间的互动关系。即认知语言学认为语言符号记载的是经验现实,它承认客观世界的现实性及对语言形成的本源作用,但更强调人类认知的参与作用,认为语言不能直接反映客观世界,而是有人对客观世界的认知介于其间。

要研究和利用一门学科,就必须明确这个学科的语言体系特点,只有明白这个学科到底是基于什么语言建构起来的,才能明白概念、理论到底是什么。中医学在漫长的历史发展过程中是用什么语言构建了自身的学科体系,这些概念、理论语言的内涵和外延是否唯一和明确? 认知语言学为从病因病机、证候分型到治则治法、方药体系研究中医学提供了一个新的研究视角,揭示了中医学语言的隐喻特征,从创生阶段了解上述这些概念的建构和演变过程。认知语言学的使用,一定程度上弥补了中医学部分概念不准确、欠清晰,存在着含义模糊、逻辑矛盾、外延界定不清等缺陷,深化中医学概念内涵,建立起古代中医语言与现代中医语言乃至现代生命科学语言的桥梁。用现代语言按照科学规范对中医基础理论进行阐述,明确概念、严格定义、分清层次,才有可能真正促进中医学的发展。

（高　振　董竞成）

思考与练习

1. 医学人类学的研究方法有哪些?
2. 中医学开展发生学研究的方法步骤有哪些?
3. 谈谈知识考古学的定义及其在中医学中的应用。
4. 诠释学的范围与主要任务是什么?

第十二章　中西医结合名家成才之路

第一节 ｜ 陈可冀院士：血瘀证与活血化瘀研究的中西医结合研究历程

陈可冀院士开展了"血瘀证与活血化瘀研究"，发展和创新了气血理论，在血瘀证诊断标准的建立、血瘀证现代分类、活血化瘀中药分类、活血化瘀方药作用机制和临床应用及血瘀证的病理生理基础等方面，皆取得显著建树，以主要研究者成功研发了"冠心Ⅱ号"、精制冠心片、精制冠心颗粒、川芎嗪、芎芍胶囊、愈心痛、血府逐瘀系列方药、宽胸气雾剂等 30 余种新药，推动了中药现代化进程。该研究揭示了"血瘀证"的科学内涵，阐明了"活血化瘀"的基本治疗规律和作用原理。在国内率先建立了"血瘀证诊断标准"和"冠心病血瘀证诊断与疗效评价标准"，成为国家行业标准，在全国得到广泛应用，并得到国际普遍认可，被学术界誉为"活血化瘀"学派，制订首个证候国际组织标准《国际血瘀证诊断指南》。该研究学术影响辐射全国及中医学各临床学科，得到国内外专家的一致认同和普遍采用，成为我国中西医结合研究典范，并荣获国家科技进步奖一等奖（血瘀证与活血化瘀研究，2003）。

陈可冀院士于 1980 年开始倡议并主持整理清代宫廷原始医药档案 3 万余件，并积极倡导应用文献学及现代科学方法进行整理研究，填补了清代宫廷中医传统临床经验继承的空白。由中华书局出版的第一部专著为《慈禧光绪医方选议》(1981)，随后又出版了《清代宫廷医话》《清宫医案研究》《清宫外治医方精华》《清宫代茶饮精华》《清宫药引精华》《清宫医案集成》6 种著述。2013 年又出版了《清宫配方集成》《清宫医案精选》《清代御医力钧文集》3 本专著。30 余年来，在对清宫医疗经验的医药档案继承整理基础上，进行了若干现代科学研究和开发，包括对清宫寿桃丸延缓衰老及改善认知功能障碍作用的临床及实验研究、清宫八仙糕治疗老年人"脾虚"及改善小肠吸收功能的临床及实验研究、古方生脉散对心血管系统效应的临床研究、清宫仙药茶对实验性高脂血症影响的研究、清宫平安丹治疗晕动病的研究等；开发了清宫寿桃丸、清宫八仙糕、长春丹、平安丹等多种产品，已被推广应用于老年病临床保健医疗。该研究完成了前人未实现的一项中医药学术继承工作，其中《清宫医案研究》《清宫医案集成》分别获古籍整理金奖(1991)和中国出版政府奖(2011)奖项。

陈可冀院士曾获国家科技进步奖二等奖两项(方剂与证的药物动力学研究,2001;冠心病"瘀毒"病因病机的创新研究,2015);爱因斯坦世界科学奖(1989);第一届立夫中医药学术奖(1994年);求是科技奖(2001);何梁何利基金科学与技术进步奖(2002);世界中医药联合会首届中医药国际贡献奖(2007);吴阶平医学奖(2009);中国脑卒中防治工作卓越成就奖(2014);中华中医药学会终身成就奖(2014);全国杰出专业技术人才(2014);中国中西医结合学会终身成就奖(2017);中华中医药杰出贡献奖(2018,澳门);全国中医药杰出贡献奖(2019);谢赫·扎耶德国际传统医学奖(2022)。先后培养博士后、博士及硕士生160余名,对促进中医药现代化及走向世界发挥了巨大作用。

陈可冀院士带领研究团队开展的活血化瘀防治心血管疾病的理论创新与新药研究,是我国中西医结合领域最为活跃、成果最为突出的标志性成就之一。"血瘀证与活血化瘀研究"获得新中国成立以来第一个中医药领域的国家科学技术进步奖一等奖。陈可冀院士不仅倡导活血化瘀治疗冠心病心绞痛,而且临证诊病时十分注重气血相关、病邪相兼及脏腑气机生化,在活血化瘀治法的基础上衍化出理气活血、化痰活血、益气活血、温阳活血等多种治法,丰富和完善了活血化瘀治法的内容。主持建立了冠心病辨证标准、冠心病疗效评价标准,这些皆成为国家的行业标准和新药疗效评价标准,得到国内外的普遍认可。

1. 阐释"血瘀"科学内涵　传统血瘀理论主要通过宏观表征认识疾病。20世纪50年代,陈可冀院士带领团队在继承传统"瘀滞内结之血为血瘀""离经之血为血瘀""污秽之血为血瘀"等理论认识的基础上,采用现代科学技术进行系统研究,指出血瘀证的发生与血液流变性异常、血流动力学异常、血管狭窄、脏器缺血或出血、变态反应等密切相关,对血瘀证的病因进行了科学的阐释。对血瘀证概念的认识,不仅要对唇舌紫暗或有瘀斑瘀点、痛有定处、脉涩等传统理论中重视的宏观表征进行归纳,更要深入研究导致这些宏观表征的病理基础。血瘀证与血液微循环障碍、血液高黏滞状态、血小板活化和黏附聚集、血栓形成、组织和细胞代谢异常、免疫功能障碍等病理生理改变有关,活血化瘀方药具有改善血管内皮损伤、抑制血管平滑肌细胞增生和血管重塑、调控相关基因表达、抗血栓形成等作用。上述系列研究,阐明了血瘀证和活血化瘀的科学内涵。

21世纪初,陈可冀院士进一步总结血瘀证现代微观病理生理改变的结果,结合血液流变学的异常,创造性地将血瘀证归纳为2种类型:一是血瘀证高流变性型,患者的表现为血液高黏滞状态,可存在一种或多种血液高黏、高凝、高纤维蛋白原、高血栓素水平或高血栓栓塞风险;另一种是血瘀证低流变性型,患者通常凝血功能不良,表现为血细胞比容低、血小板聚集性差、凝血功能障碍等低黏滞状态。这一分类方法突破了血瘀证即为血液黏滞性增高的局限,丰富了血瘀证的内容,为不同疾病血瘀证的认识提供了新的视野。

2. 活血化瘀中药现代分类和作用机制阐释　20世纪90年代,陈可冀院士带领团队对《神农本草经》《药性论》《本草纲目》等16部本草学专著进行总结归纳,在中药四气五味、升降沉浮等传统认识基础上,结合现代各个活血化瘀中药的药理研究进展,将35种活血化瘀中药分为和血、活血、破血三大类,其中和血类药物包括当归、丹参、赤芍、鸡血藤等 6 种,以养血和脉作用为主;活血类药物包括川芎、红花、蒲黄、三七、大黄、益母草等 21 种,以活血行血祛瘀作用为主;破血类药物包括三棱、莪术、水蛭、桃仁等 8 种,以破血消瘀、攻坚作用为主。此分类方法将传统中药学理论和现代药理研究成果有机融合,得到行业普遍认可,并有效指导了临床应用。

20 世纪八九十年代,陈可冀院士等对 34 种传统活血化瘀中药对血液流变性的作用进行比较研究发现鸡血藤等和血药能够显著降低血浆纤维蛋白原含量;红花、乳香等活血药能不同程度延长血栓弹力图的反应时间和凝固时间,改善红细胞变形能力,增加红细胞电泳速度;三棱、莪术等破血药可显著降低血栓长度、湿重和干重,降低血小板表面活性和黏附聚集性。以上结果为活血化瘀中药的分类提供了现代实验依据。

3. 病证结合指导活血化瘀方法治疗冠心病的创新和发展

(1) 活血化瘀治疗冠心病心绞痛。冠心病心绞痛是由于冠状动脉供血不足,心肌急剧、暂时缺血与缺氧引起的临床综合征,以阵发性胸前压榨性疼痛为主要特点,属中医学"胸痹""心痛"的范畴。汉代张仲景将胸痹心痛的病机概括为"阳微阴弦",指出"阳微阴弦,即胸痹而痛,所以然者,责其极虚故也。今阳虚知其在上焦,所以胸痹、心痛者,以其阴弦故也"。并创立了栝蒌薤白白酒汤、栝蒌薤白半夏汤、枳实薤白桂枝汤等系列宣痹通阳方剂。宋代伊始,活血化瘀法被应用于治疗胸痹心痛,《太平圣惠方》《圣济总录》等书中均载有不少以活血化瘀法治疗胸痹心痛的方剂。明清时期,某些医家开始重视行气开郁法,如王肯堂强调"凡治诸般心痛,必以开郁行气为主,此其要法也"。在继承传统学术思想的基础上,陈可冀院士认为冠心病心绞痛患者血小板黏附、聚集,血栓形成,微循环障碍,动脉内膜增厚,脂质沉积,血管狭窄等病理改变,皆可影响血液的正常运行,导致血行不畅,滞而不行,因此可将其归属于中医"血瘀"的范畴。

20 世纪 70 年代,陈可冀院士将宏观表征与微观病理改变有机结合,认为冠心病心绞痛主要中医病机为"血脉瘀滞",活血化瘀治法可作为中医治疗冠心病的基本治法。据此,陈可冀院士和郭士魁名老中医等专家研制冠心 II 号(由川芎、红花、丹参、赤芍、降香五味药组成)应用于临床实践。陈可冀院士带领研究团队联合中国医学科学院阜外医院、宣武医院等进行多中心、随机双盲对照的临床研究评价冠心 II 号疗效,研究结果显示此方有显著减少冠心病心绞痛发作、改善心肌缺血和血液流变性异常等作用,1982 年的《中华心血管病杂志》发表了相关研究论文,已故的著名中国医学科学院阜外医院心血管病专家陶寿淇教授当期撰写述评,认为此篇论文客观证实了活血化瘀治疗冠心病心绞痛的临床疗效,有较高的学术价值,被认为是我国中医药领域的第一篇多中心随机对照临床研究文献。

川芎是"冠心 II 号"方中的理气活血药。陈可冀院士等对川芎的有效成分进行研究,发现川芎一号碱(四甲基比嗪)对冠心病心绞痛、急性闭塞性脑血管疾病有较好疗效,并与中国科学院生物物理研究所合作,应用电子显微镜观察川芎一号碱对冠心病患者治疗前后血小板表面活性和聚集性的影响,发现川芎生物碱不仅可缓解冠心病患者心绞痛症状,而且还对聚积的血小板有解聚作用。在此基础上,研究团队对川芎嗪抗血小板、抗肺动脉高压等作用进行系统研究,获得诸多研究成果,川芎嗪成为缺血性疾病应用最为广泛的中药有效成分。陈可冀院士带领团队于1999年编撰出版《川芎嗪的化学、药理与临床应用》一书,后又于2014年补充了许多新的研究成果再版,对推动川芎嗪的临床与基础研究起到了积极作用。近年来,临床与基础研究发现川芎嗪具有减少冠脉微血栓形成、改善内皮功能、抗血小板、抗炎和保护受损心肌的作用,为扩大川芎嗪的临床应用提供理论证据。

陈可冀院士等通过临床观察发现,冠心病心绞痛患者的中医病机以"血瘀"为主,多兼有"气虚"证候,根据中医"气为血帅""气行血行"的理论认识,并结合自己的临床经验,研制出具有益气活血,通脉止痛作用的愈心痛方(由延胡索、红参、三七组成)。基础研究结果表明,愈心痛胶囊具有保护血管内皮功能、减少内皮素释放、抑制血小板活化和血栓形成、抗脂质过氧化损伤、扩张动脉和改善心肌灌注等药理作用;临床研究结果显示,愈心痛胶囊可缓解冠心病心绞痛、减少硝酸甘油消耗量,尤其对气虚血瘀的心绞痛患者疗效更好。目前该药已作为国家新药上市且临床广泛应用,取得较好的临床疗效。

(2) 活血化瘀治疗介入术后冠心病。20世纪八九十年代,经皮冠状动脉介入术(percutaneous coronary intervention, PCI)被证实是冠心病治疗的有效方法。然而,PCI治疗后再狭窄发生率约为30%,随着药物涂层支架的广泛应用,支架置入术后再狭窄率降低到5%~10%。PCI术后,由于血管内皮细胞损伤、内膜撕裂、基底膜暴露等因素,发生局部炎症和血栓形成,血栓中的血小板释放出大量生长因子、细胞因子和血管活性物质,促进血管平滑肌细胞增殖、迁移,使管腔再次狭窄。陈可冀院士带领团队根据再狭窄发生的病理生理改变,提出再狭窄发生与传统中医"血瘀证"有相关性,探索应用活血化瘀方药——血府逐瘀汤进行防治。经过国家"八五""九五""十五""十一五"连续攻关研究取得了显著进展,为PCI治疗后患者提供了有效的中药干预手段。

血府逐瘀汤为清代王清任《医林改错》代表性的活血化瘀方剂。陈可冀院士带领课题组在国家"八五"攻关期间通过初步的临床观察证实,血府逐瘀浓缩丸(血府逐瘀汤水丸剂)可减少冠心病患者经皮冠状动脉腔内成形术(percutaneous transluminal coronary angioplasty, PTCA)后心绞痛复发,改善PTCA患者的血瘀症状,对预防PTCA后RS有一定的作用。在此基础上,陈可冀院士带领课题组简化方药制成精制血府胶囊(由柴胡、枳壳、赤芍、川芎组成),动物实验和临床研究皆显示有明显的抗心肌缺血作用。进一步选择方中活血化瘀代表药物川芎、赤芍,提取有效作用部位川芎总酚和赤芍总苷制成芎芍胶囊,利用猪冠状动脉球囊损伤后粥样硬化斑块模型进行实验,结果表明该药可诱导细胞凋亡、抑制胶原堆积及病理性血管重塑等再狭窄形成的多种病理环节。在国家"九五"期间,采用芎芍胶囊进行PCI治疗后再狭窄预防的临床研究,也显示有较好疗效。

国家"十五"期间,陈可冀院士带领课题组采用双盲、随机、安慰剂对照方法,基于循证医学原则评价芎芍胶囊干预PCI后RS的效果。该研究纳入335例介入术后冠心病患者,随机分为常规西医治疗组和西药常规治疗基础上加芎芍胶囊组,疗程6个月,随访1年,观察两组患者的死亡、非致命性心肌梗死、冠状动脉搭桥手术、重复冠脉血管成形术等终点事件。该研究结果显示芎芍胶囊可显著降低再狭窄率,增大最小管腔直径,降低PCI后3个月及 6 个月的心绞痛复发率,在 1 年随访期间无明显不良反应。该研究结果被 WHO 西太区稳定性心绞痛中医临床实践指南作为IB级证据推荐;和青蒿素、三氧化二砷等一起作为中医药研究成果的典范得到国际学术权威期刊 *Nature Medicine* 的引用。

为进一步证实中西医结合干预治疗 PCI 后冠心病患者的优势,"十一五"期间,陈可冀院士带领团队进行益气活血中药(心悦胶囊＋川芎胶囊)干预 PCI 后急性冠状动脉综合征(acute coronary syndrome, ACS)患者的随机对照试验,纳入了来自国内 13 个分中心的 PCI 后 ACS 患者 808 例。所有参与者均接受常规治疗,而随机分配至治疗组的患者加服中药 6 个月。该研究的主要终点指标为心脏死亡、非致死性心肌梗死复发、缺血引起的血管再生发生率,次要复合终点指标为 ACS 再次入院、中风、心力衰竭发生率;安全终点指标主要为出血事件发生率。该研究结果显示,治疗组主要终点事件和次要终点事件皆较对照组明显降低,且未增加治疗组的出血风险。该研究是冠心病 PCI 术后益气活血中药临床干预的有效性和安全性的高级别临床证据。

(3) 益气活血、化浊通腑法防治急性心肌梗死。急性心肌梗死(acute myocardial infarction, AMI)是在冠状动脉粥样硬化基础上,伴有斑块破裂、出血、血栓形成或冠状动脉持续痉挛等引起冠状动脉急性闭塞,导致冠状动脉血流中断或急剧减少,导致心肌缺血性坏死的一种急性冠状动脉综合征。AMI 后,由于梗死区心肌收缩功能丧失,左室心肌节段性收缩运动异常,可导致左室整体收缩功能降低,甚至心脏泵功能衰竭。AMI 患者临床多有剧烈胸痛、大汗淋漓、呼吸困难、喘憋、面色苍白、四肢逆冷等表现。20 世纪七八十年代,陈可冀院士认为,患者胸闷、呼吸困难、面色苍白、多汗、脉微欲绝,属中医学"气虚""阳虚"甚至"阳脱"的表现;患者冠状动脉管腔狭窄和闭塞,属于中医学"血瘀"的范畴。由此提出气虚、心脉瘀阻是 AMI 的主要病机,主张益气活血法治疗 AMI。并研制了抗心梗合剂。方由黄芪、丹参各 30 g,党参、黄精、郁金、赤芍各 15 g 组成,用于治疗 AMI,临床研究表明,其可明显改善患者的临床症状,降低 AMI 的住院并发症和病死率。

在临床实践中,陈可冀院士发现 AMI 急性期患者多有大便秘结、口气臭秽、舌苔黄腻或厚腻、脉弦滑或滑数等症状和体征,认为其病机在气虚血瘀基础上,应兼有瘀血、痰浊胶结,秽浊蕴积。患者动脉粥样硬化斑块破裂、溃疡、出血、脂质成分外溢、血栓形成等病理改变,可归于中医学"痰瘀互结"的范畴,提出痰瘀互结、秽浊蕴积是 AMI 病机的一个重要方面。在以往益气活血的基础上,主张结合化浊通腑法治疗 AMI,并研制出益气活血、化浊通腑的愈梗通瘀汤(由生晒参、生黄芪、紫丹参、全当归、延胡索、川芎、广藿香、佩兰、陈皮、半夏、生大黄组成)。方中人参、黄芪并用,心气、宗气、元气并补;黄芪具有益气托腐生肌之效,人参以生晒参或红参为好,津液亏虚者可用西洋参,党参虽也可用,但作用平补和缓,似不能与生晒参等温补益气之效同日而语;方中当归、丹参并用,调气养血活血,使气血各有所归;当归的有效成分阿魏酸钠有改善红细胞变形能力及清除超氧自由基的功用。"损其心者调其营卫",血虚当得补,血滞当能通;丹参补血之力虽逊于当归,但通瘀之力强于后者,前者宜于偏热,后者宜于偏寒,而相配伍,可得通治;延胡索、川芎并用,可增强理气定痛、化瘀通脉之功;延胡索苦辛,性温无毒,入肝经,兼入心包、肾、脾、肺四经,《雷公炮炙论》有"心痛欲死,速觅延胡"之论,李时珍也有"止痛妙不可言"之喻;川芎为血中气药,理气定痛而活血通瘀,抗血小板黏聚功能尤好。AMI 患者临床常见苔腻脉滑、纳呆呕恶、大便干结等症状,本方大黄之用,可以通瘀、化浊而推陈致新;藿香辛微温无毒,通常认为系清暑药,实际上醒脾和胃、辟恶止吐、四时皆可应用;佩兰苦辛温无毒,化湿浊而定痛。至于方中半夏,张仲景早有"呕加半夏"之训,配以陈皮理气和中,治疗浊阻;《本草纲目》对陈皮本有可治"途中心痛"之语。诸药合用,通补兼施,共奏益气生肌、行气活血定痛、化瘀通脉、通腑化浊之功。药理研究证实,该方能增加冠状动脉血流量、改善心肌供血、修复损伤心肌、缩小梗死面积;小样本临床观察证实,在西医常规治疗基础上,采用此方治疗 AMI 患者,可降低 AMI 住院患者的病死率,减少早期并发症,改善心功能。

(4)活血解毒降低冠心病稳定期心血管事件。AS 斑块的稳定与否取决于斑块内脂质池的大小和纤维帽的厚度。脂质核心随着泡沫细胞的死亡和血浆脂类的沉积而不断增大,纤维帽因为巨噬细胞浸润释放大量的水解酶降解胶原纤维而逐渐变薄,斑块的稳定性下降。在 AS 急性心血管事件中,血小板活化、黏附、聚集和血栓形成等病理改变,以及胸痛、舌暗、瘀斑、舌下静脉曲张等宏观体征,中医学多将其归于"血脉瘀阻"的范畴,但血栓闭塞引发的炎症瀑布反应、氧化脂质沉积、细胞凋亡和组织损伤坏死等病理损害,以及病情凶险、疼痛剧烈、舌苔垢浊、舌质紫绛、口气秽臭的临床特点,却似非单一"血瘀"病因所能概括。

陈可冀院士等采用病证结合方法,把心血管血栓性疾病发病的病理改变及临床特点与中医"毒邪"致病、起病急骤、传变迅速、直中脏腑和腐肌伤肉等特点相结合,提出心血管血栓性疾病"瘀毒"的中医病因学说,认为"瘀""毒"从化联合致病是冠心病心血管病事件发生的主要病因,提出了稳定性冠心病再发心血管事件的"瘀毒致变"理论,即在稳定性冠心病阶段,其病因病机以血脉瘀阻为主,瘀久可化热、酿生毒邪,瘀毒互结内蕴,日久正消邪长、毒瘀搏结、痹阻心脉,导致急性冠脉事件。采用现代生物信息学分析方法,建立了冠心病稳定期患者因毒致病的辨证诊断量化标准,推动了血瘀证和活血化瘀学术的发展。

清心解瘀方(由黄芪、丹参、川芎、藿香、黄连组成)由愈梗通瘀汤精简化裁而来,小样本临床研究表明其对急性心肌梗死和冠心病心绞痛患者具有较好临床疗效,可显著减少急性心肌梗死患者 6 个月内卒中及因心绞痛等引起的再入院率,改善冠心病心绞痛患者临床症状,降低血清胆固醇水平。"十二五"期间,陈可冀院士带领课题组采用多中心、随机、双盲、安慰剂对照临床研究设计,纳入 1500 例稳定性冠心病患者,按 1∶1 比例随机分为清心解瘀方组和安慰剂组。清心解瘀方组在常规治疗的基础上加用清心解瘀方配方颗粒(每日 2 次,温水冲服),安慰剂组在常规治疗的基础上加服安慰剂(每日 2 次,温水冲服),共服用 6 个月。该研究结果表明清心解瘀方可进一步降低稳定性冠心病患者心源性死亡、非致死性心肌梗死、卒中复合终点事件的发生率,并可降低稳定性冠心病患者全因死亡、卒中、因不稳定性心绞痛、心力衰竭、恶性心律失常再入院次要终点结局的发生率,且安全性良好,为改善稳定性心绞痛预后的中医药干预提供了高级别循证证据。

4. 建立血瘀证标准、促进中医现代化和国际化 根据传统血瘀理论,血瘀证诊断及疗效评价多以患者主观感受和宏观体征改变为主,难以做到客观和量化。1982 年,陈可冀院士等在中国中西医结合研究会第一次全国活血化瘀学术会议上主持制定了第一个"血瘀证诊断标准",将现代理化指标纳入中医证候诊断的领域,为血瘀证定量诊断提供了根据。1986 年召开的第二届全国活血化瘀研究学术会议,又对此标准进行修订,增加了相关实验室指标,使诊断的客观化得到进一步提高。1988 年召开的血瘀证研究国际会议,再次制定了血瘀证诊断参考标准,更突出了理化检查的重要性。

尽管血瘀证的诊断标准不断完善,如何对血瘀程度进行量化评价仍是中医药学界普遍关注的问题。血瘀证在不同疾病中既有共性,也有各自疾病的自身特异性,这种特异性既可表现为临床宏观表征的差异,也可表现为实验室理化指标的不同。而目前血瘀证的范畴过宽,无法针对性地衡量不同病种的血瘀证候。为使血瘀证诊断标准量化和规范化,陈可冀院士团队联合全国 15 家分中心对 4 274 例冠心病患者的临床资料进行数理统计,判断病史、症状、体征、舌象、脉象、理化指标等不同变量在血瘀证诊断中的权重,在国内率先建立了冠心病血瘀证病证结合的量化积分标准,该标准将宏观表征、影像学改变和理化指标相结合,具有较好的可靠性和临床实用性。制定实用血瘀证诊断标准,并由中国中西医结合学会活血化瘀专业委员会发布,目前已成为行业公认的病证结合证候诊断标准之一,极大地推动了传统中医药的标准化和国际化进程。

随着中医药全球化发展,制订国际组织认可、适应现代临床科研需求的"国际血瘀证诊断指南",对于指导以血瘀证为主要证候的全球范围内常见疾病和重大疾病诊疗具有积极意义。陈可冀院士带领团队以《实用血瘀证诊断标准》为基础,邀请来自中国、韩国、美国、英国、德国、加拿大、澳大利亚、新加坡、马来西亚的 30 名专家作为指南工作组成员,在《实用血瘀证诊断标准》基础上进一步修改完善,广泛征求海内外专家意见,制订国际组织标准《国际血瘀证诊断指南》,2022 年 1 月在世界中医药学会联合会正式发布,这是世界中联发布的首个证候国际标准,是血瘀证国际化研究的重要里程碑。

陈可冀院士带领的学术团队从宏观表征、器官组织、细胞分子水平系统阐释了血瘀证的实质,研究了不同活血化瘀中药或复方的作用机制和特点,倡导引领了活血化瘀治法防治心脑血管病,并从心脑血管病推广应用到临床各科,显著提高了临床疗效;制定并多次修改完善了血瘀证和冠心病血瘀证的诊断标准,起草国际组织标准《国际血瘀证诊断指南》,推动了传统中医药的现代化和国际化进程;进行了传统活血化瘀中药的现代分类,对指导临床合理使用活血化瘀中药发挥了积极作用。上述学术成就,形成了开放、动态发展的现代活血化瘀学派。随着现代科学的发展,相信此学派必将对中医药和中西医结合医学的发展产生更大推动作用。

(于子凯)

第二节 | 沈自尹院士:肾本质研究的中西医结合历程

沈自尹院士是中国中西医结合学科的开拓者之一,中西医结合思路和方法、脏象学说和病证关系研究的开创者之一。率先发现肾阳虚证者存在下丘脑-垂体-肾上腺皮质轴功能低下和紊乱,并用现代科学方法证实其有特定病理基础,提出了"同病异治,异病同治""微观辨证和辨证微观化"等观点作为中西医结合研究的突破口,在临床上进行支气管哮喘、肾病综合征激素依赖、衰老等中医药治疗研究,开发了急支糖浆、补肾益寿胶囊、补肾防喘片等新药。先后发表论文 100 余篇,主编《肾的研究》(1964 年第 1 版和 1982 年第 2 版)、《肾的研究续集》(1990 年第 1 版)、《中医治则研究》(1960 年第 1 版和 1983 年第 2 版)、《中医理论现代研究》(1988 年第 1 版)、《虚证研究》(1991 年第 1 版),参加编写《实用内科学》和《支气管哮喘》。1959 年与其师姜春华教授共获卫生部颁发的"发扬祖国医学遗产"金质奖章;1979 年获全国医学卫生科学大会重大科技成果奖;1981、1983、1985 和 1987 年分别获卫生部乙级科技成果奖,1980、1982、1984、1986、1988、1990 和 1991 年分别获得上海市(局)科技进步奖。1979、1982 和 1989 年应邀赴日讲学与出席国际性学术会议,1992 年和 1997 年分别获国家教委科技进步奖,2005 年获中国中西医结合学会科学技术奖一等奖,2010 年获国家科学技术进步奖二等奖,连同求是科技成就奖、立夫中医药学术奖等共计 20 余项。

1. 肾阳虚证物质基础的发现   1959 年,沈自尹院士参与了上海第一医学院脏象专题研究课题的策划与研究,该课题组将有关研究辨证论治的小组组织起来,希望用现代科学方法从众多疾病中找寻共同规律。沈自尹发现在现代医学看来完全不同的 6 种疾病,如功能性子宫出血、妊娠毒血症、神经衰弱、支气管哮喘、红斑性狼疮和冠状动脉粥样硬化,当这些疾病发展到某一阶段时,都可以运用补肾,调整肾阴、肾阳的方法提高疗效,而且所用的方药也都相同;而在同一疾病的不同发展阶段,却又不能专治肾虚,要用其他方法治标。从中医学理论来说,这一事实体现了"同病异治,异病同治"的辨证论治精神。各种疾病在临床上可表现为各种不同的"证",成为中医辨病的基础,针对证的异同进行治疗,也就等于针对不同疾病进行治疗,能把"同病异治,异病同治"作有机的结合。异病可以同治,但为什么治肾能成为提高疗效的关键呢? 在中医学理论中,肾为先天之本,为精神所舍和元气所系的脏器。一般认为肾有肾阴和肾阳,不少学者认为五脏六腑的阴都由肾阴供给,五脏六腑的阳均由肾阳来温养,所以一旦"肾"与其他脏器同时有病时,终以"肾"为根本。肾中阴阳的关系处于不断的调节之中,平衡是相对的,而不平衡却是绝对的,所以刚出现偏阴偏阳的现象时,积极地加以调整,就能达到治本的目的,从而提高临床疗效。找到了这 6 种疾病提高疗效的关键是"补肾",那么肾的本质是什么? 在 6 种疾病中均可见到相同的肾虚症状,所以必定含有共同的物质基础。

"肾"的本质是什么? "肾虚"共同的物质基础是什么? 这是沈自尹从临床观察中发现的需要研究的对象和问题。

1960 年 4 月至 6 月,沈自尹检测了 72 例不同病种的肾虚证患者和 11 例正常人的多种生化、生理指标。结果显示 24 h 尿 17 -羟肾上腺皮质醇含量具有显著差异,对照组 24 h 尿 17 -羟肾上腺皮质类固醇含量为 4.5～15 mg,平均值为 7.8 mg。肾阴虚 34 例和肾阴阳两虚为主 11 例的患者数值在正常范围内。肾阳虚 7 例患者,其尿 17 -羟肾上腺皮质类固醇含量全部在 3.6 mg 以下,平均为 2.2 mg。1960—1962 年,沈自尹又检测了

78 例肾虚患者的 24 h 尿 17 -羟值。结果发现不论患何种疾病,凡中医辨证为肾阳虚偏重型的患者,在治疗前其 24 h 尿 17 -羟平均值仅为正常值的 1/3。在对 8 例阳虚患者做连续测定,即患者入院后不给任何治疗约 10 天,在此 10 天内测定尿 17 -羟 4~5 次,结果显示仍可明显看到尿 17 -羟值偏低的现象。肾阴虚偏重型治疗前尿 17 -羟多数高于正常值,且表现为较大的波动,无统计学意义。肾虚患者在用补肾为主的辨证论治后,尿 17 -羟值显著提高,具有统计学意义。肾阳虚病者在治疗的第一周末已恢复至正常值,在随访的一至一个半月内,亦呈正常。肾阴虚者在治疗后平均值略有升向,但仍表现有较大幅度的变动。以上所治病例在临床上均有显著疗效,肾虚症状有所减轻,本病症亦好转,既然病情与尿 17 -羟量的变化有平行的关系,则其内在机制亦当然有一定联系。

尿 17 -羟肾上腺皮质类固醇是肾上腺皮质激素在体内合成、分泌与分解代谢的总结果,三者中任一因素失调,均会发生尿 17 -羟量的变化。下丘脑、垂体、肾上腺皮质对皮质激素的合成与分泌的调节有关,肝脏与肾脏两者对肾上腺皮质激素的分解代谢与排泄均有一定作用。因此,欲探究上述肾虚患者尿 17 -羟量的失常现象的机制,需作进一步的分析研究。沈自尹院士首先对肾上腺皮质功能进行了研究,用促肾上腺皮质激素静脉滴注 2 天试验。正常人接受 25 单位促肾上腺皮质激素静脉滴注 8 小时,连续 2 天后,在滴注开始的 24 小时内,尿 17 -羟值仍可明显增加达原始水平的 3~5 倍,第二天继续滴注,尿 17 -羟值仍可持续或略有升高。在 20 例肾虚患者中,有 7 例阳虚患者表现为在第 1 个 24 h 内的反应低下,在第 2 个 24 h 始达正常高峰值。由于肾阳虚的反应延迟,其尿 17 -羟排泄量尚能达到最高反应值,因此可以认为其肾上腺皮质尚无器质性损坏。沈自尹分析认为肾阳虚患者中出现应答促肾上腺皮质激素作用的延迟,可能是由于两种不同原因:①皮质激素的合成或分泌作用迟钝,很可能继发于脑垂体前叶的功能低下;②分泌的激素在肝中转化为可排泄的 17 -羟物质的作用迟钝,即皮质激素的分解代谢迟缓。

至此,沈自尹认为在中医肾虚机制中,尿 17 -羟排泄量的降低可能是肾阳虚证的物质基础,可逆性的肾上腺皮质代谢紊乱可能为其中一个环节。中医补肾药物对肾上腺皮质代谢有一定的调整作用。

2. 从肾上腺皮质追溯到下丘脑 通过异病同治这一研究途径,沈自尹初步发现了肾阳虚患者的 24 h 尿 17 -羟肾上腺皮质类固醇含量普遍低于正常值,尿 17 -羟低下被认为是肾阳虚证的物质基础。促肾上腺皮质激素试验的延迟反应,提示肾阳虚患者具有垂体-肾上腺皮质系统兴奋性低下。1965 年,为了进一步探索肾阳虚患者的垂体-肾上腺皮质系统低下的原因,沈自尹采用了下丘脑-垂体-肾上腺皮质系统 3 种功能检查,即促肾上腺皮质激素试验观察肾上腺皮质功能,Su - 4885(甲吡酮)试验测定垂体贮备功能,血 11 羟(11OHCS)昼夜节律测定反映下丘脑功能。

正常人 17 例,肾阳虚患者 16 例(分别患有哮喘、溃疡病、结肠炎、风湿病、血栓性静脉炎、神经官能症等),肾阴虚患者 11 例(分别患有哮喘、红斑性狼疮、多形红斑、白塞病、血小板减少性紫癜等)分别作上述 3 种功能检查。结果显示 16 例肾阳虚患者中,7 例促肾上腺皮质激素试验呈延迟或低下反应,4 例 Su - 4885 试验呈异常低下反应,8 例血 11 -羟昼夜节律曲线呈现异常表现。肾阴虚病人 11 例作 11 -羟昼夜节律测定,除 2 例呈异常曲线表现外,9 例皆呈正常曲线;4 例作过 Su－4885 试验,皆为正常反应;7 例作过促肾上腺皮质激素试验,亦为正常反应。以上 3 种检测代表 3 种不同的功能、发病的不同部位,研究结果发现 16 例肾阳虚患者中有 14 例表现有 1～2 项测定指标的异常,反映肾阳虚患者的下丘脑-垂体-肾上腺皮质系统中可能有不同部位、不同程度的功能紊乱。

对肾阳虚本质的探索,沈自尹循着现代医学对人体已知结构与已知功能,按逆向思维法,追本溯源而进行科研设计,结果从肾上腺皮质→垂体→下丘脑,经采用下丘脑-垂体-肾上腺完整的全套测定得出了下丘脑(或更高级中枢)-垂体-肾上腺皮质系统的功能紊乱是肾阳虚发病原理中一个重要环节的初步结论。

3. 从肾上腺轴扩大到性腺轴、甲状腺轴　下丘脑-垂体所辖的靶腺不止肾上腺皮质,还有性腺、甲状腺,中国人民解放军第一五七中心医院曾从尸体解剖中发现生前有肾阳虚证者,其肾上腺皮质、甲状腺、性腺均有病理的形态学变化,而生前无肾阳虚证者则无此等变化。临床上畏寒肢冷是肾阳虚主证之一,是否与甲状腺功能的隐潜性变化有关? 阳痿、早泄也是肾阳虚主证之一,是否与性腺轴功能的隐潜性变化有关? 于是从1980 年起,沈自尹又增加了对肾阳虚患者的甲状腺、性腺轴研究,以期探寻肾阳虚证的病理形态与功能是否有一致性变化。

对 14 例慢性支气管炎经辨证为典型肾阳虚者,12 例慢性支气管炎无特殊见证者(即经辨证既无肾虚,也无阴阳偏胜者),以及 13 例正常年轻健康者进行了下丘脑-垂体-甲状腺轴功能测量,包括总 T3、总 T4、TSH、TRH 兴奋试验。结果显示,14 例慢性支气管炎肾阳虚患者的总 T3 均值为 $102 \pm 10 \, ng/dL$,与正常组 $146 \pm 36 \, ng/dL$ 比较 $P <$ 0.02,有显著差异;且其中有 4 例总 T3 低于 $68 \, ng/dL$,为低 T3 综合征。慢支无特殊组12 例的总 T3 均值为 $147 \pm 10 \, ng/dL$,与肾阳虚组比较 $P < 0.01$,也有显著差异,而慢支无特殊组与正常组的 T3 均值无显著差异。总 T4 均值、血清 TS 均值三组间均无显著差异。肾阳虚组的 TRH 兴奋试验有 5 例呈延迟反应,2 例低弱反应;12 例无特殊组的TRH 兴奋试验有 5 例低弱反应而无 1 例延迟反应。对 10 例男性肾阳虚患者、11 例以阳痿早泄为主诉的性功能减退患者、10 例正常男性医务人员的下丘脑-垂体-性腺轴功能进行检测,包括血清睾酮 T、雌二醇 E2、LH－HCG、LRH 兴奋试验,结果显示,10 例肾阳虚患者中有 4 例 E2 显著高于正常组,10 例患者的 E2/T 值略高于正常组;11 例性功能减退患者 E2 均值较肾阳虚组显著降低,与正常组无显著差异;肾阳虚组 LH 值显著高于正常组,LRH 兴奋试验 5 例呈延迟反应;性功能减退组与正常组相较无显著差异,LRH 兴奋试验均为正常反应。

以上结果表明肾阳虚证在下丘脑-垂体-肾上腺轴、下丘脑-垂体-甲状腺轴、下丘脑-垂体-性腺轴 3 个轴上都可能发生不同环节、不同程度的功能紊乱。另外,通过各靶腺轴间的平行观察,均见为不同环节的散在变化,未见一轴对另一轴的明显影响。使用温补肾阳的治疗后,靶腺功能、总 T3 恢复较快且完善,而下丘脑功能紊乱者恢复较慢而少。因此推论肾阳虚证多靶腺功能紊乱系由靶腺以上的中枢(下丘脑或更高中枢)的功能紊乱引起。

4. 肾阳虚证涵盖神经内分泌免疫网络　在前一部分的研究中,沈自尹推论肾阳虚证多靶腺功能紊乱系由靶腺以上的中枢(下丘脑或更高中枢)的功能紊乱引起。下丘脑是机体重要的整合中枢,也是神经内分泌系统与免疫系统联结的枢纽。1977 年 Basedovsky 第一次提出神经内分泌免疫(NEI)网络学说,这是现代医学从局部观点到整体观念的一大发展和进步。1985—1994 年,沈自尹开始以皮质酮造成下丘脑-垂体-肾上腺-胸腺(HPAT)轴功能抑制模型(亦是 NEI 受抑模型)以模拟"肾阳虚",通过"以药测证"的方式观察温补肾阳对改善 HPAT 轴功能的影响,探究肾阳虚证与神经内分泌免疫网络之间的关系。

沈自尹首先观察了大龄大鼠的下丘脑神经递质、促释放激素、垂体促激素、靶腺激素含量的变化,并采用自拟补肾方药"寿而康"进行干预。研究发现,老龄大鼠相较成年大鼠,下丘脑 NE、DA、LRH、TRH 含量明显下降,5 - HT 含量略有上升,腺垂体 LRH、TRH 总量无显著变化。服用寿而康的老龄大鼠相较于正常老龄大鼠,下丘脑 NE、DA、TRH 含量,腺垂体 TRH、TSH 单位含量和血液中 LH、TSH 浓度均不同程度地高于老龄对照组,但其平均值又低于初老龄对照组。研究表明补肾方药寿而康可能通过延缓老龄大鼠下丘脑儿茶酚胺神经元机能的老化,使下丘脑机能紊乱得以改善,进而延缓了神经内分泌系统各环节机能的衰退。神经内分泌系统通过末梢的效应激素作用于免疫系统是神经内分泌免疫调节网络的主要下行通道,垂体-肾上腺-糖皮质激素受体是神经内分泌系统的一个重要组成部分。因此,沈自尹又从临床和实验两方面观察了老年垂体-肾上腺皮质-淋巴细胞糖皮质激素受体各个水平的变化及补肾方药对他们的改善作用。研究发现,补肾方药对老年人唾液皮质醇浓度较基值浓度的增长倍数都有明显提高,并且淋巴细胞糖皮质激素受体位点数有较大幅度增加。在对老龄大鼠的研究中,老龄大鼠相较于年轻组大鼠单位视野中促肾上腺皮质激素细胞数显著下降,补肾对老龄大鼠促肾上腺皮质激素细胞数有显著的提高作用。老龄大鼠肾上腺皮质细胞培养液中皮质醇浓度及对合成促皮素(Cortrosyn)刺激的反应性均明显低于年轻组,说明其肾上腺皮质的储备功能不足,补肾可显著提高肾上腺皮质细胞对 Cortrosyn 的反应性。同时发现老龄大鼠淋巴细胞糖皮质激素受体明显少于年轻组,补肾方药可提高其受体位点数。通过以上研究结果,沈自尹推断补肾延缓衰老是由于很大程度上它能延缓老年神经内分泌功能的减退,补肾能够加强神经内分泌系统与免疫系统的联系,增加老年机体的功能储备,补肾的作用靶点广泛,可能对中枢以下各个环节均有直接影响。

肾上腺糖皮质激素受体(GCR)是肾上腺皮质激素执行生理功能的基础,因此沈自尹又进一步检测了老年人及老年大鼠 GCR 和血浆皮质醇浓度,并用补肾益气方药进行干预。结果发现相较于年轻人,老年人周围淋巴细胞 GCR 水平显著降低,两者血浆皮质醇含量无显著差异。经补肾益气治疗 3 个月后,淋巴细胞 GCR 较治疗前明显提高,且达到年轻组水平。动物实验也得到类似的结果。以上结果表明 GCR 较血浆皮质醇可更敏感地反映肾上腺皮质功能,补肾益气中药能够提高老年人及老龄大鼠低下的 GCR 水平,从而改善其肾上腺皮质功能。在外源性糖皮质激素复制中医肾阳虚大鼠模型中,与对照组相比,室旁核的 CRH 神经元与正中隆起的 CRH 神经纤维、垂体前叶的促肾上腺皮质激素细胞等明显减少;下丘脑 CRH mRNA 表达明显抑制;血浆促肾上腺皮质激素、皮质酮

（CORT）含量下降，肾上腺及胸腺萎缩；脾脏淋巴细胞数减少，T淋巴细胞增殖反应及自然杀伤细胞活性下降，T淋巴细胞诱生IL-2和γ-IFN能力减退。使用温补肾阳方药右归饮干预后上述各项指标均得到明显的改善。说明温补肾阳能够有效调节皮质酮大鼠肾阳虚模型的神经内分泌免疫网络的形态和功能异常。

5. 对肾阳虚证的功能定位　前面关于肾阳虚的研究发现肾阳虚证存在神经内分泌免疫网络的形态和功能异常，并且肾阳虚证累积下丘脑-垂体所辖3个靶腺轴不同部位、不同程度的功能紊乱。下丘脑被认为是神经内分泌免疫网络的中枢，因此沈自尹推断肾阳虚证的主要发病环节在下丘脑。1995—1997年，通过借鉴神经内分泌免疫网络学说和检测下丘脑CRF mRNA表达水平，并用3种不同类型复方药物验证的对比方法揭示肾阳虚证的主要功能调节点。

在皮质酮大鼠肾阳虚证模型中，分别采用补肾药右归饮、补脾药四君子汤、活血药桃红四物汤进行干预，结果发现模型组在注射大量皮质酮14天后，血浆CORT及促肾上腺皮质激素含量明显下降，右归饮组血浆CORT及促肾上腺皮质激素含量较模型组显著上升，补脾组、活血组对两者含量无明显影响。肾阳虚模型组淋巴细胞增殖反应和IL-2诱生水平均受到明显抑制，补肾、补脾组可恢复两者的含量，活血组对受抑的免疫功能无影响。模型组CRF mRNA含量较正常组显著降低，补肾能够明显提高受抑的CRF mRNA水平，补脾、活血组无显著调节作用。以上实验结果表明唯有补肾药能够使肾阳虚模型的下丘脑CRF mRNA表达水平在一定程度上得到恢复，从而调节HPAT轴的受抑状态，用"以药测证"的方法更加具体地将肾阳虚的主要调节点定位在下丘脑。

6. 从肾阳虚证到延缓衰老　从20世纪50年代开始的肾本质研究，证实了T细胞功能减退是衰老及肾虚的重要特征。从1998年开始，沈自尹开始从T细胞凋亡的角度研究补肾延缓衰老，并通过以药测证的方法，比较分析补肾、活血复方分别对老年人（鼠）及皮质酮大鼠肾阳虚模型进行对比研究。

分别用补肾、活血方药干预老年大鼠和年轻大鼠后，分离脾脏T淋巴细胞，用抗CD3单抗作为T细胞激活剂进行诱导，模拟体内由抗原激活的T细胞凋亡过程，再采用透射电镜、DNA检测、流式细胞术等方式观察T细胞的凋亡情况。细胞形态学结果显示抗CD3单抗可诱导T细胞凋亡，老年对照组凋亡率显著高于年轻组；补肾组凋亡细胞百分数虽然高于年轻组，但与老年对照组相比明显降低；活血组凋亡细胞百分数与老年对照组比较无显著性差异。为了进一步研究凋亡的基因原理，沈自尹又采用RNA酶保护技术检测补肾、活血复方对介导凋亡的基因 *Fas*、*FasL* 转录的影响。研究结果表明，老年大鼠 *Fas*、*FasL* 基因的转录水平高于年轻大鼠，补肾组（包括补肾复方右归饮和补肾益寿胶囊）可显著降低老年大鼠的 *Fas*、*FasL* 基因转录水平，活血组无显著影响。1998年起开展的临床随机分组、双盲给药试验研究，老年人服用补肾益寿胶囊和安慰剂后，比较全血T细胞凋亡率及 *Fas*、*FasL* 基因调控的差异。研究结果发现补肾益寿组和安慰剂组服药前T细胞凋亡率均显著高于年轻组；补肾益寿组服药后，T细胞凋亡率显著降低；安慰剂组服药前后T细胞凋亡率无显著变化。补肾益寿组和安慰剂组服药前T细胞 *Fas*、*FasL* 基因的mRNA水平均显著高于年轻组。

以上研究结果表明老年 T 细胞功能减退与 T 细胞过量凋亡有关,T 细胞凋亡与肾虚密切相关。用"以药测证"的方法表明补肾法干预了衰老的进程,并证明衰老是生理性肾虚。

7. 绘制肾虚证的基因网络调控图谱　20 世纪 50 年代到 90 年代,沈自尹从补肾药调控的靶点,由神经内分泌系统与免疫系统之间存在双向信息传递而形成的 NEI 大网络,到 NEI 网络中的 HPAT 轴的中等网络,再到免疫系统中 T 细胞促凋亡和抗凋亡形成的细胞凋亡小网络的研究。机体就是由大大小小众多网络所构成的,无论哪一种网络都存在着网络状或相互对立而制约的基因,并通过对中枢的信号传导由负反馈机制来完成调控作用,涉及整体-组织器官-细胞-分子多层面的基因网络的整合作用。因此,从 2001—2005 年,沈自尹认为以基因芯片为手段,研究肾阳虚证的基因表达谱,采用有效的中药以药测证加以干预,就可通过纠正基因网络失衡以"差异分析"而显示基因表达差异谱,从中可观察到与该证相关基因群遵循的活动规律,以及基因网络调控路线图谱。

用补肾阳药淫羊藿的主要成分淫羊藿总黄酮干预老年大鼠和年轻大鼠,采用基因芯片检测脾脏淋巴细胞的差异表达基因。结果发现老年大鼠具有促进细胞凋亡作用的基因表达显著上调,抗凋亡作用的基因表达显著下调;具有抗增殖作用的基因表达显著上调,具有促进细胞增殖作用的基因表达显著下调;参与淋巴细胞活化增殖及免疫反应等基本信号通路的组成元件中,多个重要信号分子的表达显著下调;免疫细胞效应及功能的基本调节因子表达异常等。淫羊藿总黄酮干预后,老年大鼠淋巴细胞基因表达谱与老年对照组相比,显著下调促凋亡基因转录的同时显著上调抗凋亡基因的转录;上调促进细胞生存及增殖的基因,下调抗增殖基因的转录;上调淋巴细胞活化及免疫效应相关的基本信号传导组成元件中多个信号分子的表达;显著上调免疫细胞效应及功能的基本调节因子的表达。为了全面研究肾虚证的基因网络调控路线和规律,沈自尹选择老年大鼠组、年轻大鼠组、淫羊藿总黄酮治疗组大鼠,取 7 个组织下丘脑、垂体、肾上腺、脾淋巴细胞、骨骼、肝脏、肾脏,采用全基因芯片检测肾虚证基因表达谱的差异。研究结果表明,老年大鼠的下丘脑、垂体、肾上腺(HPA 轴)显示神经递质 γ-氨基丁酸,促性腺激素释放激素,促甲状腺激素释放激素与促甲状腺激素,生长激素释放激素受体、胰岛素样生长因子及结合蛋白;淋巴细胞显示与细胞生长相关的生长因子相关蛋白,与免疫调节相关的 IFN-γ、IL-4、IL-6 等;骨骼显示甲状旁腺、降钙素与骨基质相关的前胶原、胶原、结缔组织生长因子等;肝脏显示氧化磷酸化相关的细胞色素 P450、NADH 脱氢酶,与蛋白质代谢相关的谷氨酸脱氢酶,与糖代谢相关的葡萄糖-6-磷酸酶均为低表达。淫羊藿总黄酮干预后,老年大鼠 7 个组织中低表达的基因几乎全部上调,此外还有大量与衰老机制相关的基因显著上调。采用补肾药以药测证,发现肾阳虚证涵盖神经-内分泌-免疫调控网络,并影响生长激素轴、性腺轴、淋巴细胞凋亡 3 个方面的网络机制,同时也观察到了补肾药以多种方式调控基因网络。

综上,20 世纪 50 年代沈自尹在国内率先开展中医学"肾"本质理论研究,利用现代医学检测方法发现肾阳虚证患者多伴有肾上腺皮质功能的尿 17-羟皮质类固醇值的显著低下。从肾上腺皮质功能往上追溯,20 世纪 60 年代发现肾阳虚证具有下丘脑-垂体-

肾上腺皮质轴功能紊乱。20 世纪 70 年代拓展到性腺轴和甲状腺轴,发现肾阳虚证患者的功能紊乱 3 条内分泌轴都累及,推论肾阳虚证的主要发病环节在下丘脑。20 世纪 80 年代到 90 年代在老年大鼠(老年是生理性肾虚)的以药测证实验中,采用分子水平的检测方法证明唯有补肾药才能作用并提高下丘脑 CRF mRNA 的基因表达,对肾阳虚证达到能定性、定量以至将主要调节中枢定位在下丘脑提出多方面有力证据。这一研究首次使用现代科学方法证明肾阳虚证具有特定的物质基础,证明了中医"证"是科学的客观存在,并用科学语言证明肾阳虚的本质。21 世纪以来利用自然衰老符合生理造模的老年大鼠模型,采用补肾药以药测证,发现肾阳虚证涵盖神经-内分泌-免疫调控网络,并影响生长激素轴、性腺轴、淋巴细胞凋亡 3 个方面的网络机制,同时也观察到了补肾药以多种方式调控基因网络。

(邓晓红　董竞成)

第三节 | 韩济生院士：此生惟愿济众生

韩济生院士是北京大学神经科学研究所名誉所长。自 1979 年第一次走出国门,到美国波士顿参加国际麻醉品研究国际会议,40 多年来,他走访了 27 个国家和地区,在许多国际性学术会议上作针刺镇痛原理的大会报告 207 次,仅 1982 年一年即在世界各地作针灸报告 19 次,成为中国针灸推向世界强有力的代言人。*Science*、*JAMA* 等刊物均有他的报道。

1990 年 4 月 21—29 日,8 家报纸的 17 条新闻同时肯定一位中国大陆学者对中国台湾地区的访问,认为这是"海峡两岸首度合作,开发传统医学宝藏","他的理论可以启发西医研究针灸的兴趣,并利用这种传统的医学深入探讨神经学未知的领域"。这位中国正式批准以中国大陆杰出人士身份访问中国台湾地区的第一人就是韩济生。

1997 年,美国国立卫生研究院(NIH)召开针刺听证会,韩济生做首场大会报告,经历两天半的大会报告和讨论,从此针刺疗法有了科学根据,有效而无害,得到世界公认。

2012 年 5 月,国际标准组织(International Standard Organization, ISO)在韩国召开会议,韩济生受国家中医药管理局的委托,代表中国争取电针仪国际标准的制定。他有备而去,终于如愿以偿,载誉而归,加强了我国在针刺领域内的国际领导地位。

2022 年元旦,中国大型教科书《神经科学》第五版正在热火朝天地编写着,94 岁的韩济生依然奋笔疾书,并自嘲"自讨苦吃"。

在针刺作用原理研究领域,韩济生的成就受到国内外学术界公认,连续 12 年获美国国立卫生研究院科研基金。他的系统理论研究成果,以及他发明的"韩氏穴位神经刺激仪"(HANS),对扩大针灸疗法在全世界的应用起到了巨大的推动作用。

半个多世纪的学术生涯,韩济生获国家自然科学奖(两次)、国家科技进步奖(一次)、首届立夫国际中医药针灸奖、首届紫荆花奖、何梁何利基金奖、北京大学首届蔡元培奖、美国针灸学会终身成就奖,世界针灸学会联合会针灸科技最高奖"天圣铜人奖"等。2022年获得谢赫·扎耶德国际针灸金奖。NIH 及 WHO 均聘请他为学术顾问。1993 年韩济生当选中国科学院院士,2012 年当选为国际疼痛学会荣誉会员(中国另一位委员是张香桐院士)。韩济生培养了 120 名研究生,18 名博士后,80 余位进修教师。

1. 为了儿时的心愿,为了周总理的嘱托　1928 年,韩济生出生在浙江省萧山县城厢镇一个开业医师家里。父亲从外国传教士那里学得一点浅显的医学知识,行医谋生。他希望自己的儿子长大能真正学医,有更大的本事普济众生,于是为孩子起名"济生",其中饱含了父辈的深深期望。

1937 年,日本侵略者的铁蹄践踏了中国大地。敌机扔下的炸弹在萧山宁静的街道和白墙黑瓦的江南民居中爆炸,无辜同胞的鲜血在一个九岁男孩的心灵中刻下痛苦的烙印,他也在这样小小年纪就开始了"逃难"的生涯。不久,母亲在逃难中得了胆囊急症,不治身亡。国耻家仇,铸就了他倔强的性格及自立自强的决心。

抗战结束了。在考取了浙江大学化工系、上海交通大学纺织系和上海医学院医疗系后,他如愿走上了学医的道路,渴望做一名医师,特别是做外科医师,真正能"起死回生""普济众生"。这是韩济生人生第一个选择,而"普济众生"也成为他毕生的追求。

1947—1952 年,在上海医学院学习的 5 年是韩济生一生中知识积累最高效的 5 年。尽管做一名外科医师是他的愿望,但由于建国初期国家需要创建很多医学院,急需大量基础医学师资,他所在的班被指定只能在基础医学科目中选择就业志愿。于是,"服从祖国需要,不作任何选择"的他进行了人生中的第二次选择,即放弃了个人的兴趣,选择了生理学专业,他被批准到大连医学院生理教研室吴襄教授主办的生理高级师资进修班学习。从 1952 年离开上海医学院到 1962 年调入北京医学院生理学教研室,短短十年中,他经历了 5 次调动。不停地调动工作,不断地转变研究方向,必然影响业务上的成长,而这并非出于他的选择。这一方面反映出当时医学教育建设的急迫性,另一方面也看出服从组织调动是那一代人的天职。总结那个"奔波"的 10 年,韩济生总是从另外一个角度认识:它锻炼了我从头建设生理实验室的能力。

1965 年,韩济生走向人生中的一个新的起点,它真正决定了他未来的科研走向。这一年,周恩来总理指示卫生部,组织力量研究"针刺麻醉"的原理。同年 9 月,北医党委书记彭瑞骢找生理学教研室的韩济生谈话,希望他担起这项任务,完成周总理的嘱托。

针灸,对从事了 12 年基础研究的韩老师是很陌生的。责任感让他又一次放弃了已经从事的基础研究,一切从头再来。他再一次改变了自己的研究方向,而这一锤则定了终身。1965 年起,韩济生带领他的同事和学生进行了不懈的努力和探索,做出了骄人的成绩与贡献。经过 59 年的潜心研究,终于部分地阐明了针刺镇痛的机制,证明了针刺穴位能够刺激中枢神经中具有镇痛作用的化学物质的释放,从而起到镇痛作用。

2. 科学研究只能追求国际第一　韩济生带领同事和学生,从肯定针刺穴位产生镇痛效果的客观规律开始,在整体、细胞、分子和基因等不同水平,进行了一系列工作。

(1) 针刺镇痛时空分布:证明人体和鼠类、家兔等实验动物,针刺相当于经络穴位的部位可以使全身痛觉减轻。并阐明了人体针刺一个穴位需要 30 分钟的诱导期,才能充分发挥镇痛作用。停止捻针后痛觉阈值逐渐回降,痛阈每下降一半所需的时间(半衰期)约为 16 分钟。

(2) 具有化学调控的合理推测:以上发现提示,针刺可能在脑内产生具有镇痛作用的化学物质。为了验证这一假说,在针刺过程中抽取家兔脑脊液注射到另一兔的侧脑室中,后者也产生镇痛作用。在此基础上,专心研究针刺过程中脑内发生的神经化学变化。

(3) 神经参与的证据:针刺的机械刺激难以严格定量,因此用手捻针研究其镇痛作用的可重复性较差。鉴于针刺(acupuncture)的镇痛作用可以被穴位中注射局部麻醉药普罗卡因所防止,提示其是通过神经纤维来传递信息的。如在针灸针上通以一定参数的电刺激代替手捻针,这种"电针"(electroacupuncture, EA)也可以产生镇痛效应,而且可以更精确地进行定量研究。其后又证明,不必扎针,只要把电极放在穴位表面的皮肤上施加电刺激,也可产生类似的镇痛效果,并将这种刺激方法称为"经皮穴位神经电刺激"(transcutaneous electrical acupoint stimulation, TEAS)。

(4) 可能参与的神经递质和神经肽:发现电针可使脑和脊髓中加速生成 5 -羟色胺、去甲肾上腺素、乙酰胆碱等小分子化学物质,以及多种肽类物质,如内源性阿片肽,包括内啡肽(μ -阿片受体激动剂)、脑啡肽(δ -阿片受体激动剂)、强啡肽(κ -阿片受体激动剂)等化学物质。在此基础上展开了系列性神经化学研究。

(5) 发现电针刺激时施加矩形电脉冲的频率、波宽、强度 3 个指标中,频率起着决定性作用。采用不同频率的电脉冲刺激,脑内会产生不同的化学物质。例如,2 赫兹电针促进内啡肽和脑啡肽的生成和释放,100 赫兹电针促进强啡肽的生成和释放。换言之,施加不同频率的电刺激,可以指挥中枢神经系统产生不同种类的化学物质,用于治疗不同的疾病。

(6) 在此基础上进一步发现,如果用 2 赫兹的低频刺激 3 秒钟,自动切换为 100 赫兹的高频刺激 3 秒钟,如此反复出现,称为"疏密波",可以使内啡肽、脑啡肽及强啡肽先后分泌出来。由于神经肽的降解较慢,释放后具有一定的后效应,使两种或多种阿片肽有机会重叠出现,产生"1+1>2"的增效作用。当遇到一种疾病尚不能确定应用何种频率为最佳选择时,可以优先采用疏密波作为试探,然后再做进一步探讨加以确认。

(7) 一次电针 30 分钟,其后效应能持续多久?用大鼠实验观察电针 30 分钟引起脑内脑啡肽 mRNA 含量升高为表征,可持续 48~72 小时,即持续 2~3 天。由此推测慢性病(如头痛,心绞痛,骨关节痛等)患者每周治疗 2~3 次是合适的。最近十年发表的大型临床针刺及电针治疗数据与此不谋而合。换言之,每周治疗 1 次可能稍显不足,每天治疗一次可能引起耐受。但对于阿片成瘾患者,不在此列,可以多次治疗而不出现耐受现象。

(8) 利用特异性抗体作为工具,研究特定的神经肽在针刺镇痛中的作用。1979 年韩济生利用出国访问的机会先后与斯坦福大学 Goldstein 教授和瑞典乌普萨拉大学 Terenius 教授建立了科研合作关系。前者拥有各种强啡肽抗体,后者则有多种脑啡肽抗体,主要用于阿片肽类物质的放射免疫测定。韩济生思考,是否能利用抗体与抗原结合的高度特异性原理,将特异抗体微量注射到中枢神经系统的关键部位,观察该部位神经肽在针刺镇痛中的作用。实验设计中采用正常兔血清的免疫球蛋白作为对照。发现将甲硫脑啡肽的抗体注入大鼠脊髓蛛网膜下腔,可使低频(2,4,16 赫兹)电针镇痛被阻断,对高频(64,128 赫兹)端无影响。将强啡肽抗体注入大鼠脊髓蛛网膜下腔,则高频端电针镇痛作用被阻断,低频端无影响。由此确认:脑啡肽介导低频电针镇痛,强啡肽介导高频电针镇痛。利用相似的思路,将内啡肽抗体微量注射到下丘脑,只有注入弓状核处才能阻断 2 赫兹电针镇痛,提示低频电针作用于下丘脑弓状核,促进其分泌内啡肽,是激活镇痛作用的关键部位。抗体微量注射法其后在神经科学实验研究中得到广泛应用。

(9) 研究还发现,针刺治疗的持续时间如果超过一小时,即使脑内阿片肽尚未耗竭,其镇痛效果也会逐渐减弱。正如同多次注射吗啡,会引起吗啡镇痛作用逐渐减弱,形成"吗啡耐受"一样,针刺时间太长也可引起"针刺耐受"。而且两者可以发生交叉耐受,提示起作用的机制是相似的。

(10) 针对"针刺耐受"现象的机制进行深入研究,发现长时间电针时由于中枢神经系统中阿片样物质大量释放,会触发另一类神经肽,即"抗阿片物质"(如胆囊收缩素 CCK)的释放,来对抗阿片肽的效应,这是生物体内常见的"负反馈"作用。为探讨其原理,万有教授及其团队在细胞水平和分子水平进行了系列研究,终于阐明了 CCK 对抗阿片作用的分子机制,是由于 CCK 作用于 CCK 受体后,引起位于邻近的细胞膜上阿片受体的构型发生了变化,降低了其与吗啡结合的能力。这一系列研究先后持续 20 余年,分别获得卫生部甲等奖(1979)和国家自然科学奖二等奖(1997)。

(11) 在动物实验和临床实践中都发现,接受同样的针刺,不同的个体所产生的镇痛效果可以有很大差异(个体差异性)。究其原因,主要是因为每一个体中枢阿片肽与抗阿片肽两种力量的相对平衡有所不同。某一个体其抗阿片物质 CCK 的含量丰富,则针刺镇痛效果差;CCK 含量较低则针刺镇痛效果好。用神经药理方法和分子生物学方法来定向地改变个体对针刺的反应性,可以为提高针灸疗法的临床效果打下基础。

(12) 将以上发现总结起来,韩济生与北京航空航天大学电子工程师刘亦鸣教授合作,发明了一种仪器,称为"韩氏穴位神经刺激仪",简称韩氏仪(HANS),或称"神经调控仪",用于临床防治疼痛,有显著效果。用于针刺复合麻醉(简称针麻),可使麻醉药用量减少,手术后伤口痛和恶心呕吐明显减轻,术后恢复加快。也可治疗各种慢性疼痛,如带状疱疹后疼痛(属于神经病理性痛,宜用 2 赫兹治疗),关节炎痛(属于炎症性痛,宜用 100 赫兹治疗),对解除疼痛有显著疗效。

(13) 1990 年开始将韩氏仪用于海洛因成瘾者,帮助戒毒。特别是发现 100 赫兹电针可使停药后出现的戒断症状(全身痛、出汗、心率加快等)减轻,2 赫兹电针使停药后对阿片类毒品的渴求欲(心瘾)降低。

(14) 2008 年,韩济生考虑将针刺疗法用于疼痛以外的疾病,首先用于儿童孤独症的治疗,发现 15 赫兹电针可使孤独症患儿脑内催产素分泌增加,可加强其语言交流和社交能力。

(15) 2008 年,韩济生开始将韩氏仪用于女性不孕症,特别是对于高龄妇女生育力逐渐降低,韩氏仪有显著的助孕效果,也可使试管婴儿成功率显著增高,对本身生育能力旺盛的 20 岁左右的青年妇女,韩氏仪不能进一步增加其受孕率。

（16）2008 年还开始将韩氏仪用于治疗男性弱精症,2 赫兹低频电刺激通过内啡肽作用于 μ-型阿片受体,增强了精子颈部的钙离子通道功能,使精子向前游动能力加强,从而增加了受孕率。同时发现穴位上施加 100 赫兹的电刺激也能显著增加精子前向运动的能力,但具体机制尚在研究中。

总结以上针刺研究成果,从理论上看,最主要的发现在于,认识到脑内的特定核团（细胞群）对于外来的电脉冲刺激的频率有很强的敏感性。例如,2 赫兹电脉冲可引起下丘脑弓状核细胞分泌内啡肽,产生镇痛作用;也可使脑下垂体卵泡刺激素分泌,增加受孕率。15 赫兹电脉冲可引起下丘脑室旁核分泌催产素,治疗孤独症。100 赫兹电脉冲可引起脊髓背角细胞强啡肽的分泌,产生镇痛作用,并且使痉挛的肌肉得到松解。以上所述根本原因是破解了神经控制系统的密码,达到扶正固本的目的:扶持其不足,削弱其过旺。但在强调电针治疗中优选频率（以赫兹计算）之重要性的同时,也要适当注意脉冲电刺激的波宽（以毫秒计算）和强度（以毫安计算）的掌握。例如在组织发生炎症时,组织敏感性增强,在炎症附近取穴时,采用过强刺激,反而会加重疼痛。

1979 年以来,韩济生在国内外学术刊物上发表学术论文 400 余篇。被 SCI 核心期刊引用超过 10 668 次。先后著有神经科学大型教科书 3 个版本:《神经科学纲要》(1993,第 1 版)、《神经科学原理》(1999,第 2 版)和《神经科学》(2009,第 3 版)。著有神经科学研究所英文发表的论文集四卷,分别于 1987、1998、2008、2021 年出版。此外尚有《中枢神经介质概论》(1980)、《针刺镇痛原理》(1993)、《神经科学原理》(1999)、《神经科学》(2009、2022)等论著。

这些研究成果得到了国际科学界的高度评价,韩济生也被 WHO 聘为科学顾问,被 NIH 聘为科学评审委员会顾问,被瑞典隆德皇家科学院聘为国际院士。他还担任国际疼痛学会中国分会主席,国际麻醉性药物研究学会执委会委员,曾获国际脑研究组织（IBRO）和美国神经科学基金会联合颁发的"杰出神经科学工作者"奖学金。1994 年,法国 UPSA 疼痛研究所主动提出与韩济生合作,在北京医科大学成立"中法疼痛治疗中心"。韩济生把这一中心的成立,看成是"把 30 年基础理论研究成果返回到临床实际,为顽痛患者解除痛苦的一项奉献""沟通东方医学与西方医学治疗疼痛经验的一座桥梁"。

韩济生不仅是一名杰出的神经科学家,也是一名社会活动家。为促进中国疼痛医学和神经科学的发展,他组建了中华医学会疼痛学会和北京市神经科学会,并出任两个学会的理事长。他还担任《生理科学进展》杂志主编、《中国疼痛医学杂志》主编、《中国神经科学杂志》副主编、美国《国际神经科学杂志》编委、英国《神经科学方法学杂志》编委、新加坡《亚太药理学杂志》编委等。

1995 年 11 月 17 日,美国最权威的科学杂志 Science 出版了一期有关中国的特刊,介绍"中国之科学"。其中有一篇是讨论国际合作促进科研发展——"恰当的国际联系可以拯救生命也可移山",文中介绍的 3 个例子之一就是北京医科大学韩济生教授研究针刺镇痛取得的成绩。文中写道:找到了路子,有一位科学家既得到政府部门的关照又能在国际上活动自如,这就是北京医科大学神经科学研究中心主任韩济生。他已花费半个世纪的时间研究针灸的止痛作用,探讨其生物学和神经化学机制,并训练了一代又一代的研究生。他的实验室接受美国国立卫生研究院药物成瘾研究所(NIDA)的科研基金资助。NIDA 主任 Leshner 介绍说:"韩的工作非常出色,他是一位秀的科学家,美国有一批最好的科学家正在与他合作。"在 Leshner 访问韩济生实验室时,他在留言本上写道:"按投入产出比,NIH 对本实验室的资助是效率最高的。"

把科研结果应用于临床,是韩济生的心头大事。他与刘亦鸣合作创制的便携式仪器是一个类似于"随身听"的仪器,只要把邮票大小的电极贴在穴位表面的皮肤上进行刺激,就能发挥与针灸类似的作用。在北京市神经外科研究所用于开颅手术,可使麻醉药品的用量减少 35%,并使手术中各项生理指标更为平稳;在北京大学医院和北京康复中心用于因脊髓损伤和多种脊髓病变引起的下肢痉挛,使患者持续数年或十余年的肌痉挛得以缓解,为患者及其家属带来了幸福。

韩济生在疼痛研究领域的贡献,不限于疼痛和镇痛原理的深入研究,也包括疼痛医学队伍的建设和中国疼痛医学的发展。1989 年他在北京召开第一届东西方疼痛会议,会议期间成立了中国疼痛学会(CASP),也即国际疼痛学会(IASP)的中国分会。到会 164 名中国代表成为疼痛学会的奠基会员。1992 年根据时任卫生部部长陈敏章的建议,CASP 转为中华医学会疼痛学分会,韩济生任主任委员。1995 年韩济生创办《中国疼痛医学杂志》,并悉心建立疼痛医学队伍,在全国创建了 10 个疼痛诊疗中心,作为成立疼痛科的雏形和示范。韩济生在疼痛医学实践中,深刻体会到慢性疼痛患者的痛苦,发病率高(人群中的 30%),诊断不确切,治疗不规范,使很多顽痛患者陷入求医无门的困境。经过深入调查和不断努力,使卫生部门领导认同成立疼痛科的必要性。2007 年 7 月,卫生部发布 227 号文件,在全国二级以上医院成立一级科目"疼痛科",专治各种慢性疼痛。在 2007 年 10 月国际疼痛日举行成立疼痛科的新闻发布会,有吴阶平和韩启德两位人大常委会副委员长及卫生部领导出席、500 余人参加的大会上,韩济生兴奋地介绍发生于中国大地上的这件国际领先大事,并宣读了国际疼痛学会理事长发来的贺电,赞扬中国卫生系统在国际上做出榜样,必将大大促进全世界疼痛医学的发展。至此,韩济生和全国疼痛医学同仁在共同庆祝这一划时代盛事的同时,又投入到了发展中国疼痛医学的新一轮战斗中去。

3. 与年轻人一起开山辟路共同成长 "勇于走别人没有走过的路,创造条件争当世界第一"。韩济生总是用严格的逻辑思维和精细的科学分析方法帮助学生一起分析实验结果,要求他们对自己的实验结果及时分析,不要只做实验不思考,或做了几个月实验才去思考。要不断总结,大胆提出自己的见解。他对实验的重复性和出现的变异都非常重视,引导学生将已取得的实验结果中可提出的重要概念尽可能"挖掘"出来。

韩济生说,就科研思路讲一定要放开,要大胆地想,敢于冲破传统观念,敢于提出新的科学设想。但在具体工作安排中,一定要集中精力突破一点,要用伤其十指的精力去断其一指,一步一个脚印地向前走,先从简单易行的方法入手,争取尽快起步,以后再逐步加深、提高。重要的是起步,要从自己所处的条件下设法起步,千里之行始于足下,有什么条件干什么事,千万不要等。知识和经验总是要在实践中一点点累积起来的。

在韩济生眼里,科学家大致可分为三类:①课题和成果在世界范围是独一无二的,敢于走前人没有走过的路,不断开辟新的重要研究领域,不断总结出新的规律和理论,这是具有世界先进水平的科学家。②密切注视世界上的最新科研动态,将其他领域的重要成果迅速应用到自己的研究领域,在自己的专业领域得出结果。③跟在同行的后面,模仿别人的研究,重复别人的试验,把实验条件或对象稍加改变,达到发表文章的目的。

韩济生和他带领的团队,一直以世界领先水平的科学家为目标,在针刺研究领域努力奋斗了几十年。在20世纪60年代,中国还处于封闭落后的状态,大多数科学工作者缺乏必要的科研条件和设备。为了研究大鼠脑内某些核团在针刺镇痛中的作用,需要将药物精确注射到脑内某一核团,或者将记录电极插到这个区域,其精度误差不得大于1毫米,这不得不借助立体定位仪来完成。当时全北京只有协和医院拥有一台。在借不到也买不到的情况下,韩济生没有气馁,而是与北医的技师一起,土法上马,自己做了一台"山寨版"的大鼠立体定位仪,解决了难题,推动了科研工作,基本摸清了中枢神经系统内几十个核团在针刺镇痛中的作用及其相互联系,勾勒出了一张针刺镇痛的联络图。

当然,要做第一类科学家,不仅要比别人付出更多的汗水和努力,还会比别人走更多的弯路,付出更大的代价。韩济生的科学道路并不总是一帆风顺,他也经历过许多挫折和失败,感受过与重大科学发现擦身而过的遗憾。

1979年,中国开始改革开放,刚刚在北京医学院讲师直升教授的韩济生意外获得一个去美国开会的机会。这是韩济生第一次出国,他怀揣着100美金,单枪匹马走向世界。他的大会报告取得了圆满成功。但是,当他按照预期计划来到机场准备回国的时候,却遇到了麻烦。由于不了解航空公司规定,没有在回程之前一个星期确认回程机票,失去了预留座位。当时中美之间每周只有一个航班往返,韩济生被迫流落他乡7天,只好寻求中国领事馆帮助。在领事馆介绍下,住进一位叫作谢乔远的旧金山华侨家。当知道韩济生是做针刺研究的,谢乔远请他给这里的华人针灸医师讲一讲。报告中针灸医师们频频点头,演讲一结束纷纷涌上前来,有人热泪盈眶,说"我们要把你的论文挂在诊所墙上,以后再有人说针灸不科学,我就让他们看,针灸到底科学不科学!"这个场面让韩济生深深感到,原来自己在国内做的针刺研究,对大洋彼岸的同胞竟有如此深远的意义。在听众中有一个爱国华侨名叫刘汉民,是一名牙科医师,听了报告,对韩济生非常敬佩,当场表示愿意促进中美交流,后来为中国学生出国留学创造了大量机会,给北医培养了很多人才。

为了争取时间找到学习机会,韩济生在脑海中搜索旧金山附近研究疼痛和镇痛方面的专家,浮现出一个叫 Avram Goldstein 的斯坦福大学药理系教授,临时起意登门拜访。他来到 Goldstein 的实验室,把针刺镇痛原理研究的结果做了介绍,Goldstein 也是直来直往,问他:"你觉得针刺镇痛是真有其事吗?"韩老师没有直接说是,而是说我们用非常科学严格的方法证明针刺镇痛是一个事实,但是针刺镇痛并不是对每一个人都有效,我个人就是一个针刺无效者。Goldstein 教授听了这番话,认为"能够承认针刺镇痛不完美的科学家,他说的每一句话都是值得信任的"。从此,他们之间开启了长达几十年的合作。Goldstein 第一个发现了强啡肽,而韩济生是第一个发现强啡肽的镇痛作用的。他们不仅在科学上互相促进,还建立了深厚的个人友谊。次年,韩济生去参加国际麻醉学年会,Goldstein 竟然亲自开着私人飞机,带着韩济生飞越了一个美国去开会。Goldstein 退休后,把他实验室的设备装了整整两个集装箱运到北京,赠送给韩济生,有的器具使用至今。

1979 年秋天,韩济生取得联合国教科文组织赞助的出国进修名额,可以自由选择国家、学校、导师和研究题目,进行 6 个月的研究工作。他选择了瑞典乌普萨拉大学 Terenius 实验室。因为当时瑞典是世界上生物化学分离技术最先进的国家,而韩济生急需对脑脊液中的某种肽类物质的性质和序列进行分析。在动物试验中他们发现,大剂量应用吗啡或者连续数小时电针以后,大鼠由注射吗啡或针刺引起的镇痛作用会逐渐减弱(产生耐受)。如果把产生吗啡耐受家兔的脑脊液抽出来,注射入另外一只大鼠的侧脑室,后者对吗啡的敏感性会降低,这说明,吗啡耐受可能具有其物质基础。为了搞清这一类物质的化学本质,他突击处理了一大批大鼠,收取了很多脑脊液,冻干后随身带到瑞典乌普萨拉大学进行研究,希望借助先进的生化分离、纯化和鉴定技术,阐明导致吗啡耐受的化学本质。在短短 6 个月中,他建立了各种层析分离方法,学习了各种蛋白质鉴定技术。由于当时的分离和测定技术敏感性较低,在 6 个月结束的时候,还没有成功鉴别出这个神经肽。韩济生没有轻言放弃,他用自己节省下的生活费,延长了 2 个月的研究工作,虽然部分确定了该神经肽的理化性质,但还没有能够将神经肽提纯到可以进行蛋白测序的纯度,最终还是无功而返。回到北京以后,根据他掌握的该神经肽的理化性质,进行了更加深入的研究,他最终用药理学和免疫学方法证明,吗啡耐受和针刺耐受使体内产生的抗鸦片样活性物质,就是八肽胆囊收缩素(CCK-8)。这一开创性的发现,对疼痛和镇痛机制研究领域,以及吗啡耐受和成瘾机制的研究领域产生了极其重要和深远的影响。若干年以后,当年的博士后万有已经成为北京大学神科所所长和基础医学院院长,通过基于荧光寿命测定的荧光共振能量转移(FLIM-FRET)等方法,终于从蛋白质分子层面确切地证明了 CCK-B 受体与 μ-阿片受体(MOR)形成异聚体、从而削弱阿片作用的原理。

韩济生在处理实验数据、总结试验结果时,特别善于用作图的方法,揭示事物的内在规律。他强调,一张好图可以通过直观感受发现规律性因素,有助于将感性认识上升为理性认识。因此他多次提倡写文章时,要充分发挥图的作用,有图可用的时候,就尽量不用表来表示。他自己常常为了设计、修改一张图而花费很长时间,反复推敲,精益求精。对学生帮助极大。

韩济生科研作风严谨,一步一个脚印,脚踏实地地进行科学研究,尊重每一个数据,坚决反对弄虚作假,投机取巧。他的研究由浅入深,环环相扣,在几十年的科研生涯中,从来没有出现过结论性错误。作为针刺镇痛研究的自然延伸,他花费了 20 年的精力研究针刺对戒毒和预防复吸的作用。1990 年观察到的一个基本现象是,吸毒者经过韩氏仪治疗,浑身酸痛、失眠、恶心呕吐等戒断症状显著降低,饭量大增,体重迅速回升。20 年后在另一个戒毒所重复,各种戒断症状都像预期的那样有明确改善,但是令人不解的是,在这次试验中看不到体重的快速恢复。主持这项工作的同事马达,每天深夜把当天结果从电邮传过来,总是提到这个疑问。韩济生沉着冷静,对自己从前的结论毫不怀疑,要求了解本次试验每一个细节。经过仔细调查研究发现,这个强制戒毒所规定了每人每日的食物定量,经过治疗的患者虽然食欲增加,想多吃也得不到更多的食物,其体重当然与对照组没有差别了。

韩济生经常对他的学生讲:我们今天用神经科学的最新理论和方法,研究中国传统的针灸学和针刺镇痛原理,是一项探索性极强的事业,我们的研究结果多是前人从未涉及的理论问题。我们要用这些新成果、新理论推动中国医学的发展,扩大中国医学在国际学术界的影响。不要怕说错话,只要是确切的实验结果的正确总结,就要敢说话。但一定要有"较真"精神,自己给自己较真,不断较真,不断提高自己的认识,并不断发展和修正自己的观点、理论。

韩济生真诚地希望,他在北大度过的 59 年,只是北京大学神经科学研究中心发展历程中的助跑阶段,后来者将接过接力棒,去开创更明朗的前程。

（张　嵘　付冬红）

思考与练习

1. 三位中西医结合大家的成长经历和科研历程对后学之辈有什么启发?
2. 血瘀的科学内涵是什么?
3. 微观辨证和辨证微观化的重要价值体现在什么方面?
4. 从针刺镇痛的例子谈如何更好地将科研成果转化到临床?

A

安全性评价数据集（safety set，SS）　所有随机入选并至少使用一次研究药物的患者，构成本研究的安全性人群。该人群用于安全性分析。

安慰剂（placebo）　一种虚拟药物，其剂型、大小、颜色、重量、气味、口味等都与试验药物尽可能保持一致，但不含有试验药物的有效成分。由于中药本身所具有的独特颜色、气味和口味，为达到安慰剂的模拟效果，在中药安慰剂的制作过程中也有在辅料中加入低剂量的原药，一般剂量不超过原药含量的 20％，但因其已经不是严格意义上的安慰剂，而是低剂量的试验药物，不可不知。当然，此类由一定比例原药构成的"安慰剂"在制作前必须结合药效学、毒理学等试验的结果，以判断低剂量药物是否具有药理活性。《中药新药临床研究一般原则》对中药安慰剂的制备及模拟效果的评价要求是：安慰剂应与受试药物/阳性药物相似，如口服制剂安慰剂应在颜色、气味、味道、形状、质感等特征方面与受试药物/阳性药物相似，使临床试验参与者难以区分；需采用合理的方法对其相似性和适用性进行判断和评价。

安慰剂效应（placebo effect）　安慰剂是指可以改变个体心理或生理反应的惰性物质或程序，安慰剂效应则是指使用惰性物质或程序使个体的心理或心理状态得以改善，进而使症状得到舒缓的现象，而该效应并不能由这种物质或程序的内在力量解释。

B

靶人群（target population）　又称目标人群，是研究对象由其中产生且欲将研究结果外推至的人群。

靶值（target value，TV）　单臂临床试验靶值是指所要研究干预措施的疗效指标、安全性指标预计可以达到的水平，是要体现所要研究的干预措施优于目前行业内公认疗效水平的优效性。靶值要求优于目标值，靶值确定的关键在于确定临床优效界值，即本次研究的疗效水平要比目标值高多少才被认为具有临床意义。

报告偏倚（reporting bias）　指在调查过程中研究对象对某些信息的故意夸大或缩小所导致的系统误差。

比值比（odds ratio，OR，又称比数比、机会比、优势比）　在病例-对照研究中，它显示在病例组中暴露的可能性除以对照组中暴露的可能性。在横断面研究、队列研究和随机对照研究中，疾病 OR 是暴露组中发生疾病的可能性除以非暴露组中发生疾病的可能性。

辨证论治（treatment according to TCM syndrome differentiation）　是理、法、方、药运用于临床的过程，为中医学术的基本特点。即通过四诊八纲、脏腑、病因、病机等中医基础理论对患者表现的症状、体征进行综合分析，辨别为何种证候，称辨证；在辨证的基础上，拟定出治疗措施，称论治。

病死率（fatality rate）　表示某病确诊后发生死亡的概率，是表示一定时期内（通常为一年），患某病的全部患者中因该病死亡者的比例。受疾病严重程度、早期诊断和治疗水平的影响。病死率 $=\dfrac{某时期内因某病死亡人数}{同期患某病的病人数}\times 100\%$。

不良反应（adverse reaction）　为预防、诊断或治疗疾病，或为改善生理功能而服用适当剂量药物所引起的有害的、非预防期的或治疗上不需要的反应。

不良事件（adverse events）与不良反应　不良事件是受试者在接受一种干预后出现的不良医学变化（症状、体征、实验室检测指标等），无论这些不良变化是否与试验药物有关，均视为不良事件。当一种不良事件经过评价，有理由认为与所研究的药物有关系，则称为药物的不良反应。两者的区别关键在于是否与试验用药有关。不良事件可以按照 5 级标准评定是否与药物有关：①与药物肯定有关；②与药物很可能有关；③与药物可能有关；④与药物可能无关；⑤与药物无关。以①＋②＋③的病例数之和作为分子，全部可供不良反应评价的入选病例作为分母，统计不良反应率。不良事件与试验药物的关系如附表 1 所示。

附表 1　不良事件与试验药物的关系

项　　目	肯定有关	很可能有关	可能有关	可能无关	无关
与试验用药有合理的时间顺序	＋	＋	＋	＋	
已知的药物反应类型	＋	＋	＋	－	
停药后反应减轻或消失	＋	＋	±	±	
再次给药后反应反复出现	＋	？	？	？	－
无法用受试者疾病来解释	＋	＋	－	±	

注：＋表示肯定，－表示否定；±表示难以肯定；？表示情况不明。

不接受测量偏倚（unreceptive measure bias）　是由于测量方法会造成损伤、羞辱、侵犯个人权利和隐私，或检测方法的费用昂贵，使研究对象逃避或拒绝接受检查，若此种情况在不同组发生的原因或频率不同，使两组资料的可比性降低，影响结果的真实性，由此造成的偏倚称为不接受测量偏倚。

C

测量偏倚（measuring bias）　是由于研究中所使用的仪器设备、试剂、方法和条件不标准、不统一,研究指标设定不合理、数据记录不完整或操作人员的操作误差等造成的偏倚,可发生在各种流行病学研究的设计、实施和资料处理过程中。

重复原则(replication) 有两层含义,其一是指实验的样本量应足够大,在相同实验条件下有充分的重复,以保证实验结果不是偶然现象,突出表现其必然规律;其二是指任何实验结果的可靠性应经得起重复实验的考验,重复实验是检查实验结果可靠性的唯一方法。

错误分类偏倚(misclassification bias) 简称错分偏倚,是信息偏倚的又一名称,具体解释见"信息偏倚"条目。如果暴露或疾病的错误分类同研究分组无关,即各组间不存在差异,则称为无差异性错分(nondifferential misclassification);如果暴露或疾病的错误分类同研究分组有关,即在各比较组间存在差异,则称为差异性错分(differential misclassification)。

D

单盲(single blind) 研究对象不知被给予措施的性质,也不知自己被分配至试验组还是对照组,但医师或研究人员清楚。

导入期(run-in period) 临床试验导入期是指受试者入组后和随机前的一个特定阶段,在此阶段全部受试者接受相同的干预,如安慰剂、阳性药物对照、饮食控制和运动等,导入期结束后符合相应标准的病例才进一步进行随机入组并接受各组对应的治疗。其目的有三,即确定纳入真正符合试验要求的受试者、确保受试者处于稳定状态、洗脱入组前受试者所接受的干预治疗对观察指标的影响。

点估计(point estimation) 也称定值估计,最简单的做法就是用样本统计量直接作为总体参数的点估计值,即直接用随机样本的样本均数 X 作为总体均数 μ 的点估计值,用样本频率 p 作为总体概率 π 的点估计值。比如 2018 年调查某地健康成年男子 100 人,得到血红蛋白量的均数为 127 g/L,骨质疏松患病率为 10%,即可认为 2018 年该地所有健康成年男子血红蛋白量的总体均数 μ 为 127 g/L,骨质疏松的总体患病率 π 约为 10%。点估计的方法简单,但没有考虑抽样误差,无法评价估计值与真值之间的差距。

调查者偏倚(interviewer bias) 调查者进行非客观评估时,会受到他对受试者属性的一个或多个认知的影响,如受试者属于病例组还是对照组、暴露或不暴露于特定危险因素。

对照(control) 一是指未发生感兴趣结局的研究对象,因此作为发生感兴趣结局者(病例组)的对比组;二是指在临床试验中未接受研究干预,而接受阴性"治疗"(如安慰剂或常规治疗)的参与者。

F

发病率(incidence rate) 可分为累计发病率和发病密度两类。表示在一定期间内(一般为一年)一定人群中某病新病例出现的人数,是用来衡量某时期一个地区人群发生某种疾病的危险性大小的指标。其计算公式为：某病发病率 ＝ $\dfrac{一定期间内某人群新病例数}{同期内暴露人口数}$ ×K，K＝100％，1000/1000，10000/万。分母中的暴露人口应该是观察期间该观察地区还有可能发生某病的人口数，若在观察期内一个人发生几次同一疾病，则应分别记为几个新发病例（但实际情况是发病率的分子通常只包括第一次发病的人数）。发病率可按年龄、性别、职业、民族等特征分别计算，此即发病专率。当对不同来源的发病率资料进行比较时，应注意人口构成的不同所造成的差异，所以必须进行发病率的标化，以消除年龄、性别等构成差别的影响；或直接比较发病专率。

发病密度（incidence density）　是某人群在单位时间（通常为一年）内发生某病的比例。指一定时间内发生某病新病例的速率，即一段时间内的平均发病率。发病密度 ＝ $\dfrac{某人群在观察期内的发病数}{观察期内的观察对象人年数}$。

发生学（generation science method）　是反映和揭示自然界、人类社会和人类思维形成发展、演化的历史阶段、形态和规律的方法。它把研究对象作为发展的过程进行动态考察，注重考察历史过程中主要的、本质的和必然的因素。

反安慰剂效应（nocebo effect）　反安慰剂效应是指个体对于治疗方式的疑虑或消极期待而出现的不良反应。患者因怀疑使用了安慰剂而影响治疗的心理现象，属于广义的"反安慰剂效应"范畴。

方剂计量学（identification of principal medicines in prescriptions）　全国名中医周铭心教授认为，方剂计量学研究虽然以方剂为研究对象，但其运用范围很广，远非囿于方剂学本身。凡与方剂有关或文献中载有方剂的学科，都将成为方剂计量学研究的应用领域；对于每个方剂或每类方剂，首先统计其方剂用药范围、剂量、配伍等各项指标，对其方剂属性特征进行计量描述，然后展开不同方剂类型间的计量比较研究。通过对临证医案处方的计量学分析，借以探讨临床医师的处方遣药特点和习惯，进而为规范临床医师的诊治程序、引导其树立良好正确的临证思维方法提供科学依据。

非劣效试验（non-inferiority trial）　比较已有一定优势的新治疗与现有治疗的临床试验，研究目标旨在证明新治疗方法的疗效不逊于已有治疗方法。

非同期对照偏倚（non contemporary bias）　在研究中使用了不同时期的病例或研究结果作为对照进行对比研究，由于他们之间某些因素分布的不同，不具可比性而产生系统误差，由此造成的偏倚称为非同期对照偏倚。

分层（stratification）　根据潜在的混杂因素水平将研究对象分层，并在每层分别分析预测变量和结局变量关联的一种用于控制混杂的分析策略。

分层区组随机法（stratified blocked randomization）　用于确保具有某种特征（通常是某种混杂因素）的研究对象被等量地随机分配到每个研究组的一种随机化方法。随机化是根据感兴趣的特征分层的；在每层中，研究对象被随机分配到事先确定数量的区组。

分配隐匿（allocation concealment）　是指采取一定的方法进行分组，防止随机分配方案被预先知晓。进行随机分配方案的隐匿,首先要求产生随机分配序列和确定受试对象合格性的研究人员不应该是同一人;其次,如果可能,产生和保存随机分配序列的人员最好是不参与试验的人员。常用方法有中心电话随机系统,药房控制随机分配方案,编号或编码的容器,按顺序编码,密封、不透光的信封。分配隐匿不等于盲法,前者是分组完成前的隐匿,意在控制选择性偏倚,在任何随机对照试验中均能实施;而盲法是分组后的隐匿,为了避免干预措施实施过程中和结果测量时来自受试对象和研究人员的偏倚,意在控制信息偏倚,且并非任何随机对照试验皆可实施。研究发现,未隐匿分配方案或分配方案隐匿不完善的试验,常常夸大治疗效果 30%~41%。

符合方案集(pre-protocol set, PPS) 对符合试验方案,依从性好且完成试验过程所规定的所有要求收集到的病例资料组成的集合,这些受试者也称为"有效病例"或"可评价受试者",它是全集分析的一个子集。

G

干扰(co-intervention) 是指试验组额外地接受了与实验效应一致的其他处理措施,可能会夸大试验组和对照组的差异。

干预(intervention) 所谓干预,并非简单地指对研究对象是否采取了治疗措施,而是指人为给予研究对象某种特定的暴露,从而便于观察其结局有无差异。比如在随机试验中,干预指受试者接受的有效治疗。

格义(ge-yi) 格义作为一种文化交流的方法,早在古代便已受到关注和论述,如借用古代哲学阴阳家的思想来解释儒、道学说的格义模式。本书所涉及的格义的定义属于广义的格义范畴,即将所有运用新旧概念的类比来达到对新学说之领悟的方法都称为"格义";甚至每一个从一种文字向另一种文字的翻译在这个意义上都是"格义"。

观察性研究(observational study) 研究者只需观察研究对象,而不进行任何干预措施的研究设计方法。因此,该术语包括横断面研究、病例-对照研究和队列研究,但不包括随机试验或前后对照研究。

H

患病率(prevalence rate) 也称现患率。是某一特定时间内被观察总人口中某病新旧病例所占的比例。按照观察时间的不同,患病率可分为时点患病率(时点一般不超过 1 个月)和期间患病率(可以是任何一段特定的时间,通常超过 1 个月)两种。时点患病率 $= \dfrac{\text{某一时点特定人群中某病新旧病例数}}{\text{该时点人口数(被观察人数)}} \times K$,期间患病率 $= \dfrac{\text{某观察期内特定人群中某病新旧病例数}}{\text{同期的人口数(被观察人数)}} \times K$,$K = 100\%$,1000/1000,10000/万。发病率反映人群发病的危险(概率),而患病率反映人群中某病人数的多少(人群对某一疾病的疾病负担程度)。患病率取决于两个因素,即发病率和病程,随着发病率(新病例)增高而增高,并随着疾病恢复或死亡的加速而下降。

患者报告结局(patient reported outcomes，PRO) 一种直接来自患者的(即没有医师或其他任何人对于患者反应的解释)，对于患者健康状况的各个方面的测量报告。PRO量表一般包括生理机能、心理领域、社会领域、独立领域、治疗领域五大领域。

还原(reduction) 所谓还原，就是任何理论经过若干步骤，都可以回到所谓的原点或基点。

回忆偏倚(recall bias) 指在回忆过去的暴露史或既往史时，因研究对象的记忆失真或回忆不完整，其准确性或完整性与真实情况间存在的系统误差。

混杂偏倚(confounding bias) 指由混杂因素引起的偏倚。混杂因素指既与研究因素有关，又与所研究的疾病(或事件)有关，且在试验和对照两组之间分布不均的第三变量(如年龄、性别、民族、职业、疾病临床类型等)引起的偏倚。

霍桑效应(Hawthorne effect) 指当人们意识到自己正在被关注或观察的时候，会刻意改变一些行为或言语表达的效应。

J

计量资料(measurement data) 测量观察指标大小而获得的资料，其特点是数值有大小，且有度量衡单位，如身高(cm)、体质量(kg)、血压(mmHg)、患者平均住院天数(d)、脉搏(次/min)等。

计数资料(enumeration data) 将观察单位按某种属性或类别分组计数，清点每一类数量多少所得到的资料。

家庭信息偏倚(family information bias) 指在流行病学研究调查中，向家庭成员调查某研究对象的既往史或某种因素的暴露史，如果该研究对象是新发病例或久病不愈患者，则可能提供更多的阳性信息或能提供准确的信息；若被调查者是健康者、轻型病例或已经痊愈的病例，则可能提供更多的阴性信息，其中有些可能是假阴性，造成两组信息的偏差，导致错误的结论，由此产生的偏倚称为家庭信息偏倚。

检出症候偏倚(detection signal bias) 亦称揭露伪装偏倚(unmasking bias)，指某因素与某疾病在病因上虽无关联，但由于该因素引起的某些症状或体征，使患者及早就医，接受多种检查，导致该人群中此病有较高的检出率，以致得出该因素与该病相关联的错误结论。

金标准(gold standard) 又称参考标准，是当前临床医学界公认的诊断该病最可靠的诊断方法。常用的金标准有病理学标准、外科手术发现、特殊的影像学诊断、长期临床随访结果、公认的综合临床诊断标准等。

绝对获益增加率(absolute benefit increase) 与相对获益增加率对应，更能直观地反映临床干预措施对患者的有利作用，其计算公式为：绝对获益增加率＝试验组优良结局发生率－对照组优良结局发生率。

绝对危险度降低率(absolute risk reduction，ARR) 是对照组事件发生率与试验组事件发生率之间的绝对差值。该指标较相对危险度减少率更能反映真实疗效大小。其计算公式为：绝对危险度降低率＝对照组某病发生率－试验组某病发生率。

绝对危险度增加率(absolute risk increase, ARI)　指试验组与对照组不良事件率的绝对值差,其计算公式为:绝对危险度增加率＝试验组某病危险因素的发生率－对照组某病危险因素的发生率。

均衡(balance)　实验设计的均衡原则,要求组成实验的各组除了待观察的处理因素之外,其他一切条件应尽可能均衡一致。

K

空白对照组(blank control group)　未加任何干预措施的对照组称为空白对照组。空白对照组与安慰剂对照组的不同在于空白对照组并未给予任何药物或干预措施,所以它是非盲的,可能影响对试验结果的评价。

L

罹患率(attack rate)　与发病率一样是测量新发病例的指标,通常在较小范围或短时间(<1 年)的流行中使用。多用于局部地区疾病的暴发,在探讨流行或暴发因素时经常使用。有人说累计发病率就是罹患率,只是后者多用于描述急性传染病的流行。罹患率＝$\dfrac{观察期内的新病例数}{通气暴露人口数}\times K$。

累计发病率(cumulative incidence, CI)　是当观察人口比较稳定时,整个观察期内新发病人数除以开始观察时的人口数,即为该观察期的累计发病率,可用来表示某病在一定时间内新发生的病例数占该固定人群的比例。累计发病率＝$\dfrac{某特定时间的新病例数}{观察开始时的暴露人数}\times K$。

类实验(quasi-experiment)　与类实验对应的是真实验,所谓真实验即排除了所有能看到的影响因素,只针对某一个已知因素展开后续的研究。其确认方法有三,即是否正确进行了随机分组、是否选取了合理的对照、是否采用了盲法。若缺少上述三者中的一条或几条,只要整体形式基本相似,就可以把它定义为类实验。

量效关系(dose-response relationship)　指在一定范围内药物的剂量(或浓度)增加或减少时,药物的效应随之增强或减弱,可借此了解药物剂量产生相应效应的规律,这种关系是确定临床用药剂量的基础。目前,中药量效关系的研究思路主要从数据挖掘、临床病证、效应物质 3 个角度探讨。

临床试验分期(clinical trial stage)　国际通用的药物临床试验分为Ⅰ、Ⅱ、Ⅲ、Ⅳ期。Ⅰ期临床试验(首次人体或试验性研究)的主要目的是检验新药的剂量和安全性,主要回答药物的剂量、给药方法和途径,药物的不良反应,以及药物是如何被代谢的等问题。Ⅱ期临床试验(试验性研究)的目的与研究药物的有效性有关,主要回答研究药物在Ⅰ期确证的安全剂量范围内对某一特定适应证的有效性及短期不良反应和风险,当然也包括进一步确立最大和最小有效剂量范围,药物代谢和药效学的关系等。Ⅲ期临床试验(决定性试验)的目的是进一步研究药物的疗效、长期安全性和受益/风险比,最终为药物注册申请的审查提供依据。Ⅳ期临床试验是药物批准上市后所进行的研究，其目的是探讨新的药物适应证、进一步评价新药的安全性或作为新药市场推广的策略之一。

临床试验4个阶段（four stages of clinical trial） 筛选期、基线值的测定、治疗期、随访期，或者将筛选期和基线值的测定统称为临床治疗前期。

临床资料遗漏偏倚（missing clinical data bias） 是指在研究过程中，临床检查由于正常、阴性、未测量或测量未作记录等原因造成的临床资料遗漏，与完整的临床资料之间存在系统误差，由此产生的偏倚称为临床资料遗漏偏倚。

逻辑（logic） 任何科学理论都应该用理性和逻辑进行明确的表述，这是古希腊哲学"逻各斯"（Logos）传统的继承和发展，并形成了一种构造性自然观。构造性自然观要求认识主体必须从结构的角度来把握自然现象，而且必须用自洽的逻辑体系来建构科学理论。

M

敏感度（sensitivity） 指由诊断金标准确诊患病的人群中经诊断试验查出阳性结果人数的比例，即真阳性率。确诊患病的人群中诊断试验未能查出的人数比例称假阴性率，又称漏诊率，等于1减去敏感度。

目标值（target value） 从大量历史数据库（如文献资料或历史记录）的数据中得到的一系列可被广泛认可的性能标准，可用于说明某类器械的安全性或有效性指标或临床终点。中医临床研究中目标值的确定可以根据meta分析的研究结果或设计实施良好的多中心临床试验结果来制定。

N

纳入标准（inclusion criteria） 能够入组进行临床研究的基本条件。一般来说纳入标准的条目必须有检测结果或书面证据支撑。

内部真实性（internal validity） 即研究得出的结论与该研究中真实情况的一致程度，它强调研究结果是否正确地反映了所研究因素与疾病的真实联系，即该研究本身是否真实或有效。反映单个研究结果接近真值的程度，即受各种偏倚因素如选择偏倚、实施偏倚、失访偏倚和测量偏倚的影响情况。

P

排除标准（exclusion criteria） 在符合纳入标准前提下的其他不满足试验要求的特殊情况。排除标准的条目有些可以通过询问病史或者根据其他明显症状由研究者判断是否符合，而并不一定有全部的书面检测结果。用以防止某些潜在受试者进入研究的属性列表。

排除偏倚（exclusive bias） 在确定研究对象时，各比较组未按同样的原则或标准排除某些研究对象而导致的因素与疾病之间的错误估计，由这种原因所产生的偏倚叫排除偏倚。

　　匹配(matching)　是观察性研究保证两组间均衡的重要手段,病例-对照研究可按病例的某些主要特征选择相应的对照匹配。但应注意匹配条件不能过多(一般 2～4 个),选择的匹配条件不能含有被研究的因素。

　　偏倚(bias)　指研究推理过程中的各个阶段,由于其他因素的影响,设计的失误、资料获取的失真、分析方法不正确或推理不符合逻辑等引起,使获得的结果系统地偏离真实值,从而得出错误的结果或结论。

　　平衡(balance)　主要指可比较的两组或多组中,各组的受试对象数或所作的处理数相等。

　　P 值操控(P hacking)　又称为数据挖掘,数据探测,数据捕鱼,或统计意义追逐,指反复多次尝试,直至得到想要的结果。

Q

　　七方(seven types of prescriptions)　中医术语,肇始于《黄帝内经·素问》,七方者即大方、小方、缓方、急方、奇方、偶方、复方 7 个不同的方剂类型。

　　迁移性偏倚(migration bias)　在队列研究或临床防治试验研究中,患者从原来的队列或观察组换到另一队列或观察组,称为迁移。如果迁移例数过多,可影响结果的真实性,由此造成的偏倚称为迁移性偏倚。

　　区间估计(interval estimation)　参数估计方法的一种,是按预先给定的概率($1-\alpha$)所确定的包含未知总体参数的一个范围。总体均数的区间估计是按一定的概率($1-\alpha$)用一个区间范围来估计总体均数,这个范围称作可信度为($1-\alpha$)的可信区间或置信区间;预先给定的概率($1-\alpha$)称为可信度或置信度,常取 95% 或 99%,如无特殊说明,一般取双侧 95%。

　　全分析集(full analysis set, FAS)　指在临床新药研究中,根据意向性分析(ITT分析)的基本原则,主要分析包括所有经随机化分组的受试者。该数据集由所有随机化的受试者中以最小的和合理的方法剔除某些病例后得出的。其目的在于保持原始随机化数据集的完整性,防止偏性,并为统计检验提供合理的基础。

　　诠释学(hermeneutics)　也译作解释学,指对于文本之意义的理解和解释的理论,发展至近代其已成为具有历史性、整体性、循环性特征的理解和解释的方法学。

R

　　认知语言学(cognitive linguistics)　所谓"认知"指的是人感知世界和对世界的万事万物形成概念的方式,以及在此基础上形成的经验。认知语言学就是以此为基础的语言研究。具体地讲,有以下 5 个基本的研究主题:①语言研究必须同人的概念形成过程的研究联系起来。②词义的确立必须参照百科全书般的概念内容和人对这一内容的解释。③概念形成根植于普遍的躯体经验,特别是空间经验,这一经验制约了人对心理世界的隐喻性构建。④语言的方方面面都包含着范畴化,以广义的原型理论为基础。⑤认知语言学并不把语言现象区分为音位、形态、词汇、句法和语用等不同的层次,而是寻求对语言现象统一的解释。

入院率偏倚（admission rate bias）　又称伯克森偏倚（Berkson bias），是指利用医院就诊或住院患者作为研究对象时，由于入院率或就诊机会不同而导致的偏倚。以医院患者作为研究对象进行研究可能遗漏以下情况：①抢救不及时而死亡的病例；②距离医院远的病例；③无钱住院的病例；④病情轻的病例。而没有入院的对象在某些特征上可能与入院的研究对象有所不同。为减少入院偏倚，应尽量在多个医院选择对象，同时选择医院和社区的对象或住院和门诊就诊的病例等。

S

三盲（triple blind）　研究对象、观察者与资料分析者均不知道研究对象的分组和处理情况，仅研究者委托的人员掌握着密码编号，直至试验结束、结果统计分析完毕，在撰写统计报告初稿完成后才当众揭秘。

生物爬行现象（bio-creep）　当非劣效试验中选择的阳性对照是依据另外一个非劣效试验确定其优效性的，如此递推下去，使得试验药物的效应与安慰剂相近，也能得出非劣效结论，这种现象称为生物爬行现象。

十剂（classification of ten different prescriptions）　由北齐徐之才提出（一说是唐代陈藏器创立，但陈藏器描述的是药物，并非方剂），是指宣剂、通剂、补剂、泻剂、燥剂、湿剂、滑剂、涩剂、轻剂、重剂 10 种，是按照方剂功能进行的大体分类。

实施者间临床意见分歧（differing clinical opinions among practitioners）　在临床试验中也可能发生实施者之间的临床意见分歧，即同一医师对同一患者连续几次检查结果，或者不同医师对同一患者的检查结果不相符，尤其在多中心研究中更容易发生。目前常用 Kappa 值来描述定性资料的不一致性，一般划分为 3 级，0.75～1.00 为一致性很好，0.40～0.74 为一致性一般，0.01～0.39 为缺乏一致性；用组内相关系数（intra-cluster correlation coefficient, ICC）来描述定量资料的不一致性。其计算公式如下：

（1）Kappa 值 $= \dfrac{2(ad-bc)}{(a+b)(b+d)+(a+c)(c+d)}$：

		甲医师		合计
		轻或未患病	中或重度	
乙医师	轻或未患病	a	b	$(a+b)$
	中或重度	c	d	$(c+d)$
合计		$(a+c)$	$(b+d)$	N

（2）以 ρ 表示 ICC 的值：

$$\rho = \frac{MS_b - MS_w}{MS_b + (m-1)MS_w}$$

MS_b：均方差；MS_w：组内均方；m：各群组平均观察人数。ρ 越大表示群组内的同质性越高。很多研究表明 ρ 常常 $\leqslant 0.25$。

实施者(研究者)依从性(implementer/researcher compliance)　是指研究者对方案的遵从程度,包括研究者伦理依从性、研究者用药依从性、研究者治疗依从性、研究者数据管理依从性等相关内容。

时效关系(time-effect relationship)　指药物作用或效应随时间而变化的规律。

实证(positive)　所谓实证,就是任何理论最终都可以通过看得见或摸得着的经验来进行检验,经得起检验的假说转化为科学理论,经不起检验的即被淘汰。

双盲(double blind)　研究对象与医师或观察者均不知道研究对象的分组情况,仅研究者或研究者指定的人员知道。

死亡率(mortality rate)　在一定期间内,一定人群中,死于某病(或死于所有原因)的频率。死亡率 $= \dfrac{某期间内(因某病)死亡总数}{同期平均人口数} \times K$。

生存率(survival rate)　是指接受某种治疗的患者或患某病的人中,经若干年随访(通常为 1、3、5 年)后,尚存活的人数所占的比例。生存率 $= \dfrac{随访满\,n\,年尚存活的病例数}{随访满\,n\,年的病例数} \times 100\%$。

受试者依从性(testee compliance)　从干预措施的依从性看,是指参与临床试验的受试者根据规定的药物剂量、疗程服药及认真按照医师要求参加治疗的程度,受试者依从性的衡量方法主要有如下 3 种:①计算患者剩余的处方药量,依从性＝(患者已经服用的处方药量/处方的药物总量)×100%;②测定药物水平:利用生化方法检测服药者血、尿或唾液等中的药物浓度,以确定患者的依从性。此外,可在使用的药物中加入某种无毒、无害、理化性质稳定的指示剂,如维生素 B_{12}、荧光素等,这些物质不易被患者发现,且服后数小时能在尿中出现,可用于判断患者服药情况;③直接询问患者。在这里要注意不同疾病、不同临床试验设计对患者依从性影响的差异,进而制定基于具体病种和研究设计(单中心还是多中心、样本量、治疗方式、随访频率及抽血或诱导痰等标本的采集等)的患者依从性提高措施。另一方面也可以从脱落/失访的人数占总人数的比例来计算患者的依从性。

随机化(randomization)　随机化原则是临床科研的重要方法和基本原则之一,包括随机抽样和随机分配。

随机抽样(random sampling)　也称为概率抽样,是指在知道目标人群总体数量的前提下,采用随机抽样方法从总体中抽取一定数量的观察单位组成样本,使符合标准的观察单位均具有相同的机会被选择进入研究,提高样本对总体的代表性。

随机分配(random allocation)　是指纳入研究的合格对象都有同等的机会被分配入试验组和对照组,以求达到基线均衡,即平衡试验组和对照组中已知和未知的混杂因素,从而提高各组的可比性,避免造成偏倚。

随机误差(random error)　随机误差又称为抽样误差,指随机抽样所得均值与总体参数的差异。由于研究对象往往来自某个特定总体的样本，故样本与总体之间必然因被测定的生物学现象（或指标）的随机变异，以及测量方法本身的随机变异等原因而存在一定的差别，从而导致实测值（样本）与真实值（总体）之间出现一定的差异，称为随机误差。随机误差的大小主要与个体变异及研究的样本含量有关，不可能完全避免。可通过增加重复的次数，即增加观察人数或测量次数来提高研究结果的精度，减少随机误差。

随机游走（random walk） 是在网络上不断重复地随机选择游走路径，最终形成一条贯穿网络的路径。从某个特定的节点开始，游走的每一步都从与当前节点相连的边中随机选择一条，沿着选定的边移动到下一个节点，不断重复这个过程。

T

特异度（specificity） 指由诊断金标准确诊无病的人群中经诊断试验检出阴性结果人数的比例，即真阴性率。无病的人群中经诊断试验查出阳性结果的人数比例称假阳性率，又称误诊率，等于 1 减去特异度。

同情用药（compassionate use） 2019 年 8 月新修订的《中华人民共和国药品管理法》第二十三条规定："对正在开展临床试验的用于治疗严重危及生命且尚无有效治疗手段的疾病的药物，经医学观察可能获益，并且符合伦理原则的，经审查、知情同意后可以在开展临床试验的机构内用于其他病情相同的患者。"2019 年 9 月 30 日公布的《药品注册管理办法》（征求意见稿）第三十四条重申了《药品管理法》的规定，同时明确应由伦理委员会进行审查。拓展性临床试验（即同情用药）的注册申请人须向原国家食品药品监督管理总局药品审评中心提出申请，获批后方可实施。美国食品药品监督管理局规定，同情用药也被称为"扩大使用"（expanded access）、"患者使用"（named-patient use），指对于患有严重或危及生命疾病的患者，在不能通过现有药品或入选临床试验来得到有效治疗时，可以申请在临床试验之外使用未经上市许可的试验用药物。

统计描述（statistical description） 指用恰当的样本统计量、统计表与统计图等描述与刻画资料的数量特征及其分布规律。

统计推断（statistical inference） 包括参数统计和假设检验（或显著性检验）两部分，前者指用样本统计量估计总体参数，后者即用样本统计量对总体参数或分布的特定假设进行检验，进而对该假设的成立与否作出推断。

W

外部真实性（external validity） 即研究结果和推论与外部对象真实情况的符合程度，考虑的是从研究中得出的联系或研究结论是否能被外推至不同时间、不同地区的不同人群。外部真实性又称普遍性，研究结果是否可用于研究对象以外的其他人群，即结果的实用价值与推广应用的条件，主要与研究对象的特征、研究措施的实施方法及条件和结果的选择标准密切相关。

文化人类学（cultural anthropology） 从文化的角度研究人类各种行为的学科，是人类学的一个分支学科。研究目的是揭示人类文化的本质。

误差(error)　指对事物某一体征的测量值偏离真实值的部分,即影响研究结果内部真实性的主要因素。常见误差有二,即随机误差和系统误差,这两种误差贯穿于临床流行病学研究的设计、实施、分析和推论的全过程。真实性(效度)和可靠性(信度)是用来反映是否存在误差及其影响程度的常用指标,前者主要反映系统误差的大小,后者主要反映随机误差的大小。

无应答偏倚(non-response bias)　主要发生于现况调查或实验性研究中。无应答者可能在某些重要的特征或暴露方面与应答者有区别,如无应答者超过一定比例(公认的应答率最低限为80%),将会影响研究结果的真实性,由此产生的偏倚成为无应答偏倚。

X

系统误差(systematic error)　在医学研究中又称为偏倚(bias),指研究设计、实施、分析和推断过程中存在的各种对暴露因素与疾病关系的错误估计,系统地歪曲了暴露因素与疾病间的真实联系。系统误差不受样本含量的影响,是人为的,具有方向性的,是可以测量并且可控制或避免的。

洗脱期(washout period)　在进入临床试验前已经使用其他药物治疗的患者,为了使原来使用的药物不影响本次试验药物的作用,让受试者停用原先治疗的药物一段时间,这段时间即为洗脱期。洗脱期为药物5～7个半衰期。

相对危险度(relative risk, RR)　是暴露组的发病率 p_1 与非暴露组(或低暴露组)的发病率 p_2 之比,用于说明前者是后者的多少倍,常用来表示暴露与疾病联系的强度及其在病因学上的意义大小。

相对获益增加率(relative benefit increase, RBI)　是指试验组和对照组优良结局(如治愈、好转)发生率变化的相对量,只能衡量相对作用,其计算公式为:相对获益增加率＝(试验组优良结局发生率－对照组优良结局发生率)/对照组优良结局发生率×100%。

相对危险度减少率(relative risk reduction, RRR)　是绝对危险降低率占对照组事件发生率的比值,表示某事件发生率下降的相对水平。其公式为:相对危险度减少率＝(对照组某病发生率－试验组某病发生率)/对照组某病发生率×100%。

相对危险增加率(relative risk increase, RRI)　指与对照组比较,试验组不良反应事件增加的百分比,其计算公式为:相对危险增加率＝(试验组某病危险因素的发生率－对照组某病危险因素的发生率)/对照组某病危险因素的发生率×100%。

向均数回归(regression to the mean)　是临床存在的一种现象,即一些极端的临床症状或体征有向正常回归的现象,称为向均数回归。

信息偏倚(information bias)　又称观察偏倚(observational bias)或错误分类偏倚,是来自测量或资料收集方法的问题,使获取的资料或信息存在系统误差。信息偏倚又可分为参加考试偏倚、回忆偏倚、测量偏倚、向均数回归、霍桑效应、安慰剂效应、干扰和沾染、回忆偏倚、报告偏倚和诱导偏倚、诊断怀疑偏倚和暴露怀疑偏倚、生态学偏倚和发表偏倚等。

现患-新发病例偏倚（prevalence-incidence bias） 又称奈曼偏倚（Neyman bias），在进行现况调查或病例-对照研究时，选择的病例一般是研究时的现患患者或存活病例，而不包括死亡病例和那些病程短、轻型或不典型病例，致使调查结果出现的系统误差称为奈曼偏倚。

多减少1例不利结果需要治疗的患者数（number needed to treat，NNT） ①如果试验组同对照组相比，接受治疗的试验组患者发生不良事件的概率少了，NNT可定义为：某种治疗措施实施一段时间后，需要治疗多少例患者可以预防一例发生不良事件。②如果试验组同对照组相比，接受治疗的试验组患者出现好的结局事件的概率增加了，NNT可定义为：某种治疗措施实施一段时间后，需要治疗多少例患者可以使一例出现好的结局。主要用于随机对照试验。

选择偏倚（selection bias） 由于选择的研究对象不能代表目标人群所致，即研究对象与没有入选者特征不同造成的系统误差。如检出症候偏倚、入院率偏倚、现患-新发病例偏倚、无应答偏倚、易感性偏倚、排除偏倚、非同期对照偏倚、迁移性偏倚、不接受测量偏倚、临床资料遗漏偏倚等。

需治多少病例才发生一例不良反应（number needed to harm，NNH） 指与对照组比较，应用治疗药物（或方法）多发生1例不良反应所需要治疗的病例数。

叙事医学（narrative medicine） 用叙事能力来实践的医学，对患者的故事进行认知、吸收、阐释，并为之感动。而叙事能力指倾听、阅读、识别、吸收、解释并被听到或读到的故事所感动的能力。

学科元研究（meta-research on discipline） 指对一门学科各种具有一般性、基础性特征的元问题所做的研究，涉及该学科的历史沿革、研究对象、学科定位、理论范式、研究方法、研究内容、学科结构、应用领域、演进趋势、发展环境、未来前景、文献述评等诸多方面。

Y

研究对象（study subjects） 指样本人群中符合纳入和排除标准的合格对象。

样本含量（sample size） 样本含量估计充分反映了科研设计中"重复"的基本原则，是在保证研究结论具有一定可靠性的前提下所需要的最小观察单位数，常需要在研究设计阶段对样本含量进行科学的估计。从估算方法看，有3种途径：一种是经验法，即根据前人的研究结果总结的经验或者咨询同行专家而确定样本例数，该方法较为粗糙。第二种是查表法，即根据已知的条件查阅样本例数估算表来确定样本含量，但该法易受到列表的限制。第三种是计算法，即根据确定的条件带入专用公式计算而确定样本量，此法最为常用。

样本人群（sample population） 为选取研究对象而从源人群中抽取的样本人群。

阳性药物对照（positive control drug） 在临床试验中采用已知的有效药物（疗效肯定、业内公认、药典特别是新版药典收录）作为试验药物的对照称为阳性药物对照。

依从性(compliance)　指受试者和实施者(研究者)在临床研究实施过程中对研究方案的遵从程度,临床研究过程中的依从性包括受试者依从性和实施者(研究者)依从性两个方面。

源人群(study base population)　研究对象在其中抽样且具有明确范围的人群。

易感性偏倚(susceptibility bias)　在流行病学研究中,观察对象可能因各种主客观原因而暴露于危险因素的概率不同,使得各比较组对所研究疾病的易感性有差异,从而可能夸大或缩小了暴露因素与疾病的关联强度,由此产生的偏倚称为易感性偏倚。

意向性分析(intention-to-treat, ITT)　指参与随机分组的对象,无论其是否接受该组的治疗,最终应纳入所分配的组中进行疗效的统计分析。该原则强调只要是参与了随机分配的病例,就应当纳入最后的结果分析。其益处是可以避免在最终统计时将终止治疗者的数据剔除,减少偏倚带来的影响,使结果更加真实,结局趋于保守。

Z

沾染(contamination)　指对照组意外地接受了试验组的处理措施,如果干预措施有效,沾染会导致试验组和对照组的差异缩小。

整体观念(holistic concept of traditional Chinese medicine)　中医学把人体内脏和体表各部分组织、器官看成一个有机的整体,同时认为四时气候、地土方宜、周围环境等因素的变化对发病及人体生理、病理有不同程度的影响,既强调人体内部的协调完整性,又重视机体与外界环境的统一性。

知识考古学(knowledge archaeology)　20世纪由法国思想家、哲学家、历史学家米歇尔·福柯创立,是借用田野作业寻找发掘历史遗迹的一项比喻性说法,实际是一种挖掘知识的深层,在现存的知识空间中拾取历史时间的因子,发现被现存历史埋没的珍贵线索,进而对现行的知识作进一步解构的方法。其难度在于不仅要还原知识产生之前的原状和原貌,更要对形成的因素一一进行甄别、检视、敲打、触摸,并辨识其背后的面孔,寻找其形成的根源。

《中华医典》(Chinese Medical Records)　是第一部对中医古籍进行全面系统整理而制成的大型电子光盘。《中华医典》收录了中国历代医学古籍804部,卷帙近万,约2.8亿字,汇集了新中国成立前的历代主要中医著作,其中不乏罕见的抄本和孤本,大致涵盖了直至清末为止的中国医学文化建设的主要成就,是至今为止规模最为宏大的中医类电子丛书。

中医传承辅助平台软件(TCM inheritance support platform software)　是一种分析统计的软件。它是由中国中医科学院中药研究所和中国科学院自动化研究所联合开发的,围绕着中医药的继承、发展、传播和创新4个核心问题,采用人工智能、数据挖掘、网络科学等学科的方法和技术为支撑,遵循基于临床数据的循证传承理念,是当代名老中医经验总结、文献医案的整理与分析、疾病用药规律研究、中药应用规律总结、新药研发及处方筛选研究的重要载体,以方剂分析为突破点,集频次分析、关联规则分析、无监督的熵层次聚类等一系列数据挖掘方法,而实现"数据的统一录入—数据的一致管理—数据的统一查询—数据的统一分析—输出分析结果—网络可视化展示"等功能。

中医四诊(four diagnostic methods of TCM)　指中医望、闻、问、切 4 种诊察疾病方法的合称,只有四诊合参,才能全面了解患者病情,为辨证论治提供充分的依据。

最小临床重要差异值(minimal clinically important difference, MCID)　由于生活质量和临床疗效评价结果等多为主观评价,但改变多少才具有临床意义,最小临床重要差异值即对患者有临床意义的最小变化值。若从医师角度考虑则可将其定义为对临床治疗有指导意义的最小治疗受益,但目前的趋势是倾向于同时综合患者和医师双方观点来确定最小临床意义变化值。

主要参考文献

1. 白利军. 家畜内寒证治验[J]. 中国兽医杂志,2013,49(8):87 - 88.

2. 蔡定芳,沈自尹. 中西医结合神经内分泌免疫网络研究的思考[J]. 中国中西医结合杂志,1997,(7):442 - 445.

3. 蔡光先,白雪松,佘颜,等. 超微补阳还五汤对气虚血瘀证模型大鼠血液流变学的影响[J]. 湖南中医杂志,2007(3):95 - 96.

4. 陈博武,贾茹,钱晨,等. 基于中医四诊方法对哮喘大鼠肾阳虚证模型建立的评价研究[J]. 中国中医药科技,2017,24(5):537 - 539.

5. 陈进成,刘建勋,林成仁,等. 基于"劳则气耗"理论研究气虚证动物模型的建立方法[J]. 中国中药杂志,2018,43(11):2177 - 2183.

6. 陈可冀. 活血化瘀研究与临床[M]. 北京:中国协和医科大学出版社,1993.

7. 陈可冀,钱振淮,张问渠,等. 精制冠心片双盲法治疗冠心病心绞痛 112 例疗效分析[J]. 中华心血管病杂志,1982,10(2):85 - 89.

8. 陈可冀,徐浩,世界中医药学会联合会,等. 国际血瘀证诊断指南[J]. 世界中医药,2022,17(1):31 - 36.

9. 陈平平,张亚男,王喆,等. 基于蛋白组学方法研究黄芩对热证大鼠物质能量代谢的影响[J]. 中药药理与临床,2018,34(5):90 - 96.

10. 陈维养. 陈可冀医学选集(九十初度)[M]. 北京:科学出版社,2020.

11. 陈维养. 陈可冀医学选集(七十初度)[M]. 北京:北京大学医学出版社,2002.

12. 陈小野,周永生,樊雅莉,等. 大鼠虚寒证模型的研制[J]. 中国实验动物学报,2001(3):29 - 33.

13. 陈岩波. 中国古代医学书籍发展史研究[D]. 黑龙江中医药大学,2005.

14. 陈禹. 柴胡疏肝散、四君子汤、柴疏四君子汤作用于肝郁证模型的生物学基础[D]. 北京中医药大学,2006.

15. 程方平,李家庚,刘松林,等. 湿热证大鼠模型的研制与评价[J]. 中华中医药学刊,2007(12):2549 - 2551.

16. 褚瑜光,胡元会,李军,等. 盐敏感性高血压病不同中医证候患者肾脏功能评价[J]. 中国中西医结合杂志,2018,38(5):552 - 554.

17. 邓浩. 健脾补肾方预防非创伤性股骨头坏死(痰瘀阻络证)塌陷的队列研究[D]. 北京中医药大学,2018.

18. 杜巧辉,谢晓芳,彭成,等. 黄连解毒汤不同组分群对热毒血瘀证大鼠的影响[J]. 中药与临床,2014,5(4):9-11.

19. 杜祥月,李永亮,张俊,等.肺气虚证小鼠模型造模方法及其对小鼠免疫功能的影响[J].华北农学报,2014,29(5):92-98.

20. 杜正彩,郝二伟,邓家刚.寒凝血瘀证模型大鼠中医表征指标量化研究[J].世界中西医结合杂志,2012,7(7):566-569.

21. 段永强,程卫东,杜娟,等.四君子汤对脾气虚大鼠 SP/CCK 和 Mapk14mRNA 表达水平的影响[J].中药材,2014,37(4):656-660.

22. 费宇彤,张颖,刘建平.再论"队列研究"在中医药临床疗效评价中的应用[J].世界中医药,2014,9(10):1261-1263.

23. 风笑天.社会科学研究方法[M].北京:中国人民大学出版社,2001.

24. 俸道荣,韦斌,黄正团.高脂血症大鼠肝肾阴虚证动物模型实验研究[J].广西中医学院学报,2010,13(3):4-5,16.

25. 伽达默尔.诠释学Ⅰ:真理与方法[M].洪汉鼎译.北京:商务印书馆,2013.

26. 高亚,刘明,杨珂璐,等.系统评价报告规范:PRISMA 2020 与 PRISMA 2009 的对比分析与实例解读[J].中国循证医学杂志,2021,21(5):11.

27. 高振,董竞成.由四诊合参到中医精准辨证论治[J].中华中医药杂志,2019,34(1):13-17.

28. 高振,董竞成.中医临床视野下的医者与患者[J].中医药文化,2020,15(5):32-38.

29. 高振,董竞成.中医证候研究切入点探讨[J].中国中医药信息杂志,2020,27(7):19-23.

30. 高振,马忠,汪海飚.关于中医证候动物模型命名的探讨[J].时珍国医国药,2010,21(10):2618-2619.

31. 高振,徐一喆,董竞成.基于现代中医辨病论治思想的补肾中药治疗慢性阻塞性肺疾病稳定期随机对照试验的系统评价[J].中华中医药杂志,2019,34(4):1661-1667.

32. 葛丽,林雪,李鸿霞.更年期高血压燥证大鼠模型的构建[J].中国全科医学,2015,18(30):3692-3696.

33. 龚建宁,杨进,陆平成.家兔病毒性肺热证模型的建立[J].中国中医基础医学杂志,1995(03):46-48,35.

34. 郭蕾,王永炎,张志斌.关于证候概念的诠释[J].北京中医药大学学报,2003,26(2):5-8.

35. 郭汝宁,张正敏,杨芬,等.广东省手足口病流行特征和危险因素研究[J].中华流行病学杂志,2009,30(5):530-531.

36. 韩冰冰,王世军.基因芯片技术研究虚热证大鼠阴虚内热的分子机制[J].四川中医,2013,31(8):37-40.

37. 何春晓,阎小萍,王建明,等.类风湿关节炎寒热证候与血清维生素 D 的关系[J].中国骨质疏松杂志,2018,24(1):59-63.

38. 何星亮.文化人类学调查与研究方法[M].北京:中国社会科学出版社,2017.

39. 洪汉鼎. 理解与解释[M]. 北京：东方出版社，2001.

40. 黄柄山，毛翼楷，范隆昌，等. 饮食失节所致的脾虚动物模型及中药治疗观察[J]. 中西医结合杂志，1983，(5)：295-296.

41. 黄平，俞守义. 巢式病例-对照研究[J]. 继续医学教育，2006，20(31)：75-77.

42. 黄玉秋，范亚楠，贾天柱，等. 巴戟肉、盐巴戟天调节阳虚内寒证大鼠能量代谢的比较研究[J]. 中药材，2016，39(5)：1028-1031.

43. 霍超，马增春，王穆，等. 综合放血法所致血虚证小鼠模型及四物汤反证的代谢组学研究[J]. 中国中药杂志，2010，35(23)：3194-3198.

44. 简叶叶. 燕窝对肺阴虚小鼠免疫功能影响的研究[D]. 福建农林大学，2017.

45. 蒋向勇，邵娟萍. 语义范畴的原型理论诠释[J]. 江西社会科学，2007，(6)：216-219.

46. 金花，杨丽敏，侯咏梅. 蒙医血热证动物模型的建立及实验研究[J]. 世界科学技术-中医药现代化，2008，10(1)：122-124.

47. 金若敏，宁炼，陈长勋，等. 血虚模型动物制备及当归补血汤的作用研究[J]. 中成药，2001，23(4)：36-39.

48. 赖世隆，王奇，谭芬来，等. "血瘀证"动物模型的实验研究[J]. 中药新药与临床药理，1991(2)：32-36.

49. 黎志彬，林晓航，王超，等. 透析高血压与中医证候相关性研究[J]. 辽宁中医杂志，2018，45(10)：2034-2036.

50. 李丛煌. 中西医结合疗法提高晚期非小细胞肺癌生存期的前瞻性队列研究[D]. 中国中医科学院，2011.

51. 李慧丽. 中医人才及中医著作的地理学分析[D]. 太原：山西师范大学，2010.

52. 李绍芝，朱文锋，李冰星，等. 心气虚证动物模型的研究[J]. 中国中医药信息杂志，1998(12)：21-22.

53. 李翔，吴磊宏，范骁辉，等. 复方丹参方主要活性成分网络药理学研究[J]. 中国中药杂志，2011，36(21)：2911-2915.

54. 李玉清. "啰"义衍变考[J]. 南京中医药大学学报（社会科学版），2003，4(2)：08-110.

55. 厉蓓，高越，孙婧，等. 肺肾气虚哮喘病证结合模型的建立与评价[J]. 中华中医药杂志，2019，34(4)：1695-1699.

56. 梁月华，王晶. 电刺激对寒证、热证动物痛阈及惊厥阈值的影响[J]. 中医杂志，1982(11)：68-70.

57. 梁兆晖. 基于CER模式的针灸干预颈椎病颈痛疗效数据挖掘研究[D]. 广州中医药大学，2013.

58. 廖圣宝，戴敏，刘光伟. 二肾一夹高血压大鼠模型中医证候属性的探讨及药物作用观察[J]. 中国中医基础医学杂志，2003，9(2)：34-37.

59. 刘保延，王永炎. 证候、证、症的概念及其关系的研究[J]. 中医杂志，2007(4)：293-

296,298.

60. 刘海琴,尤劲松.症状性颈动脉狭窄病人支架置入前后中医证型变化探讨[J].中西医结合心脑血管病杂志,2018,16(15):2247-2251.

61. 刘建平.队列研究的设计、实施及方法学问题[J].中西医结合学报,2008,6(4):331-336.

62. 刘进娜,谢鸣,赵静,等.基于系统生物学和病证结合模型对中医证候表征的研究[J].中国科学:生命科学,2016,46(8):913-928.

63. 刘蕾,李宇航,刘妙,等.熏烟叠加气管内滴注脂多糖致慢性阻塞性肺病大鼠动物模型基本证候判定[J].辽宁中医杂志,2011,38(12):2348-2351.

64. 刘鸣.系统评价、Meta-分析设计与实施方法[M].北京:人民卫生出版社,2011.

65. 刘聿迪,柳长凤,卢江,等.基于"以药测证"评价大鼠细菌性肺热证候模型[J].中国中医药信息杂志,2010,17(9):32-34.

66. 陆为民,单兆伟,吴静,等.大鼠慢性萎缩性胃炎癌前病变气虚血瘀证动物模型的研制[J].南京中医药大学学报(自然科学版),2000,16(3):156-158.

67. 吕冠华,劳绍贤.脾胃湿热证动物模型的建立与评价[J].广州中医药大学学报,2005(3):231-235.

68. 吕光耀,周光,单丽娟,等.新疆不同民族西北燥证罹患率的地区分布规律探讨[J].上海中医药大学学报,2010,24(2):34-36.

69. 马超,叶鸿博,林喆,等.4种肾阳虚模型的评价[J].吉林中医药,2019,39(4):508-511.

70. 秘红英,李彩云,李红蓉,等.中医医案的分析方法[J].中国实验方剂学杂志,2017,23(13):226-230.

71. 欧阳取长,石林阶.肝阴虚证大鼠模型的初步研究[J].湖南中医学院学报,1999(2):26-28,72.

72. 潘琳娜,肖百全,黄敬耀,等.二精丸有效部位对肾阴虚模型记忆障碍影响及其机制的实验研究[J].现代中医药,2007(6):1-4.

73. 潘志强."药源性证候"的新生学术问题与思考[J].上海中医药杂志,2018,52(6):5-8.

74. 彭伟,夏军,陈云慧,等.基于网络药理学和实验验证探讨小柴胡汤治疗阿尔茨海默病的作用机制[J].中国实验方剂学杂志,2022,28(5):169-177.

75. 齐真,许家佗,周昌乐.基于基因组学的中医"证"本质的研究概况[J].时珍国医国药,2014,25(8):1953-1955.

76. 钱宏梁,潘志强,王晓敏,等.乙酰苯肼致血虚证模型小鼠的证候物质基础初探[J].中国中西医结合杂志,2018,38(12):1490-1495.

77. 秦伯未.中医"辨证论治"概说[J].江苏中医,1957,2(1):2-6.

78. 任建勋,林成仁,王敏,等.多因素整合建立气滞血瘀证动物模型研究[J].中药药理与临床,2007,23(5):210-211.

79. 任应秋.中医的辨证论治的体系[J].中医杂志,1955,1(4):19-21.

80. 沈自尹,陈瑜,黄建华,等.以药测证绘制肾虚证两大基因网络调控路线图谱[J].中国中西医结合杂志,2006,26(6):521-525.

81. 沈自尹.肾的研究(续集)[M].上海:上海科学技术出版社,1990.

82. 沈自尹,王文健,陈响中,等.肾阳虚证的下丘脑—垂体—甲状腺、性腺、肾上腺皮质轴功能的对比观察[J].医学研究通讯,1983,(10):21-22.

83. 沈自尹,郑振,郭为民,等.补肾法延缓免疫衰老的临床与实验研究[J].中国中西医结合杂志,2002,22(3):178-181.

84. 孙大宇,单德红,刘旭东,等.附子理中丸灌胃后脾阳虚证大鼠海马组织 β-EP、cAMP、PKA、神经元细胞 μ 受体表达观察[J].山东医药,2018,58(43):6-9.

85. 孙光荣.医案研究与撰写的思路与方法[J].北京中医药大学学报(中医临床版),2013,20(5):3-6.

86. 孙洪生.不寐病证的文献研究与学术源流探讨[D].北京中医药大学,2006.

87. 孙继燕,张鑫,杨全,等.高良姜-陈皮组方对胃寒证模型大鼠的影响[J].广东化工,2018,45(9):18-19.

88. 太史春.肾气虚模型大鼠肾脏 AQP2 表达变化及其影响因素的研究[D].辽宁中医药大学,2008.

89. 谭玮,宋崇顺,谭洪玲,等.四物汤对综合放血法致小鼠血虚证造血功能的影响[J].中国中药杂志,2005(12):926-929.

90. 万芳.古代中医文献研究方法探讨—兼论马继兴古代中医文献研究方法[J].北京中医药大学学报,2005,28(4):29-31.

91. 万霞,刘建平.临床研究中的样本量估算:(2)观察性研究[J].中医杂志,2007,48(7):599-561.

92. 王国杰,ADRIAN SLEIGH,周刚,等.成年人肺结核病的非生物危险因素病例-对照研究[J].中华流行病学杂志,2005,26(2):92-96.

93. 王亮.基于代谢组学"慢性萎缩性胃炎脾胃湿热证"生物学基础的临床研究[D].北京:北京中医药大学,2016.

94. 王鹏,王振国,刘更生,等.当代中医学术流派研究与传承发展[J].中医杂志,2013,54(10):814-816.

95. 王瑞琼,郭超,王志旺,等.内外合邪诱导抗生素相关性大肠湿热证大鼠模型的建立与评价[J].中兽医医药杂志,2019,38(1):5-10.

96. 王曦,宋剑南,房祥忠.中医证候的多元统计分析及方法研究[J].北京大学学报(自然科学版),2008,44(5):669-675.

97. 王亚利.魏晋南北朝时期的灾害思想初探[J].四川大学学报(哲学社会科学版),2003,124:116-122.

98. 王智瑜,王天芳.建立中医证候诊断标准体系思路的探讨[J].中华中医药杂志,2009,24(5):634-637.

99. 王子怡,王鑫,张岱岩,等.中医药网络药理学:《指南》引领下的新时代发展[J].中国中药杂志,2022,47(1):7-17.

100. 吴柳花,吕圭源,李波,等.黄精对长期超负荷游泳致阴虚内热模型大鼠的作用研究[J].中国中药杂志,2014,39(10):1886-1891.

101. 喜杰,辛颖,特日格乐.蒙医"协日病"动物模型与血清 ALT、AST 相关性研究[J].中西医结合心血管病电子杂志,2016,4(33):134-135.

102. 邢建民,费宇彤,陈薇,等.观察性研究在中医临床研究中的应用(1)——队列研究方法及设计[J].中医杂志,2008,49(6):502-503.

103. 熊赟,朱扬勇,陈志渊.大数据挖掘[M].上海:上海科学技术出版社,2016.

104. 徐德忠.临床医学研究常用设计方案实施方法第3讲队列研究[J].中国实用儿科杂志,2008,23(3):237-240.

105. 徐建云.论中医文献研究的三个面向[J].中医文献杂志,2007,25(2):30-31.

106. 徐锡鸿,孔繁智,虞小霞,等.大鼠肺气虚"证"模型的建立[J].中医杂志,1994(4):230-232,196.

107. 杨超,周岩,孙晓红,等.具有中医"热毒血瘀证"表征的大鼠血液成分和流变学变化[J].中国比较医学杂志,2007,17(10):607-612.

108. 杨翠平,薛春苗.温热药造小鼠阴虚模型的建立及其对小鼠抗氧化作用的影响[J].四川中医,2004,22(10):14-15.

109. 杨敬宁,周彬.沙参麦冬汤对阴虚大鼠免疫功能的影响[J].实用中医药杂志,2005,21(12):715-716.

110. 杨万斌,文彬,张凌杭,等.大鼠胃热证模型造模方法研究[J].中国中药杂志,2015,40(18):3644-3649.

111. 杨奕望,闫晓天.近三十年中医文化人类学的研究与展望[J].湖北民族学院学报(哲学社会科学版),2014,32(3):7-11.

112. 叶宏军,卞慧敏,张启春,等.六味地黄汤对阴虚血瘀证模型大鼠血液流变性的影响[J].中国血液流变学杂志,2008,18(1):14-16.

113. 尹军祥,田金洲,王永炎,等.寒凝血瘀证表征模型的建立[J].北京中医药大学学报,2006,29(10):682-685,722.

114. 于春月,刘婷,刘凯歌,等.慢性萎缩性胃炎病证结合动物模型的建立与评价[J].中华中医药杂志,2018,33(5):2140-2144.

115. 于河,李赞华,刘建平.观察性研究在中医临床研究中的应用(2)——病例-对照研究设计与报告[J].中医杂志,2008,49(7):598-601.

116. 袁博,王金海,方晓丽,等.家兔类风湿关节炎寒证模型的建立与病理学研究[J].中华中医药杂志,2017,32(7):3117-3120.

117. 袁颢瑜,温伟波,曹拥军.昆明与南通地区代谢综合征中医证候比较分析[J].云南中医中药杂志,2018,39(9):20-22.

118. 袁茵,邓思瑶,黄雅晨,等.补阳还五汤、少腹逐瘀汤、丹参饮对寒凝血瘀模型大鼠血小板形态与黏附的影响[J].吉林中医药,2019,39(1):78-81.

119. 詹思延.第一讲:如何报告系统综述和 Meta 分析——国际报告规范 QUOROM 和 MOOSE 解读[J].中国循证儿科杂志,2010,5(1):60-63.

120. 张伯礼.关于名老中医学术思想整理的几点意见[J].中国中西医结合杂志,2011, 31(8):1113-1115.

121. 张辰浩,刘冠男,孔晓琳,等.801 例冠心病患者 PCI 术后中医证候及相关因素的回顾性研究[J].中医杂志,2018,59(20):1766-1770.

122. 张大庆.医学人文学的三次浪潮[J].医学与哲学(A),2015,36(7):31-35,62.

123. 张发艳,王世军,韩冰冰,等.大黄对实热证模型大鼠肝基因表达谱的影响[J].辽宁中医杂志,2012,39(11):2297-2300.

124. 张丰聪,王振国.中医古代临床文献研究思路和方法[J].南京中医药大学学报(社会科学版),2013,14(3):145-147.

125. 张竞舜,雒晓东.医案研究方法在经方医学中的应用[J].亚太传统医药,2016,12(14):70-72.

126. 张明雪,曹洪欣.冠心病心阳虚证动物模型的制作[J].中国中医基础医学杂志,2002,8(4):71-75.

127. 张天嵩.Stata 软件 network 组命令在网状 Meta 分析中的应用[J].中国循证医学杂志,2015,15(11):1352-1356.

128. 张天嵩,董圣杰.例解贝叶斯 Meta 分析:基于 R 语言[M].北京:人民卫生出版社,2021.

129. 张天嵩,董圣杰,周支瑞.高级 Meta 分析方法:基于 Stata 实现[M].上海:复旦大学出版社,2015.

130. 张天嵩,李博,钟文昭.实用循证医学方法学[M].3 版.长沙:中南大学出版社,2021.

131. 张天嵩,孙凤,董圣杰,等.网络 Meta 分析研究进展系列(二):网络 Meta 分析统计模型及模型拟合软件选择[J].中国循证心血管医学杂志,2020,12(7):769-774,793.

132. 张天嵩,田金徽,孙凤,等.网状 Meta 分析//詹思延.系统综述与 Meta 分析.北京:人民卫生出版社,2019.

133. 张天嵩.网络 Meta 分析[M]//王吉耀.循证医学与临床实践.4 版.北京:科学出版社,2019,133-182.

134. 张焱.培土生金中药对脾虚哮喘大鼠肺、回肠组织神经肽水平的影响[D].辽宁中医药大学,2009.

135. 张宇鹏.从诠释学方法看中医理论研究的路径[J].中国中医基础医学杂志,2017,23(6):777-779,794.

136. 张祖珣,王惠珍,栗文元.黄芪对阳虚证动物模型肝中 Mg、Zn、Ca 含量的影响[J].山西医学院学报,1982(2):4-7.

137. 赵健,严季澜,李柳骥.运用中医医史文献学研究方法探讨方剂学发展史[J].北京中医药大学学报,2013,36(2):77-80.

138. 赵南迪.《知识考古学》给予的新思考[J].智库时代,2019(11):257-258.

139. 赵跃丽.概述古代中医医案的发展源流[J].南京中医药大学学报(社会科学版),2007,8(3):156-157.

140. 郑舞,刘国萍.常见数据挖掘方法在中医诊断领域的应用概况[J].中国中医药信息杂志,2013,20(4):103-107.

141. 中华人民共和国年鉴.中国历史纪年简表[EB/OL].(2019-09-01).https://www.gov.cn/guoqing/2005-07/27/content_2582651.htm.

142. 周凤,李德富,袁良,等.两种不同方法建立的小鼠慢性阻塞性肺疾病模型的比较研究[J].中华结核和呼吸杂志,2019,42(5):367-371.

143. 朱学懿,魏颖,易拉,等.基于网络药理学探讨补肾益气方治疗支气管哮喘的作用机制[J].中国中西医结合杂志,2021,41(8):935-943.

144. 足立智孝,万旭.美国的医学人文教育:历史与理论[J].医学与哲学(人文社会医学版),2009,30(1):8-13.

145. CHU J, SLOAN CE, FREEDBERG KA, et al. Drug efficacy by direct and adjusted indirect comparison to placebo: An illustration by Mycobacterium avium complex prophylaxis in HIV [J]. AIDS Res Ther,2011,8:14.

146. DIAS S, SUTTON AJ, ADES AE, et al. Evidence synthesis for decision making 2: a generalized linear modeling framework for pairwise and network meta-analysis of randomized controlled trials [J]. Med Decis Making, 2013,33(5):607-617.

147. DONG Y, CHAWLA N V, SWAMI A. metapath2vec: Scalable representation learning for heterogeneous networks [C]//Proceedings of the 23rd ACM SIGKDD international conference on knowledge discovery and data mining. 2017: 135-144.

148. DONNELLY D P, RAWLINS C M, DEHART C J, et al. Best practices and benchmarks for intact protein analysis for top-down mass spectrometry [J]. Nat Methods, 2019, 16(7):587-594.

149. EFTHIMIOU O, DEBRAY TP, VAN VALKENHOEF G, et al. GetReal in network meta-analysis: a review of the methodology [J]. Res Synth Methods, 2016,7(3):236-263.

150. FAKOOR R, LADHAK F, NAZI A, et al. Using deep learning to enhance cancer diagnosis and classification [C]//Proceedings of the international conference on machine learning, 2013:3937-3949.

151. FAN GF, XU ZG, LIU XS, et al. Research progress on pharmacological action and preparation of ellagic acid from plant extracts [J]. Genomic Appli Bio,2016, 35(12):3562-3568.

152. GOODFELLOW I, POUGET - ABADIE J, MIRZA M, et al. Generative adversarial networks [J]. Communications ACM, 2020, 63(11):139 - 144.

153. GORDON, GUYATT, ANDREW, 等. GRADE 指南：Ⅰ. 导论——GRADE 证据概要表和结果总结表[J]. 中国循证医学杂志，2011(4):437 - 445.

154. GROVER A, LESKOVEC J. node2vec: Scalable feature learning for networks [C]// Proceedings of the 22nd ACM SIGKDD International Conference on Knowledge Discovery and Data Mining, 2016: 855 - 864.

155. HASTIE T, TIBSHIRANI R, FRIEDMAN JH, et al. The elements of statistical learning: data mining, inference, and prediction [M]. Vol. 2. New York: Springer, 2009.

156. HAWKINS N, SCOTT DA, WOODS B. 'Arm-based' parameterization for network meta-analysis [J]. Res Synth Methods, 2016,7(3):306 - 313.

157. HIGGINS JPT, THOMAS J, CHANDLER J, et al. Cochrane Handbook for Systematic Reviews of Interventions version 6. 2 (updated February 2021). Cochrane, 2021. www. training. cochrane. org/handbook.

158. HIGGINS JPT, THOMAS J, CHANDLER J, et al. Cochrane Handbook for Systematic Reviews of Interventions version 6. 3 (updated February 2022). Cochrane, 2022. Available from www. training. cochrane. org/handbook.

159. HOAGLIN DC, HAWKINS N, JANSEN JP, et al. Conducting indirect-treatment-comparison and network-meta-analysis studies: report of the ISPOR Task Force on Indirect Treatment Comparisons Good Research Practices: part 2 [J]. Value Health, 2011,14(4):429 - 437.

160. HONG C, WANG D, LIANG J, et al. Novel ginsenoside-based multifunctional liposomal delivery system for combination therapy of gastric cancer [J]. Theranostics,2019,9(15):4437 - 4449.

161. HONG H, CHU H, ZHANG J, et al. A Bayesian missing data framework for generalized multiple outcome mixed treatment comparisons [J]. Res Synth Methods,2016,7(1):6 - 22.

162. HU C J, HE J, LI GZ, et al. Analyzing hedyotis diffusa mechanisms of action from the genomics perspective [J]. Comput Methods Programs Biomed, 2019, 174: 1 - 8.

163. HU N, WU Y, QI G, et al. An empirical study of pre-trained language models in simple knowledge graph question answering [J]. World Wide Web (WWW), 2023, 26(5):2855 - 2886.

164. HU W, CHEN J, SUN C, et al. Spatial topological analysis of sympathetic neurovascular characteristic of acupoints in Ren meridian using advanced tissue-clearing and near infrared II imaging [J]. Comput Struct Biotechnol J, 2021,19:

2236 - 2245.

165. JIA JA，ZHANG S，BAI X，et al. Sparse logistic regression revealed the associations between HBV PreS quasispecies and hepatocellular carcinoma [J]. Virol J，2022,19(1):114.

166. JIANG J，ZHOU K，ZHAO X，et al. UniKGQA：Unified retrieval and reasoning for solving multi-hop question answering over knowledge graph [C]// Proceedings of the International Conference on Learning Representations (ICLR). 2023.

167. KILKENNY C，BROWNE WJ，CUTHILL IC，et al. Improving bioscience research reporting：the ARRIVE guidelines for reporting animal research [J]. PLoS Biol，2010,8(6):e1000412.

168. KIPF TN，WELLING M. Semi-supervised classification with graph convolutional networks [C]//Proceedings of the international conference on learning representations (ICLR). 2017.

169. LIANG X，LI H，LI S. A novel network pharmacology approach to analyse traditional herbal formulae：the Liu-Wei-Di-Huang pill as a case study [J]. Mol Biosyst,2014,10(5):1014 - 1022.

170. LI S. Mapping ancient remedies：applying a network approach to traditional Chinese medicine [J]. Science,2015,350 (6262 Suppl)，S72 - S74.

171. LI S. Network pharmacology evaluation method guidance-draft [J]. World J Tradit Chin Med,2021,7(1):146 - 154.

172. LI S, ZHANG B. Traditional Chinese medicine network pharmacology：theory, methodology and application [J]. Chin J Nat Med,2013,11(2):110 - 120.

173. MICHAEL BORENSTEIN，LARRY V. HEDGES，JULIAN P. T. HIGGINS,等. Meta 分析导论[M]. 李国春,吴勉华,余小金,译. 北京:科学出版社,2013.

174. OPENAI, ACHIAM J，ADLER S，et al. GPT - 4 technical report [OL]. 2023, arXiv:2303. 08774.

175. ORMISTON GL，SCHRIFT AD. Hermeneutic tradition：from the Astor to Paul Ricoeur [M]. New York：State University of New York Press，1990.

176. PAGE MJ，MCKENZIE J，BOSSUYT P，et al. The PRISMA 2020 statement：an updated guideline for reporting systematic reviews,2020.

177. PANG J，LLIU X，SHEN B，et al. Preparation of isopsoralen loaded nanostructured carrier and its in vitro transdermal permeation characteristics [J]. China J Chin Materia Med，2017,42(13):2473 - 2478.

178. PARK YG，SOHN CH，CHEN R，et al. Protection of tissue physicochemical properties using polyfunctional crosslinkers [J]. Nat Biotechnol,2018,10:103.

179. PEROZZI B，AL - RFOU R，SKIENA S. DeepWalk：Online learning of social

representations ［C］// Proceedings of the 20th ACM SIGKDD international conference on Knowledge discovery and data mining，2014：701－710.

180. PUHAN MA, SCHUNEMANN HJ, MURAD MH, et al. A grade working group approach for rating the quality of treatment effect estimates from network meta-analysis ［J］. BMJ,2014,349, g5630.

181. QI Y, JIA JA, LI H, et al. Lymphocyte-monocyte-neutrophil index：a predictor of severity of coronavirus disease 2019 patients produced by sparse principal component analysis ［J］. Virol J, 2021,18(1):115.

182. SALANTI G, HIGGINS JP, ADES AE, et al. Evaluation of networks of randomized trials ［J］. Stat Methods Med Res, 2008,17(3):279－301.

183. SHAMSEER L, MOHER D, CLARKE M, et al. Preferred reporting items for systematic review and meta-analysis protocols （PRISMA－P） 2015：elaboration and explanation ［J］. BMJ, 2015,350:g7647.

184. SHEVADE SK, KEERTHI SS. A simple and efficient algorithm for gene selection using sparse logistic regression ［J］. Bioinformatics, 2003, 19(17): 2246－2253.

185. SHI F, ZHANG Y, YANG G, et al. Preparation of a micro/nanotechnology based multi-unit drug delivery system for a Chinese medicine Niuhuang Xingxiao Wan and assessment of its antitumor efficacy ［J］. Int J Pharm, 2015,492(1－2): 244－247.

186. STAMEY TA, KABALIN JN, FERRARI M, et al. Prostate specific antigen in the diagnosis and treatment of adenocarcinoma of the prostate. IV. Anti-androgen treated patients ［J］. J Urology, 1989, 141(5):1088－1090.

187. STEPHEN B.HULLEY, STEVEN R.CUMMINGS, WARREN S.BROWNER, 等. 临床研究设计[M]. 彭晓霞,唐迅,主译. 北京:北京大学医学出版社,2017.

188. TONG X, LIU Y, XU X, et al. Ovarian innervation coupling with vascularity：the role of electro-acupuncture in follicular maturation in a rat model of polycystic ovary syndrome ［J］. Front Physiol,2020,11:474.

189. TOUVRON H, LAVRIL T, IZACARD G, et al. LLaMA：open and efficient foundation language models ［OL］. 2023, arXiv:2302. 13971.

190. UEDA HR, ERTÜRK A, CHUNG K, et al. Tissue clearing and its applications in neuroscience ［J］. Nat Rev Neurosci, 2020,21(2):61－79.

191. VAN DIJK E L, AUGER H, JASZCZYSZYN Y, et al. Ten years of next-generation sequencing technology ［J］. Trends Genet, 2014, 30(9):418－426.

192. VASWANI A, SHAZEER N, PARMAR N, et al. Attention is all you need ［C］//Proceedings of the 31st International Conference on Neural Information Processing Systems. 2017：5998－6008.

193. WANG X, PENG Y, LU L, et al. Chestx-ray8: Hospital-scale chest x-ray database and benchmarks on weakly-supervised classification and localization of common thorax diseases [C]//Proceedings of the IEEE conference on computer vision and pattern recognition. 2017: 2097 – 2106.

194. WANG X, WU M, LAI X, et al. Network pharmacology to uncover the biological basis of spleen qi deficiency syndrome and herbal treatment [J]. Oxid Med Cell Longev, 2020, 2020: 2974268.

195. WHITE IR, BARRETT JK, JACKSON D, et al. Consistency and inconsistency in network meta-analysis: model estimation using multivariate meta-regression. Res Synth Methods, 2012, 3(2): 111 – 125.

196. XIONG Y, GUO M, RUAN L, et al. Heterogeneous network embedding enabling accurate disease association predictions [J]. BMC Medical Genomics, 2019, 12(10): 186.

197. XU N, TAMADON A, LIU Y, et al. Fast free-of-acrylamide clearing tissue (FACT)—an optimized new protocol for rapid, high-resolution imaging of three-dimensional brain tissue [J]. Sci Rep, 2017, 7(1): 9895.

198. XU Z, PETERS R J, WEIRATHER J, et al. Full-length transcriptome sequences and splice variants obtained by a combination of sequencing platforms applied to different root tissues of Salvia miltiorrhiza and tanshinone biosynthesis [J]. Plant J, 2015, 82(6): 951 – 961.

199. YUNFAN G, YUN X, XINYU G. Retrieval-augmented generation for large language models: a survey [OL]. arXiv: 2312.10997.

200. ZHANG D, XU Q, WANG N, et al. A complex micellar system codelivering curcumin with doxorubicin against cardiotoxicity and tumor growth [J]. Int J Nanomedicine, 2018, 13: 4549 – 4561.

201. ZHANG P, WANG B, LI S. Network-based cancer precision prevention with artificial intelligence and multi-omics [J]. Sci Bull (Beijing), 2023, 68(12): 1219 – 1222.

202. ZHANG P, ZHANG D, ZHOU W, et al. Network pharmacology: towards the artificial intelligence-based precision traditional Chinese medicine [J]. Brief Bioinform, 2023, 25(1): 518.

203. ZHANG R, ZHU X, BAI H, et al. Network pharmacology databases for traditional Chinese medicine: review and assessment [J]. Front Pharmacol, 2019, 10: 123.

204. ZHANG Y, FONSLOW B R, SHAN B, et al. Protein analysis by shotgun/bottom-up proteomics [J]. Chem Rev, 2013, 113(4): 2343 – 2394.

205. ZUO T, QIAN Y, ZHANG C, et al. Data-dependent acquisition and database-

driven efficient peak annotation for the comprehensive profiling and characterization of the multicomponents from compound xueshuantong capsule by UHPLC/IM‐QTOF‐MS [J]. Molecules, 2019, 24(19):3431.

图书在版编目(CIP)数据

中西医结合科研方法概论/董竞成主编.--上海：
复旦大学出版社,2024.9.--(复旦博学).-- ISBN
978-7-309-17605-6

Ⅰ.R2-031

中国国家版本馆 CIP 数据核字第 2024T2D868 号

中西医结合科研方法概论
董竞成 主编
责任编辑/江黎涵

复旦大学出版社有限公司出版发行
上海市国权路 579 号 邮编：200433
网址：fupnet@ fudanpress.com http://www.fudanpress.com
门市零售：86-21-65102580 团体订购：86-21-65104505
出版部电话：86-21-65642845
上海丽佳制版印刷有限公司

开本 787 毫米×1092 毫米 1/16 印张 27.25 字数 597 千字
2024 年 9 月第 1 版第 1 次印刷

ISBN 978-7-309-17605-6/R·2116
定价：158.00 元